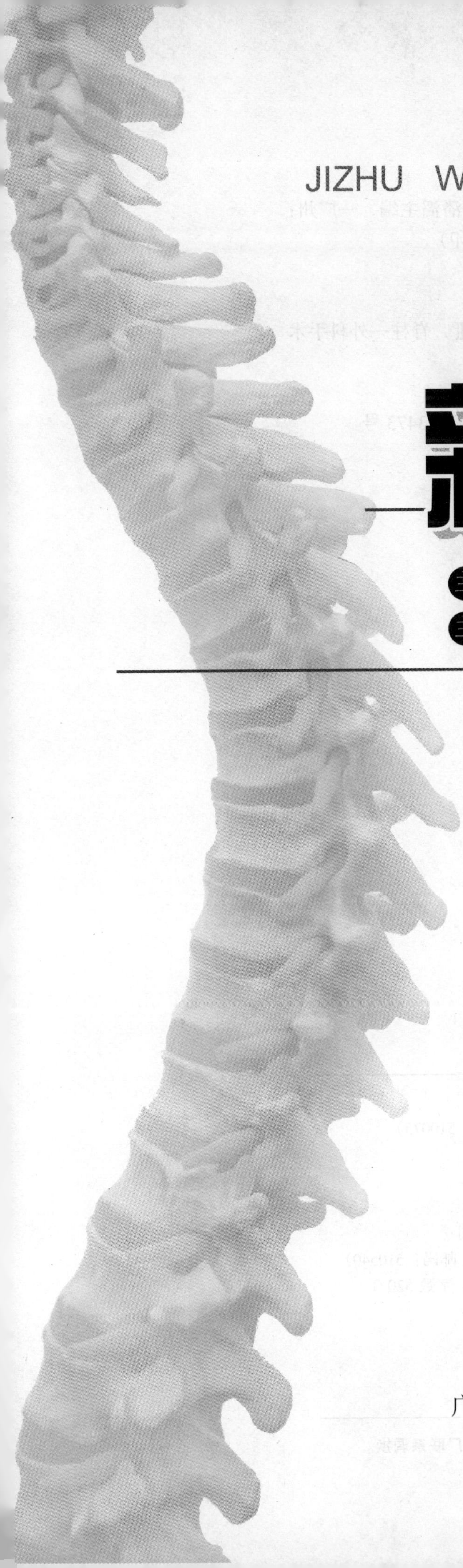

JIZHU WAIKE XINSHOUSHU POUXI

脊柱外科新手术剖析

主编 彭新生 陈立言 潘滔

主审 李佛保

广东科技出版社

·广州·

图书在版编目（CIP）数据

脊柱外科新手术剖析/彭新生，陈立言，潘滔主编．—广州：广东科技出版社，2006．11（2008．10重印）
ISBN 978-7-5359-4154-1

Ⅰ．脊…　Ⅱ．①彭…②陈…③潘…　Ⅲ．脊柱—外科手术　Ⅳ．R681.5

中国版本图书馆CIP数据核字（2006）第073473号

出版发行：广东科技出版社
（广州市环市东路水荫路11号　邮码：510075）
E - mail：gdkjzbb@21cn.com
http：//www.gdstp.com.cn
经　销：广东新华发行集团股份有限公司
印　刷：广东九州阳光传媒有限公司印务分公司
（广州市白云区太和镇北太路1633号　邮码：510540）
规　格：889mm×1 194mm　1/16　印张20.25　字数520千
版　次：2007年1月第1版
2008年10月第2次印刷
印　数：2 001～3 500册
定　价：98.00元

《脊柱外科新手术剖析》

编 委 会

主　编　彭新生　陈立言　潘　滔

主　审　李佛保

编　委（按姓氏笔画为序）

万　勇　中山大学附属第一医院
王　立　广州中医药大学第一附属医院
王建云　中山大学附属第一医院
王慧敏　广东省中医院
尹庆水　广州军区总医院
龙厚清　中山大学附属第一医院
刘少喻　中山大学附属第一医院
戎利民　中山大学附属第三医院
陈立言　中山大学附属第一医院
陈柏龄　中山大学附属第一医院
宋红星　首都医科大学宣武医院
沈慧勇　中山大学附属第二医院
李春海　中山大学附属第二医院
夏　虹　广州军区总医院
高梁斌　广州市第二人民医院
郭奇峰　广州市第一人民医院
黄东生　中山大学附属第二医院
黄　纲　中山大学附属第一医院
康意军　中南大学附属湘雅二院
彭新生　中山大学附属第一医院
廖威明　中山大学附属第一医院
潘　滔　中山大学附属第一医院

参加编写人员

王智运　朱晋军　黄　霖　杨　睿　袁正兵　梁安靖　汪　宇　靳　松

序

脊柱外科是骨科学中的重要专业。在处理脊柱疾患以及创伤中，由于脊柱的特殊解剖结构及其相毗邻的脊髓、神经和血管等组织的复杂性，因而较处理四肢骨与关节的疾患与创伤更为复杂。

近十余年来，我国已出版一些脊柱外科的专著和译著，使从事脊柱外科的医师从理论上和手术技术上获益颇丰。《脊柱外科新手术剖析》汇集了近十余年来国内、国外有关脊柱外科新开展的手术术式，从颈椎、胸椎、腰椎和骶椎分别予以各种新手术方法介绍。编写上按解剖、手术入路和疾病或创伤分类的顺序，对脊柱的不同节段中的疾病和创伤的手术新术式作详尽的阐述，除撰写了手术适应证、禁忌证、手术方法和并发症等外，特别是针对实施每种术式写了作者的感受，列出了手术的难点和手术注意的事项，并对此术式作了客观的评价。特别值得提出的是本书中一些新的脊柱外科手术方法为作者及我国脊柱外科医师所创造。这是他们为解决临床实际需要的创新，是对脊柱外科新的贡献。书中介绍的部分手术术式在既往也有开展，在一些细节方面作了改良，这是在大量临床病例运用后的深化结果。

本书有详尽的文字阐述，亦有精致的线条图或手术图片，真正达到图文并茂，便于学习理解。每章所附的中、外参考文献便于读者进一步了解相关资料和深入探讨。

本书的读者对象为有一定临床经验的脊柱外科医生，相当一部分手术技术难度较高，具有一定的风险性，建议初次开展此类手术时，请与本书相关作者或专家协助，以提高手术的成功率和减少手术并发症。

胡有谷

2006.7

前言

近年来，脊柱疾患的手术治疗取得了很大的进步，脊柱外科新手术和新技术层出不穷，一大批新的术式在临床得到应用，一些原认为是手术禁区或高难度、高风险的手术已开始较普遍开展，而克服以往手术弊端的新的替代手术不断出现。如此大量的、最新的信息，传统的教科书及专业书籍往往难以收录，脊柱外科医生只有通过阅读大量的杂志文献才能获得这些新知识和新技术。但对于临床医生来说，用于这方面的精力和时间非常有限。我们设想通过收集这些新的手术方式，编成一本书，供读者参考和学习之用。

本书收集的新的手术方式有些可能在临床得到较广泛的应用，而有些只是少数医生在做，甚至有些术式只有个别医生做过，同时编者将对解决某些特殊临床问题具有意义或有较好前途的术式也收集在内。为求得相对系统性，一些较早开展的手术也编入在内。一些手术在国外早已开展，如脊柱肿瘤的全椎节切除或整块切除，而国内近期才开展，也作为新手术收入；另一些手术尽管在国内开展较早，如颈椎侧块螺钉固定，因应用了新的内固定器械（目前多用钉棒固定），手术操作、效果不同，也作为新手术收入。

在编写安排上，术式按脊柱的解剖部位进行编排，使读者在阅读时容易查找，也便于学习与记忆。但对于某些可能涉及多个解剖部位的术式，如脊柱侧凸的矫正，无法完全按解剖部位进行安排，这部分术式编排在主要涉及的部位或好发的部位。

就每一具体术式而言，其中的设计思路、临床举例与评价是该书的特色所在，通过对每种新手术进行剖析，使读者能做出更好地判断。

本书收集的很多手术在临床应用的时间短，病例数少，因此仍需更长的时间及更多的病例来证实其临床效果。

由于时间仓促，加上水平有限，书中难免存在不足甚至是错误之处，敬请读者不吝赐教。

主　编

2006.6

目 录

第一章　枕颈手术

第一节　枕颈前路手术

经口咽斜坡减压术

（一）设计思路

颅颈交界区的创伤、畸形、肿瘤等常可造成延髓、高位颈段脊髓、小脑、后组脑神经、脊神经等损害。以往医疗条件较差的情况下难以准确判断神经受压的部位，但 MRI 的发展对这些疾病导致的神经受压情况的诊断提供了重要帮助。由于颅脊交界区结构复杂，各种病变既可引起延髓、颈髓背侧受压，也可造成其腹侧受压（图 1–1–1），或两者同时存在。因此，选择恰当的手术入路是影响疗效的关键因素。对于以延髓背侧受压为主的病例，可采用后路手术直接减压；而对于以延髓、颈髓腹侧受压为主的病例，以往由于担心经口入路导致颅内感染的问题，多采用后路减压方式，但其属于间接减压，故而手术效果不够理想。1951 年 Scoville 和 Sherman 提出经口入路处理扁平颅底。1966 年 Mullan 等经口前入路成功切除脑干腹侧肿瘤。随着 MRI 诊断手段的成熟和抗生素的发展，经口咽前入路斜坡减压术逐渐成为常规术式。李安名等自 1990 年开始采用前路显微直视减压术治疗颅颈区畸形 45 例，报道疗效满意。

颅颈区畸形中最为常见的颅底凹陷症可分为斜坡–齿突型和寰枕型，特征为呈明显的多样性，受累的神经结构广泛复杂，既可出现延髓、高颈段脊髓背侧及小脑损害，也可造成延髓、高颈段脊髓腹侧受压损害。既往的枕骨大孔扩大、寰椎后弓切除的后路减压术，仅能解除位于延髓和颈髓背侧的受压，而不能缓解甚至加重延髓、颈髓腹侧受压所造成的神经损害。因此，对于斜坡–齿突型的颅底凹陷症、各种创伤、炎症以及肿瘤病变导致延髓腹侧受压，以及虽合并

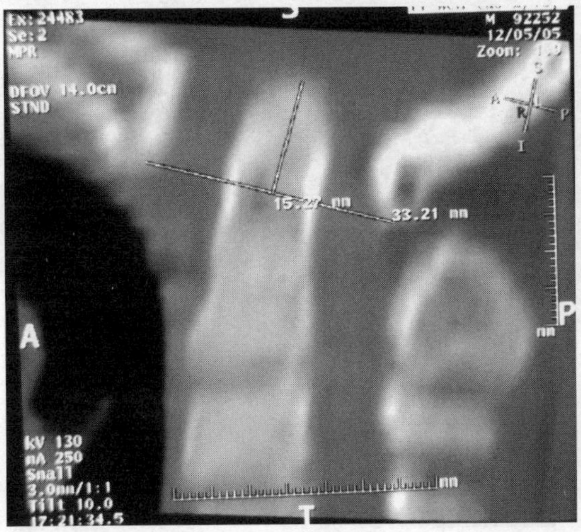

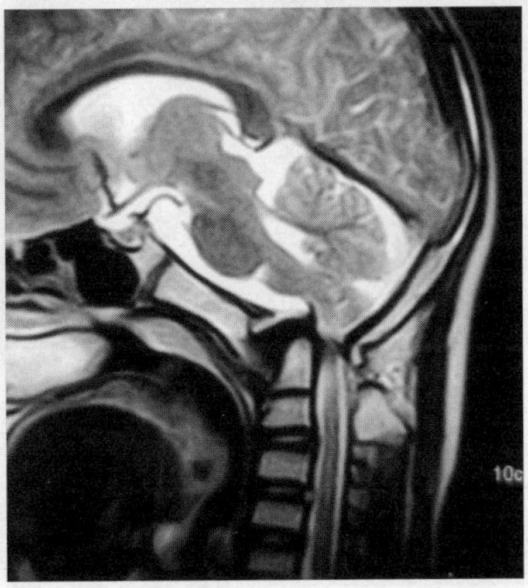

A　　B

图 1–1–1　颅底凹陷。A. CT 断层片；B. MRI。

有枕骨内陷、小脑扁桃体下疝等但以延髓腹侧受压为主要表现的颅颈区畸形，应该采用经口前路斜坡下减压术，具有直接纠正病理性解剖结构，有利于神经功能恢复的优点。

（二）适应证

1. 斜坡–齿突型颅底凹陷症、先天性齿突发育畸形、Arnold–Chiari 畸形等各种疾患引起的齿突相对上移，齿突尖部进入枕骨大孔对延髓腹侧造成压迫。

2. 位于斜坡中下段近中线区域的局限性硬膜外占位性病变，导致延髓腹侧受压。

3. 枕颈交界区类风湿性关节炎以及齿突陈旧性骨折，导致斜坡背侧占位产生神经压迫。

4. 以上各种疾病行后路手术未获充分减压。

（三）禁忌证

1. 张口受限，门齿间距小于 25mm。

2. 口咽部炎症尚未控制。

3. 病变位于硬膜内，需要显露的范围偏离中线超过 20mm。

4. 病变涉及区域高于蝶窦下缘水平。

（四）手术操作

1. 术前准备：①入院即行头颅牵引 1~2 周。②检查口腔情况，治疗口腔炎、副鼻窦炎及扁桃体炎。③清洁口腔，杜氏漱口液或 3%硼酸液漱口 3~4 天。口咽部超声雾化 3~4 天。④术前经鼻腔插胃管。

2. 气管切开插管或经鼻插管全麻，仰卧位，维持头颅牵引。

3. 口腔常规清洁处理后，碘伏彻底消毒面部、口腔及咽部。

4. Codman 口腔撑开器显露口咽部，按悬雍垂的偏向，沿软腭正中线切开（图 1–1–2），软腭游离缘处绕行悬雍垂以保护之，用丝线将软腭向双侧牵开，在硬腭后缘中线处以枪钳咬出一个直径约 1cm 的半圆形骨窗，显露鼻咽部。

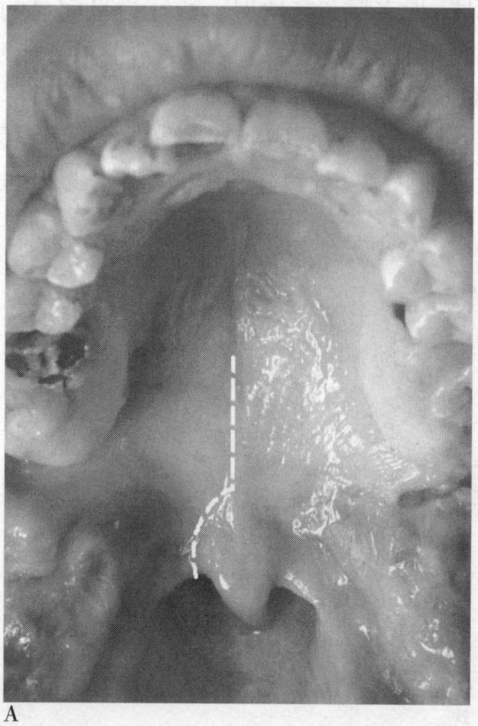
A

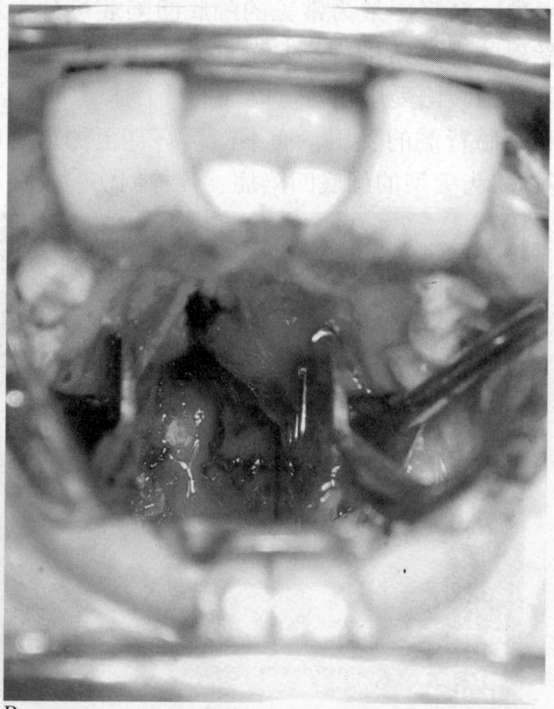
B

图 1–1–2　A. 软腭切口；B. 切开软腭。

5. 沿中线纵形切开鼻咽部和咽后壁黏膜，长约 5~6cm。

6. 从寰椎前结节处向上剥离 Sharpey 纤维、咽缩肌及头长肌附着点，向两侧牵开上述软组织，暴露斜坡的中下段（图 1–1–3）。

7. 从寰椎前结节处向下剥离切开头长肌和颈长肌并向两侧牵开，显露寰枢椎前部结构和 C_1~C_2 关节。

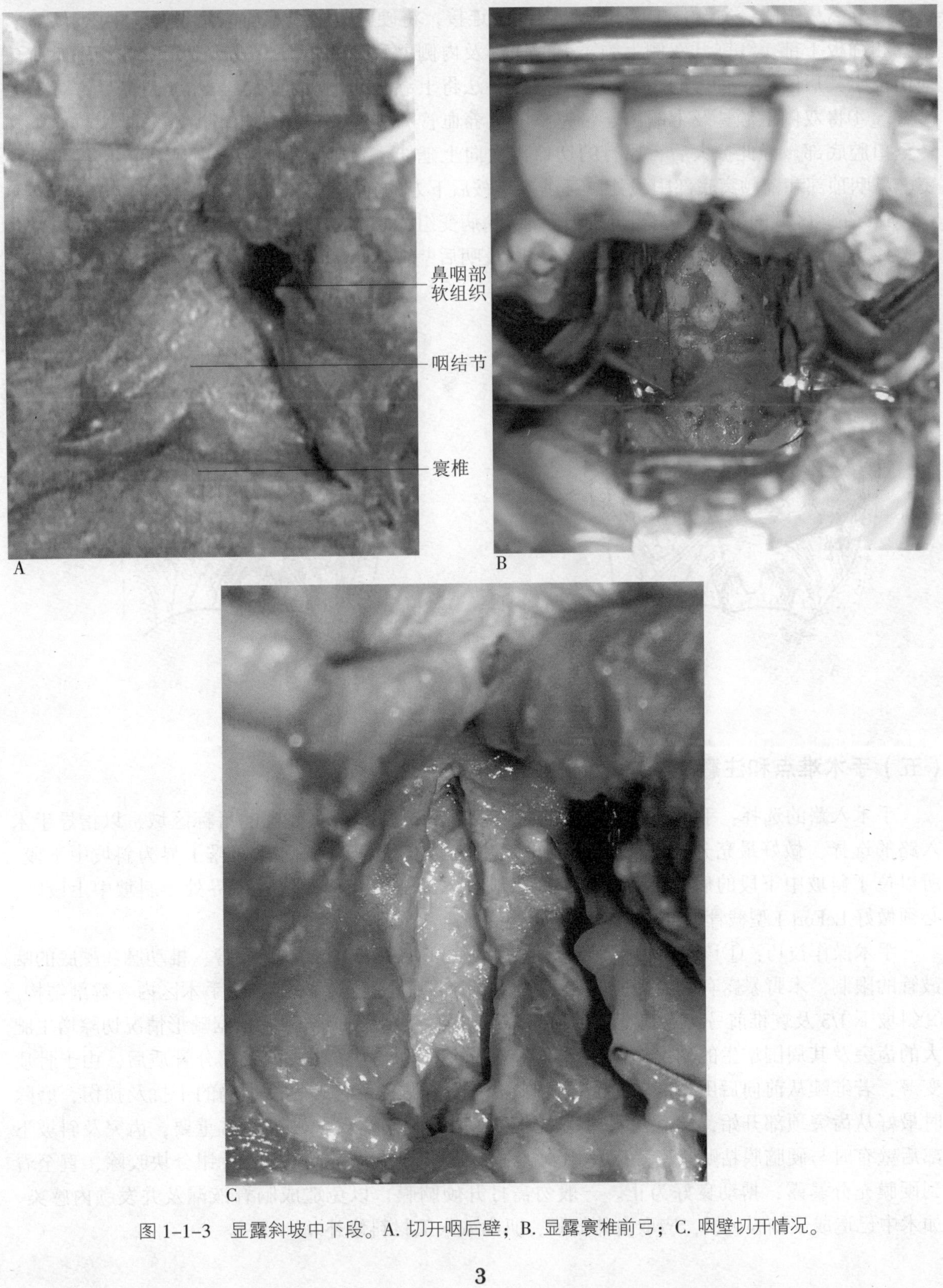

图 1–1–3 显露斜坡中下段。A. 切开咽后壁；B. 显露寰椎前弓；C. 咽壁切开情况。

8. 用高速磨钻在显露好的斜坡中下段开一类三角形骨窗（宽 2cm），然后自浅而深切除寰椎前弓和枢椎齿突，必要时切除枢椎前部。直至硬脑膜，一般不切开硬脑膜。

9. 仔细剥离切除减压区内增生的结缔组织，清除齿突周围的瘢痕组织、畸形愈合的骨痂，直至脊髓前方彻底减压。

10. 如果手术目标位置超出目前显露范围则行扩大经上颌骨入路（LeFort I 型截骨入路）：①翻开上唇，沿上牙槽切开双侧前庭沟黏膜，剥离上颌骨前面软组织暴露双侧上颌骨前面。②在梨状窝内分离鼻中隔，凿开鼻中隔与硬腭之间的连接，将硬腭沿中线从前向后裂开，去除鼻中隔、犁骨和筛板下部。③锯开双侧上颌窦前壁底部及内侧壁底部的骨质，截断上颌窦内侧壁时避免损伤位于其后段翼腭管内的腭大动脉。待以手法将上颌骨向下折断后，再作翼腭管后方骨质的修整。④将双侧上颌骨及上颌齿连带完整的供养血管和神经变成两块相对游离的骨块，向下翻转至口腔底部。经此扩大后，原有的切口再次向上延伸，直至蝶窦前壁。显露上界已经包括蝶窦、鼻咽顶部和前颅窝底部中线处，可进入蝶鞍后下方的斜坡部分（图 1-1-4）。

11. 在此区域的范围内进行彻底减压，切除病变组织。

12. 彻底止血，冲洗术区后分层缝合鼻咽及咽后壁、软腭。

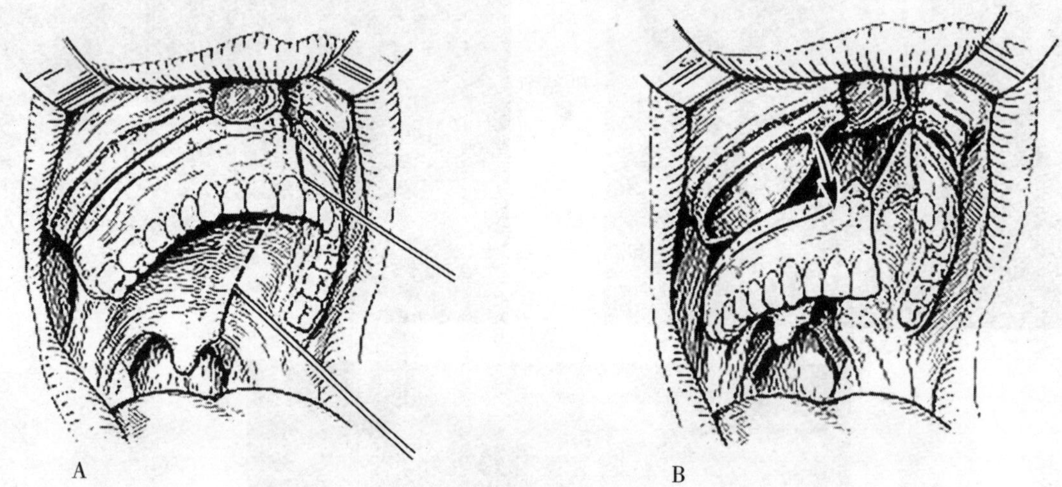

图 1-1-4　A. 切开上颌骨；B. 上颌骨向下翻转。

（五）手术难点和注意事项

手术入路的选择：手术前最为重要的是明确病变范围和需要处理的目标区域，以指导手术入路的选择，做好最充分的术前准备工作。常规切开软腭和硬腭入路显露上界为斜坡中下段，所以位于斜坡中下段的病变不必行扩大经上颌骨入路，而当病变位置上界处于斜坡中上段时，必须做好 LeFort I 型截骨的准备。

手术操作技巧：①该入路由于受到斜坡中线旁 1.5~2.0cm 的舌下神经管、椎动脉和颅底的咽鼓管的限制，术野暴露有限，因此应在手术显微镜下细心操作，仔细辨认手术区内各解剖结构。②斜坡下 1/3 及寰椎前弓切除宽度应控制在 2cm 以内，避免副损伤。③根据畸形情况切除增生肥大的齿突及其周围增生的结缔组织、纤维束带等软组织。④当磨去齿突部分骨质后，由于骨质变薄，若继续从前向后用力磨除，易骚扰神经中枢。为避免对延髓、颈髓的干扰及损伤，磨除时最好从齿突顶部开始，然后由顶向底部方向加力磨除。⑤保护硬膜非常重要，齿突及斜坡下部后壁有时与硬脑膜粘贴紧密，应使用剥离子小心分离后，用小椎板咬骨钳分块咬除，直至看到硬膜充分暴露，搏动良好为止。一般勿需打开硬脑膜，以免造成脑脊液漏及并发颅内感染。如术中已造成硬脑膜破损，应取自体筋膜、肌肉或人工材料修补。

（六）术后处理

术后持续头颅牵引，3 天内禁食，给予静脉高营养及鼻饲；术后 7 天拔除气管套管、拆线、进食。术后第 8 天复查颈椎过伸、过屈位 X 线断层片，确定颅颈区稳定性，对于颅颈区不稳定者可于术后 2 周行后路寰枕融合术。

（七）临床结果

李安名等报道采用经口前路斜坡下减压术治疗颅颈区畸形 45 例，疗效满意，术后症状明显改善 42 例 (93.3%)，无变化 3 例 (6.7%)。发生脑脊液漏 2 例，寰枕脱位 1 例，软腭裂开 1 例。随访半年至 9 年（平均 4.2 年），痊愈（完全恢复工作或学习）38 例 (84.4%)，好转（遗留部分神经损害症状，可继续工作或学习）4 例 (8.9%)，无效 3 例 (6.7%)。

（八）临床举例

病例：曹××，女，64 岁，因四肢麻木无力 2 年加重伴行走困难 15 个月入院。既往曾在外院行后路枕骨减压术。查体：患者行走困难，C_1、C_2 处压痛，颈部旋转活动尚可，感觉平面位于 $C_{2/3}$，平面以下痛觉减退，双侧 Hoffmann 征、Babinski 征、夏道克征均为阳性，右上肢肌力Ⅲ级，左上肢肌力Ⅳ级，右下肢肌力Ⅱ~Ⅲ级，左下肢肌力Ⅲ级。放射学检查：X 线摄片示颅底凹陷症，寰枢椎前脱位，先天性齿突发育不良；MRI 示齿突相对上移及后倾，延髓及 C_1~C_2 脊髓受压明显。入院诊断：颅底凹陷症与先天性齿突发育不良合并寰枢椎脱位。入院后经头颈双向牵引，寰椎未复位，在全麻下行经口咽前路软腭切开斜坡下减压、寰椎前弓切除、齿突切除+后路枕颈融合术。术后颈围制动 3 个月。出院随访 2 年，复查 X 线片示枕颈骨融合良好，MRI 示延髓、脊髓减压充分，脊髓矢状径较术前明显增宽，椎管减压改善率达 78%。患者颈部症状消失，肢体麻木症状明显缓解，恢复独立行走，四肢肌力恢复至Ⅳ~Ⅴ级，病理反射消失（图 1-1-5）。

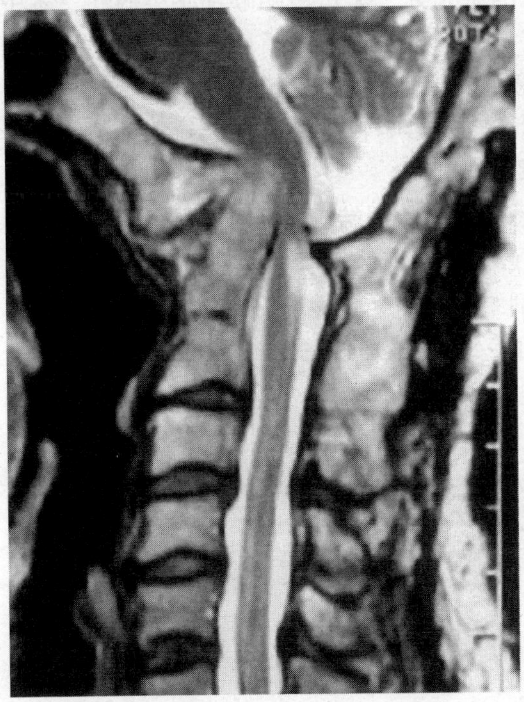

A

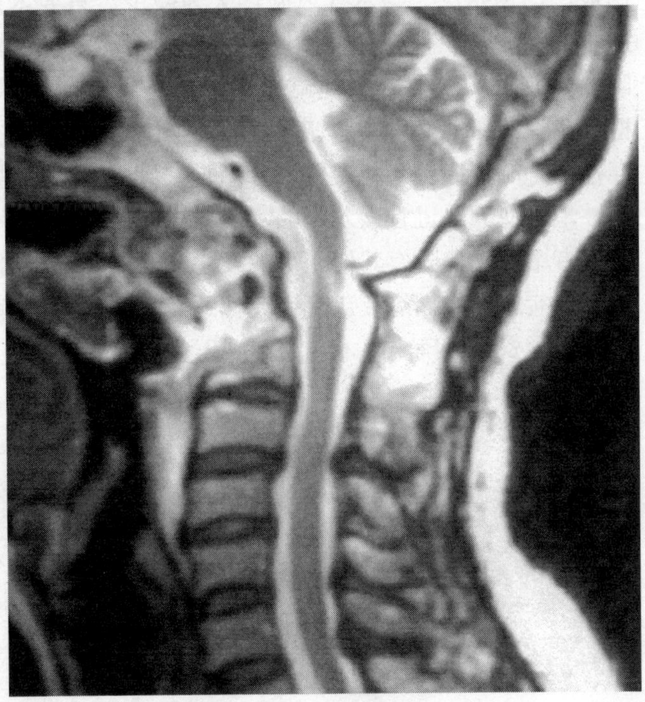

B

图 1-1-5 A. 术前 MRI；B. 术后 MRI。

（九）并发症

可能的并发症包括：硬膜外静脉丛损伤出血、椎动脉损伤、脊髓和硬脊膜损伤。此外的严重并发症尚有脑脊液漏、颅内感染、神经损伤和颅颈区不稳定等。李安名等提出脑脊液漏与术中硬脑膜打开后修补不完善有关，处理上应及时行腰穿蛛网膜下腔置管引流，使伤口尽快愈合，并加大全身抗生素用量，避免引起颅内感染，造成不良后果。总的说来，最主要的预防措施在于：术前准备充分，严格的口腔消毒，术中采用显微外科技术、动作轻柔准确细致，严格无菌操作，术后精心口腔护理，并加强抗感染和全身支持疗法。

（十）评价

枕颈交界区的病变，位置深在，周围结构复杂，对于造成延髓、颈髓腹侧受压的疾病，手术入路较多，但都无法直接减压。特别是对于斜坡中下段的病变，以往是神经外科医生进行开颅，牵开脑组织进行减压，而经口咽前路斜坡下减压手术对位于斜坡中下段近中线区的局限性病变的治疗提供了一种创伤小、减压彻底的方法。

颅底凹陷症是临床上最为多见的枕颈交界区畸形，是一种以枕骨大孔为中心的颅颈交界部骨组织内翻陷入于颅腔，压迫延髓、颈髓和（或）局部神经血管产生相应神经功能障碍。严重者可因颅内压增高形成小脑扁桃体疝导致死亡，有症状且呈进展趋势者需手术治疗。颅底凹陷症可分两型，即寰枕型及斜坡齿突型。前者后路手术可奏效，后者后路手术不能奏效且有加重的危险性，因为致压物来自内翻的斜坡下端，后上移位的枢椎齿突致延髓、颈髓腹侧受压，牵引能使枢椎下移，齿突靠近寰椎前弓仅能一过性缓解症状，其原因是由于前弓与齿突间常有增厚的纤维组织及脂肪组织，一旦失去牵引力后不能维持位置不变，造成神经受压症状。经口咽入路处理颅底陷入及颅颈交界其他病变始于20世纪50年代，最初人们担心的问题是术中显露不佳、术后感染和脑脊液漏。近年由于影像学、显微解剖及技术、手术器械的发展，手术治疗已被广泛地推广，该术式风险已大为减少。只要术前准备充分，无口鼻咽喉部感染病灶，术中抗生素液冲洗，注意保护硬膜，术后使用广谱抗生素，基本可以避免术后感染的发生。颅底凹陷多伴有颅颈交界部多种畸形存在，是导致颅颈不稳定的因素。经口咽入路切除了寰椎前弓、枢椎齿突或部分枢椎体，若寰枢椎剩余部分完整对其稳定性影响较小，不至于导致不稳定；若存在多种畸形者，不稳定因素会增加，则需行后路植骨固定手术。

笔者认为，进行该入路的手术操作者必须非常熟悉局部的解剖结构，而且在颅颈交界区畸形的患者中，常伴随有其他畸形的发生，这就要求术者仔细进行解剖。建议应用该技术前，在实验标本上实施操作训练及认真研究枕颈交界区的特殊解剖结构，以提高手术的安全性。术前仔细研究影像学资料，确定手术入路和减压范围等。手术科室应具备经口前路手术必要的器械和设备。

（王智运　尹庆水）

第二节　枕颈后路手术

一、经枢椎椎弓根枕颈固定融合术

（一）设计思路

传统后路固定枕颈方法很多，概括起来有以下几种：①局部单纯植骨。②枕骨及椎板下钢丝加骨板或钢丝加棒固定，稳定性增加，融合率高，需牢固外固定，但椎板下钢丝易损伤脊髓，椎板缺损时不能使用。③钩板固定，如枕颈 CD，增加固定的稳定，但使用不便，且颈椎固定为椎板夹，稳定性仍难以满足临床要求。近年来，由于寰枢固定技术的改进及新的内固定器械出现，使颈枕固定及融合的效果大为提高，也使操作更为方便简单。

（二）适应证

后路枕颈固定常用于治疗类风湿性关节炎等引起的寰枕或 C_1~C_2 关节不稳；因肿瘤、创伤、先天性异常、感染等破坏 C_1 后弓和（或）C_2 后部结构；或者因手术需要必须切除这些结构时，C_1~C_2 固定已不可能，而应选择枕颈固定；颅底凹陷症后路复位固定。

（三）禁忌证

儿童患者骨结构小，无法容纳内固定；枢椎椎弓根破坏无法固定；枢椎椎弓根小于 4mm，无法容纳椎弓根钉。

（四）手术操作

1. 在气管内麻下，体感诱发电位监测脊髓功能。患者取俯卧位，身体与地面平行，Mayfield 头架固定头部，仔细观察头部位置，使眉弓垂线与地面垂直，透视观察颈椎位置，保持其生理曲线（图 1–2–1）。因可通过器械进行复位，不强调必须使脱位在复位状态下手术，但如能在复位位置手术，损伤脊髓的可能性减小。

2. 枕外隆突至 C_4 做后正中切口显露，骨膜下剥离显露后部结构，枕骨至旁开 2cm，显露枕外隆突；C_1 后弓旁开 1.5cm，注意保护椎动脉；C_2 至小关节外缘。必要时显露至下颈椎（图 1–2–2）。

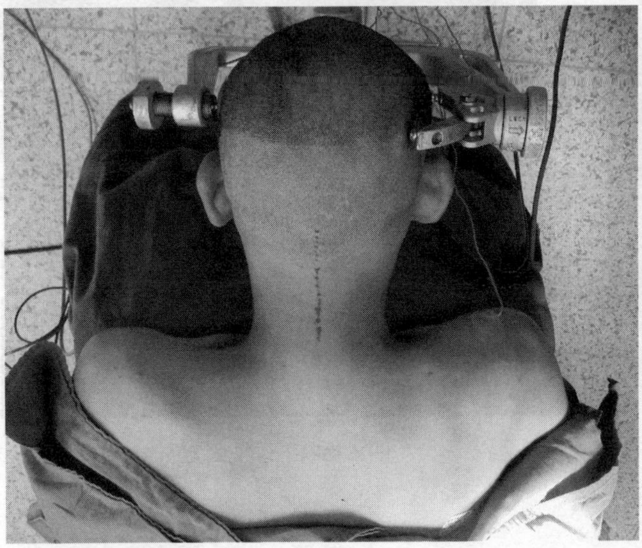

图 1–2–1　体位

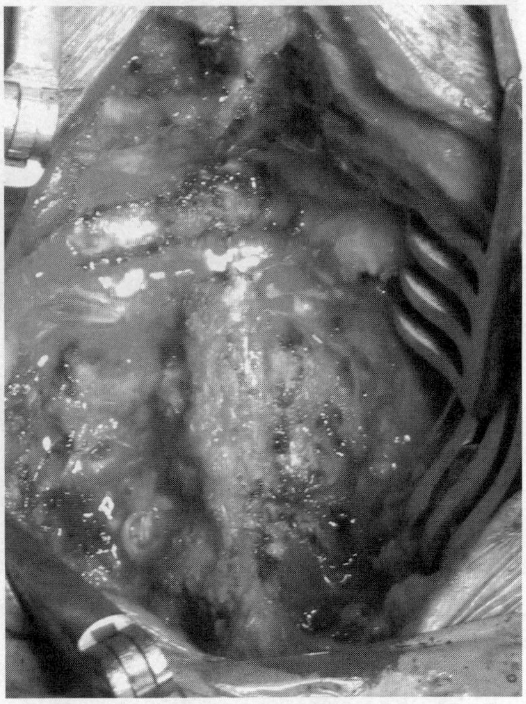

图 1–2–2　显露枕外隆突至 C_4

3. 内固定以 Summit 板–棒–多轴螺钉固定系统（DePuySpine）为例进行。将枕外隆突用磨钻削平，利于枕骨板的安放，将枕骨板根据枕骨的外形预弯后，安放在枕外隆突，用 2 枚螺钉固定枕骨板于枕外隆突正中。

4. 显露出 C_2 峡部的内侧面及上面，根据 C_2 的下关节突、C_2 峡部的内侧及小关节外缘与横突的切迹三方面来决定进钉点，进钉点一般位于 C_2 的下关节突中 1/3；距 C_2 峡部的内侧 7mm；小关节外缘与横突的切迹内 2~3mm。

5. 用 2mm 磨钻去除进钉处的皮质，用手钻水平位向头侧 35°~40°、矢状位向内 35°左右的方向，透视监测钻入，手感无大的阻力，无突破感（图 1–2–3）。

6. 3.5mm 丝攻攻丝后，拧入根据术前测量所选的适合长度的 3.5mm 螺钉。

7. 如行 C_1 固定，方法可参考“经寰椎侧块与枢椎椎弓根钉板或钉棒固定术”。

8. 如固定需延伸至下颈椎，可行侧块或椎弓根固定。

9. 一般先植入螺钉再行肿瘤切除或椎管减压，如螺钉对这些操作影响时，后植入。固定时将棒裁剪为适合长度，预弯后置于多轴螺钉头和枕骨板固定槽内，因螺钉头可以 60°圆锥形转动，上棒容易，但有时也需调整螺钉的深浅来适应棒安置。棒安装妥当后上外锁螺母。根据需要进行撑开、压缩和提吊等操作，以达到满意的复位固定及恢复颈椎力线，最后锁紧螺母完成固定（图 1–2–4）。

10. 将固定节段去皮质，取髂骨植骨（图 1–2–5）。

11. 放置胶管引流，关闭伤口。

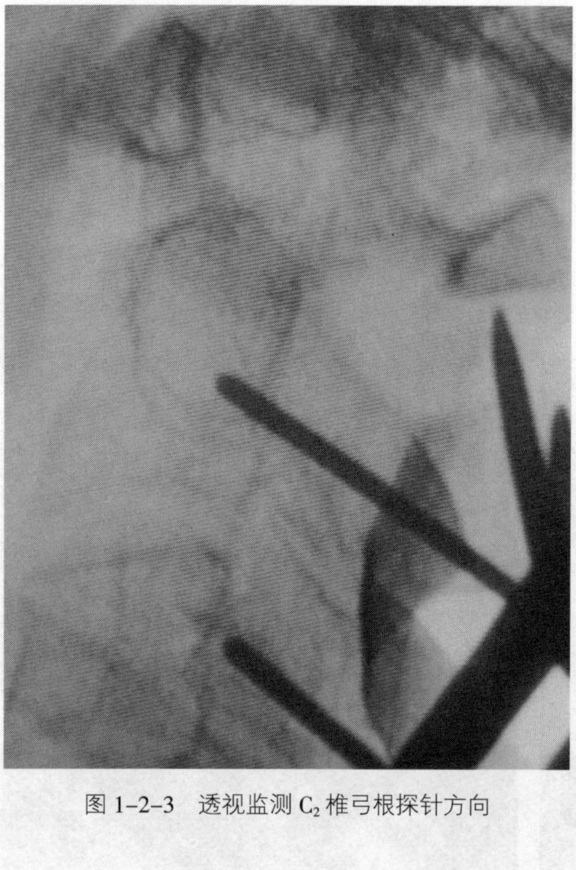

图 1–2–3　透视监测 C_2 椎弓根探针方向

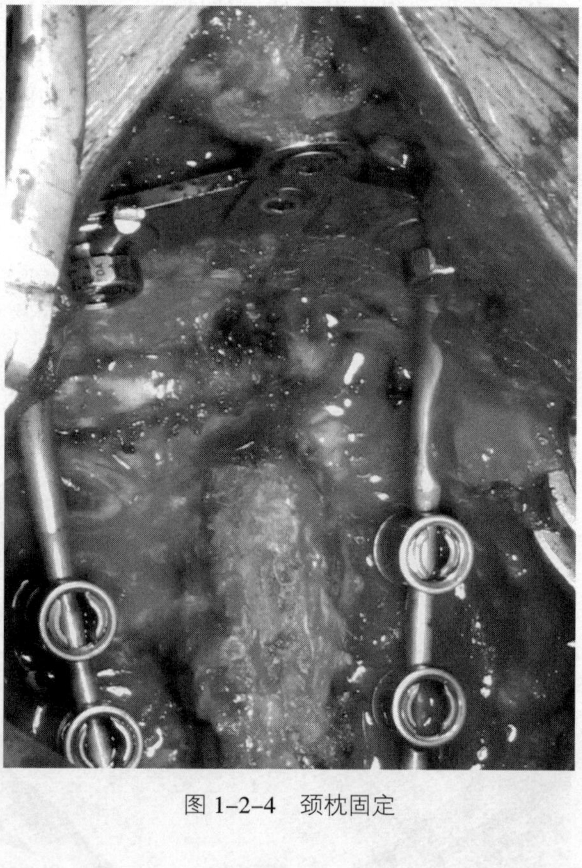

图 1–2–4　颈枕固定

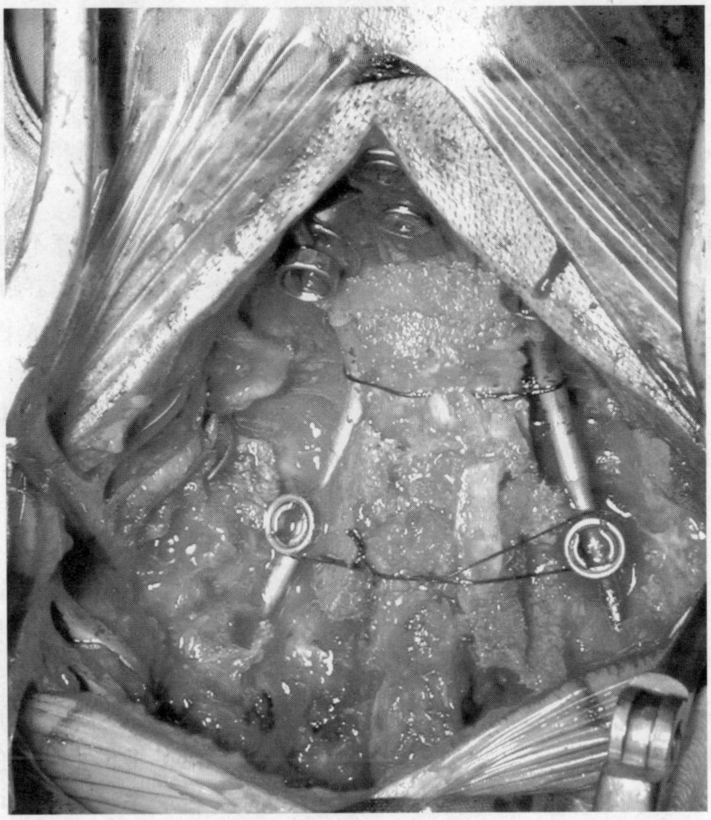

图 1–2–5　颈枕后路植骨

（五）手术难点和注意事项

C_1 侧块螺钉与 C_2 椎弓根螺钉的植入是手术的难点，可参考相关章节。注意的是枕骨板的固定螺钉的植入，由于枕外隆突骨质最厚（可达 12mm），尽量将螺钉固定在该部分，且在钻孔时一定有深度导向器的保护，逐渐增加深度，钻穿深层皮质即可，防止过深损伤深部重要结构，而且在枕外隆突下方有窦汇，枕骨板螺钉固定位置尽量不低于枕外隆突，防止损伤窦汇，造成严重后果。

对于颅底凹陷症，可通过器械操作达到复位寰枢脱位及使齿突退出枕骨大孔，从而达到减压的目的。但操作时必须谨慎小心，注意复位方向，使颅骨向后、向上，则可复位（图 1–2–6）。

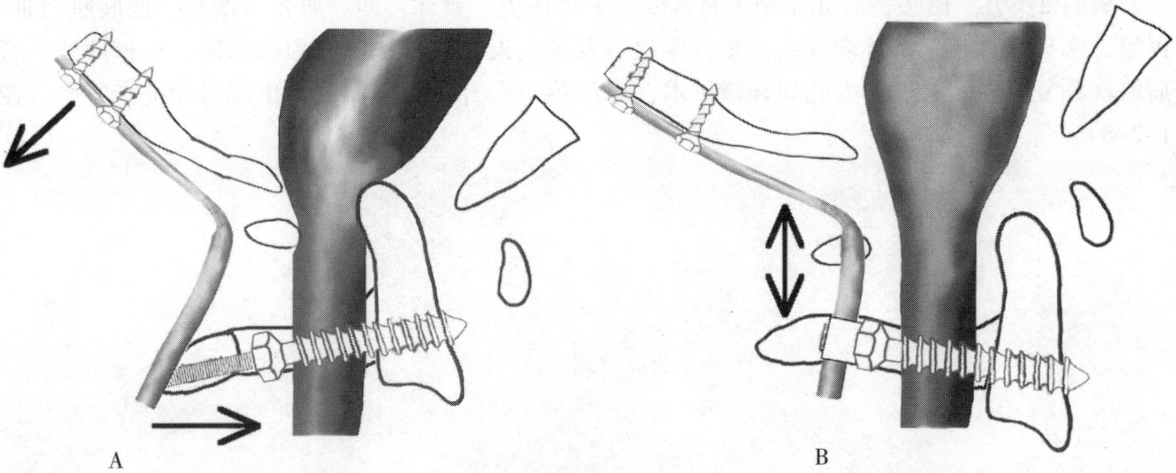

A　　B

图 1–2–6　颅底凹陷症复位方法。A. 复位前后移位；B. 复位向上移位。

（六）术后处理

术后常规心电监护，24~48h 拔除引流管，带硬颈托下地，术后颈托固定 10~12 周。如术中评价固定稳定性有所欠缺，术后用头颈胸支具固定 10~12 周。定期复查 X 线片。

（七）临床结果

作者应用板–棒–多轴螺钉固定系统治疗 14 例患者，其中齿突发育不良并 C_1~C_2 脱位 3 例，椎管肿瘤 4 例，C_1、C_2 转移癌并病理骨折、类风湿性关节炎并枕颈不稳与颅底凹陷症各 2 例，寰椎爆裂骨折并寰枢寰枕不稳 1 例。13 例有不同程度的脊髓损害表现。JOA 评分平均 12.4 分。术后所有枕骨板、C_2 椎弓根螺钉及下颈椎侧块螺钉植入位置良好。头部位置无偏斜、仰头或低头等位置不佳情况。无硬膜撕裂、椎动脉损伤、神经根与脊髓损伤并发症。13 例获平均 14 个月随访（6~24 个月）。12 例固定满意并坚固融合，无螺钉拔出、内固定松动、复位丢失。1 例颈枕未融合，枕骨螺钉拔出。所有患者神经功能均有不同程度恢复，JOA 评分平均 15.3 分，改善率为 63.0%。

分析 1 例颈枕未融合，枕骨螺钉拔出的原因，主要与下列因素有关：患者身材矮小，倒 Y 型枕骨板安放位置偏下，造成其两翼贴近枕骨的后下方，覆盖植骨面，枕骨植骨面积很小，影响融合，同时枕骨板螺钉未固定在枕外隆突，降低了固定强度。

王超等（2004 年）用自行设计的一套由椎弓根螺钉和枕颈固定板组成的枕颈固定器，治疗了 38 例寰枢关节不稳定的患者，其中 24 例有寰椎枕骨化。沿枢椎椎弓峡部的纵轴安置椎弓根螺钉，将枕颈固定板预弯后固定于枕骨，用螺母锁定固定板与椎弓根钉的过程中，利用固定板的曲度,使寰枢关节充分复位。植骨于枕骨与枢椎后弓间。36 例获得了随访，平均 18 个月，均获得了骨性融合。没有神经、血管损伤和断钉、断板的病例。

Abumi等（1999 年）报道椎弓根螺钉和枕颈固定板–棒组成的枕颈固定器，治疗 24 例患者，也取得了良好的固定效果。而且设计出在术中复位颅底凹陷寰枢脱位的方法，恢复了枕颈力线，使脊髓得到充分减压。

（八）临床举例

病例 1：男，42 岁，颈痛并活动障碍 1 周入院，有鼻咽癌病史。诊断为寰椎前弓左侧鼻咽癌转移并病理骨折。术前 X 线片及 CT 扫描显示左前弓破坏病理骨折，侧块向左移位。行后路颈枕固定融合（C_0~C_3）。术后行局部放疗。术后 CT 显示 C_2 椎弓根钉位置良好，1 年随访，内固定位置良好，颈枕融合（图 1–2–7）。

病例 2：男，13 岁，行走不稳 1 月入院，无外伤史。查体：四肢肌张力增高，四肢肌力Ⅲ~Ⅳ级，病理征（+），踝阵挛（+）。影像学检查发现先天性寰椎枕化，颅底凹陷，寰枢脱位。行后路枕颈复位固定，枕骨大孔切开减压术，术后第一天开始肌力恢复，出院时能徒步行走（图 1–2–8）。

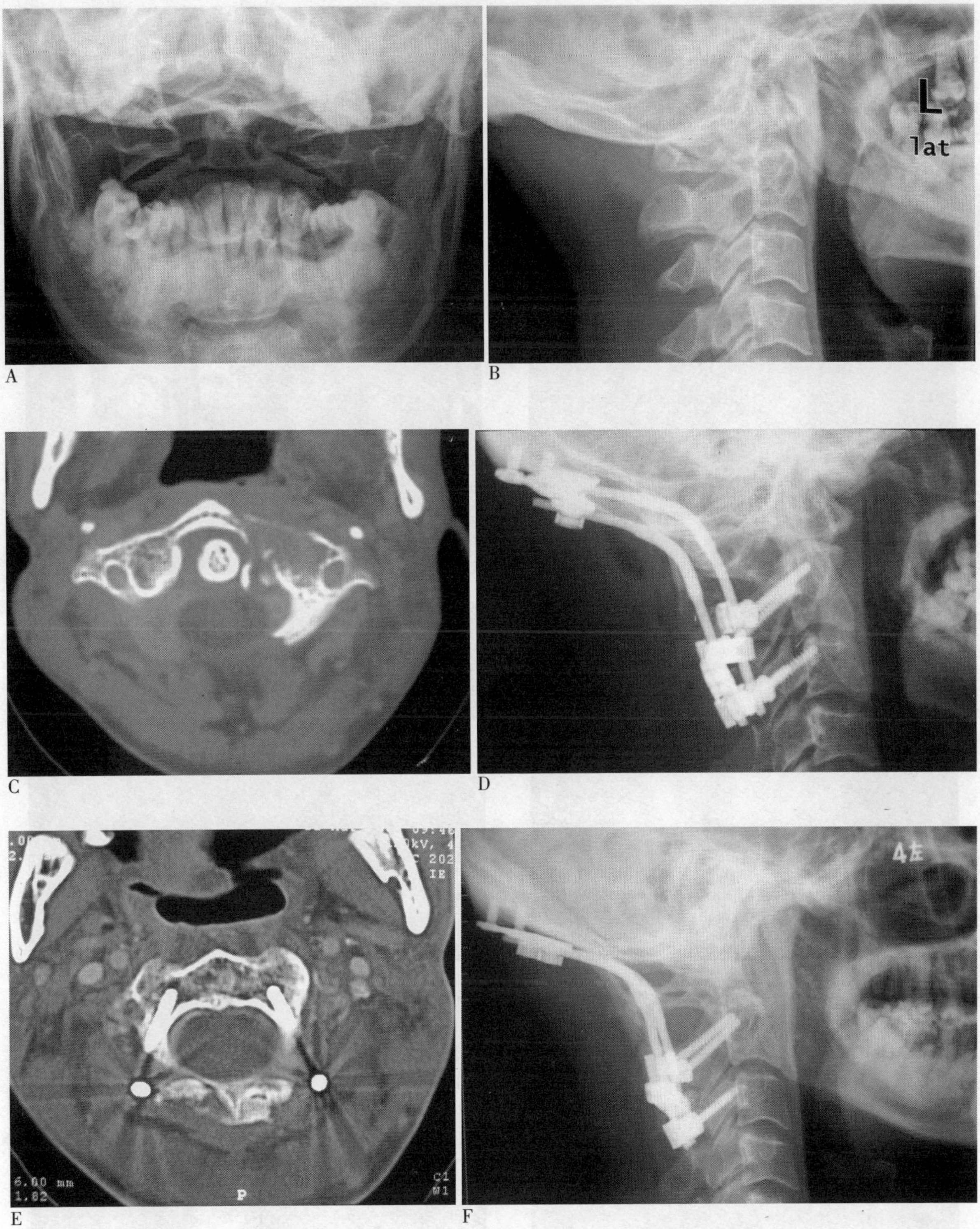

图 1–2–7 寰椎前弓左侧鼻咽癌转移并病理骨折，后路颈枕固定融合（C_0~C_3）。A. 术前张口位片显示寰椎左前弓骨折，侧块向左移位；B. 术前侧位片；C. 术前 CT 显示寰椎左前弓破坏病理骨折；D. 术后侧位片；E. 术后 CT 显示 C_2 椎弓根钉位置良好；F. 术后 1 年随访侧位片，内固定位置良好，颈枕融合。

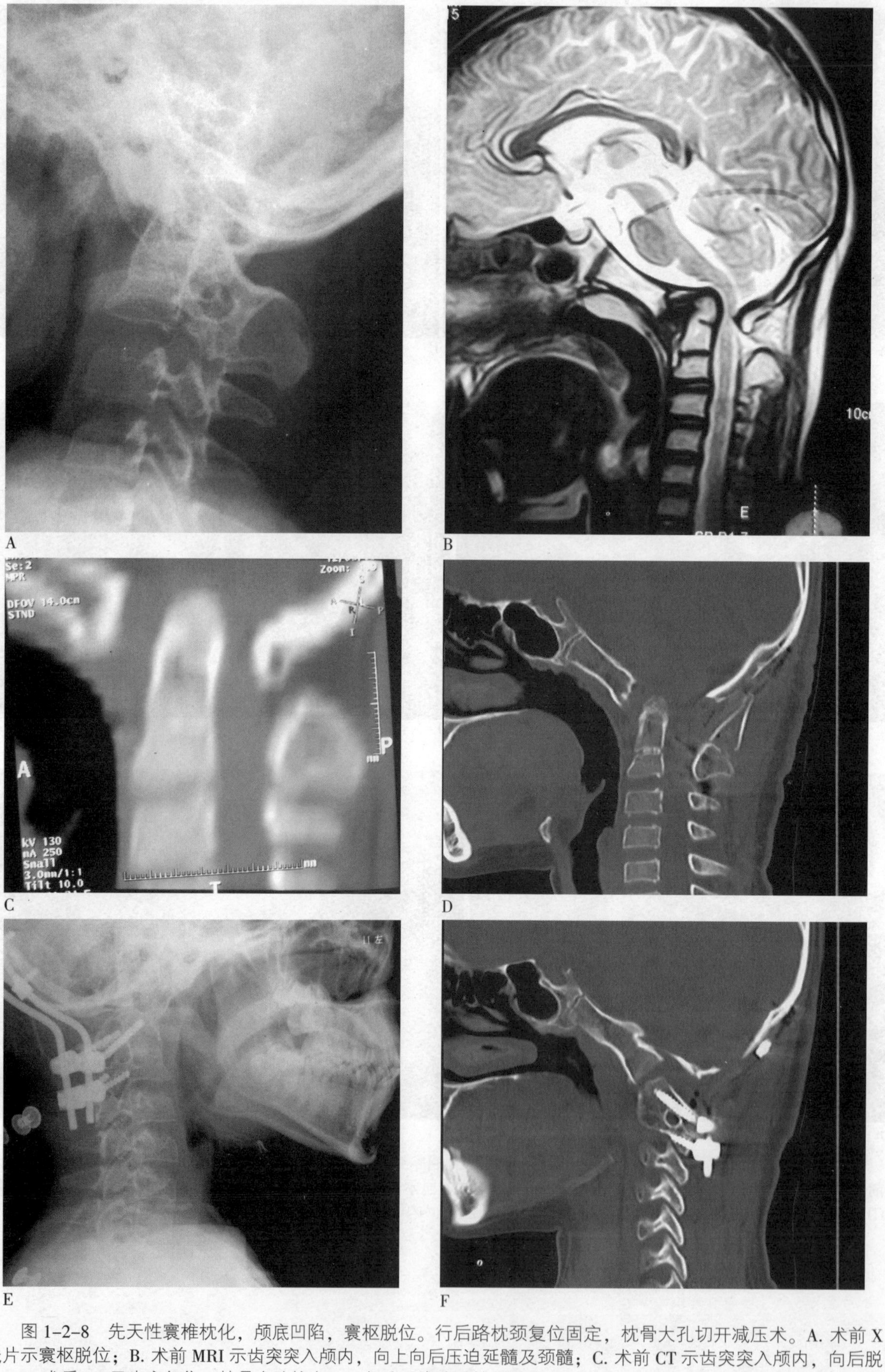

图 1-2-8　先天性寰椎枕化，颅底凹陷，寰枢脱位。行后路枕颈复位固定，枕骨大孔切开减压术。A. 术前 X 线片示寰枢脱位；B. 术前 MRI 示齿突突入颅内，向上向后压迫延髓及颈髓；C. 术前 CT 示齿突突入颅内，向后脱位；D. 术后 CT 示齿突复位，枕骨大孔扩大；E.术后 X 线片示枕颈固定；F. 术后 CT 示 C_2 椎弓根钉位置良好。

（九）并发症

可能的并发症包括：硬膜外静脉丛损伤出血、椎动脉损伤、脊髓和硬膜损伤、内固定松动或断裂、感染和不融合。

（十）评价

在颈枕交界获得成功的融合曾是一个相对困难的问题，最主要的原因是局部解剖的复杂与有较大的活动度，局部不能获得牢固的固定，使成功的融合不能实现。近年来，由于寰枢固定技术的改进及新的内固定器械出现，使颈枕固定稳定性明显增加，减少了术后应用外固定的要求。内固定的稳定不但使融合率提高，同时也有矫正畸形的作用。目前大部分新的颈枕内固定器械的组成部件包括板、棒和螺钉。板固定于枕骨，螺钉固定在 C_1、C_2 或下颈椎，而棒连接板与螺钉形成牢固固定。板与棒可能是一体结构，也可能是分体结构。如枕骨固定板和颈椎固定棒连成一体，可能造成安装的困难，而且很多系统的枕骨固定螺钉固定在枕骨中线两侧薄的骨板上，强度较差。如为分体结构，枕骨板与颈椎螺钉之间的固定是通过单独的棒来完成，而且螺钉头和枕骨板固定槽具有活动性，使操作灵活方便，上棒非常容易。枕骨板固定在颅骨最坚硬和厚实处，固定牢固，可减少穿入颅内损伤血管及脑的危险。螺钉固定方面，将螺钉固定于 C_2 椎弓根，增加了固定强度，很多情况下，不需要将固定延伸至下颈椎，节约了固定节段，从而减少了颈椎活动损失。为增加稳定性，也可在 C_1 侧块安置螺钉。C_2 经椎弓根固定也减少了经寰枢关节固定损伤椎动脉的机会。由于器械可进行撑开、压缩、旋棒和提吊等操作，使寰枕或寰枢脱位的复位能在术中进行，使复位更完全，获得更好的临床结果。

（彭新生　陈立言）

二、经寰椎侧块枕骨髁螺钉固定术

（一）设计思路

枕寰不稳是一灾难性问题，很多创伤性不稳者在未到医院诊治已经死亡，幸存者也可因局部不稳造成神经压迫，严重者可突然出现死亡。目前多主张进行外科干预，枕颈融合术则是可供选择的措施之一，但现有的枕颈部内固定技术均跨越寰枢关节。对目前临床常用枕颈部内固定器械和固定方式进行比较，不难发现，最主要的区别在于枕部的固定，即枕部固定的位置和方式。枕颈部固定器械不外乎为钉板固定和钉棒固定。钢丝和钛缆固定枕骨的方法，由于力学稳定性上的缺陷和操作时要求进入硬膜外腔，并发症多，已不作首选。对于枕部螺钉固定的位置，现有内固定主要集中于枕骨大孔后上方枕鳞及其临近区域，要求枕骨骨质厚度大于 8mm，最少也要有 6mm。但枕鳞周围骨质厚度个体差异较大，最薄时不足 2mm。因此，临床上枕颈融合内固定后枕骨螺钉脱出现象比较常见。另外，枕鳞周围枕骨内板区域有窦汇和横窦分布，一旦损伤容易造成出血，甚至可致硬膜外血肿形成。Grob 等认为，枕颈部内固定应具备以下特点：提供足够的力学稳定性；内固定系统硬件固定时，不允许进入椎管或颅内；固定的同时，可进行减压；内固定系统只固定受累的不稳节段，如寰枕不稳只固定寰枕关节，寰枢不稳只固定寰枢关节。根据 C_1~C_2 经关节螺钉内固定的经验，有学者提出后路经关节螺钉固定寰枕关节的可能，并通过解剖学、生物力学及单病例的临床应用，证实了该术式的可行性。

（二）适应证

创伤、炎症、肿瘤、先天畸形和神经肌肉病变致寰枕关节不稳或伴寰枢不稳，如寰枕关节脱位和骨折脱位者；各种病因造成的寰枢关节脱位，且难以整复者；寰枢关节脱位伴脊髓受压，需进行枕骨大孔后缘与寰椎后弓切除减压者。尤其适合枕骨大孔后缘扩大减压切除后寰椎和枢椎后部结构薄弱、缺如和骨折者，以及传统枕颈融合内固定失败后的翻修手术。单纯寰枕关节脱位则是后路寰枕关节经关节螺钉内固定的绝对适应证。

（三）禁忌证

枕骨髁和寰椎侧块发育畸形 (如枕骨髁和寰椎侧块缺如或较小、先天性寰枕融合等) 和结核或肿瘤造成寰枕关节破坏，应视为此术式的禁忌证。

（四）手术操作

1. 气管内全麻，患者取俯卧位，同时行颅骨牵引，或 Mayfield 头架固定。诱发电位监护。

2. 常规采用正位和侧位透视，使舌下神经管显示清晰。也可使用斜位透视，透视时可向两侧斜转 10°~15°，此时 X 线球管与枕髁垂直，可完整显示舌下神经管。

3. 自枕外隆突至 C_4 棘突作后正中纵切口。显露出寰椎后弓后，沿后弓下缘继续向外侧解剖直至后弓与侧块下关节突移行处，注意防止该处的静脉窦损伤。在枕骨大孔下缘和寰椎后弓之间无须刻意显露椎动脉和寰枕关节。

4. 复位寰枕关节，透视监测下，用电钻将 1.5mm 导针自 C_1 侧块向枕骨髁方向钻入，导针的入点在 C_1 后弓外侧与侧块交界的下方，侧块下部的中点，与 C_1 侧块螺钉固定的入钉点相同。枕骨髁的中间部分是导针尖端的目标点，在正侧位透视的监测下钻入，导针尖端约高出齿突尖 10~16mm，即为安全区域。在矢状位向内 10°~20°，向上与横切面约呈 50°。可通过透视看到舌下神经管的位置。

5. 一旦导针位置确定，用 3.5mm 或 4.0mm 空心丝攻攻丝，深度为 28~32mm，螺钉长度选择应避免损伤舌下神经。

6. 拧入螺钉，完成固定（图 1–2–9）。也可在 C_1 侧块内将螺钉孔扩大，形成拉力螺钉。

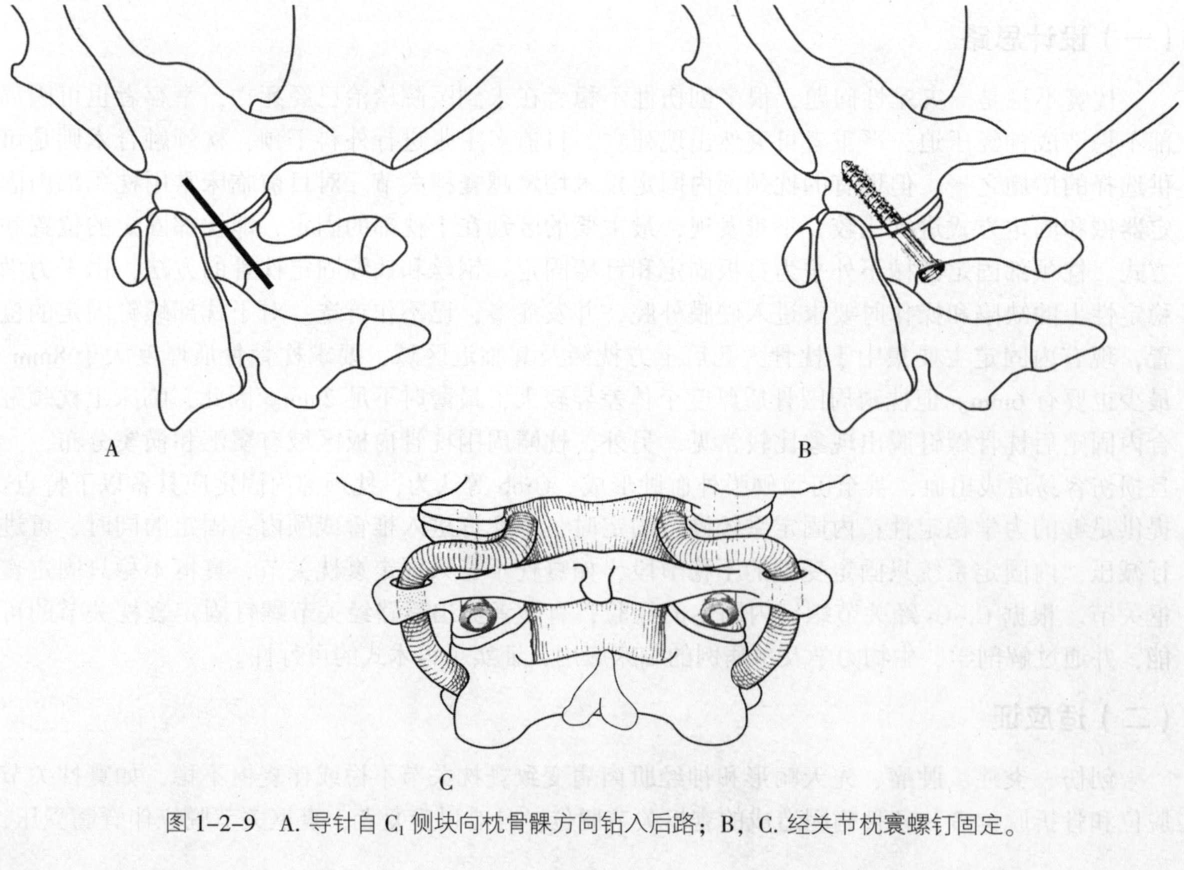

图 1–2–9　A. 导针自 C_1 侧块向枕骨髁方向钻入后路；B，C. 经关节枕寰螺钉固定。

7. 根据需要行 C_1~C_2 经关节螺钉固定，必要时还可增加颈枕钉板或钉棒的固定。

8. 将融合节断去皮质，取髂骨植骨。

9. 放置引流，缝合伤口。

（五）手术难点与注意事项

应重视术前的明确诊断和影像学检查，特别是 CT 扫描，排除因枕骨髁和寰椎侧块发育畸形(如枕骨髁和寰椎侧块缺如或较小、先天性寰枕融合等）和结核或肿瘤造成寰枕关节破坏，而无法固定的患者。

与 C_1 侧块螺钉固定一样，显露 C_1 侧块进钉部位是手术的难点，主要是 C_2 神经根周围的静脉窦出血的问题，需小心骨膜下分离。

掌握好导针的方向及确定导针所要到达的位置和深度是手术成功的关键，术中透视显得非常重要。

应根据需要决定是否增加固定节段，行 C_1~C_2 经关节螺钉固定，必要时还可增加颈枕钉板或钉棒的固定。在固定节段先后顺序的选择上，推荐先固定不稳的节段，然后进行相对稳定节段的固定。一般在进行稳定节段固定时，可能加重不稳节段原先受压脊髓和神经组织的压迫程度。枕寰枢复合体的节段运动主要是围绕枢椎齿突进行，临床上以寰枢椎之间不稳多见。因此，通常先进行后路 C_1~C_2 经关节螺钉内固定，再进行后路寰枕关节螺钉内固定。

由于螺钉自 C_1 侧块向枕骨髁固定时，螺钉的斜度很大，手术切口可能无法满足需要，需在胸腰交界处作一小的皮肤切口，通过导管进行操作。这与 C_1~C_2 经关节螺钉固定相似。

（六）术后处理

术后常规心电监护，24~48h 拔除引流管，带硬颈托下地，术后颈托固定 10~12 周。如术中评价固定稳定性有所欠缺，术后用头颈胸支具固定 10~12 周。定期复查 X 线片。

（七）临床结果

2001 年 Grob 等报道 1 例创伤性寰枕脱位后路钢丝固定失败而行经关节寰椎侧块枕骨髁螺钉固定，取得了满意的疗效。随访 2 年，植骨融合，复位无丢失，神经功能明显恢复。2003 年 Gonzalezd 等也报道应用经关节寰椎侧块枕骨髁螺钉固定治疗 1 例 17 岁外伤性寰枕脱位患者，取得了良好的效果。2 例患者都没有并发症。

（八）临床举例

病例：患者，17 岁，外伤性寰枕脱位，经关节寰椎侧块枕骨髁螺钉固定治疗，固定良好（图 1–2–10)。

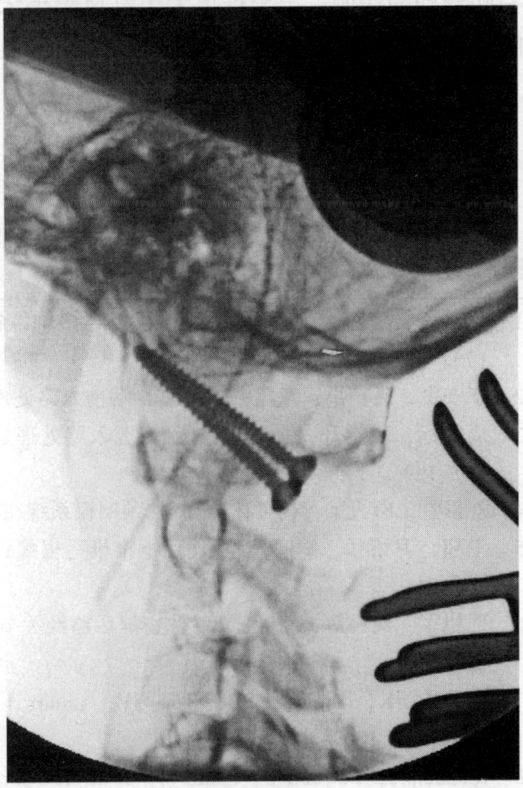

图 1–2–10　经关节寰椎侧块枕骨髁螺钉固定效果

（九）并发症

1. 脊髓和神经损伤　寰枕关节螺钉内固定术由于螺钉要植入枕骨髁，如螺钉钉道不良或螺钉过长有可能造成舌下神经损伤，出现舌肌瘫痪。

2. 血管损伤　椎动脉损伤可能在手术暴露时出

现，也可在进行 C_1~C_2 经关节螺钉内固定时发生。寰枕关节经关节螺钉内固定时，只要在进钉点进钉时不穿入寰椎后弓椎动脉沟，一般不会损伤椎动脉。

3. 钉道位置不良。

4. 寰椎侧块骨折　主要由于在寰椎侧块的前方和后方要同时植入两枚螺钉。

5. 其他并发症　如硬脊膜撕裂、脑脊液漏、螺钉松动、术后再出血、感染等。

（十）评价

寰枕关节经关节螺钉内固定最适用于单纯寰枕不稳的患者，避免了牺牲 C_1~C_2 的活动。但单纯后路寰枕关节经关节螺钉内固定在临床实际应用中并不多见，临床上仅寰枕关节存在脱位或不稳定的病例很少见。枕骨髁、寰椎和枢椎在功能上是一个完整的复合体，当枕寰枢复合体出现全面不稳时，部分患者需要行枕颈融合术。寰枕关节经关节螺钉结合，C_1~C_2 经关节螺钉内固定则可完成枕颈融合。尤其适合枕骨大孔后缘扩大减压切除后寰椎和枢椎后部结构薄弱、缺如和骨折者，以及传统枕颈融合内固定失败后的翻修手术。

后路经关节螺钉固定提供了即刻稳定寰枕关节的方法，也避免了内固定进入椎管与颅内。

与 C_1~C_2 经关节固定一样，C_0~C_1 经关节螺钉固定对抗屈伸的能力较差。因此 C_0~C_1 的植骨支撑可能是克服这一缺陷的方法，同时也可以作为融合的支架。

严望军等报道理想的钉道角度是：在矢状面上的上倾角为 53.3°±3.4°；在冠状面的内倾角为 20.0°±2.6°；钉道长度为（29.28±2.46)mm。三维 CT 测量得出，上倾角可调整范围为 49.6°±2.0°，内倾角可调整范围为 40.4°±3.4°，但应注意临床个体差异。但 Gonzalezd 等的方法是向内的倾角为 10°~20°。两篇文献在向内的倾角差别较大，需要有更多的解剖学测量去确定。

尽管寰枕关节后路经关节螺钉内固定技术在解剖学、生物力学及单病例的临床应用证实了其可行性，但目前只有少数的单病例报告，还需要大宗的临床病例去证实其临床效果。作者觉得该术式是当前临床需要的一种可供选择的枕颈融合内固定方法，是目前常用固定方法的补充，适应一些特别的病例。上颈椎手术为高风险手术，存在一定的手术并发症，部分并发症甚至是极严重的，本术式也不例外。在临床应用时，应强调选择合适的手术适应证，并需较高的手术技能。

（彭新生　潘　滔）

参考文献

1 陈立言，彭新生，李佛保，等. 板–棒–多轴螺钉系统后路枕颈固定疗效评价. 中国矫形外科杂志，2006，14（7）：485~487

2 李安民，易声禹，章翔，等. 经口–咽前入路处理颅颈区畸形. 中华神经外科杂志，1995，11：56

3 周定标，段国升，张纪，等. 经口腔入路处理延髓–颈髓腹侧颅颈交界处病变. 中华神经外科杂志，1990，6：197~199

4 刘景堂，唐天驷，杨惠林，等. 枕颈钢板系统在枕颈融合中的应用. 中国脊柱脊髓杂志，2004，14 (1)：38~40

5 王超，尹绍猛，阎明，等. 使用枢椎椎弓根螺钉和枕颈固定板的枕颈融合术. 中华外科杂志，2004，42 (12)：707~711

6 严望军，周许辉，张咏，等. 枕寰枢后路经关节螺钉内固定的可行性研究. 脊柱外科杂志，2004，2 (5)：289~293

7 Bindal AK，Dunsker SB，Tew JM. Chiari I malformation：classification and management. Neurosurgery，1995，37: 1069~1074

8 Klekamp J，Batzdorf U，Samii M，et al. The surgical treatment of Chiari I malformation. Acta Neurochir (Wien)，1996，138: 788~801

9　Hadley MN, Spetzler RF, Songtag VK. The transoral approach to the superior cervical spine. J Neurosurg, 1989, 71: 16~21

10　Menezes AH, Van Gilder JC. Transoral transpharyngeal approach to the anterior craniocervical junction: ten-years experience with 72 patients. J Neurosurg, 1988, 69: 896~900

11　Stefan S, Bernard J. Occipitocervical instrumentation. Techniques in Orthopaedics, 2002, 17 (3): 287~295

12　Michael AU, Lemma, Mesfin AL, Nicholas UA, et al. Occipitocervical fusion: a review of indications, techniques of internal fixation, and results. Neurosurgery Quarterly, 2001, 11(2): 77~85

13　Howington Ju, Kruse JJ, Awasthi D. Surgical anatomy of the C-2pedicle. J Neurosurg, 2001, 95 (S1): 88~92

14　McCullen G, Garfin SR. Spine update: cervical spine internal fixation using screw and screwplate constructs. Spine, 2000, 25 (5) : 643~652

15　Grob D. Transarticular screw fixation for atlanto-occipital dislocation. Spine, 2001, 26 (6): 703~707

16　Gonzalez LF, Crawford NR, Chamberlain RH, et al. Craniovertebral. junction fixation with transarticular screws: biomechanical analysis of a novel technique. J Neurosurg (S2), 2003, 98: 202~209

17　Abumi K, Takada T, Shono Y, et al. Posterior occipitocervical reconstruction using cervical pedicle screws and plate-rod systems. Spine. 1999, 24 (14): 1425~1434

第二章 上颈椎手术

第一节 上颈椎前路手术

一、经口咽前路寰枢椎复位钢板固定术

（一）设计思路

颅颈交界区的发育畸形以及外伤所致的齿突骨折和相应韧带、寰枢外侧关节关节囊破坏，会引起寰椎在枢椎上方向前下滑动，并使寰椎后弓向上产生一定幅度的运动，因而形成 C_1~C_2 较大的前倾角而产生寰枢的后凸畸形。寰枢椎脱位时经常会伴有齿突的上移、齿突周围瘢痕形成或骨痂生长、齿突与枢椎椎体间的瘢痕形成、寰枢关节间的压紧等。当这些因素存在时，突出的组织均可以从前方直接压迫延髓和上颈髓，而寰椎后弓和/或枕骨大孔后缘也可以从后方压迫延髓和颈脊髓。齿突骨折断端有时形成骨痂导致畸形愈合使寰枢椎难以复位，颅脊交界区的先天畸形所导致的寰枢椎脱位则更难复位，故称难复型寰枢椎脱位或不可复型寰枢椎脱位，这时就需要手术松解、减压、复位和重建颅颈交界和寰枢间的稳定性。

目前常规的手术方法是先经口前路松解减压，再一期或二期行后路内固定，不仅费时，增加创伤，而且后路寰枢固定受到诸多限制，枕颈固定使颈椎功能丢失较多。此外，难复型寰枢椎脱位在未行前路减压的情况下行后路手术时危险性较大，因为术中为了满意显露 C_1~C_2 需要尽量屈曲头部，可能会因齿突和瘢痕、骨痂以及后方的寰椎后弓等因素造成脊髓致命的损伤。

为克服上述手术方法的缺陷，有学者将钢板内固定系统引入经口手术中。1987 年，德国的 Schmelzle 和 Harms 等首先报道了“Harms 钢板”。1994 年开始，印度的 Goel 等相继报道了经口钢板治疗先天性颅底凹陷畸形，其钢板为枕骨斜坡至枢椎（C_0~C_2）。德国的 Kerschbaumer 和 Kandziora 等于 1998 年报道了使用经口 Harms 钢板治疗类风湿性关节炎所致的难复型寰枢椎前脱位，以后又改良为使用 Harms 钢板联合后路 Brooks 钢丝治疗同类疾病，取得较好的效果。1999 年，英国的 Wilson 等报道了 1 例迟发移位的 Hangman 骨折使用经口 C_2~C_3 带锁钛钢板固定。2000 年，美国的 Vender 等通过颈前咽后入路应用 C_1~C_3 的 Caspar 钢板治疗颅颈交界区的疾患。德国的 Khodadadyan 等于 2001 年将经口寰枢钢板应用于 1 例齿突骨折畸形愈合后继发寰枢椎不稳的 22 岁男性患者，也取得良好效果。但是上述钢板有发生过螺钉松动的并发症，需要二次手术。因此，德国的 Kandziora 等于 2001 年提出了经口前路寰枢椎带锁钢板（AALP）的概念，并于 2002 年改良为经口寰枢外侧关节下方进钉的寰枢椎带锁钢板（SAALP），解决了螺钉松动的问题。但是，针对难复型寰枢椎脱位在术前仍没有复位的情况下，如何在术中获得复位，尚没有相关报道。

因此，广州军区总医院骨科尹庆水等于 2003 年设计了经口咽前路寰枢椎复位钢板系统（transoralpharyngeal atlantoaxial reduction plate, TARP）（图 2-1-1），该系统在经口手术过程中进

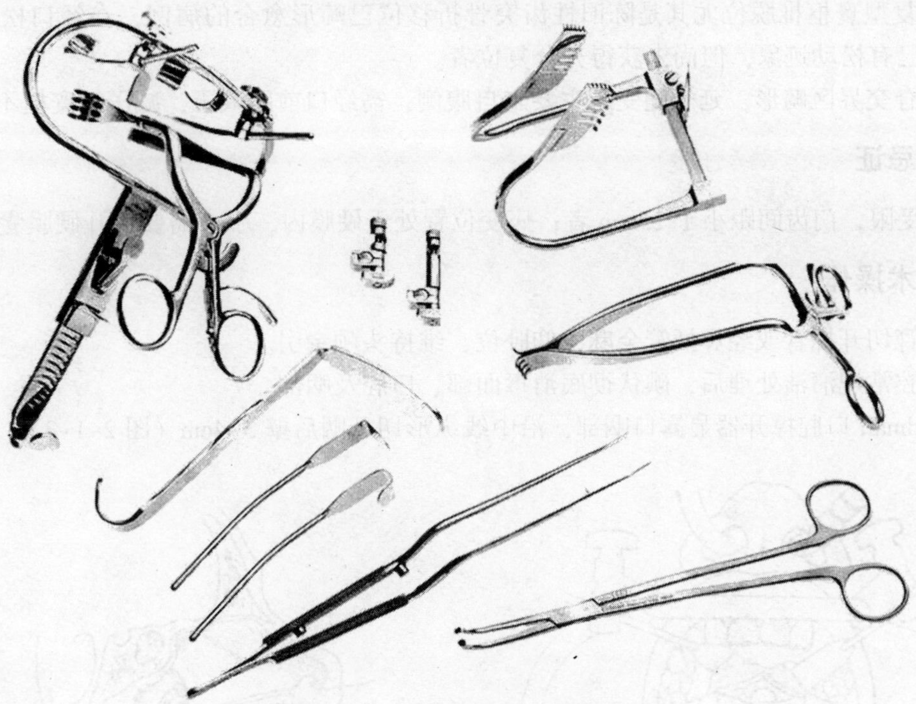

图 2-1-1　经口咽前路寰枢椎复位钢板系统

行寰枢复位，并在维持寰枢解剖复位的情况下进行内固定。该系统进行了一系列的解剖和生物力学等相关基础研究，并已成功地应用于临床治疗难复型寰枢椎脱位 20 例，均取得了良好的效果。

（二）适应证

1. 先天性齿突发育畸形、颅底凹陷、Arnold-Chiari 畸形、类风湿性关节炎及齿突陈旧性骨折、寰椎横韧带断裂瘢痕形成等各种疾患引起的寰枢椎前脱位，延脊髓的致压物来自前方，后方手术入路无法获得脊髓充分的减压。肿瘤、结核、嗜酸性肉芽肿等各种疾患的治疗前提是寰枢椎前部结构必须满足内固定的需要。

2. 术前经正规的头颈双向牵引（图 2-1-2）1~2 周不能获得复位的难复型寰枢椎脱位，脊髓压迫症状没有缓解。

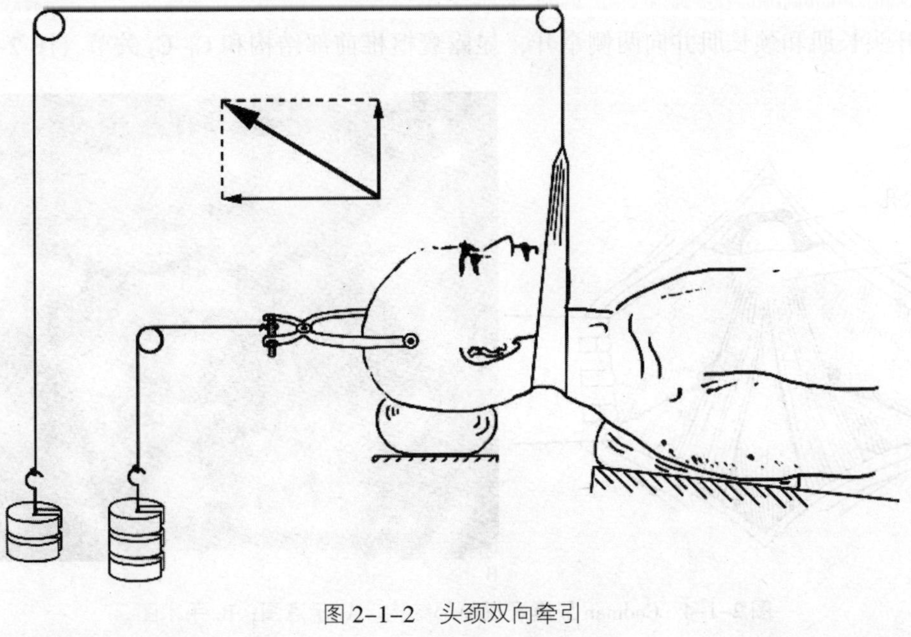

图 2-1-2　头颈双向牵引

3. 难复型寰枢椎脱位尤其是陈旧性齿突骨折移位已畸形愈合的病例，在经口松解减压后寰枢椎之间已有松动迹象，但尚未获得充分复位者。

4. 颅脊交界区畸形，延脊髓受压主要来自腹侧，需经口前路减压，减压后寰枢不稳者。

（三）禁忌证

张口受限，门齿间距小于 25mm 者；病变位置处于硬膜内，手术需要切开硬膜囊者。

（四）手术操作

1. 气管切开插管或经鼻插管全麻，仰卧位，维持头颅牵引。
2. 口腔常规清洁处理后，碘伏彻底消毒面部、口腔及咽部。
3. Codman 口腔撑开器显露口咽部，沿中线纵形切开咽后壁 3~4cm（图 2-1-3）。

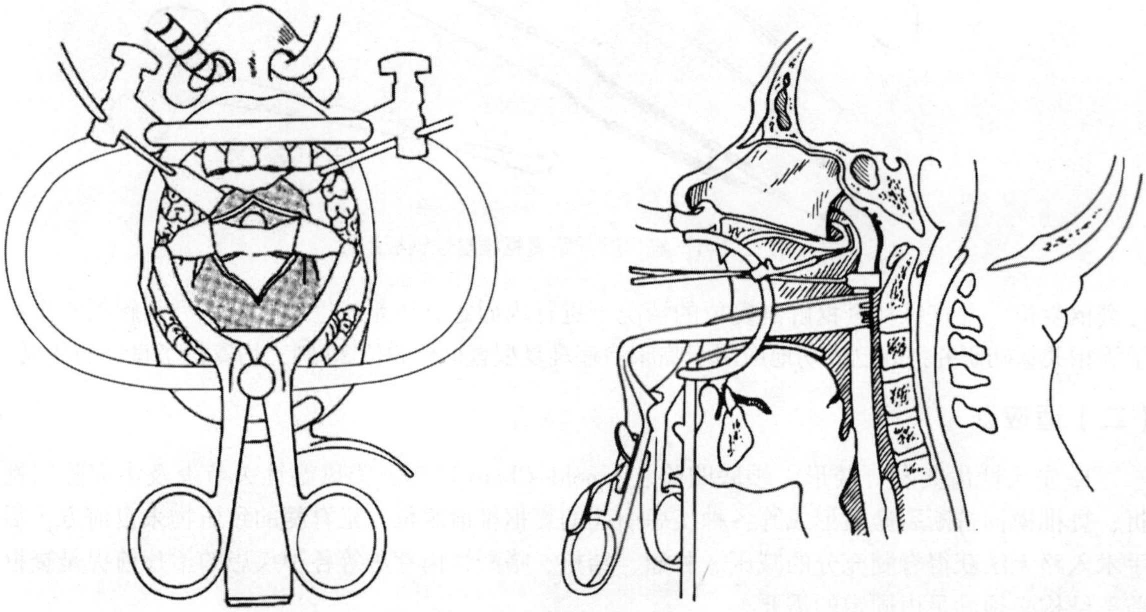

A　　　B

图 2-1-3　Codman 口腔撑开器显露口咽部。A. 正位观；B. 侧位观。

4. 分开头长肌和颈长肌并向两侧牵开，显露寰枢椎前部结构和 C_1~C_2 关节（图 2-1-4）。

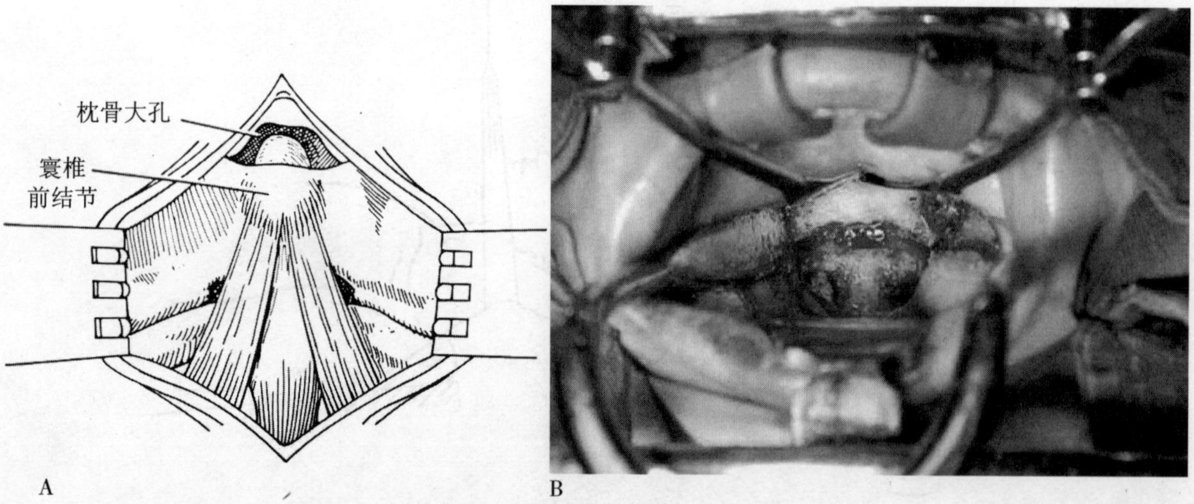

A　　　B

图 2-1-4　Codman 显露寰枢前部结构。A. 示意图；B. 手术图。

5. 用高速磨钻切除 10~14mm 宽的寰椎前弓和枢椎齿突，清除齿突周围的瘢痕组织或切除已畸形愈合的骨痂，予以充分松解减压（图 2–1–5）。

6. 切除侧块关节囊、瘢痕组织，磨去关节软骨，使寰枢关节获得松动。

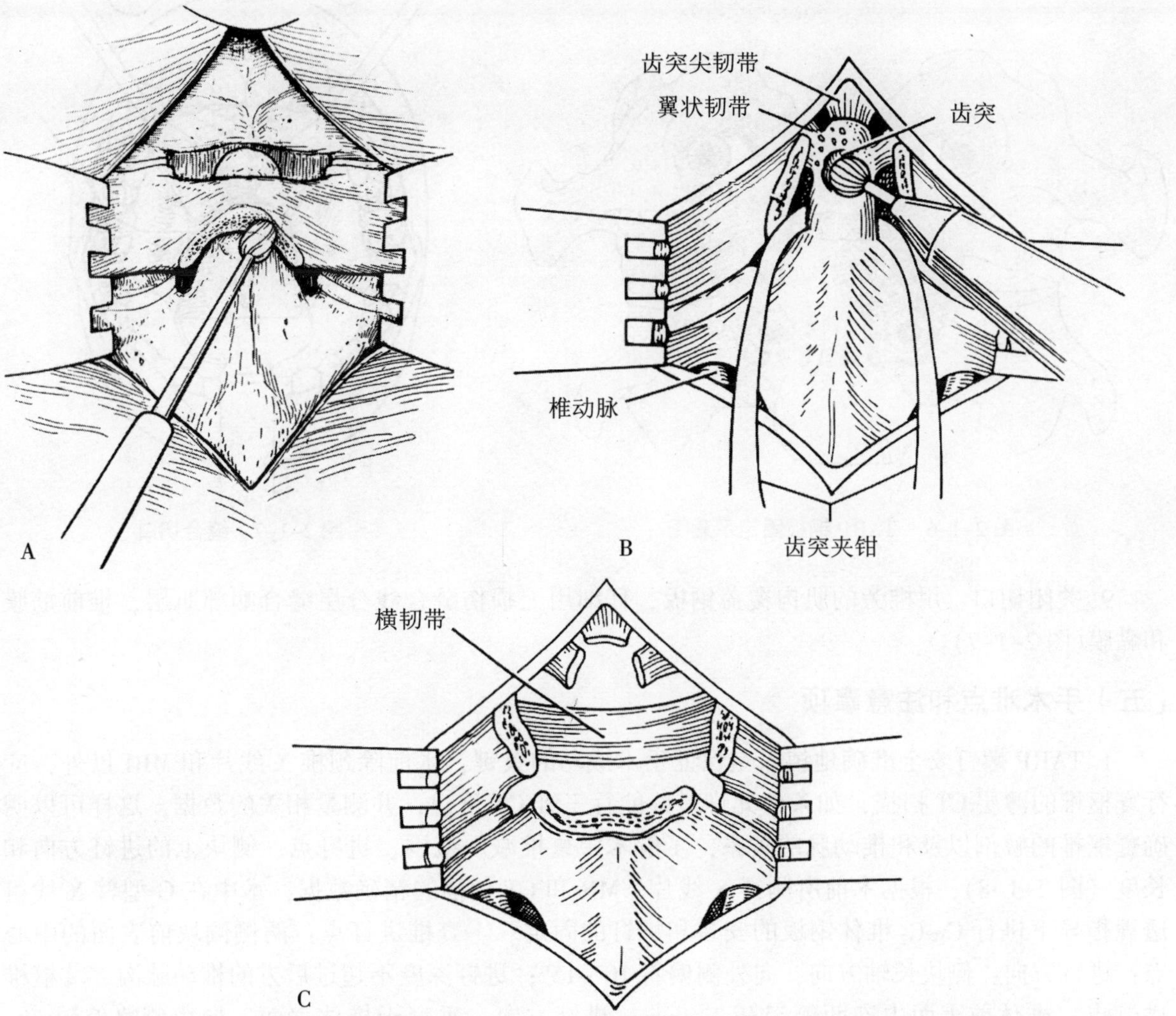

图 2–1–5　A. 磨除寰椎前弓；　B. 磨除齿突；　C. 完成切除齿突后。

7. 复位和固定　①于 C_1 安上合适大小的钢板，在钢板上方两侧的螺钉孔沿寰椎侧块的长轴方向钻孔、攻丝后用合适长度的螺钉拧紧。用 2 枚螺钉将钢板固定在寰椎两侧的侧块上，使寰椎和钢板成为一个整体。②在枢椎体前面临时固定 1 枚复位螺钉，螺钉根部保留 4~5mm。枢椎和临时复位螺钉成为另一个整体。③维持头颅牵引，用复位器远端的上臂向上持住钢板上方横梁，下臂向下持住枢椎上的通过钢板滑槽的临时复位钉，撑开复位器远端的上臂和下臂就可以将临时复位螺钉和钢板分开（临时复位螺钉可通过钢板的滑槽向下滑动），这样，两个整体就分开了，从而达到将向前下脱位的寰椎向上撑开的目的。④旋转寰枢椎复位器上端的旋钮即可从前向后旋拧推进钢板，直至将寰椎向后复位。⑤经 G 型臂或 C 型臂 X 线透视机证实达理想复位后，用另外 2 枚螺钉将钢板固定于枢椎并锁紧，然后撤除复位器和枢椎前面的临时复位螺钉。这样，通过 4 枚螺钉的作用，就能够用钢板将寰椎和枢椎固定于复位状态。由于寰椎 2 枚螺钉偏斜向外侧，枢椎 2 枚螺钉偏斜向内侧，与钢板之间具有整体角度效应，这种整体角度固定更增加了固定的坚固程度（图 2–1–6）。

8. 植骨　取自体髂骨颗粒从钢板窗内填充移植于 $C_{1/2}$ 之间的两侧关节间隙。

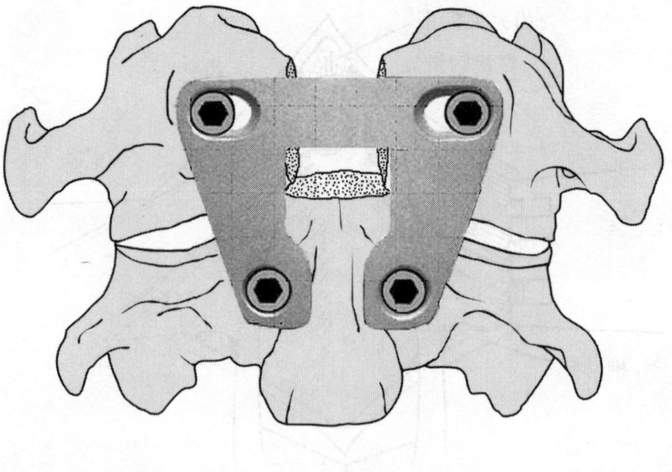

图 2–1–6　TARP 钢板固定示意图

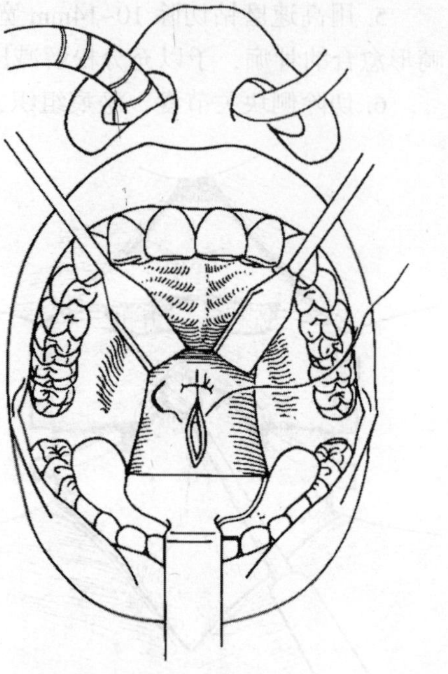

图 2–1–7　缝合切口

9. 关闭切口　用椎旁的肌肉覆盖钢板，仔细用无损伤缝合线分层缝合咽部肌层、椎前筋膜和黏膜(图 2–1–7)。

（五）手术难点和注意事项

1. TARP 螺钉安全准确地植入是保证手术成功的关键，术前除颈椎 X 线片和 MRI 以外，应行寰枢椎的薄层 CT 扫描，如条件允许最好能行三维 CT 重建，并测量相关的数据，这样可以明确寰枢椎的解剖以及和椎动脉的关系，了解术中寰椎减压范围、进钉点、侧块上的进钉方向和长度（图 2–1–8），根据术前所测得 X 线片、MR 和 CT 扫描的精确数据，术中在 G 型臂 X 线机透视指导下进行 C_1~C_2 椎体钢板的安装和螺钉的固定。①寰椎进钉点：两侧侧块前表面的中心点；进钉方向：侧块长轴方向，向外侧偏斜 10°~15°；进钉深度不超过后方的椎动脉沟。②枢椎进钉点：椎体前表面中部两侧旁开 3~4mm；进钉方向：垂直于椎体表面，向内侧略偏斜 5°~10°。

2. 由于寰枢椎已脱位，不能使用寰椎前结节作为中线标志，可以用悬雍垂来确定中线。

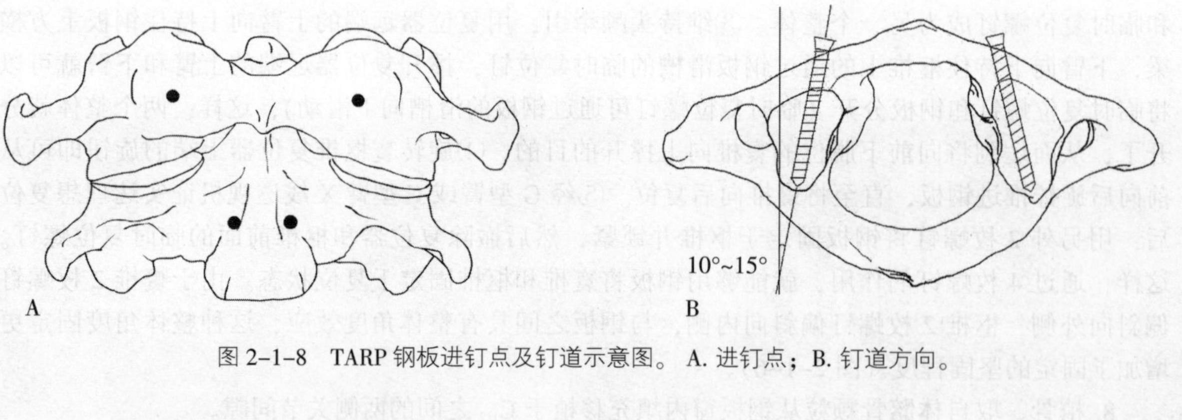

图 2–1–8　TARP 钢板进钉点及钉道示意图。A. 进钉点；B. 钉道方向。

3. 在进行瘢痕切除减压的过程中仔细操作，避免损伤硬脊膜。

4. 寰枢关系的远期稳定因素在于植骨是否融合，故在进行侧块关节的打磨时一定要磨除充分，且植骨量必须足够。

5. 咽后壁的黏膜缝合一定要严密地分层缝合，尽可能将口腔内细菌屏蔽于手术切口之外，这是防止感染等并发症的关键。

（六）术后处理

①术后 24~48h 病人放置在 ICU 内，观察神经功能，保持呼吸道通畅；②解除头颅牵引，卧床 1~2 周，颈围保护 3 个月；③口咽部超声雾化 3 次/天，至伤口愈合，水肿消失、分泌物明显减少；④术后第 3 天早晨开始鼻饲营养，鼻饲维持至伤口愈合，术后第 7 天经口进食；⑤术后静脉应用抗生素，每天 2 次应用 20%甘露醇 250mL+地塞米松 10mg 或甲基泼尼松龙 40mg，连用 3 天；⑥维持气管插管至堵管后能正常呼吸。

（七）临床结果

笔者治疗 20 例难复性寰枢椎脱位，采用 TARP 系统手术，无 1 例发生脊髓损伤、血管损伤、脑脊液漏等并发症。口咽部切口 1 周愈合，无脊髓损伤、血管损伤、伤口感染及深部组织感染。出院后均获随访，随访时间 8~28 个月，平均 19 个月。10 例术后均达寰枢关系的解剖复位，内固定钢板位置良好，无螺钉松动断裂，X 线侧位片及 CT 扫描证实寰枢关节骨性融合，临床症状均明显恢复，脊髓压迫明显改善，脊髓减压情况按下列公式评估，椎管减压平均改善率为 92%。

$$\text{脊髓减压改善率} = \frac{\text{术后最窄段矢径（mm）} - \text{术前最窄段矢径（mm）}}{\text{拟正常颈髓矢径（mm）} - \text{术前最窄段矢径（mm）}} \times 100\%$$

$$\text{拟正常颈髓矢径} = \frac{\text{受压上端正常矢径（mm）} + \text{受压下端正常矢径（mm）}}{2}$$

（八）临床举例

病例 1：陈××，女，40 岁，因右上肢麻木 3 年，加重伴颈部不适、双下肢无力 1 个月入院。查体：颈部生理曲度正常，C_1、C_2 处有轻压痛，颈部旋转稍受限，双上肢皮肤感觉减退，以右侧为显著，双侧 Hoffmann 征（+），双上肢肌力无明显减退，双下肢肌力 IV 级。放射学检查：X 线摄片示寰枢椎前脱位，齿突发育不良；MRI 示颈脊髓受压明显。入院诊断：难复型寰枢椎脱位伴脊髓压迫症与先天性齿突发育不良。入院后经头颈双向牵引，寰椎部分复位，在全麻下行经口咽前路松解减压、复位、TARP 内固定、植骨融合术。术后复查 X 线片示 C_1~C_2 完全复位，钢板位置好；MRI 示 C_1~C_2 节段减压充分，脊髓矢状径较术前明显增宽，椎管减压改善率达 85%。患者颈部症状消失，肢体麻木症状明显缓解，下肢肌力恢复正常，病理反射消失，痊愈出院（图 2–1–9）。

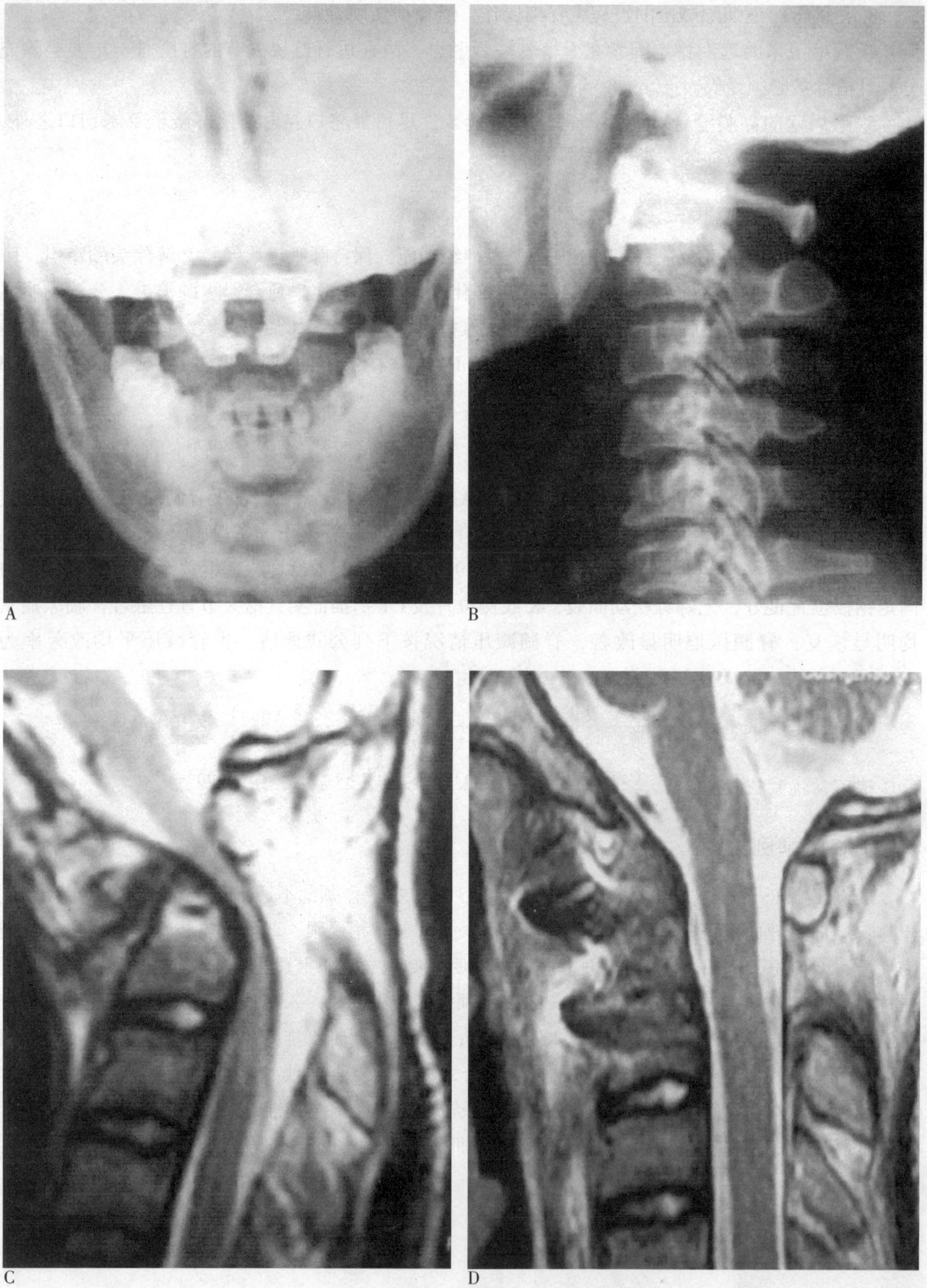

图 2-1-9 经口咽前路松解减压复位,TARP 内固定融合术。A. 术后 X 线正位；B. 术后 X 线侧位；C. 术前 MRI；D. 术后 MRI。

病例2：蒲××，男，17岁，因头颈部外伤后右侧肢体麻木无力3个月入院。查体：右侧肢体肌力Ⅰ~Ⅱ级，双侧Hoffmann征（+），感觉平面位于锁骨水平。X线片示齿突骨折、寰枢椎明显前脱位，MRI见延髓、颈髓受压明显。入院诊断：难复型寰枢椎脱位伴不全瘫与陈旧性齿突骨折。予头颈双向牵引18天，X线片见寰枢椎部分复位，但极不稳定，遂于全麻下行经口咽前路松解减压、复位、TARP内固定、植骨融合术，术中诱发电位监护。术后X线片显示寰枢椎完全复位，内固定钢板螺钉位置良好，MRI示C_1~C_2节段减压充分，脊髓矢状径恢复正常。术后颈围制动，1周后咽后壁伤口愈合，患者右侧肢体麻木缓解、右侧肢体肌力恢复至Ⅴ级，原锁骨平面以下感觉恢复正常，双侧Hoffmann征消失，痊愈出院（图2-1-10）。

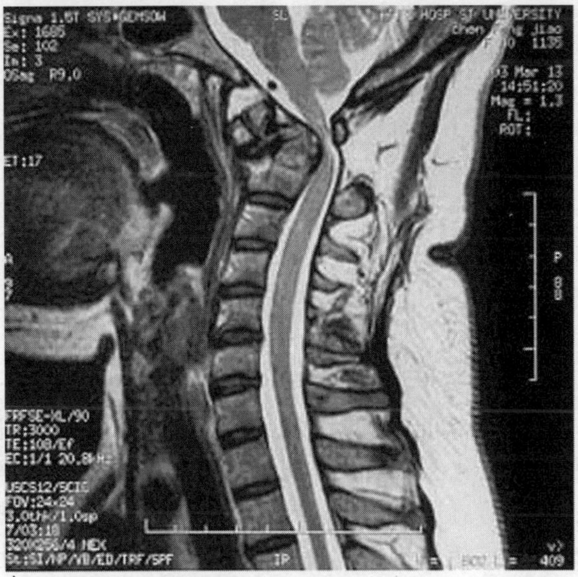

A

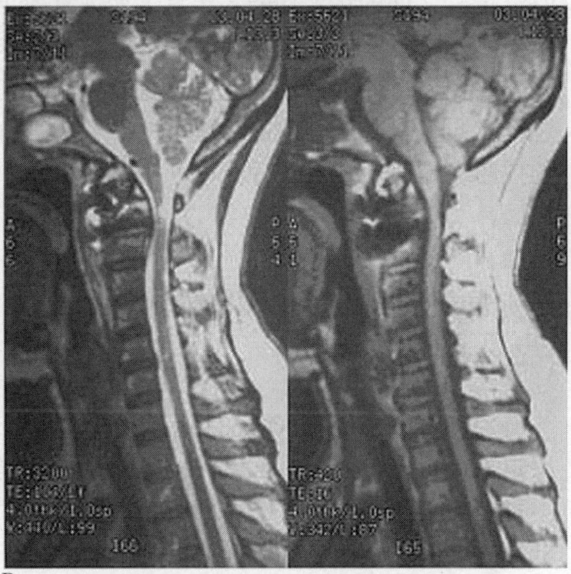

B

图2-1-10　手术前后MRI对比。A. 术前；B. 术后。

（九）并发症

可能的并发症包括：螺钉松动和脱出、硬膜外静脉丛损伤出血、椎动脉损伤、脊髓和硬脊膜损伤。此外的严重并发症尚有颅内感染、脑脊液漏及神经功能恶化等。由于现代无菌技术的增强，使用了显微外科技术以及应用了现代抗生素等方法，经口手术的感染率显著降低，Kerschbaumer、Crockard和Goel等报告的并发症发生率低于3%。最主要的预防措施在于：术前准备充分，严格的口腔消毒，术中采用显微外科技术、动作轻柔准确细致，严格无菌操作，术后精心口腔护理，并加强抗感染和全身支持疗法。

（十）评价

对于陈旧性寰枢椎脱位伴脊髓压迫症患者，以往多进行后路手术，或先前路松解然后再后路内固定。但后路手术对此类患者，尤其是以颈脊髓腹侧受压为主者，单纯后路的枕骨下减压、寰枢融合或枕颈融合很少能够减压满意，尤其不能恢复枕颈部正常的力线。此外，难复型寰枢椎脱位后路手术中存在较大的脊髓损伤风险，因为术中为了满意暴露C_1~C_2，需要颈椎过屈，因此可能会因齿突、瘢痕和骨痂等因素造成脊髓腹侧的致命损伤。进行前路松解减压后再进行后路固定的方式带来的共同风险是，在松解减压后寰枢极度不稳的情况下，不得不将患者从仰卧位改为俯卧位，以完成后路内固定。这种方式既费时又存在脊髓损伤的潜在风险。

Harms等研制的经口前路钢板提出了一个创新性的概念，但是却只有固定作用，没有复位功能，故对已复位者因缺乏锁定机制还需加做后路钢丝固定，对未复位者更束手无策，需改行后路枕颈固定。

TARP系统设计有巧妙的即时复位机制，具有良好的三维运动稳定性和抗拔出性能。该技术的优点是：①手术安全性高，经口手术入路上结构简单，直接松解减压。②手术操作时间短。TARP和寰枢椎复位器的联合使用，对脱位的寰枢椎可以达到术中即时复位的作用，然后直接从前方固定寰枢椎，使减压、复位和固定一次完成，这是钢板开口滑槽设计和复位器的纵向撑开、横向旋拧推进的巧妙结合的结果，使原需逐步缓慢复位的过程在数分钟内即刻完成，不需要分期二次手术。③由于不需要经口咽前、后路一期手术，避免了因减压后脊髓极度不稳带来的搬动或术中翻身改变体位时可能对脊髓造成致命的损伤。④手术损伤小。由于常规行前后路手术需固定C_0~C_3甚至是C_0~C_4，而TARP系统仅行寰枢椎两个节段的融合，所以保留了枕寰椎之间以及$C_{2/3}$、$C_{3/4}$之间的运动功能，患者远期恢复效果好。

建议应用该技术前在实验标本上实施操作训练及认真研究经口手术的特殊解剖结构，以提高手术的安全性。术前仔细研究影像学资料，对照研究进一步明确钢板大小、螺钉长度、进钉点、进钉方向及深度。应具备实施经口手术必要的器械和设备，另外，熟练掌握深部缝合咽后壁结构的技巧也是实行该手术时所不可或缺的。

（尹庆水　王智运）

二、前路寰枢椎侧块螺钉固定术

（一）设计思路

1910年Moxter和Osgood用丝线在寰椎后弓与枢椎棘突间绑扎，完成了世界上第一例寰枢椎固定术。自Gallie于1939年报告使用后路钢丝法行寰枢融合术以来，钢丝法已成为治疗寰枢椎不稳定的主要内固定方法。虽然其效果已被肯定，但仍存在一些缺点：钢丝穿越椎管时可能损伤脊髓；过伸、旋转稳定性差；不能应用于存在寰椎后弓或枢椎椎板骨折的病例。椎板夹同样受此限制。后路经寰枢关节螺钉内固定可较好地解决上述问题，但螺钉轨道所经的枢椎椎弓根与椎动脉紧密毗邻，危险性大。有近20%的病人由于存在椎动脉变异（椎动脉行径扭曲、高切入，椎弓峡部薄弱），至少一侧不适于行该手术。这些术式的操作成功有一个共同的前提：在内固定完成之前必须先使寰椎充分复位。但有相当一部分病例，由于寰椎向前下方移位的时间较长，下颈椎代偿性前凸，颈椎后方软组织（项韧带、棘上韧带、棘间韧带和椎板间黄韧带）挛缩，使下颈椎不能屈曲。在这种情况下，当寰椎向前移位复位时整个颈椎只能处于后伸的状态，颈后软组织不能伸展，手术野难以显露，给后路内固定术的操作带来极大不便，甚至不能成功。1998年Lu等及1999年王超等报道一种替代方法，即前路经寰枢关节螺钉内固定术，由枢椎向两侧寰椎侧块置入螺钉。从生物力学和解剖学看具有可行性，临床应用取得了满意的效果。

（二）适应证

齿突骨折不愈合、颅底凹陷症、上颈椎区类风湿性关节炎、C_1前弓肿瘤以及不能复位的寰枢椎脱位等，常需行前路齿突切除减压的患者；寰椎后弓或枢椎椎板骨折的患者；特别适应由于寰椎向前下方移位的时间较长，下颈椎代偿性前凸，颈椎后方软组织挛缩，使下颈椎不能屈曲，颈后软组织不能伸展呈“鹅颈”畸形，后路手术野不能显露的患者；后路手术失败的患者。

（三）禁忌证

寰枢关节破坏无法获得牢固固定的患者。另外，如手术能从后路完成，尽量选择用后路，因为该术式存在植骨不充分的缺点。

（四）手术操作

1. 气管内全麻，取仰卧位，将肩背部垫高使颈极度后伸，用 C 型臂 X 线透视机观察，如寰椎已充分复位即可，诱发电位监护。

2. 作右侧颌下弧行切口，显露步骤同"前咽后入路枢椎椎体次全切除术"。也可应用上颈椎胸锁乳突肌前斜切口显露（图 2–1–11），参考"前路 $C_{2/3}$ 椎间盘切除减压固定术"。不需要切除下颌腺，必要时才切断结扎颈外动脉分支。

3. 触及寰椎前结节，沿椎体前正中线切开 C_1~C_3 椎前筋膜，骨膜下剥离，根据需要显露出寰枢关节及 C_3 椎体上部。

4. 螺钉进入点位于枢椎椎体下缘。切除 C_3 椎体前上缘连同部分椎间盘组织，使 C_2 椎体底面露出约 3mm。用细手锥由 C_2 椎体底部中点偏左约 2mm 处向左寰椎侧块方向钻入，同时用 X 线透视机观察。正位观手锥的走向应对准寰椎侧块的外上角，侧位观手锥应沿枢椎椎体的纵轴进入，穿入寰椎侧块中部。手锥按预定走向进入寰椎侧块后，换一支直径 3.5mm 的丝锥扩大手锥做成的孔道，然后拧入一枚选定长度的 3.5 mm 拉力钛螺钉，完成左侧固定后，于左侧颈动脉鞘与甲状腺假被膜囊之间用血管钳撑开一孔道，通过此孔道插入一根金属管（直径为 5mm），其一端顶在 C_2 椎体底部正中略偏右约 2mm 处，经此管道用手锥由 C_2 椎体底部向右寰椎侧块钻孔,扩孔后拧入第 2 枚螺钉。此时寰椎与枢椎已被两枚螺钉固定（图 2–1–12）。在钻孔时，也可使用导向器和导针钻入，用中空螺钉通过导针拧入，可减少偏差。

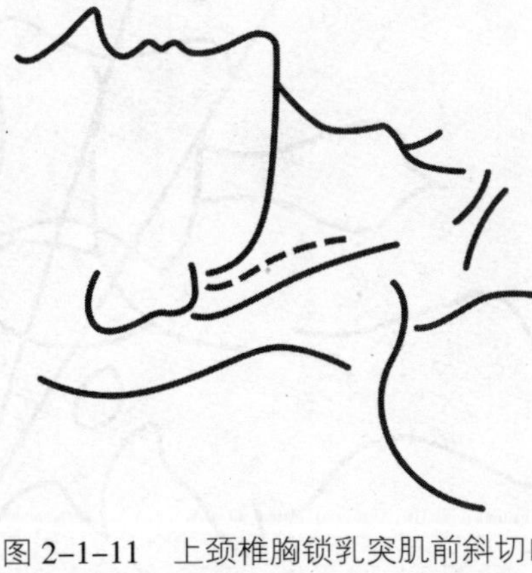

图 2–1–11　上颈椎胸锁乳突肌前斜切口

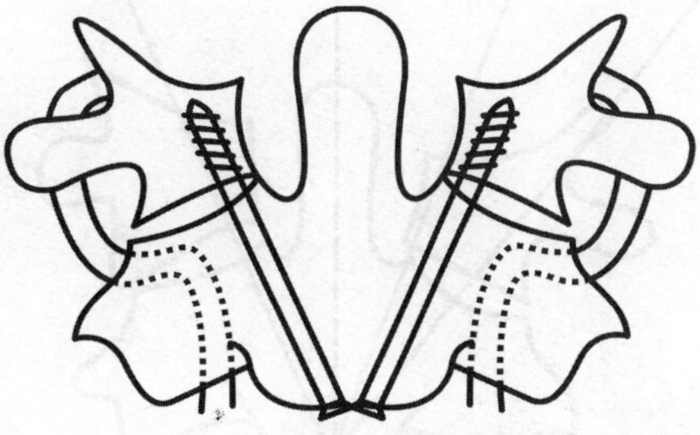

图 2–1–12　螺钉固定位置

5. 将患者的颈椎由过伸位改为屈曲位，再用透视机观察，如寰椎不再移位即可。

6. 对行前路寰枢关节融合的患者，将关节软骨去除，取髂骨松质植于关节间隙。

7. 放置引流，逐层关闭切口。

8. 对于需后路融合的患者，根据病情可同期翻身手术或 1 周后手术。

（五）手术难点和注意事项

手术难点在于手术显露上，主要是局部解剖复杂，可能造成严重的副损伤，可参考"前方咽后入路枢椎椎体次全切除术"。另一个是常因内脏鞘的阻挡，入路同侧螺钉的安置困难。

植钉时，切开 C_1~C_2 关节囊，显露枢椎上关节面内侧缘，在直视下钻孔，钉道应尽可能从枢椎上关节面的内侧穿越关节，以免损伤椎体两侧的椎动脉。

如应用的固定方法是螺钉进入点位于枢椎椎体下缘。在显露时并不需要采用前咽后入路，而用常规的颈前入路，具体方法是做平甲状软骨水平的颈前横切口，切断右侧肩胛舌骨肌，纵行剪开气管前筋膜，在右颈动脉鞘与甲状腺假被膜囊之间做分离，游离出右甲状腺上动脉，切断结扎之。将右喉上神经保护好，用拉钩将气管、食管拉向左侧，剪开椎前筋膜，确认 C_2~C_3 椎间盘。

注意使螺纹全部拧入侧块中，应用拉力螺钉原则，在寰枢关节之间产生加压作用。

术前应行开口位 X 线片及 CT 扫描及三维重建，了解局部解剖的变异及病变情况，如有无椎动脉的位置异常、寰椎侧块及枢椎上关节破坏等，以决定是否能完成前路寰枢关节的固定。根据患者的开口位 X 线片及 CT 选择合适长度的螺钉及螺钉的植入方向和路线。操作方法：螺钉植入方向的确定。以枢椎椎体前下缘中点为基准点，在张口位片上作出以下 3 条参考线：①内界线：连接基准点至寰枢关节面内缘。该线代表螺钉钻入时在冠状面上的最小内偏角。②外界线：连接基准点至寰椎侧块上关节面外缘。此线代表螺钉轨道最大外偏角。③外偏标准线：连接基准点与寰椎侧块上关节面中点。该线代表最理想的螺钉轨迹。分别测出 3 条参考线与齿突中轴的夹角，依次称为内界角、外界角、外偏标准角。在侧位片上作 2 条参考线：①后界线：连接基准点与寰椎侧块后上缘，代表螺钉最大后倾角。②后倾标准线：连接基准点至寰椎侧块上缘中点，代表矢状面上的螺钉最佳后倾方向。测量两线与齿突轴的夹角：后界角与后倾标准角（图 2–1–13）。

术中透视或导航是植钉正确的保证。螺钉长度不能超过寰椎侧块的上方，否则将固定寰枕关节，而且位置不良时可能损伤位于枕骨髁前半的舌下神经管内的舌下神经。

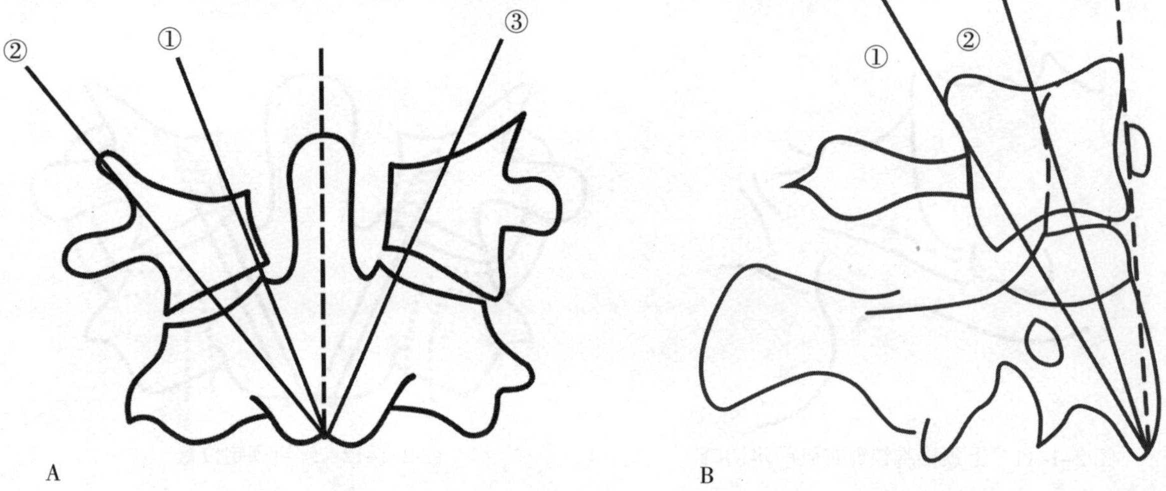

图 2–1–13　进钉参考方向。A. ①内界线，②外界线，③外偏标准线；B. ①后界线，②后倾标准线。

（六）术后处理

术后用颈围领保护，不需长期卧床。

（七）临床结果

王超等报道 10 例手术患者，平均随访 19 个月，其中 7 例螺钉固定位置良好，寰枢椎达到稳定，术后死亡 1 例。作者治疗 2 例寰椎后弓发育不良并寰枢脱位的患者，也取得了良好疗效。

（八）临床举例

病例：男，42 岁，颈痛，四肢无力 1 年入院，诊断为寰椎后弓发育不良并寰枢脱位，行牵引复位，复位后，采用该术式治疗，常规的颈前入路，固定方法是螺钉进入点位于枢椎椎体下缘。术中、术后无并发症，固定良好（图 2–1–14）。

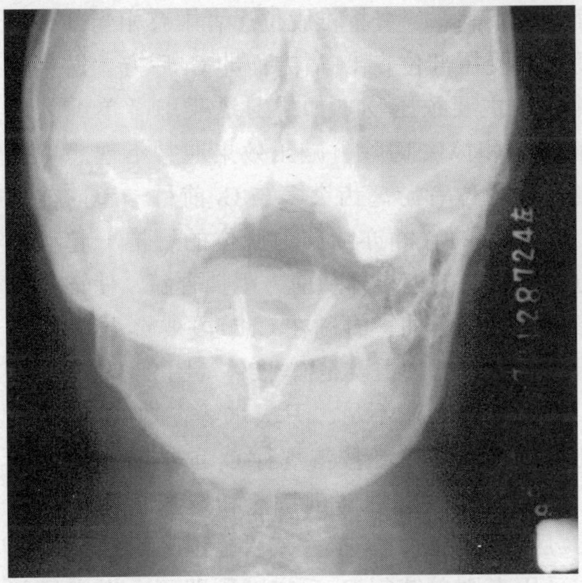

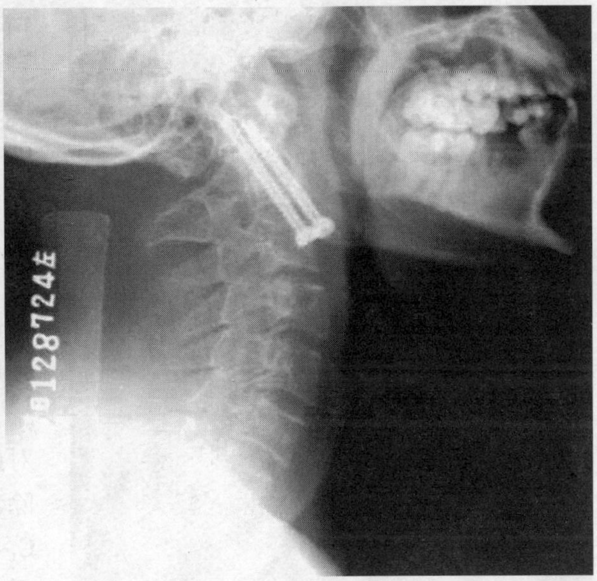

图 2-1-14　前路寰枢椎侧块螺钉固定后。A. 正位；　B. 侧位。

（九）并发症

主要包括喉上神经损伤、舌下神经损伤、椎动脉损伤、脊髓损伤等。

（十）评价

寰枢椎固定术最常见的入路是后方，前路寰枢椎侧块螺钉固定术提供了一种寰枢椎固定融合的方法。从解剖学看，前路寰枢椎侧块螺钉固定是可行的和较安全的；从生物力学上看，前路寰枢椎侧块螺钉固定的生物力学强度与后路经关节固定相当，完全能满足临床固定的需要。

因在后仰复位状态下手术，且内固定物不进入椎管，减少了医源性损伤脊髓的机会。通过前咽后入路，对需行前路减压的延髓和脊髓压迫的寰枢椎病变，如齿突骨折不愈合、颅底凹陷症、上颈椎区类风湿性病变，如行前路减压，减压后的上颈椎不稳定由二期后路融合术解决，病人需做两次手术，且在达骨性融合前需长时间头颈部制动。如采用前路螺钉寰枢椎固定融合法，则可于前路减压后直接行寰枢融合，不仅减少了手术次数，还由于手术后立即获得了坚强的内固定，可缩短头颈部制动的时间。

由于该术式存在寰枢关节植骨不充分的缺点，如前方固定而不能保证融合时，需辅助后路植骨融合，在这种情况下，需两次手术。作者认为，如果手术能从后路完成，尽量选择用后路，减少两次手术的机会。目前，尚无大宗的临床病例报道。该术式最佳的适应证是后路完成固定困难的患者，对于后路手术失败的患者，它也是良好的选择。

（彭新生）

三、经口咽枢椎椎体次全切除术

（一）设计思路

由于枕颈交界区畸形或创伤等原因引起的陈旧性寰枢椎脱位伴高位颈髓压迫症，突出的组织从前方直接压迫延髓和上颈髓，需要手术治疗。经口咽前路减压术治疗枕颈交界区病变和损伤已被骨科和神经外科医生应用多年，对于陈旧性寰枢椎脱位伴高位脊髓压迫症，进行寰椎前结节切除和枢椎齿突切除是目前常规的减压方式和切除范围，多数效果良好，但仍有部分患者

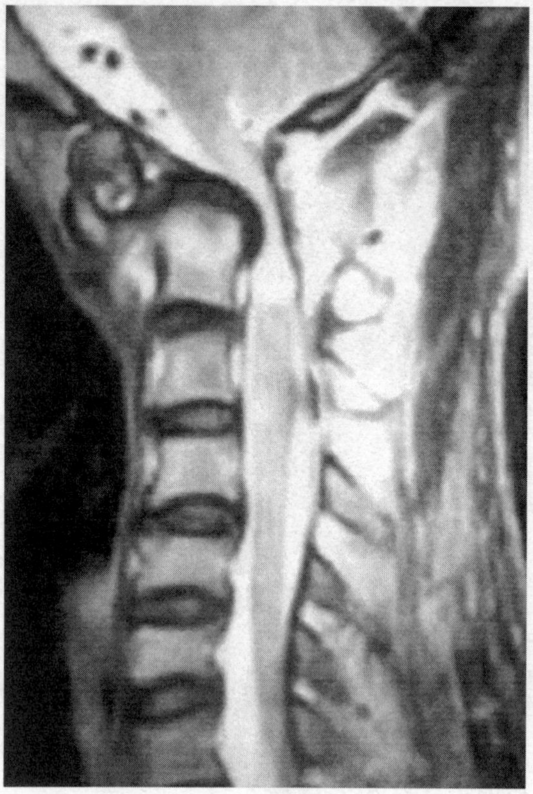

图 2-1-15　C_2 椎体后缘对脊髓造成压迫

治疗效果不满意。寰枢椎脱位患者中有相当部分的脊髓主要受压部位在 C_2 后方而非 C_1 后方，游离齿突并非是主要致压物。如果对这类患者单纯采用 C_1 前结节和齿突切除，减压效果通常不理想。因为寰椎前脱位者游离齿突多与 C_1 前弓一起向前移位，C_1 节段的脊髓亦随向前脱位的寰椎一起移向前方，未移位的枢椎体从前方阻挡脊髓，使该段脊髓形成向后的弯曲，脊髓在 C_2 节段被 C_2 椎体后缘顶压，脊髓致压物主要是 C_2 椎体（图 2-1-15）。

为了克服上述不足，尹庆水等在 2001 年提出对此类患者不宜单纯按常规行 C_1 前结节和齿突切除，而应根据其病理解剖特点和影像学特点，对 C_1~C_2 后方均受压者需扩大减压范围，而对于仅 C_2 后方受压者则单纯行 C_2 后方减压即可。提出经口咽前路枢椎体次全切除术，并进行了临床应用。该术式是在常规减压术的基础上进行扩大，或是改变减压的部位，即增加或单纯行 C_2 椎体次全切除术，将 C_2 节段后缘的致压因素去除，达到了充分减压的目的，获得了较好的疗效。

（二）适应证

1. 影像学检查证实脊髓受压部位主要位于 C_2 后方的陈旧性寰枢椎前脱位伴高位脊髓压迫症，且术中证实未获复位的患者。

2. 难复型寰枢椎脱位尤其是陈旧性齿突骨折移位已畸形愈合的病例，在经口松解减压后寰枢椎之间已有松动迹象，但尚未获得充分复位者。

3. 不可复型寰枢椎脱位，在经口松解减压后寰枢椎之间无松动迹象，无法恢复 C_1~C_2 正常解剖序列，脊髓在 C_2 平面受到骨性压迫者。

4. 已行后路寰枢或枕颈融合或经口咽前路减压手术，但神经症状没有完全改善，影像学提示 C_2 椎体后方存在脊髓压迫因素者。

（三）禁忌证

张口受限，门齿间距小于 25mm 者；口咽部炎症者。

（四）手术操作

1. 术前准备（见本节第一部分）。

2. 气管切开插管或经鼻咽插管静脉复合麻醉。

3. 仰卧，头高足低位，保持颅骨牵引。

4. 再次清洗口咽部，碘伏消毒口咽部。

5. 用 Codman 撑开器撑开口腔，下压舌体，牵开咽皱襞及悬雍垂，显露咽后壁。

6. 沿咽后壁正中依次纵行切开黏膜、纤维膜、咽颊筋膜及肌层，向两侧分开，显露寰椎前弓下缘至 C_3 椎体上缘，显露宽度约 15cm（图 2-1-16）。

7. 于 C_2 上下缘插入 2 根针头，G 型臂 X 线机透视定位欲切除的范围。

8. 根据定位指示先于 C_1~C_2 之间切除韧带及瘢痕组织，予以松解，但未获复位或术中被证实仍有 C_2 后方受压。

9. 用高速磨钻或气钻在定位范围内磨除 C_2 椎体中间 2/3，磨除范围似独木舟样，长宽约 25mm×12mm，深度达后纵韧带或硬膜囊，予以彻底减压（图 2–1–17）。

10. 止血，冲洗，逐层缝合伤口。

11. 后路枕颈融合术　立即翻身更换体位，取俯卧位行 Cervifix、Summit 或 Axis 枕颈（C_0~C_3）内固定，取髂骨移植（图 2–1–18）。

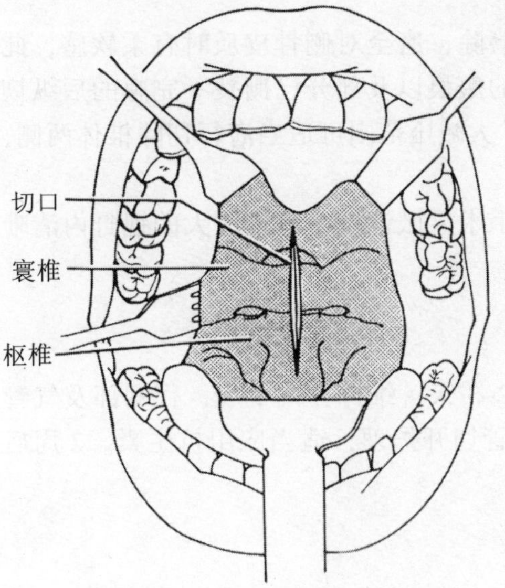

图 2–1–16　咽后壁正中切口

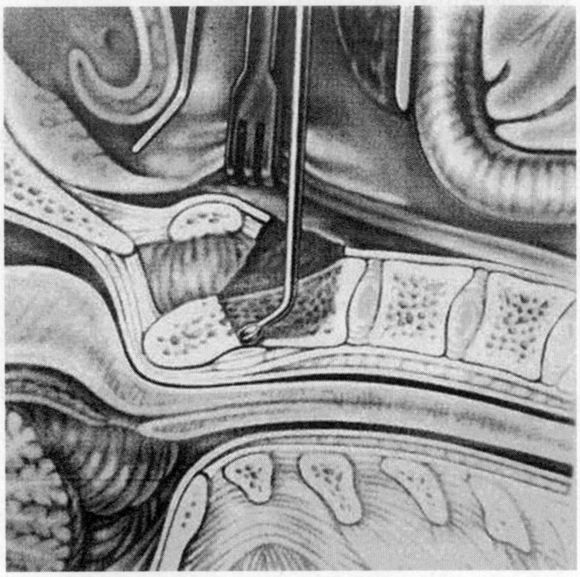

图 2–1–17　切除枢椎椎体

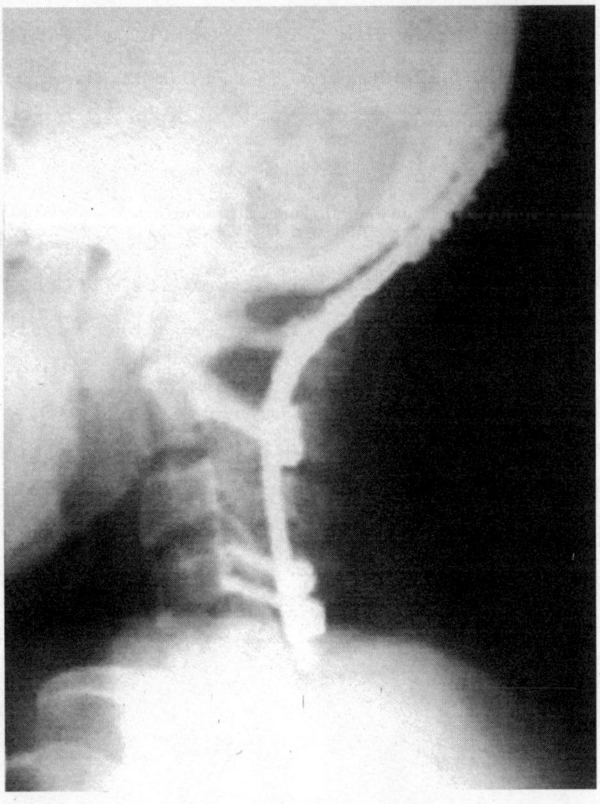

图 2–1–18　后路内固定

（五）手术难点和注意事项

1. 在打磨减压时，应考虑到枢椎体在仰卧位时呈向头侧倾斜位，而磨钻的方向与其相反，向足侧倾斜，因而术中磨钻切除时易造成定位误差，使减压不彻底，故应取头高足低的仰卧位，尽量使枢椎椎体与磨钻呈垂直位。

2. 为保证减压位置准确和范围充分，术中须多次行 G 型臂 X 线机透视定位，以避免由于术野狭小导致的操作失误。术中定位要有正确的参照物，否则易被误导，故对于有 C_1 旋转移位者，术中不能以 C_1 前结节来定位，可参照悬雍垂的位置来估计中线，通过术中 G 型臂 X 线机正位透视直接定出 C_2 减压范围。

3. 用高速磨钻打磨椎体骨质时，应沿所定范围逐层磨除，磨至对侧骨皮质时有柔软感，此时改用小刮匙或超薄椎板钳咬除对侧骨皮质和椎体深层的瘢痕以及部分已撕裂不完整的后纵韧带，直至见到硬膜囊有搏动和有向前方膨隆的趋势。为扩大减压范围可适当潜行切除椎体两侧，以达到充分减压的目的。

4. 因手术野狭小且深在，术中宜使用手术放大镜或手术显微镜，在镜下放大的视野内清晰地操作，对安全彻底的减压颇为重要。

（六）术后处理

术后继续维持气管切开插管 1 周，或维持经鼻插管 2~3 天，维持鼻饲 1 周，行咽部及气管内超声雾化 2~3 次/天，持续 5~7 天，加强咽部护理及气管切开护理，适当应用抗生素。2 周后逐步行四肢康复治疗，带颈围 3 个月。

（七）临床结果

笔者治疗的 15 例陈旧性寰枢椎脱位患者，采用枢椎椎体次全切除术。口咽部切口 1 周愈合，无脊髓损伤、血管损伤、伤口感染及深部组织感染。12 例获 12~32 个月（平均 20 个月）随访，总有效率 100%，显效率 42%。术前 MRI 影像硬膜囊矢径间接判断椎管矢径的变化，测得寰枢椎节段脊髓最窄段矢状径平均为 3.45mm，术后平均为 6.5mm，C_1~C_2 节段拟正常矢状径平均为 7.5mm。代进脊髓减压改善率计算公式计算，椎管减压平均改善率为 75%。

（八）临床举例

病例：陈××，男性，35 岁，因外伤后四肢麻木无力 2 个月入院。查体：颈部生理曲度正常，C_1、C_2 处有轻压痛，颈部旋转稍受限，右侧肢体浅感觉减退，全身浅反射改变，右侧腹壁反射和提睾反射减退，双侧 Hoffmann 征、Babinski 征、踝阵挛、髌阵挛均为阳性，四肢肌力无明显减退。放射学检查：X 线摄片示寰枢椎前脱位，陈旧性齿突骨折；MRI 示 C_1~C_2 段脊髓受压明显。入院诊断：陈旧性齿突骨折合并寰枢椎脱位。入院后经头颈双向牵引，寰椎部分复位，在全麻下行经口咽前路 $C_{1/2}$ 椎体次全切除+$C_{1/2}$ 后路椎弓根钢板内固定术。术后颈围制动 2.5 个月。出院随访 26 个月，复查 X 线片示寰枢骨融合良好，MRI 示 C_2 椎体后缘减压充分，脊髓矢状径较术前明显增宽，椎管减压改善率达 82%。患者颈部症状消失，肢体麻木症状明显缓解，下肢肌力恢复正常，病理反射消失（图 2-1-19）。

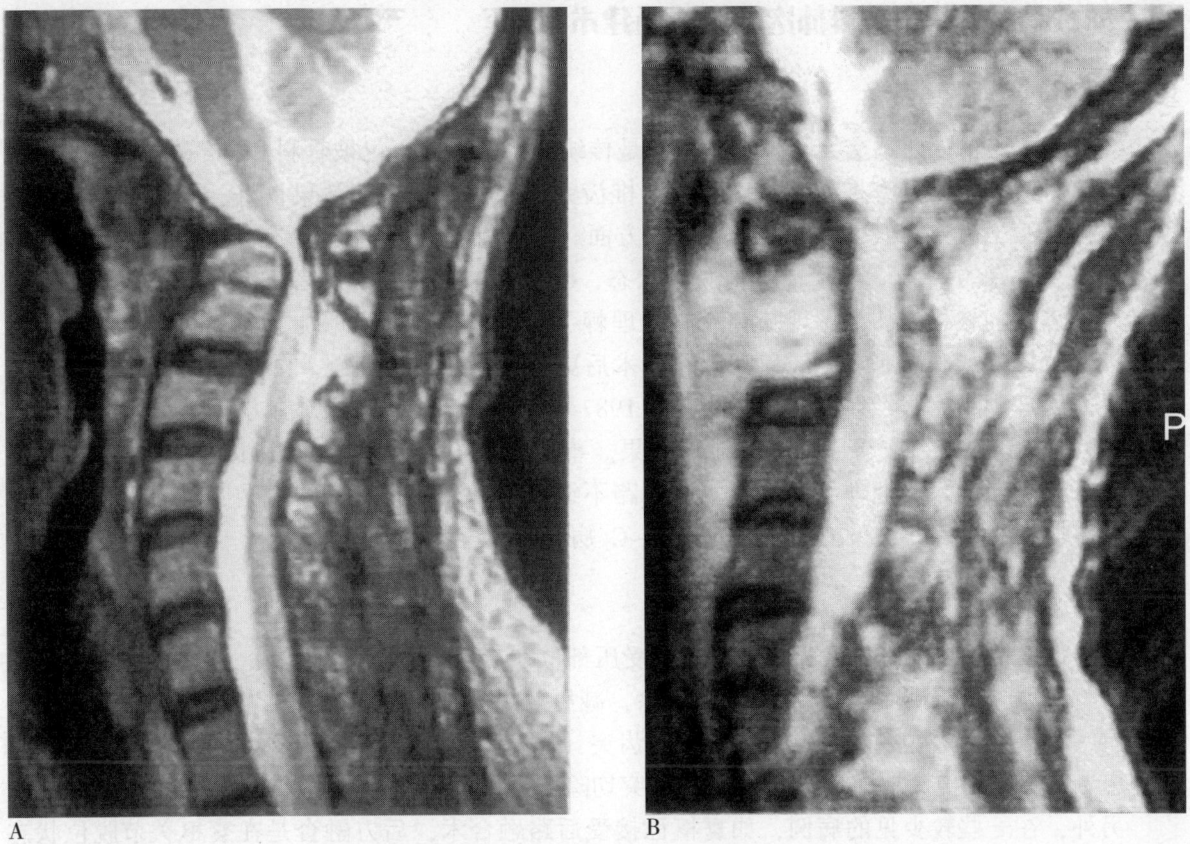

图 2-1-19　经口咽枢椎体次全切除术。A. 术前 MRI；B. 术后 MRI。

（九）并发症

可能的并发症包括：手术区域感染、椎动脉损伤、脊髓损伤和硬膜损伤、脑脊液漏和咽后壁切口延迟愈合。

（十）评价

根据文献及作者的经验，该技术的优点是：①直接从前方解除致压物，可使脊髓获得较为充分的减压，脊髓减压改善率高。②手术入路上结构简单，较为安全。③适应证广泛，寰枢椎脱位患者因为游离齿突多与 C_1 前弓一起向前移位，C_1 节段的脊髓亦随向前脱位的寰椎一起移向前方，未移位的枢椎体从前方阻挡脊髓，使该段脊髓形成向后的弯曲，脊髓在 C_2 节段被 C_2 椎体顶压，所以相当部分脊髓致压物主要是 C_2 椎体而非 C_1 后方，游离齿突并非是主要致压物，而且部分致压物在寰枢椎关系获得复位之后仍然存在。通过切除枢椎体后方的骨质及瘢痕，有效解除了单纯采用 C_1 前结节和齿突切除，减压效果不理想的不足。对不可复型寰枢椎前脱位，由于扩大了椎管矢状径获得减压，该技术也是理想的选择。④并发症少，与传统手术的 C_1 前结节和齿突切除相比，由于可保留齿突，而经口手术导致的硬脊膜损伤绝大部分是在切除齿突及齿突后方瘢痕时发生的，所以该技术操作中保留齿突，可大大减少术后发生脑脊液漏、颅内感染的几率。

在进行椎体切除时，建议使用高速磨钻打磨，因为高速磨钻能量较高，震动较小，切除骨质时有助于把握深度和减少对脊髓产生的损伤。

建议应用该技术前在实验标本上实施操作训练及认真研究局部解剖结构，以提高手术的安全性。术前仔细研究影像学资料，枢椎椎体是否为主要的致压因素。应具备实施经口手术必要的器械和设备。另外，熟练掌握深部缝合咽后壁结构的技巧也是实行该手术时所不可或缺的。

（尹庆水　王智运）

四、前方咽后入路枢椎椎体次全切除重建术

（一）设计思路

经口咽入路治疗枕颈交界区病变和损伤是传统的手术入路，已被骨科和神经外科医生接受，常规减压方式和范围是寰椎前结节切除和枢椎齿突切除，尽管多数效果良好，但有部分患者其压迫不仅来源于齿突，枢椎也是主要的压迫方面。尽管有作者采用此入路行 C_2 椎体次全切除减压，取得了良好的效果。但对于 C_1 前脱位状态，C_2 上部非常深在的患者，减压操作困难，常达不到十分满意的效果，如果出现脑脊液漏处理棘手。另外经口手术增加了感染机会。对于上颈椎结核等感染性或肿瘤患者，经口咽入路，术后更容易出现伤口问题。如病变向下超过 C_2，也无法显露处理。为克服经口咽入路的不足，1987 年 McAfee 等介绍了颈前方咽后入路，处理 17 例各种 C_1 与 C_2 病变，取得了良好的显露效果。事实上在 1969 年 De Andrade 与 Macnab 就报道了与此入路相似的入路处理 5 例患者。此入路不经口腔，减少了感染的机会，且显露良好，可显露从斜坡到 C_4。因此，采用此入路处理 C_1~C_2 病变的报道增多。

（二）适应证

寰枢椎脱位患者中有相当部分脊髓主要受压部位在 C_2 后方而非 C_1 后方，游离齿突并非是主要致压物。如常规采用 C_1 前结节和齿突切除，减压效果不理想。因为寰椎前脱位者游离齿突多与 C_1 前弓一起向前移位，压迫常来自于残留齿突（与 C_2 椎体相连部分）及 C_2 椎体的后上部。对此类患者，不能单纯按常规行 C_1 前结节和齿突切除，需扩大减压范围，行 C_2 椎体次全切除减压。

另外，在一些较少见的病例，如寰枢已接受后路融合术，后方融合是在寰枢关节脱位状态下，残留齿突（与 C_2 椎体相连部分）及 C_2 椎体的后上部造成脊髓压迫，需行 C_2 椎体次全切除减压。C_2 椎体结核、某些侵犯局限于椎体的肿瘤也是适应证。

（三）禁忌证

颈枕固定，下颌后伸不能的患者，显露较困难，是相对禁忌证。

（四）手术操作

1. 经鼻插管全麻，取仰卧位，将肩背部垫高使颈尽量后伸，使用重量达 5kg 的颅骨钳牵引，不应用领枕带。用 C 型臂 X 线透视机观察，诱发电位监护。

2. 作右侧颌下弧行切口（图 2-1-20），切开皮肤、浅筋膜和颈阔肌，在颈阔肌层下游离，结扎下颌后静脉后，找到发自面神经的下颌支，面总静脉是下颌后静脉的延续,下颌神经的分支通常从静脉上方越过。面神经的浅支需保护。

3. 纵向切开颈深筋膜浅层，游离胸锁乳突肌前缘。通过触诊搏动来确定颈动脉。为增加显露，通常切除颌下腺，尽量靠近导管开口处切断并仔细缝合其导管，以防唾液漏。切除颌下腺时，注意保护舌神经。

4. 结扎面动脉、舌动脉、甲状腺上动脉及伴行静脉。

5. 确定二腹肌后腹和茎突舌骨肌，将二腹肌腱与茎突舌骨肌切断标记清楚以备以后修补，注意面神经在茎突舌骨肌起点处出颅，向上牵拉可能会损伤该神经。找到并分离舌下神经向上牵开（图 2-1-21）。

6. 找到并向下牵开喉上神经，向外牵开颈动脉鞘，向内牵开咽壁，纵向切开椎翼状筋膜和椎前筋膜，暴露颈长肌，后者纵向走行。因为两侧颈长肌会合于寰椎前结节，用两侧颈长肌的会合点来确定正中线，此定位对手术医生是非常重要的。

7. 将颈长肌在寰弓的起点切断，并向两侧剥离，显露出 C_2、C_3 椎体前方。

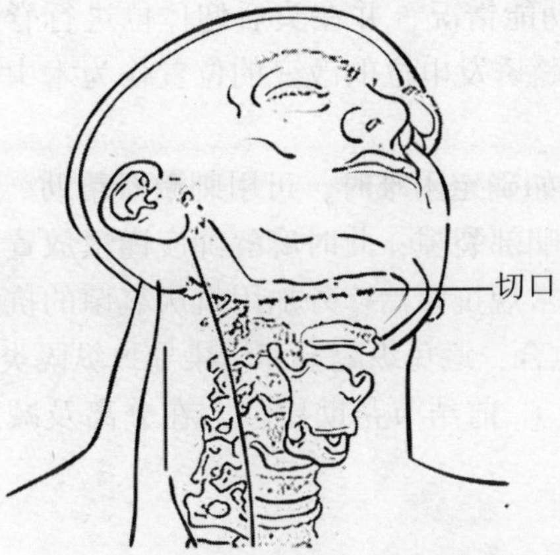

图 2–1–20　右侧颌下弧行切口

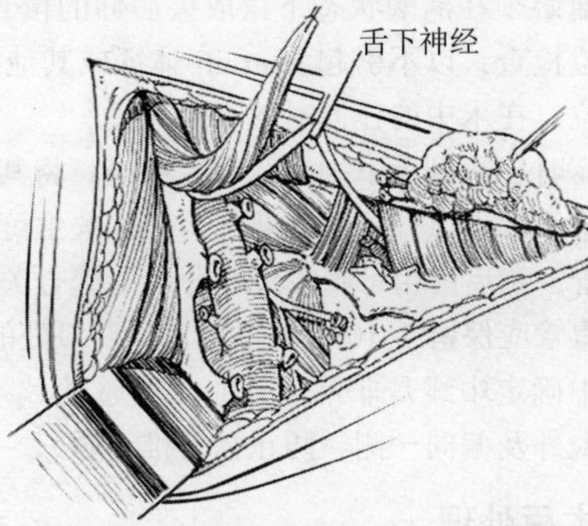

图 2–1–21　结扎颈外动脉分支，牵开舌下神经

8. 确定 $C_{2/3}$ 椎间盘，并切除之。暴露钩椎关节有助于正中线定位。显露后纵韧带,为手术医生提供深度概念。

9. 用骨刀切除 C_2 椎体中央浅部，再用磨钻行残留齿突切除（与 C_2 椎体相连部分）与 C_2 椎体次全切除减压（图 2–1–22）。在切除椎体过程中用明胶海绵、骨蜡、双极电凝和术野间断填塞，减少出血。

10. 取髂骨或腓骨植骨融合固定。将植骨块近端修成 V 形，嵌于寰椎前弓至 C_3 间，用钛板固定植骨块，并固定于 C_3，或单枚螺钉将骨块固定于 C_3（图 2–1–23）。

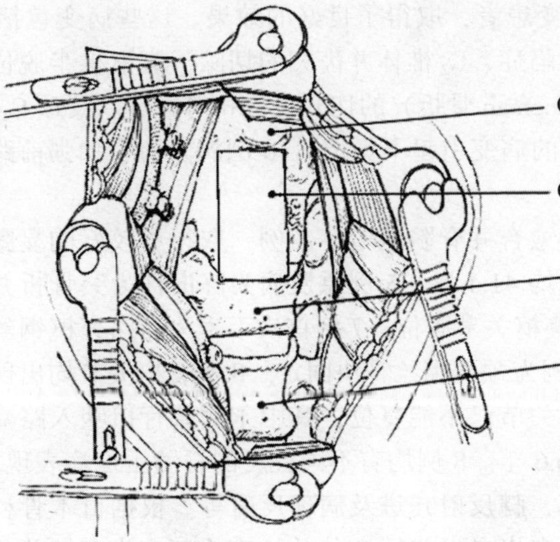

图 2–1–22　C_2 椎体次全切除减压

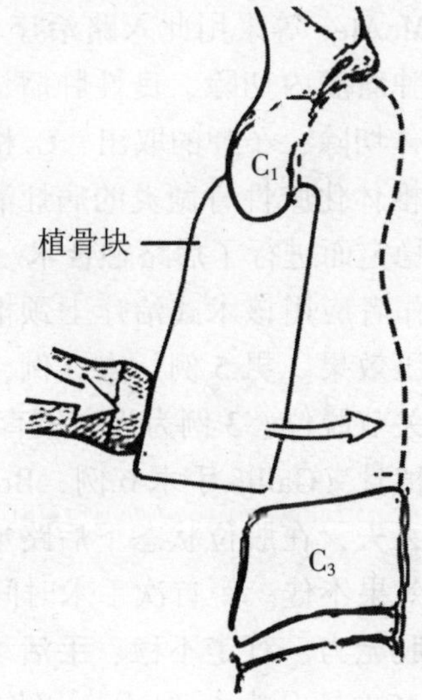

图 2–1–23　嵌入植骨方法

11. 伤口引流应放在咽后间隙和皮下，修复二腹肌腱开始，逐层缝合。

（五）手术难点和注意事项

手术难点在于手术显露及减压两方面。由于局部解剖复杂，需切除颌下腺、结扎多条动脉、涉及多条神经，可能造成严重的副损伤。因此，术前必须熟悉局部解剖，必要时可请颌面外科专家帮助。

减压范围应包括与 C_2 椎体相连的残留齿突及 C_2 椎体的大部分，因 C_1 向前脱位，C_2 向后倾斜，位置较深，特别 C_2 椎体后上方的椎管非常狭窄，减压时容易损伤脊髓。应小心地使用磨钻减压，常规脊髓诱发电位监护。因游离的齿突与 C_1 前弓同时向前移位，它们对脊髓并未构成压迫，因此并不需要切除。

术前必须在清醒状态下摆放头后仰的位置，观察神经功能情况，并在头后仰体位进行脊髓诱发电位检查，以不引起 Lhernitt 体征或其他神经症状及脊髓诱发电位的改变的位置作为术中最大后伸位。在术中的任何时候不应超过。

显露时应找到舌下神经和喉上神经，将其游离和保护，如确定困难时，可用刺激器帮助。

如果手术不慎打开了下咽部，手术医生可见咽后部和下咽部裂隙，此时麻醉师应谨慎放置一根鼻胃管，然后应用可吸收缝线分两层缝合关闭咽部。术后常规抗菌治疗外加用抗厌氧菌的抗生素。鼻胃管应保留 7~10 天，以阻止从裂口处的渗漏直至其愈合，避免纵隔漏和污染导致纵隔炎。

术中确定中线是非常重要的，可通过 C_2~C_3 钩椎关节及 C_1 前结节帮助定位，在分离及减压时不能太外及偏向一侧，防止损伤椎动脉。

（六）术后处理

患者清醒后,重复进行神经学检查和脊髓诱发电位的监测。术后保留气管插管，患者入 ICU 监护。头部抬高 30°以减少咽下水肿。根据患者情况决定拔管时间，保留插管 8~48h。在拔管前通常使用一个柔软的鼻咽内镜来确定拔管前的上呼吸道通畅。如果考虑到软组织的收缩程度和时间不允许术后 48~72h 内拔管，应行气管切开术。

前路支撑植骨仅为压缩的稳定性，病人在获得后路稳定前应维持颅骨钳牵引或应用 Halo 背心。后路稳定性也可通过同一麻醉，一次前后路同时施行而获得。

（七）临床结果

McAfee 等采用此入路治疗 33 例上颈椎前方病变患者，取得了良好的效果。这些病变包括：恶性肿瘤瘤内切除、良性肿瘤边缘性切除、颅底凹陷症、C_2 椎体并齿突的切除、寰枢椎半脱位 C_2 椎体切除、子弹的取出、C_2 椎弓不稳定骨折（Hangman 骨折）的切开复位和内固定以及颈 C_2~C_5 的椎体化脓性骨髓炎的病灶清创术。由于寰枢椎的病变引起不稳定，16 例病人为了加强前路手术稳定而进行了后路融合术。

作者应用该术式治疗上颈椎后路融合术后畸形愈合并脊髓压迫症 8 例，取得了较好的显露与减压效果。男 5 例，女 3 例，年龄 32~52 岁，平均 41.4 岁。5 例原发病为陈旧性齿突骨折并寰枢关节脱位，3 例为齿突发育不良、齿突不连并寰枢关节脱位。7 例首次手术为后路寰枢钢丝固定植骨（Gallie 手术 6 例，Brooks 手术 1 例），1 例为颈枕钢丝骨块固定。8 例寰枢关节均出现复位丢失，在脱位状态下后路形成骨性融合，寰枢关节已不能复位，其中 1 例曾行口咽入路减压术效果不佳。距首次手术时间为 2~13 年，平均 6.6 年。8 例均有不同程度的脊髓压迫症表现，如四肢无力、行走不稳、手活动不灵、肌张力增高、腱反射亢进及病理反射等。根据日本骨科学会 JOA 评分为 6~14 分，平均（9.6±2.34）分。所有患者术前行 X 线片检查均证实为寰枢关节脱位状态下融合，6 例 MRI 检查，2 例 CTM 检查。8 例影像学均显示 C_2 椎体后上（包括与 C_2 椎体相连的残留齿突）与 C_1 后弓形成嵌夹压迫脊髓。

术中喉上神经牵拉损伤 1 例（与颈枕固定，下颌后伸困难而影响显露有关），术后 4 周恢复，无其他并发症。6 例术后第 1 天即有神经功能恢复，8 例均获随访，时间 8~36 个月，平均 22 个月，植骨均融合，内固定无松动。神经功能 JOA 评分为 12~16 分，平均（13.8±0.97）分。

（八）临床举例

病例：钟××，女，52 岁。2 年前因陈旧性齿突骨折寰枢脱位并不全瘫在外院行 Gallie 法钢丝固定复位术，术后复位丢失，寰枢椎在脱位下畸形愈合。行走困难，双手不灵，不能使用筷子进食，JOA 评分 6 分。CTM 显示 C_2 椎体后上向后与 C_1 后弓形成嵌夹压迫脊髓，脊髓成薄饼状。气管内麻下，经前咽后入路行残留齿突切除与 C_2 椎体次全切除减压，取髂骨植骨于寰椎前

弓至 C_4 间，单枚螺钉固定植骨块（因显露需要 C_3 椎体已切除部分，无法固定）。术后第 1 天神经功能即有恢复。术后随访 18 个月，植骨融合，神经功能明显恢复，JOA 评分 15 分（图 2-1-24）。

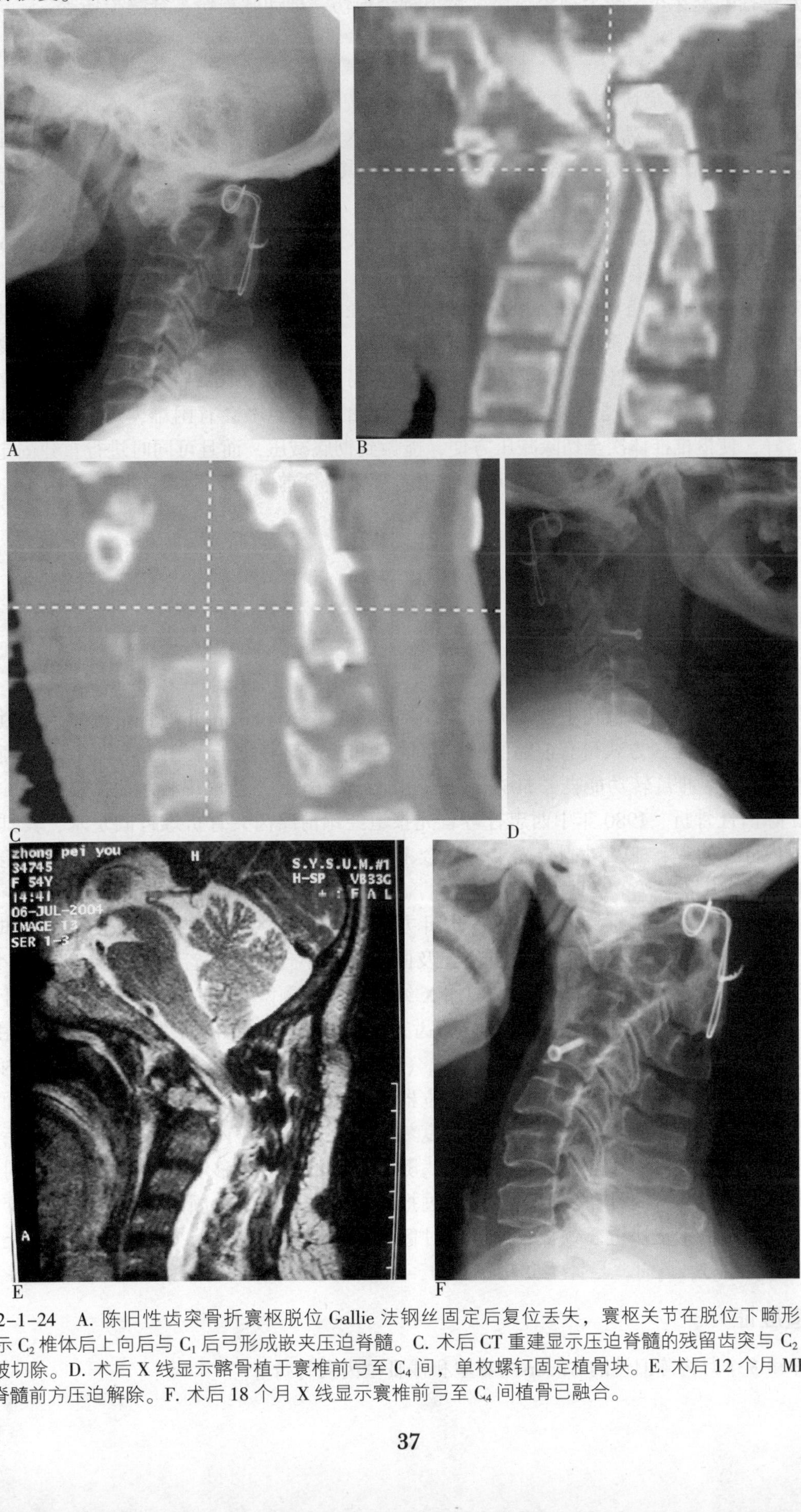

图 2-1-24　A. 陈旧性齿突骨折寰枢脱位 Gallie 法钢丝固定后复位丢失，寰枢关节在脱位下畸形愈合。B. CTM 显示 C_2 椎体后上向后与 C_1 后弓形成嵌夹压迫脊髓。C. 术后 CT 重建显示压迫脊髓的残留齿突与 C_2 椎体中央部分已被切除。D. 术后 X 线显示髂骨植于寰椎前弓至 C_4 间，单枚螺钉固定植骨块。E. 术后 12 个月 MRI 显示寰枢平面脊髓前方压迫解除。F. 术后 18 个月 X 线显示寰椎前弓至 C_4 间植骨已融合。

（九）并发症

主要包括咽壁穿孔、喉上神经损伤、舌下神经损伤、椎动脉损伤、脊髓损伤等。

（十）评价

进行枢椎椎体次全切除重建可能的手术入路包括经口咽入路、后外侧入路与前咽后入路，甚至劈开下颌骨入路。对于前路减压手术，经口咽入路是传统的入路，尹庆水等报道此入路行12例 C_2 椎体次全切除，取得了较好的效果。但认为其缺点是感染机会较大、显露不充分，特别是 C_1 前脱位状态，C_2 上部非常深在，减压操作困难，如果出现脑脊液漏处理棘手。另一种选择是后外侧入路，因局部解剖复杂，可能需处理椎动脉，行 C_2 切除较困难。劈开下颌骨入路手术创伤大，有经口腔的感染机会。

前方咽后入路优点是显露好、减压彻底、减少经口腔感染机会。但此入路局部解剖相对复杂，需切除颌下腺，结扎多条动脉，涉及多条神经。但认为有颈前入路的经验及熟悉该部位解剖，掌握并不困难。如果出现脑脊液漏处理也较容易。对于上颈椎结核等感染性或肿瘤患者更为适合。对于病变向下超过 C_2 的病变前方咽后入路的显露也不会有困难，可显露从斜坡到 C_4。由于显露好，使枢椎椎体次全切除减压方便，能做到彻底减压，而且可同时进行重建固定。

值得注意的是，对于颈后伸受限明显的患者，采用颈前咽后入路显露相对较困难，对喉上神经的牵拉较大，选择此入路要慎重。

（彭新生）

五、齿突螺钉固定术

（一）设计思路

齿突骨折是上位颈椎损伤中较常见的一种疾病，其中 Anderson Ⅱ型骨折保守治疗愈合率很低，常需要手术治疗。方式可有前路螺钉加压固定和后路环枢融合。由于后路手术对颈椎活动范围影响较大（颈椎旋转功能丧失50%，屈伸功能丧失10%），造成患者术后生活不便，故一般用于治疗陈旧性骨折。1980年中西忠行等首先报道经颈前路齿突骨折螺钉固定术，其具有手术创伤小，内固定可靠，术后外固定简单，愈合率高，特别是对上颈椎的旋转和屈曲功能几乎完全不影响，故为广泛接受。

但是行前路齿突骨折螺钉内固定时，进针方向不易掌握，易出现偏差。如需校正和重新进针，往往难以避开原针道，导致内固定位置及固定强度不佳。双球管X线机有助于减少偏差，但仍避免不了反复调试延长手术时间，增加X线损伤等问题。为此，笔者设计一种导针定位装置，可以简单、准确、迅速地引导导针位于齿突的中轴线内。定位器为不锈钢材料，由支座、转动轴、调节块、导针导入杆及固定螺钉组成（图2–1–25）。导针导入杆位于支座凹槽内，垂直穿过转动轴及调节块的中心，也就是位于定位器正中。调节块在支座的后方，两外侧面各有一与导入杆平行的刻度，且与支座两侧壁的角度刻度相对应。支座两侧壁中点各有一前后贯通的孔道。调节矢状位角度时，先将导入杆拧松，随着导入杆的前后移动，调节块刻度所对应的支座角度刻度即为导入杆所处角度。然后，通过拧紧导入杆将调节块固定紧，经其中央穿过的导入杆也随之固定。把支座置于颈椎表面，通过侧壁孔，用固定螺钉将支座固定于椎体上。将导针经导入杆孔穿过，此时，导针不会左右移动，只能通过导入杆的前后移动来调节角度。

（二）适应证

新鲜和3个月内陈旧性的 Anderson Ⅱ型和浅Ⅲ型齿突骨折。

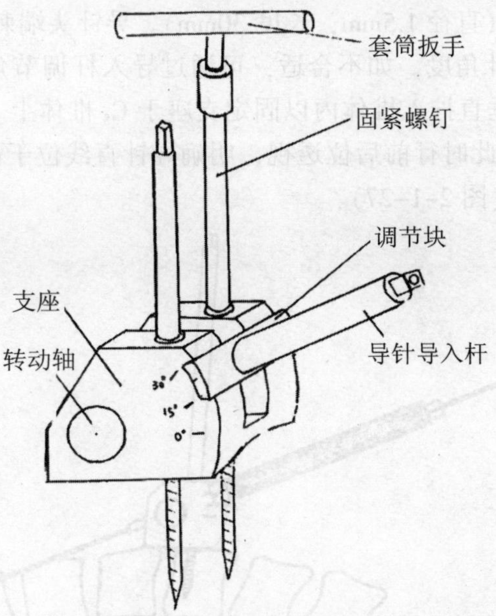

图 2-1-25 齿突螺钉定位器

（三）禁忌证

在术前未能复位者为绝对禁忌证。相对禁忌证有寰椎横韧带断裂；骨折不愈合；骨折线为由前下至后上的斜形骨折，因为加压固定后齿突骨折块可能向前方移位而导致颈髓损伤。此外，禁忌证还包括：年幼及齿突较细小者；短颈及胸脯较厚者；脊柱后凸畸形及颈椎强直者；骨质疏松患者。

（四）手术操作

1. 术前诊断明确后，应立即行头颅牵引，床边照片示完全复位后，稳定 5 天以上行手术治疗。

2. 颅骨牵引下气管插管吸入麻醉，口腔内塞入绷带卷，将插管挤到右侧峡部。

3. 患者取仰卧位，双肩垫软垫，牵引下后伸头颈抬高下颌，X 线透视证实复位后才可行手术。测量 C_5 椎体前缘延长线与齿突前缘延长线的夹角（图 2-1-26）。

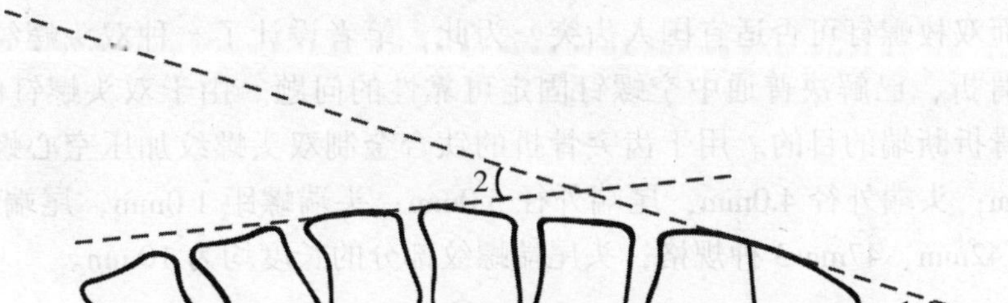

图 2-1-26 X 线测量示意图。∠1 为齿突前缘延长线与后缘延长线的夹角；∠2 为齿突前缘延长线与 C_5 椎体前缘延长线的夹角。

4. 左侧入路，平 C_5 椎体胸锁乳突肌前缘与下颌角切线做一斜切口。逐层切开皮肤、皮下组织、颈阔肌、封套筋膜和气管前筋膜，结扎甲状腺上动静脉，将气管和食管向右牵开，颈动脉鞘向左牵开，切开椎前筋膜，显露椎体前缘。

5. X 线透视定位，确认 C_2~C_3 椎前间隙。C_2 椎体前下缘正中用磨钻开一直径 6mm、深约 3mm 的凹槽，将定位器的导针导入杆固定在术前测量角度（C_5 椎体前缘延长线与齿突前缘延长线的夹角）。定位器支座置于 C_5 椎体前方、双侧颈长肌之间。

6. 导入杆内插入导针（直径 1.5mm，长度 30mm）。导针头端刺入凹槽正中 C_2 椎体前下方软骨内。侧位透视，确定进针角度。如不合适，可通过导入杆调节角度，并拧紧固定。将固定螺钉由两边侧壁孔从前至后垂直拧入椎体内以固定支座于 C_5 椎体上。电钻夹紧导针尾端，将导针向齿突方向钻入约 15mm。此时行前后位透视，明确导针直线位于齿突中线即可。再在侧位透视下将导针打至齿突尖位置（图 2-1-27）。

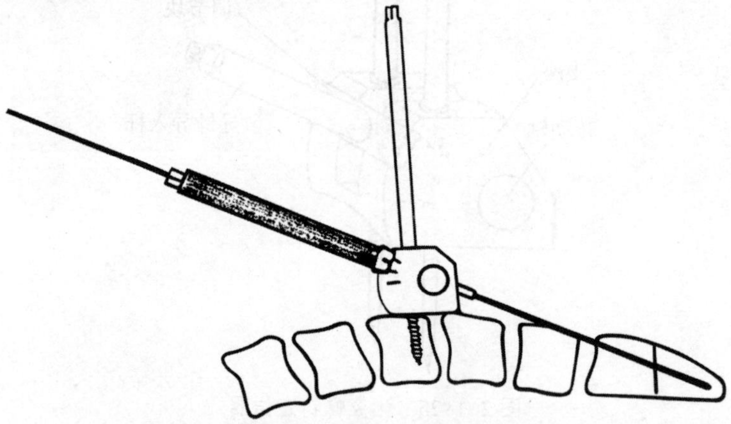

图 2-1-27　固定齿突导针定位器及打入齿突导针示意图

7. 拆卸定位器。去除颅骨牵引。选用 1 枚长度合适的钛制双头螺纹空心加压螺钉套住导针，电动空心改锥沿导针快速将螺钉拧入齿突内，头端螺纹应过骨折线，螺钉尾端正好进入枢椎下缘，与其平行即可，即完成对齿突骨赘的加压固定。

8. 常规逐层关闭伤口，内置负压引流管 1 根。

（五）手术难点及注意事项

手术难点是导针打入齿突的中央，通过导向器，导针能更准确地打入。注意必须在正侧位透视下将导针打入齿突内。因正位透视下颌的阻挡，可能难以判断导针的位置，必须将口张开，使下颌影不与齿突重叠。

齿突螺钉固定术争论的另外一个焦点是几枚螺钉固定的问题。单枚中空螺钉防旋转功能和牢固性受到质疑，而双枚螺钉可否适宜国人齿突？为此，笔者设计了一种双头螺纹中空加压螺钉，单枚固定齿突骨折，已解决普通中空螺钉固定可靠性的问题。由于双头螺钉的加压作用，实现可靠固定齿突骨折断端的目的。用于齿突骨折的钛合金制双头螺纹加压空心螺钉，为自攻型螺钉。内径 1.5mm；头端外径 4.0mm，尾端外径 5.0mm；头端螺距 1.0mm，尾端螺距 0.5mm。螺钉长度有 37mm、42mm、47mm 3 种规格，头尾端螺纹部分的长度均为 10mm。

（六）术后处理

预防感染，维持呼吸道通畅，禁食 24~48h 后改流质饮食。24~48h 后拔除引流管，可床上活动及下床行走。颈围固定至术后 12 周。

（七）临床结果

Subach 等报告在一组 26 例单枚螺钉固定齿突骨折随访 5 年的患者中，融合率为 96%。术中均未发生并发症，所有患者均保留良好神经功能。其结论是单枚螺钉前路齿突骨折固定是并发症低、愈合率高的手术方式。Lee 等在 1997~2001 年应用单枚螺钉固定 48 例齿突骨折患者，整体愈合率在 96%。畸形愈合率和不愈合率分别为 6%和 4%。Ochoa 最近的综述比较各种手术方式治疗不稳定型齿突骨折，指出前路螺钉固定可以获得与后路寰枢关节融合一致的高融合率

(92%~100%) 和低并发症，并且这种高融合率与使用螺钉数量无关。刘少喻等对 1997~2003 年 20 例齿突骨折行经颈前路单枚中空加压螺钉内固定术。手术平均时间 125min，术中出血平均 42mL。术中无一例发生副损伤。术后平均随访 14.7 个月，19 例骨折正常愈合，1 例延迟愈合；17 例骨折愈合后颈椎活动恢复正常，3 例伴单侧椎间关节内骨折者颈部旋转功能较正常少 20%。

（八）临床举例

病例：男，37 岁。车祸后感颈部不适，在当地医院诊断为颈椎小关节错位，给予推拿按摩，当时即感颈痛加剧伴双上肢麻痛。急行颈椎 X 线摄片及 CT 扫描，X 线显示枢椎齿突骨折（Ⅱ型）伴寰椎前脱位。伤后 3 天入我院。颅骨牵引复位后，气管插管全麻下行前路钛制双头螺纹加压螺钉齿突骨折内固定术。术中出血 20mL，手术时间 2.5h。术后 24h 后拔除负压引流、下床活动。颈围固定 3 个月后 X 线片显示内固定位置佳，骨折愈合良好（图 2-1-28）。

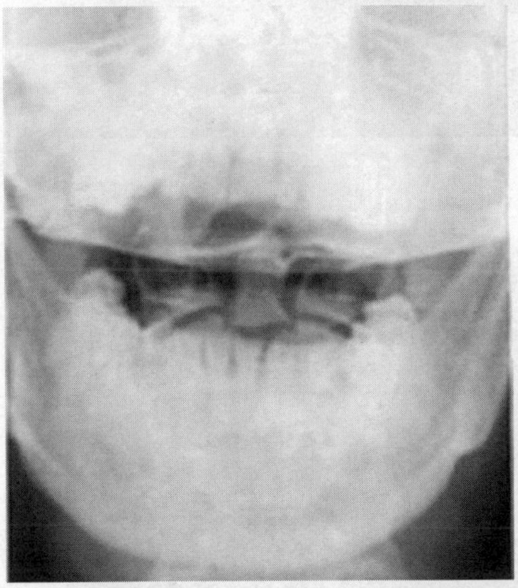
A

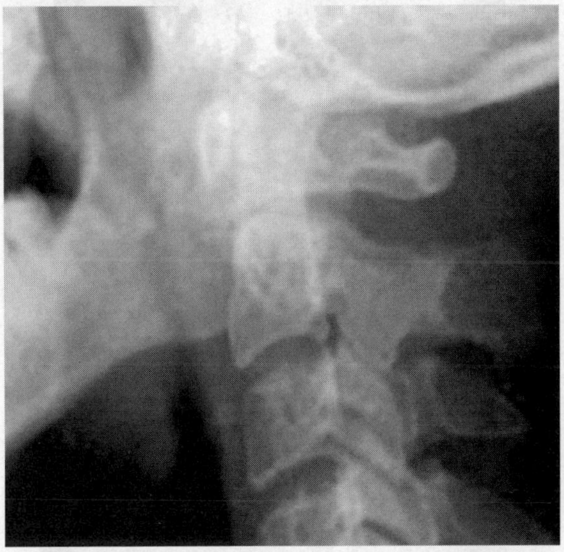
B

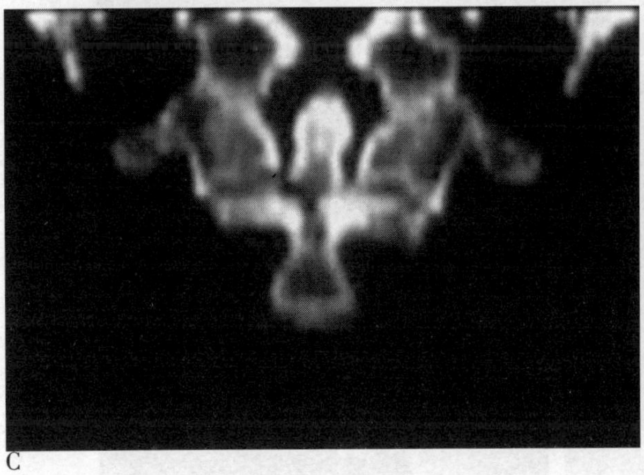
C

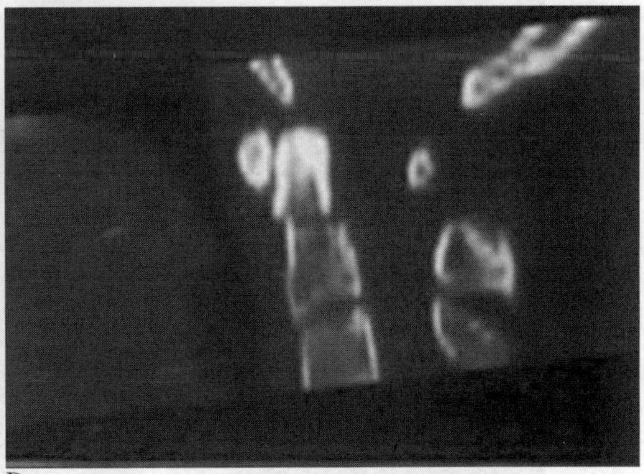
D

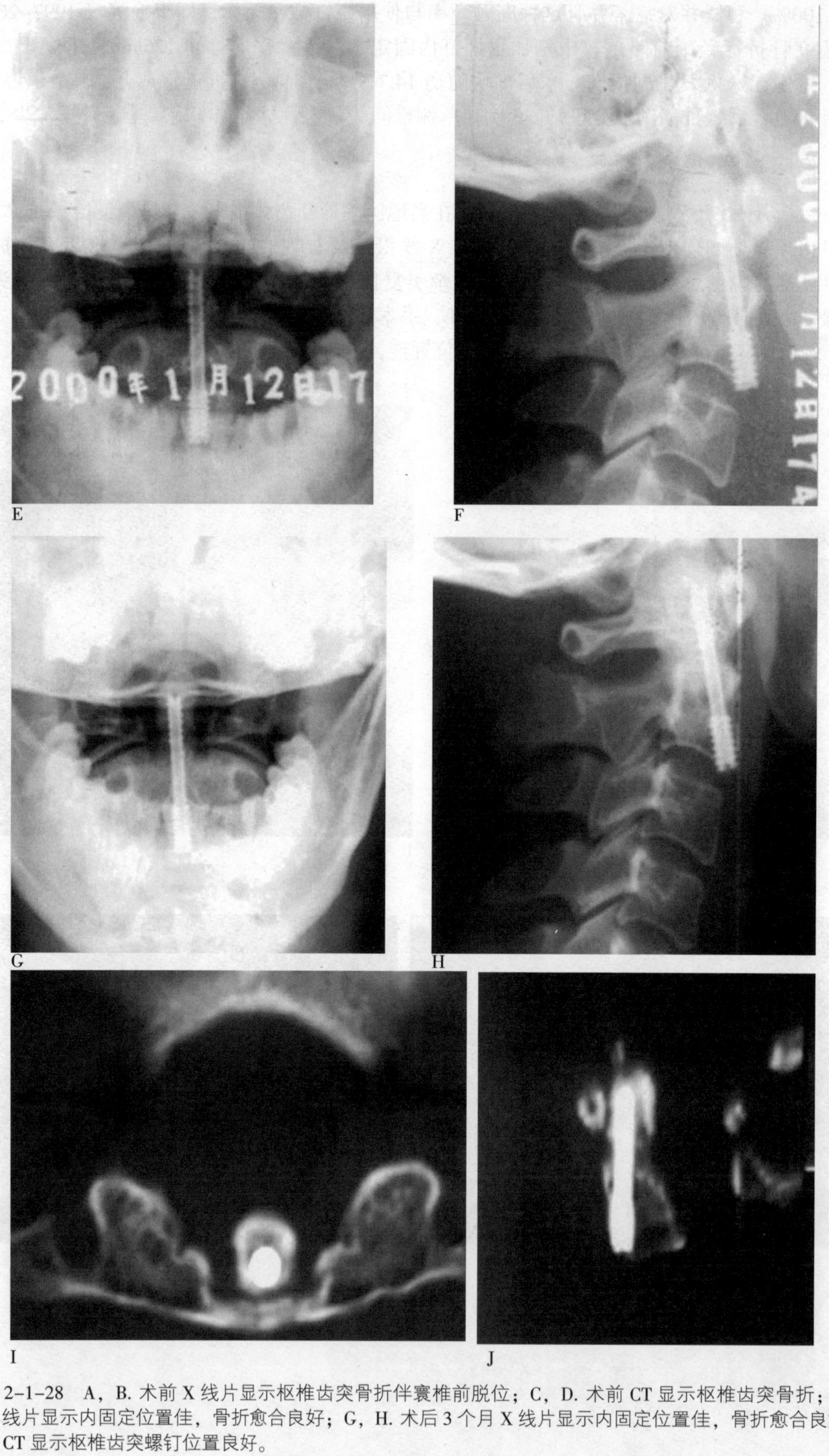

图 2-1-28　A，B. 术前 X 线片显示枢椎齿突骨折伴寰椎前脱位；C，D. 术前 CT 显示枢椎齿突骨折；E，F. 术后 X 线片显示内固定位置佳，骨折愈合良好；G，H. 术后 3 个月 X 线片显示内固定位置佳，骨折愈合良好；I，J. 术后 CT 显示枢椎齿突螺钉位置良好。

（九）并发症

前路齿突螺钉内固定术的并发症有：螺钉位置不良，螺钉脱出，螺钉断裂（骨折不连，多由这 3 种并发症所致），喉上神经损伤，伤口感染，食管瘘，呼吸道感染等。

（十）评价

前路中空加压螺钉固定治疗齿突骨折较之后路 C_1~C_2 关节融合的优点有：提供即时稳定性，减轻术后颈部僵硬疼痛，无需骨移植，保留正常的寰枢旋转功能等。但该技术要求高，需要缜密的术前计划和术中仔细操作，尽管刘氏定位器可以提供较准确的导针置入方式。笔者认为手术成功很重要的因素在于仔细选择病人。术前务必评估寰椎横韧带的完整性，如果断裂或不完整，单纯骨折固定不足以提供寰枢稳定性。侧位和张口位 X 线以及 CT 可间接提供损伤依据，而 MRI 非常有意义。单头螺纹中空螺钉的加压作用较肯定，但骨质疏松及少数病例因术中反复拧钉致针道松宽或崩裂，术后可能发生螺钉脱出，刺激咽部和食管，并影响融合效果。使用双头螺纹中空加压螺钉，其头端螺距较尾端宽，尾端的直径较头端粗，在加压的同时尾端可紧密固定在枢椎椎体上，从而避免了单头螺纹钉的不足。通常情况下单头螺纹钉和双头螺纹钉均可使用；但为了避免螺钉脱出影响骨折愈合及刺激压迫食管，对骨质疏松者应首选双头螺纹钉。此外，如术者技术不熟练或定位不准，术中可能会反复拧入导针，造成钉道扩大的，也应首选双头螺纹钉。

（刘少喻　王　立）

第二节　上颈椎后路手术

一、经寰椎侧块与枢椎椎弓根钉板或钉棒固定术

（一）设计思路

寰枢椎不稳可因创伤、炎症、局部畸形、肿瘤及先天性疾病引起，易致颈脊髓受压，甚至威胁患者的生命。寰枢椎后路固定融合是常用的治疗方法。传统的固定方法是 Gallie 或 Brooks 钢丝法，因钢丝固定力学强度差，有报道 Gallie 钢丝法复位丢失高达 33%。且经椎管穿钢丝有损伤脊髓的风险，特别是 C_1~C_2 脱位未复位时更易发生。1987 年 Magerl 等应用经 C_1~C_2 关节螺钉固定，提高了融合率，术后不需要 Halo 架外固定。经关节螺钉固定曾被认为是固定 C_1~C_2 不稳的金标准。事实上，该技术也存在缺点：C_1~C_2 关节必须完全复位才能应用；有 18%~23%的患者因椎动脉解剖的异常不能应用；颈胸交界后凸大时无法置钉；螺钉更靠近椎动脉，有高达 4%椎动脉损伤的报道。接着，出现了椎板钩固定方法，但其对平移的控制较差，特别是齿突骨折或发育不良时，椎板钩固定的稳定性更差，C_1 有后移脱位的危险，且椎板钩进入椎管。钢丝与椎板钩固定也不能用于 C_1 后弓缺损或破坏的患者。

为克服上述固定方法的缺陷，有学者将下颈椎和胸腰椎椎弓根固定相似的技术应用于 C_1 和 C_2，在 C_1 侧块和 C_2 椎弓根或峡部植入螺钉，行钉板或钉棒固定。解剖学方面，Gupta 和 Goel 通过研究 50 例寰椎干标本证实，由于所有标本的椎动脉在横突孔内，侧块安置螺钉是安全的；对 C_1 和 C_2 解剖结构的研究也证实，C_1 侧块和 C_2 椎弓根有足够的空间安置 3.5mm 的螺钉；生物力学研究证实，经 C_1 侧块和 C_2 椎弓根的生物力学强度与经关节螺钉固定相当。这些为该术式的应用提供了保证。该术式在 1994 年首先由 Goel 和 Laheri 报道，但一直没引起临床医生的注意，直

到 2001 年 Harms 等的报道，才使该术式为广大脊柱外科医生所认识。

（二）适应证

创伤、炎症、局部畸形、肿瘤及先天性疾病所致的寰枢不稳，特别是不适合应用经关节螺钉固定的患者。也可作为枕颈固定或上颈椎与下颈椎同时固定的一部分。

（三）禁忌证

C_1 侧块或 C_2 椎弓根破坏的患者；局部解剖异常估计无法显露 C_1 侧块或 C_1 侧块与 C_2 椎弓根无法置钉者。

（四）手术操作

1. 在气管内麻下，体感诱发电位监测脊髓功能。

2. 患者取俯卧位，Mayfield 头架固定头部，或头部安置在头架上，保持颅骨牵引。透视观察 C_1~C_2 位置。因可通过器械进行复位，不强调必须使 C_1~C_2 脱位在复位状态下手术，但如能在复位位置手术，损伤脊髓的可能性减小（图 2–2–1）。

3. 从枕骨到 C_4 切口。以 C_2 棘突为标志，骨膜下显露枕骨至 C_3~C_4 椎板，C_1 后弓显露至外侧部分，注意保护椎动脉；C_2 向外显露至小关节外缘。

4. 显露出 C_2 峡部的内侧面及上面，根据 C_2 的下关节突、C_2 峡部的内侧及小关节外缘与横突的切迹三方面来决定进钉点，进钉点一般位于 C_2 的下关节突中 1/3；距 C_2 峡部的内侧 7mm；小关节外缘与横突的切迹内 2~3mm（图 2–2–2）。

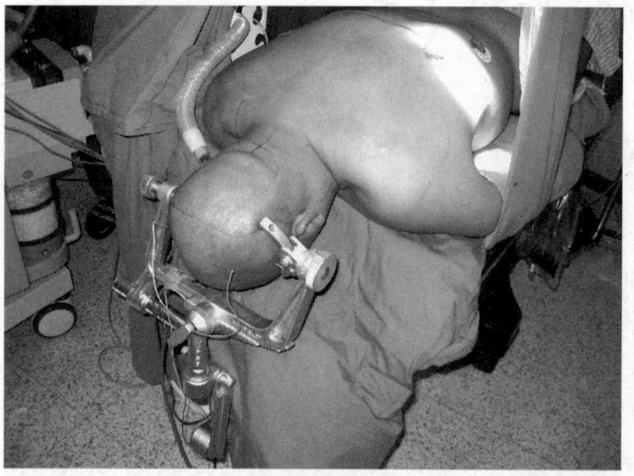

图 2–2–1 体位和诱发电位监护

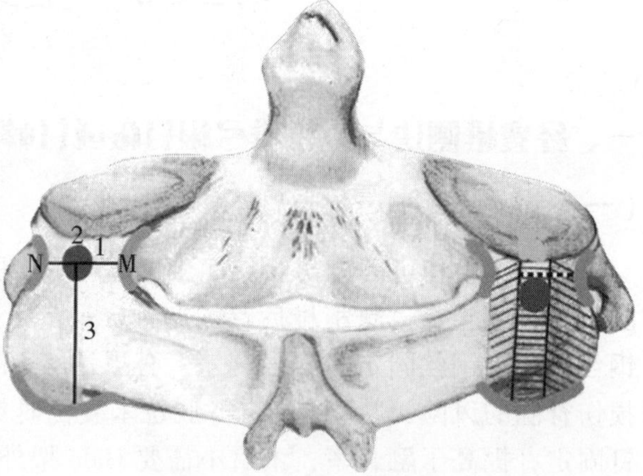

图 2–2–2 C_2 椎弓根进钉点

5. 用 2mm 磨钻去除进钉处的皮质，用手钻水平位向头侧 35°~40°左右、矢状位向内 35°左右的方向，透视监测钻入，手感无大的阻力，无突破感。

6. 3.5mm 丝攻攻丝后，拧入根据术前测量所选的适合长度的 3.5mm 螺钉。

7. 骨膜下显露出 C_1 后弓外侧部分的下方与侧块交界处，用神经剥离器将静脉丛及 C_2 神经根向下牵开。显露出 C_1 侧块进钉点。进钉点位于后弓与侧块交界的中点的下方，距侧块内侧面约 3~5mm（图 2–2–3）。

8. 用 2mm 磨钻去除进钉处的皮质，防止钻孔时手钻滑动，并容易进入。用手钻水平位平行后弓或稍向头侧和平行矢状位或向内 10°方向钻入。透视监测钻头的方向，为指向前弓，深度由术前测量及术中透视决定。

9. 磨钻去除进钉处 C_1 后弓下缘皮质，利于螺钉安放（图 2–2–4）。3.5mm 丝攻攻丝后，拧入螺钉。

10. 安装固定板或固定棒（图 2–2–5）。

11. 如有必要，可通过调整头部位置、提拉或按压 C_1 或 C_2 来使 C_1~C_2 达到完全复位，固定板或棒。

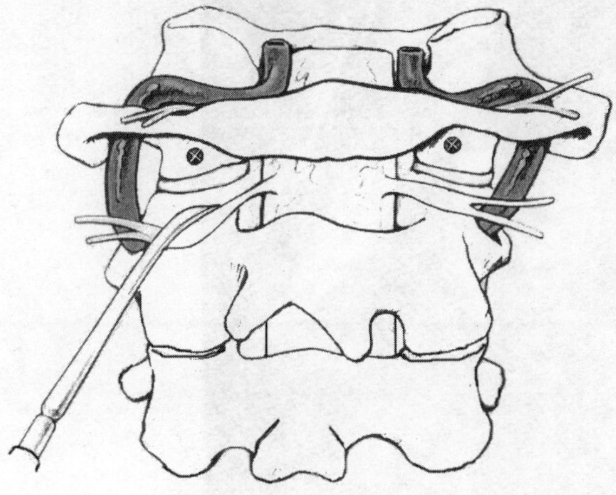

图 2–2–3　C_1 侧块进钉点

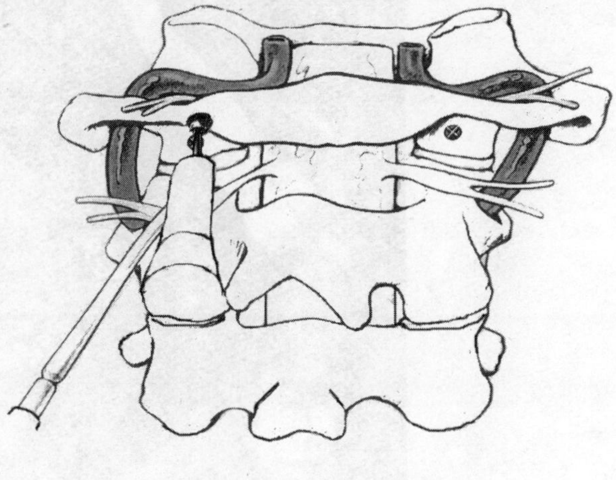

图 2–2–4　磨钻去除 C_1 后弓下缘

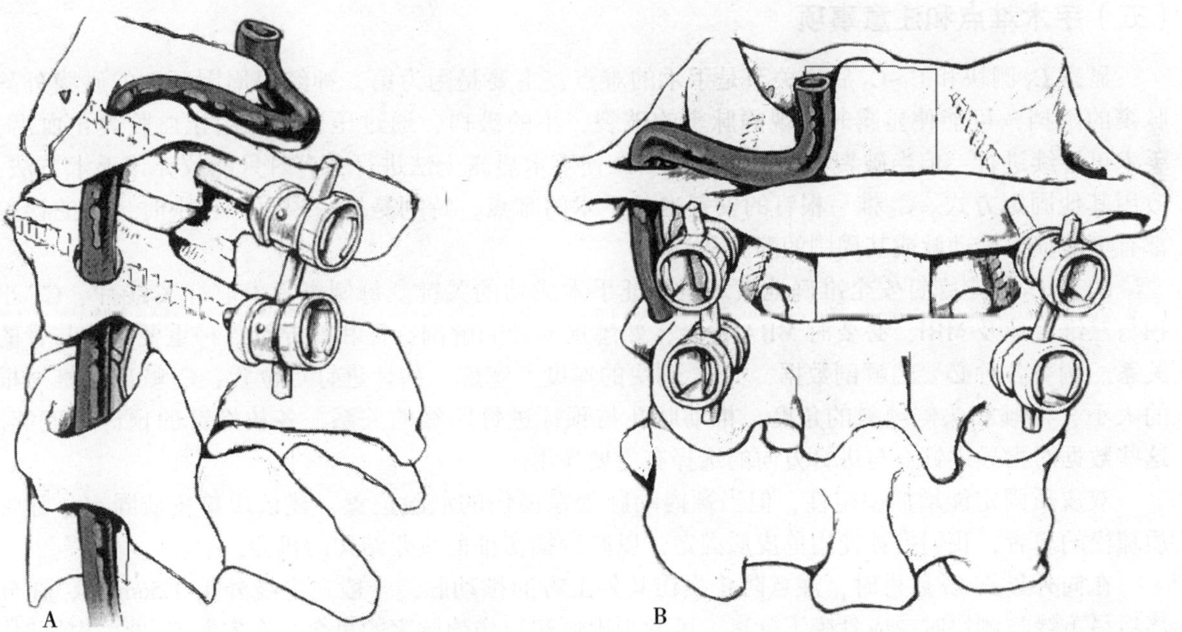

图 2–2–5　钉棒固定完成　A. 侧位观；B. 正位观。

12. 将 C_1 和 C_2 后方去皮质，取髂骨植骨。植骨方法可为非结构植骨或燕尾状植骨（图 2-2-6）。可同时将 C_1~C_2 后方关节囊切除，去除关节软骨植骨。如 C_1 和 C_2 后方因结构缺陷不能植骨融合时，则行关节融合。

13. 放置胶管引流，关闭伤口。

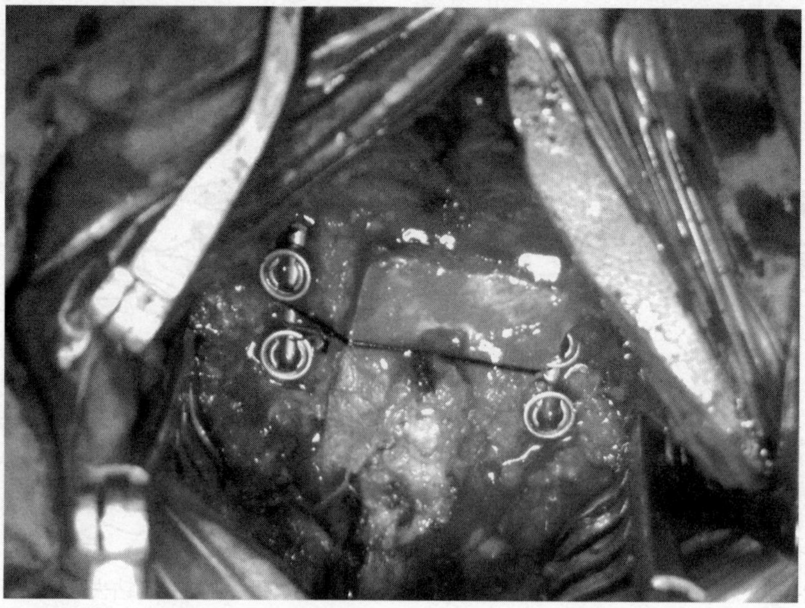

图 2-2-6　燕尾状加火柴杆植骨，丝线固定

（五）手术难点和注意事项

显露 C_1 侧块和 C_1~C_2 后方关节是手术的难点，主要是因为第二神经根周围巨大的硬膜外静脉窦的阻挡，可能使显露时出现静脉窦的破裂，小的破口，通过压迫、应用止血胶等止血后，手术可继续进行；但当破裂大时，大量的出血使手术显露无法进行，有时只能放弃该手术方法，改用其他固定方式。C_2 椎弓根钉的安置也是手术的难点，特别是椎弓根直径较小时，小的误差都有可能损伤椎动脉或其周围的静脉丛。

C_1 和 C_2 固定螺钉安全准确地植入是保证手术成功的关键。每例患者术前行 X 线片、CT 平扫与三维重建及 MRI，必要时 MRA 检查，熟悉局部骨的解剖特征和变异及各种重要结构与骨的关系。测量各种必要的解剖数据，如 C_1 侧块的厚度、宽度，估计进钉点位置；C_2 峡部和椎弓根的大小、内倾和头侧倾斜的角度，椎动脉孔与预计进钉路线的关系，各枚螺钉的预计长度等。这些数据对指导进钉点与进钉方向的选择有重要作用。

双皮质固定能增加稳定性，但当颈内动脉处在损伤的危险位置，建议用单皮质固定。除骨质疏松的患者，我们推荐使用单皮质固定，以减少损伤椎前重要结构的机会。

在向外显露 C_1 后弓时，注意防止损伤其外上方的椎动脉，一般在中线外 1~1.5cm 处，在分离后弓下缘与侧块时，应骨膜下分离，可减少出血和损伤静脉窦的机会。在安置 C_2 椎弓根钉时，骨膜下显露出峡部上内对指导置钉有很大的帮助。

关于 C_1 侧块螺钉进钉的方向，不同的文献报道不同，Goel 和 Laheri 的进钉方向是向内和向上均为 15°，Harms 等的进钉方向是稍向内倾并平行后弓。

由于 C_2 解剖上的特殊性，很多文献将 C_2 椎弓根与椎弓峡部混淆，C_2 椎弓根是连接椎体与后部结构的骨性部分；椎弓峡部是指上下关节突之间的骨性部分（图 2-2-7）。枢椎解剖学上的椎弓根却很短。很多在临床实践中涉及的枢椎“椎弓根”在解剖学事实应被称为椎弓峡部。C_2 的固定可能同时经过椎弓峡部和椎弓根。因术中及术后均难以判断是椎弓根固定或为椎弓峡部固

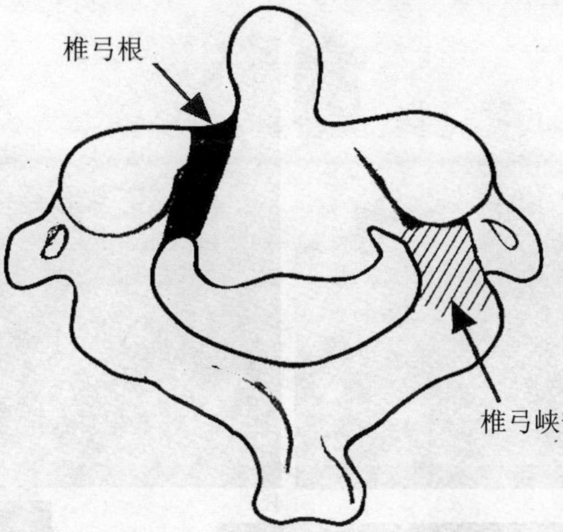

图 2-2-7　枢椎椎弓根与峡部概念

定，因此统称为“枢椎椎弓根固定”。在很多情况下，“枢椎椎弓根固定”与“枢椎椎弓峡部”是相同概念。为减少混淆，有学者建议用“枢椎峡部椎弓根固定”这一概念。

（六）术后处理

术后常规心电监护，24~48h 拔除引流管，带硬颈托下地，术后颈托固定 10~12 周。如术中评价固定稳定性有所欠缺，术后用头颈胸支具固定 10~12 周。定期复查 X 线片。

（七）临床结果

1994 年印度学者 Goel 等报道 30 例寰枢不稳患者应用钉板系统 C_1 侧块和 C_2 椎弓峡部固定，平均随访时间为 19 个月，没有死亡、并发症及器械失败，融合率为 100%。

2002 年 Goel 等再次报道 160 例寰枢不稳患者行 C_1 侧块和 C_2 椎弓峡部钉板固定，其中 132 例为先天性，28 例为创伤。所有患者术后用硬颈托固定 3 个月，随访 4 个月至 14 年（平均 44 个月），3 例患者在随访期间因其他疾病死亡，157 例获得坚固融合，1 例术后 18 个月内固定断裂。无神经及感染并发症。同时也提到另有 9 例为包括在该组病例的患者，拟实施该手术，因局部解剖无法安全有效显露而改用其他固定方法。1 例在安置 C_2 螺钉时，怀疑椎动脉损伤，经骨蜡止血后，植入螺钉，术中及术后无相关的临床症状出现，也未行进一步检查证实是否确为椎动脉损伤。

2001 年 Harms 等报道 37 例应用多轴螺钉-棒系统性 C_1 侧块和 C_2 椎弓峡部固定，27 例超过 6 个月的随访病例，取得 100%融合率。没有神经与血管并发症及器械失败。1 例深部感染，经清创治愈。

2003 年党耕町等报道应用钉板系统 C_1 侧块和 C_2 椎弓根固定治疗 10 例齿突不连并寰枢不稳的患者，平均随访 19.4 个月，1 例固定失败改用枕颈固定，9 例获得骨性融合。无神经血管损伤。

作者应用多轴螺钉-棒系统固定 C_1 侧块和 C_2 椎弓根治疗 2 例寰枢脱位，无并发症，2 例全部获得骨性融合。

（八）临床举例

病例：男，14 岁。颈项疼痛 2 年，轻度外伤后四肢不全瘫，JOA 评分为 15 分。诊断为先天性齿突不连并寰枢脱位，脊髓损伤。为可复性脱位。行后路 C_1 侧块和 C_2 椎弓根多轴螺钉棒固定、植骨融合。术后复位固定良好（图 2-2-8）。

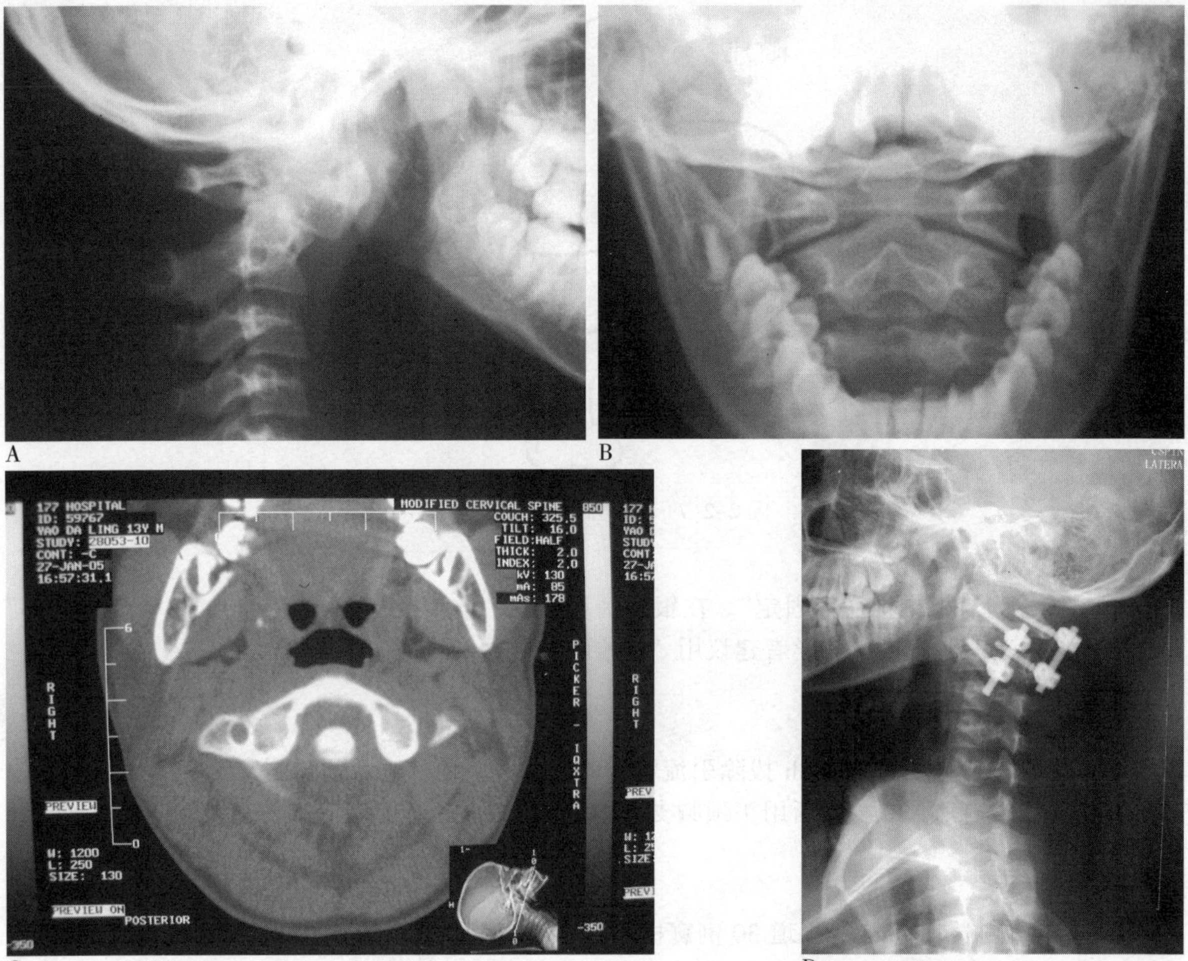

A　B　C　D

图 2-2-8　先天性齿突不连并寰枢脱位，寰枢脱位 C_1 侧块和 C_2 椎弓根多轴螺钉棒固定、植骨融合术。A. 侧位 X 线片；B. 正位 X 线片；C. CT 扫描；D. 术后。

（九）并发症

可能的并发症包括：硬膜外静脉丛损伤出血、椎动脉损伤、脊髓和硬膜损伤、C_2 神经根损伤或刺激舌下神经、内固定松动或断裂、感染和不融合。

（十）评价

根据文献及作者的经验，该技术的优点是：①术中可通过器械操作复位，不强求 C_1~C_2 必须完全复位才手术。术中通过预弯固定板或固定棒，利用杠杆原理可对寰椎提拉复位。②固定牢固。③适应证广泛，不但可用于 C_1~C_2 不稳的复位固定，也可用于骨折、颈椎肿瘤等病变，可作为颈枕固定或上下颈椎同时固定的一部分。通过固定 C_1 侧块，增加了一个固定点，使枕颈固定稳定性增强，而且某些原来手术方式需固定至枕骨的病例，通过固定到 C_1，避免了寰枕关节固定后造成的活动丧失。对不适宜经关节固定术的病例，该技术也是理想选择。C_2 椎弓根固定时，因进钉方向是远离椎动脉的，与经关节固定术相比，减少了损伤椎动脉的几率，可能是后路寰枢固定的理想选择。

C_1 和 C_2 固定既可用钉板系统，也可用钉棒系统。目前多采用钉板系统，多轴螺钉–棒系统的应用较少。因 C_1 和 C_2 螺钉的方向不同，用板连接安装不便，特别当固定需延伸至枕部或下颈椎时尤为如此。多轴螺钉–棒固定能克服这些缺点，使用灵活方便。从生物力学稳定上，钉棒系统也优于钉板系统。因此，作者推荐多轴螺钉–棒系统。

尽管该术式在治疗寰枢不稳方面取得了令人鼓舞的临床结果，但其操作的技术要求很高，让医生发生错误的机会很小。因此，需要有丰富临床经验及熟知局部解剖的脊柱外科医生来完成。C_2神经根周围的静脉窦损伤出血可能是非常凶险的，脊髓、椎动脉、颈内动脉及舌下神经也存在损伤的危险。另外，尽管还没有报道，但C_1侧块螺钉有刺激C_2神经节引起头皮感觉异常和疼痛的可能。为减少这一问题的发生，一些公司的C_1钉近端1cm没有螺纹设计。

建议应用该技术前在实验室标本上实施操作训练及认真研究局部特别的解剖结构，以提高手术的安全性。如术中认为不能安全地安置螺钉时，最明智的选择是应用钢丝或椎板钩固定。

（彭新生）

二、经寰椎后弓侧块与枢椎椎弓根钉板或钉棒固定术

（一）设计思路

寰椎水平的内固定常用术式为钢丝固定、椎板夹和经关节突关节螺钉固定等。这些术式具有固定节段短、保留了寰枕关节功能等优点，但都不同程度地存在内固定稳定性欠佳，易发生内固定物松动、断裂，植骨不融合等问题。经寰椎侧块与枢椎椎弓根钉板或钉棒固定已在临床应用，并取得了良好的效果。除直接寰椎侧块螺钉固定外，经寰椎后弓向侧块置入螺钉也是可能实现的方法，螺钉经由寰椎后弓和后弓峡部即相当于下颈椎的椎弓根部至寰椎侧块内。理论上螺钉长度较侧块螺钉要长，其强度也大于寰椎侧块螺钉。而且不需要牵开C_2神经根及周围的静脉窦，减少了出血的机会。该术式在2002年首先由谭明生等报道。

（二）适应证

创伤、炎症、局部畸形、肿瘤及先天性疾病所致的寰枢不稳，特别是不适合应用经关节螺钉固定的患者。

（三）禁忌证

C_1侧块或C_2椎弓根破坏的患者；C_1后弓头尾直径不能容纳3.5mm螺钉者；C_1后弓破坏无法置钉者。

（四）手术操作

基本同“经寰椎侧块与枢椎椎弓根钉板或钉棒固定术”。不同之处是C_1的显露与螺钉安置。根据术前CT照片测量的数值，决定C_1后弓显露至外侧的范围，一般离中线后结节约20~24mm，特别注意保护椎动脉。C_2椎弓根钉安置同前。由于椎动脉沟后方的后弓上缘、外缘切迹存在着较大的差异，难以作为确定进钉点的骨性标志。C_1后弓的进钉可选择椎动脉沟后方的后弓下缘与后弓结节中点作为定位进钉点坐标的标志。进钉点在后弓上的位置是：寰椎后结节中点旁开18~22mm（根据术前CT测量获得）与后弓下缘向上2mm的交点（图2–2–9）。也有研究显示C_1后弓的进钉点恰在C_2下关节中线的位置上。

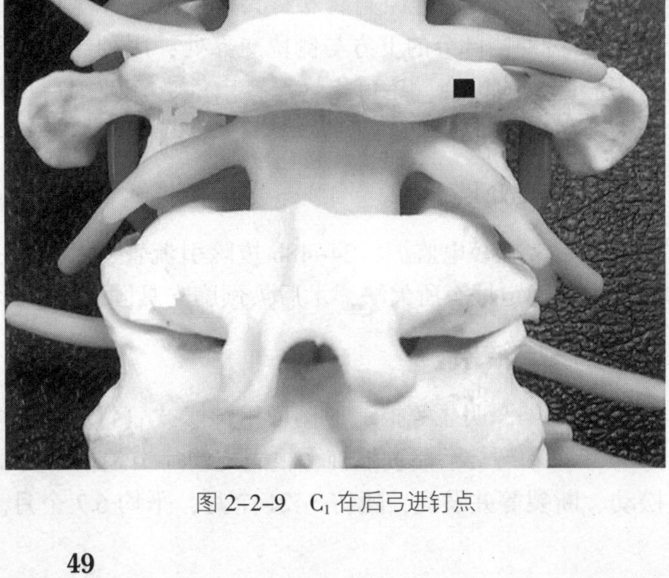

图2–2–9　C_1在后弓进钉点

用直径 2mm 磨钻去除皮质，用手钻水平位平行后弓、矢状位向内约 5°方向缓慢钻入，不能有突然的突破感。在钻入约 10mm 时，为后弓与侧块交界处，该处骨质硬度较大，同时透视检测进钉的方向（图 2-2-10），深度约 26~28mm，攻丝后，拧入适当长度的螺钉。

螺钉安放妥当后，安装固定板或固定棒，如有必要，可通过调整头部位置、提拉或按压 C_1 或 C_2 来使 C_1~C_2 达到完全复位，固定板或棒（图 2-2-11）。将 C_1 和 C_2 后方去皮质，取髂骨植骨。植骨方法可为非结构植骨或燕尾状植骨。如 C_1 和 C_2 后方因结构缺陷不能植骨融合时，则行关节融合。放置胶管引流，关闭伤口。

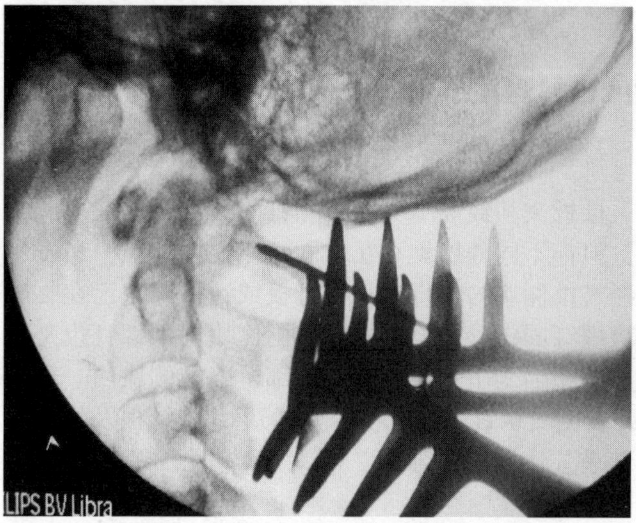

图 2-2-10　透视监测进钉的方向

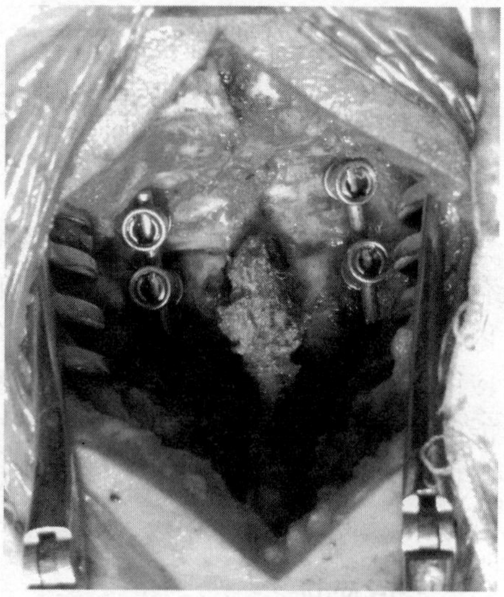

图 2-2-11　C_1~C_2 固定完成

（五）手术难点和注意事项

经后弓向 C_1 侧块置钉是手术的难点，主要是因为椎动脉在螺钉的上方和外侧，稍有偏差，可能导致难以挽回的后果。术前对 C_1 的精确测量是螺钉安全准确的植入，保证手术成功的关键。根据术前测量决定进钉点的位置。每例患者术前行 X 线片、CT 平扫与三维重建及 MRI，必要时行 MRA 检查，熟悉局部骨的解剖特征和变异及各种重要结构与骨的关系。测量各种必要的解剖数据，如 C_1 后弓最窄处的厚度、宽度，预计进钉点与中线的距离，决定是否能采用经 C_1 后弓进钉固定。如 C_1 后弓外侧部分最窄部分厚度大于 4mm，进钉点用经后弓外侧与侧块固定法；如小于 4mm，考虑 C_1 后弓外侧部分不能容纳 3.5mm 螺钉，进钉点用直接侧块固定法；如小于 4.5mm，考虑有突破 C_1 后弓外侧部分上方皮质而损伤椎动脉危险时，骨膜下将椎动脉自 C_1 后弓外侧部分分离，用神经剥离器将其向上挡开，这样可完全显露出后弓进钉的部位。骨膜下显露出 C_1 后弓外侧部分的下方与侧块交界处，用神经剥离器将静脉丛及 C_2 神经根向下牵开，可减少损伤静脉丛的机会，还可指导进钉点的选择。因后弓增加了固定强度及稳定性，为保证手术安全，全部用单皮质固定。

（六）术后处理

术后常规心电监护，24~48h 拔除引流管，带硬颈托下地，术后颈托固定 10~12 周。如术中评价固定稳定性有所欠缺，术后头颈胸支具固定 10~12 周。定期复查 X 线片。

（七）临床结果

2002 年谭明生等报道 5 例应用该术式（钉板固定），取得了良好的固定效果，没有并发症。2004 年吴增辉等后路寰枢椎弓根固定治疗上颈椎不稳 13 例，无椎动脉损伤、脊髓损伤、无螺钉松动、断裂等并发症，随访 3~21 个月，平均 6.7 个月。全部患者达到骨性融合。2003 年 9 月至

2004年 12 月，作者应用多轴螺钉–棒系统固定行 C_1 后弓侧块和 C_2 椎弓根固定治疗 10 例患者，其中寰枢脱位 6 例，肿瘤 2 例，寰椎爆裂骨折 1 例，枢椎椎弓与齿突骨折并 C_2~C_3 脱位 1 例。无椎动脉损伤、脊髓损伤、无螺钉松动、断裂等并发症，随访 4~17 个月，平均 12 个月。全部患者达到骨性融合。

（八）临床举例

病例 1：男，40 岁，颈项疼痛半年，四肢不全瘫，JOA 评分为 15 分。诊断为 C_3 神经鞘瘤并脊髓压迫症。行颈椎前后联合入路肿瘤切除，后路 C_1 后弓侧块、C_2 椎弓根和 C_4 侧块钉棒固定，前路植骨螺钉固定。术后随访 1 年，植骨融合，内固定位置良好，肿瘤无复发（图 2–2–12）。

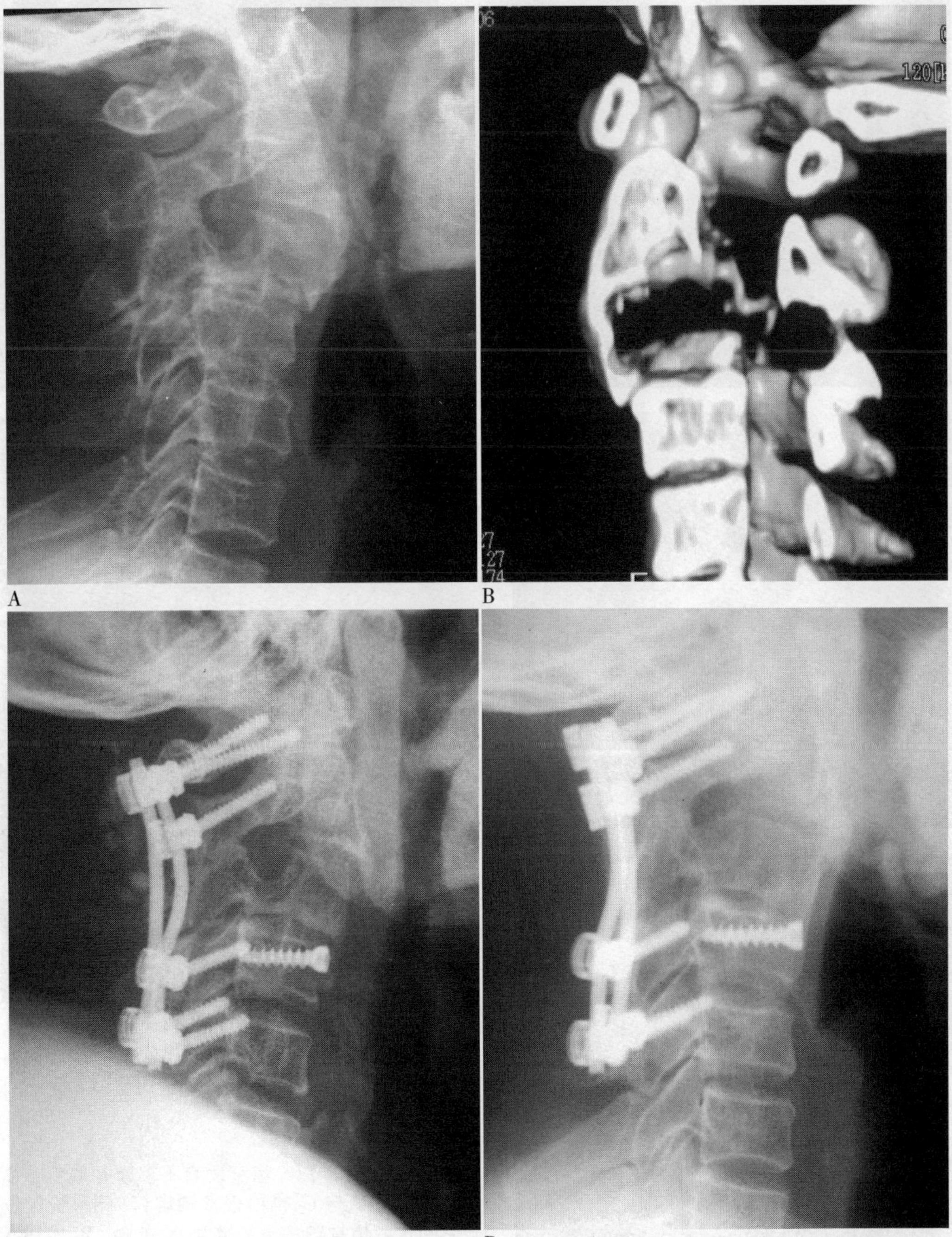

A　B　C　D

图 2–2–12　C_2~C_3 神经鞘瘤，前后联合肿瘤切除，C_1~C_5 后路固定，前后融合。A. 术前 X 线片；B. 术前 CT 重建；C. 术后 X 线片；D. 术后随访 22 个月 X 线片。

病例 2：女，52 岁，颈项疼痛 3 年，四肢无力 1 年。查体：四肢肌张力增高，肌力Ⅳ$^{+}$，病理征（+）。诊断为齿突发育不良伴寰枢脱位，为可复性脱位。行后路 C_1 后弓侧块和 C_2 椎弓根多轴螺钉–棒固定、植骨融合。术后复位固定良好，随访 10 个月，内固定位置良好，复位无丢失，植骨融合（图 2–2–13）。

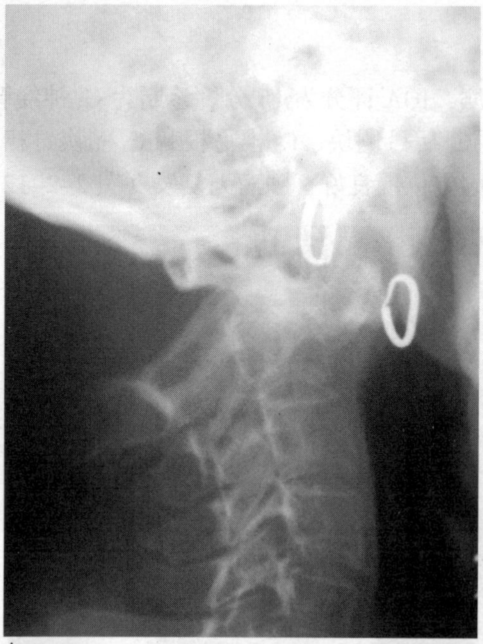
A

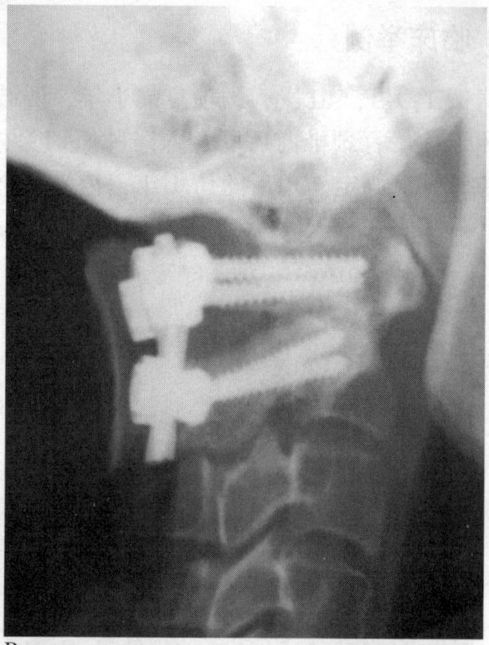
B

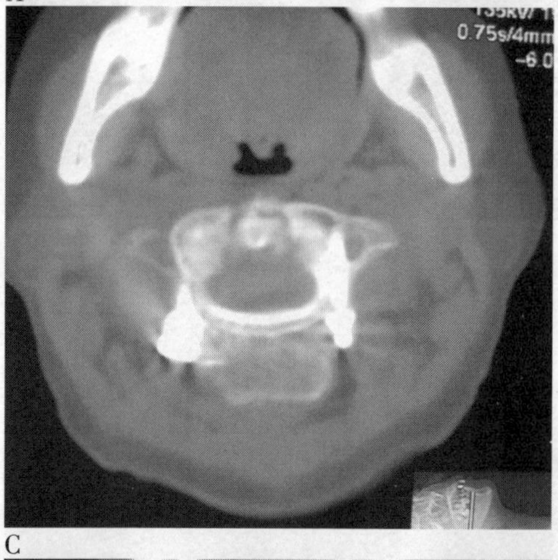
C

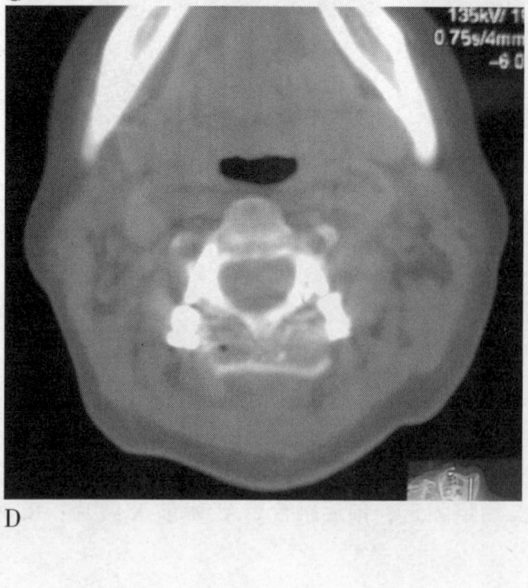
D

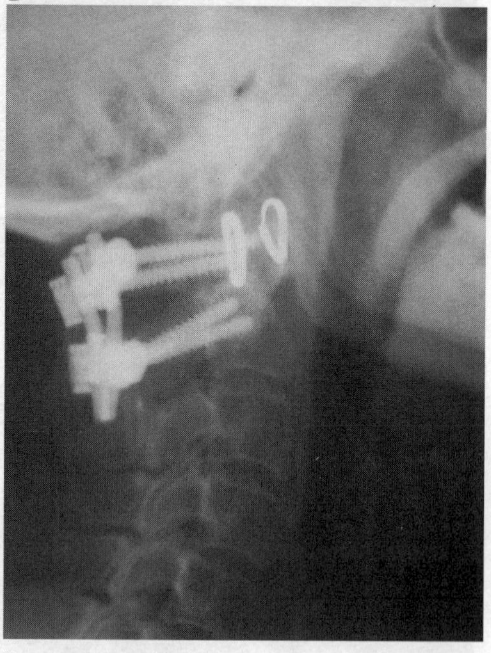
E

图 2–2–13 齿突发育不良寰枢脱位，C_1 后弓侧块与 C_2 椎弓根多轴螺钉–棒系统复位固定，植骨融合。A. 术前 X 线片；B. 术后 X 线片；C. 术后 MRI；D. CT 扫描 C_1 螺钉位置；E. 术后随访 10 个月 X 线片。

病例 3：男，42 岁，外伤致寰椎爆裂骨折，横韧带断裂，寰枢不稳。行颅骨牵引，后路 C_1 后弓侧块与 C_2 椎弓根多轴螺钉–棒系统固定，植骨融合（图 2–2–14）。

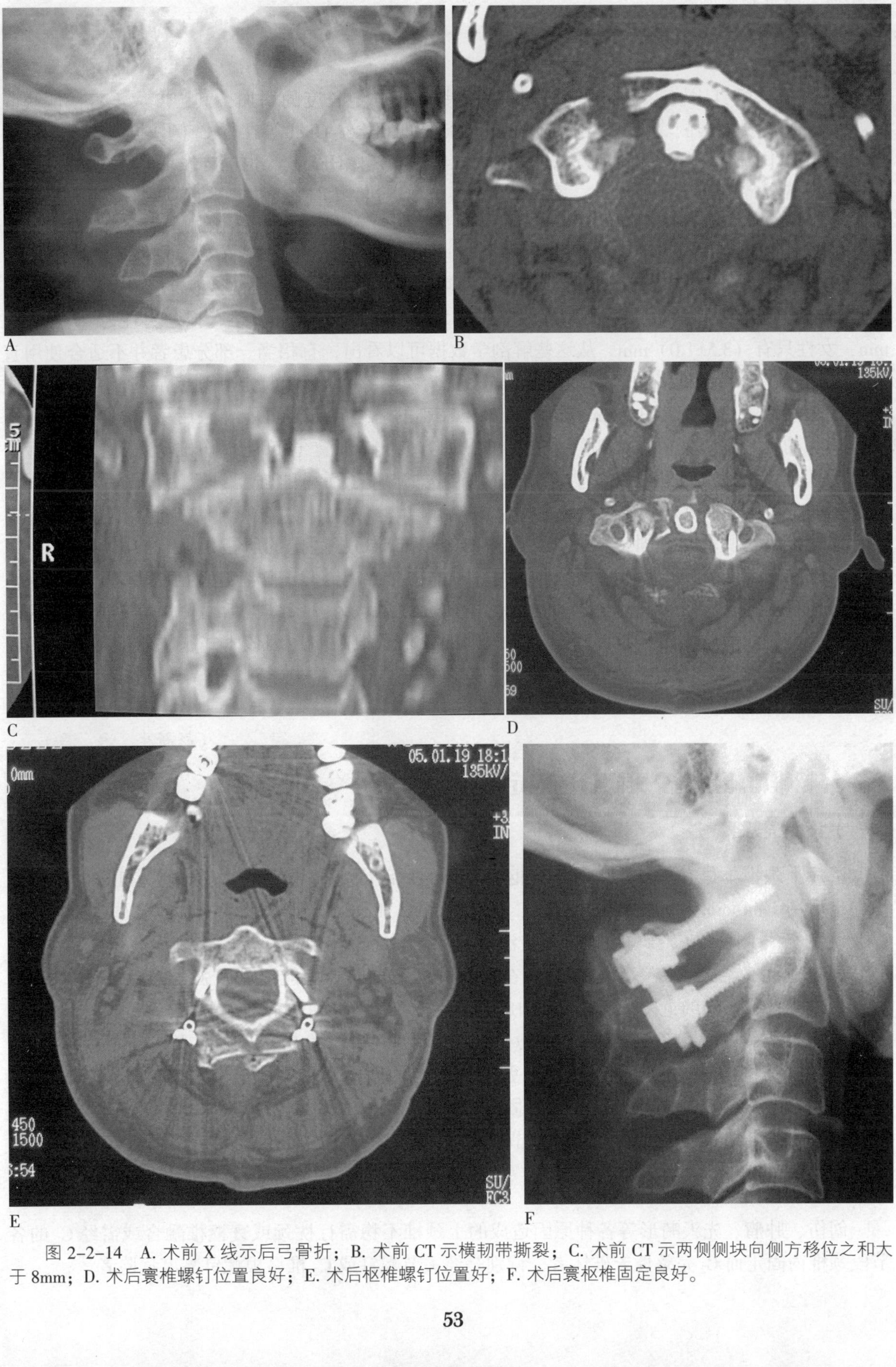

图 2–2–14　A. 术前 X 线示后弓骨折；B. 术前 CT 示横韧带撕裂；C. 术前 CT 示两侧侧块向侧方移位之和大于 8mm；D. 术后寰椎螺钉位置良好；E. 术后枢椎螺钉位置好；F. 术后寰枢椎固定良好。

（九）并发症

可能的并发症包括：硬膜外静脉丛损伤出血、椎动脉损伤、脊髓和硬膜损伤、内固定松动或断裂、感染和不融合。

（十）评价

与 C_1 侧块螺钉比较，经后弓侧块固定的优势包括固定长度的增加，其强度大于直接侧块固定，另外不需要显露侧块，减少损伤硬膜外静脉丛的机会。Goel 等在行 C_1 侧块固定时，2 例因静脉丛出血不得不改用其他固定方法，9 例只做单侧固定。Harms 等也同样发现 C_1 侧块螺钉固定容易出现难以控制的出血。因此，有医生指出，在选择固定时，应优先选择后弓侧块固定，次选侧块固定。作者也是持相同的观点，所以我们 12 例患者中，10 例采用的是后弓侧块固定。另外，C_1 后弓侧块固定也无螺钉刺激 C_2 神经节引起头皮感觉异常和疼痛的风险。

经后弓侧块固定与其他固定比较的优势可参阅“经寰椎侧块与枢椎椎弓根钉板或钉棒固定术”。

解剖学研究发现 C_1 后弓外侧最窄部分厚度为（4.58±0.65）mm，还有报道男性为（4.1±1.2）mm，女性只有（3.5±1.0）mm。从这些解剖学数据可以看出，有相当一部分患者并不适合使用直径为 3.5mm 的螺钉，更多的患者适合用 3mm 螺钉，尽管生物力学测定其强度足够，但市场供应的大多数螺钉的直径都为 3.5mm 或更粗。如果在小的后弓置钉，可能导致后弓破裂，增加了损伤椎动脉的机会，即使后弓外侧的厚度足够，如方向稍有偏差也可能损伤椎动脉。另外，后弓置钉后其强度是否破坏仍无生物力学研究资料，如破坏了后弓的强度，即使寰枢后方已融合，其长期的疗效仍不清楚。

经寰椎后弓侧块螺钉固定和一些文献中的经寰椎椎弓根固定的所指是一致的。事实上，寰椎后弓外侧只是作用上类似椎弓根，并不是真正的椎弓根。因此，作者建议应统一名词和概念。

结合目前的临床资料和解剖学、生物力学研究结果认为，经寰椎后弓侧块螺钉固定技术是可行的。与侧块螺钉固定一样，对于手术医师的要求是很高的。因该术式在临床应用的时间较短，病例数量有限，仍需更多的临床验证，并在解剖学、生物力学测试、手术适应证等方面有待进一步深入研究。

（彭新生　潘　滔）

三、经枢椎椎板双侧交叉螺钉内固定术

（一）设计思路

治疗上颈椎不稳方法多样。对于寰枢复合体的后路固定，可运用 Brooks 或 Gallie 钢丝固定法，也可用 Jeanneret 和 Magerl 的经 C_1~C_2 关节螺钉或 Harms 的经 C_1 侧块 C_2 椎弓根螺钉固定法，以及经 C_1 后弓侧块与 C_2 椎弓根螺钉固定法。前者方法简单，但抗旋转抗前移力差，术后需坚强的外固定制动，融合失败率高。后三者在所有的运动轴向上均能提供坚强内固定，融合率高，但常带来椎动脉损伤的危险。有报道约 18%~23%的患者因椎动脉解剖的异常，特别是椎动脉高骑跨（high riding of vertebral artery）的患者，在应用经 C_1~C_2 关节螺钉固定或 C_2 椎弓根固定时，存在较大损伤椎动脉的风险。为提供坚强的内固定的同时又尽可能避免损伤椎动脉，2004 年 Wright 提出运用经 C_2 椎板双侧交叉螺钉固定枢椎的方法来解决创伤、肿瘤、先天畸形等造成的上颈椎不稳或需经 C_2 固定的上、下颈椎节段的内固定。

（二）适应证

创伤、肿瘤、先天畸形等各种原因造成的上颈椎不稳需行枕颈或寰枢椎融合或需经 C_2 的各节段颈椎内固定而 C_2 完整性未破坏者，特别是经关节螺钉或 C_2 椎弓根螺钉高度危险者。

（三）禁忌证

需切除 C_2 椎板或 C_2 椎板已破坏者。极少数 C_2 椎板发育不良致椎板过小螺钉很容易穿破椎板者。

（四）手术操作

1. 病人气管插管全麻后取俯卧位，头颈部用 Mayfield 头架固定，体感诱发电位监测脊髓功能。

2. 暴露 C_2 椎板　后正中切口，根据手术所需选择切口位置及长度。暴露颈椎上部，Cobb 剥离器剥离显露 C_2 椎板及侧块内侧。

3. 置入交叉椎板螺钉　用高速钻或咬骨钳在 C_2 棘突与两侧椎板的交界处各开一小的皮质骨窗。用手钻小心从骨窗向对侧椎板钻一约 30mm 深孔道，钻头方向平行椎板或稍向后，确保任何穿破皮质的可能发生在背侧椎板面而不是向前侧进入椎管。小圆头探针探测孔道深度，确定未有穿破皮质进入椎管。同样方法交叉钻孔，各孔道置入一枚 4.0mm×30mm 的万向螺钉。最终螺钉头在一侧棘突与椎板的交界处，而螺钉纹部分在对侧的椎板内。

4. 高速磨钻或骨刀制造去皮质粗糙面，利于以下步骤植骨。若包含 C_2 以下颈椎的固定，注意对小关节去皮质。

5. 植入棒　将需固定的枕骨、C_1 或下颈椎置入侧块螺钉，剪取合适长度棒将一侧侧块螺钉与同侧螺钉头相连接，旋紧各固定螺帽（图 2–2–15）。

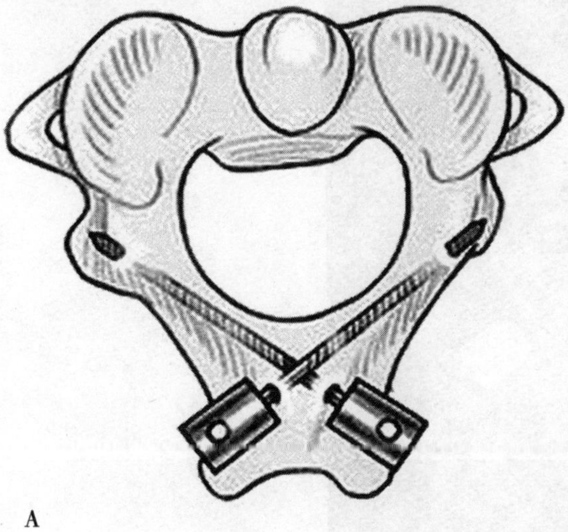

A

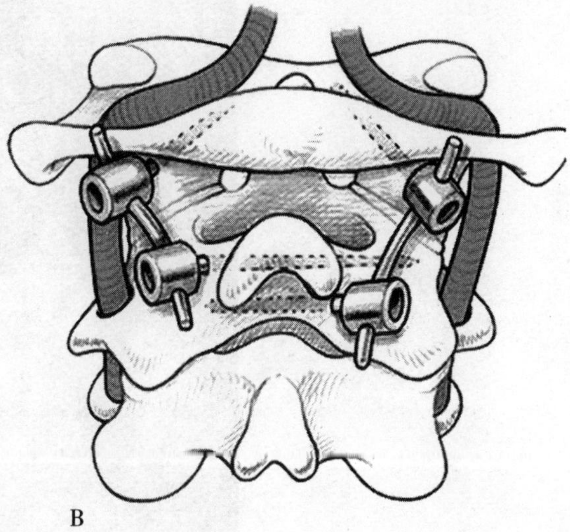

B

图 2–2–15　A. C_2 椎板螺钉植入；B. C_1~C_2 固定。

6. 根据融合节段需要，按常规方法从自体髂嵴后方取三面皮质骨植入 C_1 后弓和棘突之间及小火柴杆植骨于去皮质植骨面和小关节间。

7. 放置胶管引流，逐层关闭切口。

（五）手术难点及注意事项

C_2 椎板螺钉的置入手术危险性较小，但有螺钉穿破椎板前面进入椎管危险。所以术前行 CT 检查确定螺钉进钉角度方向，术中孔道探查有助于避免该并发症发生。

（六）术后处理

术后 24~48h 拔除引流管。采用坚固硬性颈围制动 6 周。术后即可复查 X 线片及 CT 确定植入物位置是否合适。3 个月、6 个月各复查 X 线片包括颈椎屈伸侧位片。或 6 个月复查 CT 确定是否融合。

(七)临床结果

2004 年美国学者 Neill 首先报道用该方法治疗 10 例病人，随访约 1 年。所有接受手术治疗的病人没有并发症，有非常好的术后稳定性。所有 C_2 螺钉的置入没有出现意外，没有出现牵涉神经或血管的并发症。螺钉植入没有出现技术上的问题。所有病人术后康复进程正常。佩戴颈围 6 周后所有病人屈伸 X 线片示稳定性良好（图 2-2-16）。其中 1 例术后 2 个月因心搏骤停在家中死亡。该病人运用了 C_1~C_2 后路内固定来治疗不可复位的Ⅱ型齿突骨折。死前 2 周的 X 线片示骨折复位，植入物和植骨位置合适，动力位片示无异常运动。

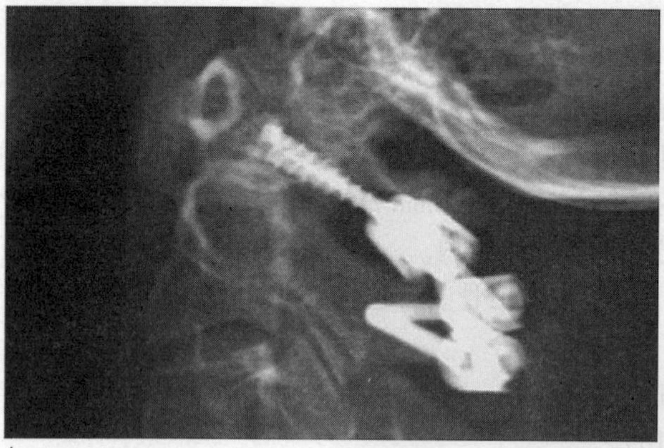

A

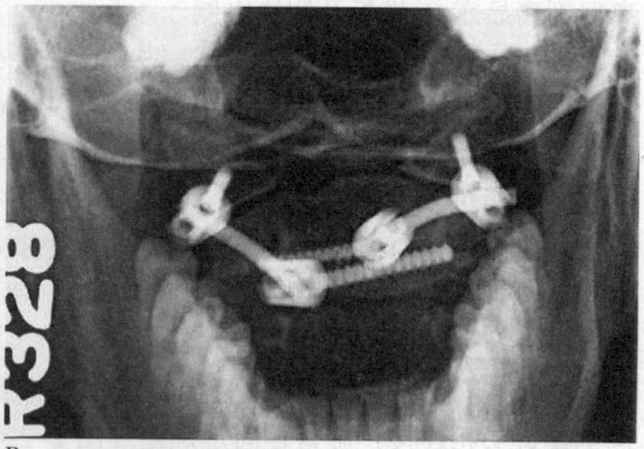

B

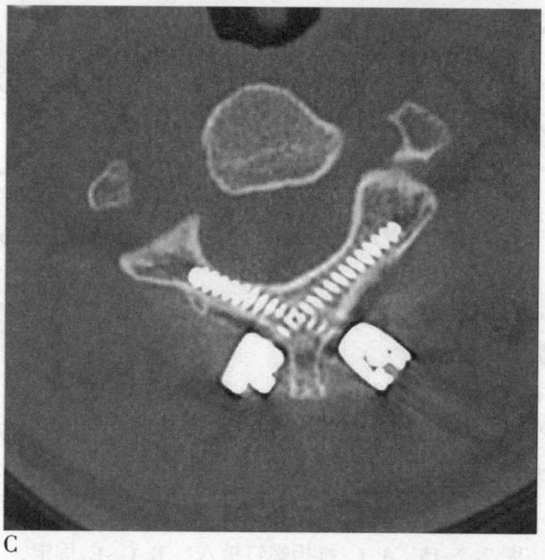

C

图 2-2-16　A. 寰枢椎脱位术后侧位 X 线片，运用后路 C_1~C_2 螺钉固定，双侧 C_1 侧块螺钉与双侧交叉 C_2 椎板螺钉相连接，寰枢脱位已复位；B. 术后张口位 X 线片示 C_1 各侧块椎板与对侧椎板相连接，此片还能看到齿突基底部骨不连畸形；C. 经 C_2 椎板中部，双侧交叉椎板螺钉的轴向 CT 片，注意螺钉末端尚未达 C_2~C_3 小关节并远离横突孔方向。

(八)并发症

可能的并发症包括：脊髓及硬膜损伤，内固定松动断裂，感染，植骨不融合致假关节形成等。

(九)评价

颈椎后路螺钉内固定方法的融合率通常比钢丝方法要高，并且无需使用坚强外固定制动。主要是由于增强了旋转和平移的控制能力。但不管是应用 Jeanneret 和 Magerl 的经 C_1~C_2 关节螺钉，还是经 C_1 侧块（或经后弓侧块）C_2 椎弓根螺钉固定，均存在损伤椎动脉的危险，因此在技术上是有难度的。临床报道经关节螺钉固定约有 4%的椎动脉损伤率，而且对于肥胖或畸形的病人，由于难获得适当螺钉植入路径，可能不适合选用此两种方法。C_2双侧椎板螺钉固定方法可运用于寰枢固定、枕颈固定或C_2及其以下颈椎节段的内固定，没有损伤椎动脉的危险。C_2椎板是颈椎椎板中最大的。大部分需要行C_2固定的病人都可以运用这种双侧交叉C_2椎板螺钉固定方法。此方法的主要优点是：C_2螺钉仍从后方结构植入，但却消除了损伤椎动脉的危险；在C_2椎板螺钉植入过程中，所有相关结构都直接暴露在术野下，可不需要导航来辅助。但有一潜在缺点是螺钉从前侧侵入椎管的危险性。C_2椎板螺钉钉道必须平行椎板下斜方向以免螺钉穿入椎管。对于钉道确定困难的病例可分离C_2椎板下结构以指导螺钉入路方向。术中用手钻小心往对侧椎板钻入并用圆头探针探测有助于防止螺钉穿入椎管。同时也要小心不要选择过长螺钉以免危及C_2~C_3小关节。在生物力学特性上，交叉C_2椎板螺钉与C_2椎弓根螺钉是不同的。相邻节段C_1或C_3的侧块与对侧C_2椎板螺钉相连接，生物力学研究显示，该固定方式达到了C_2椎弓根螺钉固定提供的稳定性。

笔者认为对于C_2椎弓根固定失败或因解剖关系无法固定椎弓根的患者，该固定方式是C_2固定的有益补充与选择。

（王建云　陈立言）

四、枢椎椎弓根骨折的后路短节段固定融合术

（一）设计思路

枢椎椎弓根骨折可以分为Ⅰ型、Ⅱ型、ⅡA型及Ⅲ型，其中Ⅰ型及ⅡA型为相对稳定的骨折，其主要问题是脊椎的中后部结构的完整性遭到破坏，虽然有报道对于这种类型的枢椎骨折外固定可以达到骨性融合，但外固定的时间较长同时复位也不是十分理想。因此，近几年临床上也有不少手术内固定的报道。手术的方式包括颈前路$C_{2/3}$椎间盘摘除植骨融合术及后路的$C_{2/3}$椎间植骨内固定融合术，但这两种方式都会对颈椎的活动范围造成一定影响。由于Ⅰ型及ⅡA型枢椎椎弓根骨折的$C_{2/3}$椎间盘前部结构相对稳定，为了尽可能减少融合节段，最大限度地保留颈椎的活动范围，近年来不断有学者报道利用直接枢椎椎弓根螺钉固定技术来治疗这些类型的枢椎椎弓根骨折，临床初步疗效满意。

对于Ⅱ型及Ⅲ型枢椎椎弓根骨折临床上历来主张手术复位固定，以往的手术方法以枕颈融合为主，虽然稳定性得到了恢复，但由于融合的范围较大，使得术后颈椎的活动大受影响，特别是C_1~C_2间的旋转功能明显受限。近年来由于内固定器械、影像技术进步及手术技巧的提高，使得短节段固定得以可行。故对Ⅱ型及Ⅲ型枢椎椎弓根骨折尽可能行C_2~C_3间的螺钉钢板固定融合术成为临床的主流。

（二）适应证

1. C_2椎弓根螺钉固定术　C_2椎弓断端经牵引可复位但不稳定的Hangman骨折；骨折线与螺钉的方向垂直或接近垂直；Ⅰ型及ⅡA型骨折，椎间盘前半和前纵韧带基本完好；C_2~C_3小关节无脱位；枢椎椎体骨质质量好，无明显骨质疏松；患者不能耐受长时间颅骨牵引及外固定，积极要求手术者。

2. 后路C_2~C_3钢板螺钉内固定植骨融合术　伴有明显成角及移位或伴有小关节绞锁的Ⅱ型及Ⅲ型枢椎椎弓根骨折，骨质质量好。

（三）禁忌证

C_2椎弓根发育畸形或结构破坏者；严重的骨质疏松患者；全身状况不能耐受手术者。

（四）手术操作

1. 所有患者入院后在颈围保护下行颈椎正侧位及张口位照片，以及 CT 检查。予以头颈双向牵引或颅骨牵引，牵引 2 天后摄床边 X 线片，骨折复位后安排手术。CT 片可以较清晰地了解骨折情况，如骨折线为斜行，或同时合并有枢椎椎体的骨折，不适合螺钉内固定治疗。准备适当的螺钉及钢板。本组病例所使用的是枢法模公司提供的直径 3.5~4mm 的 Axis 侧块螺钉及钢板，长度为 24~30mm。同时准备相应的配套工具。

2. 在维持头颅牵引下，仰卧位全麻成功后，改为俯卧位。整个手术过程中维持头颅牵引或上头颅固定架。由于全麻后肌肉完全松弛，翻身时一定要注意保持轴向翻转，避免脊髓的继发性损伤。将头置于头架上，注意双眼不要受压（使用 Mayfield 头架无此问题）。将手术床置于头高脚低位，这样可以减少头颈部的静脉充血。

3. C_2 椎弓根螺钉固定术　C 型臂 X 线透视机透视证实位置良好后，取后正中切口，显露 C_1 后弓至 C_3 椎板上缘，C_2 及 C_3 两侧显露至关节突的外缘。沿 C_2 椎板的上缘用神经剥离子向外侧剥离软组织，可以发现 C_2 峡部的起始部，沿峡部的上缘及内侧缘向前分离直至椎弓根，在部分患者可以触及骨折断端。进钉点为 C_2 侧块的中点稍偏内上，多数病例在侧块的中点处有一滋养孔，可以作为进钉的参考标志。进钉方向为斜向头端 15°~25°，斜向纵向中线 25°~35°（图 2-2-17），手术中的具体进钉角度应根据术中透视及术中显露椎弓根的内上缘来确定，当探到椎弓根的上壁、内壁后，大体可以确定进钉的方向。打入一侧导针至椎体的皮质下，暂不拔出以做临时固定，同法打入对侧导针，透视下确定导针的位置及深度，攻丝后分别拧入螺钉，螺钉长度一般为 30mm 左右。如为半螺纹拉力螺钉，直接拧入即可，如为全螺纹皮质骨螺钉，则应将骨折近段的钉道扩大超过螺纹的直径，这样对骨折才有拉紧加压作用（图 2-2-18），注意扩大近段钉道不可大于钉尾，以免失去钉尾对骨折的加压作用。

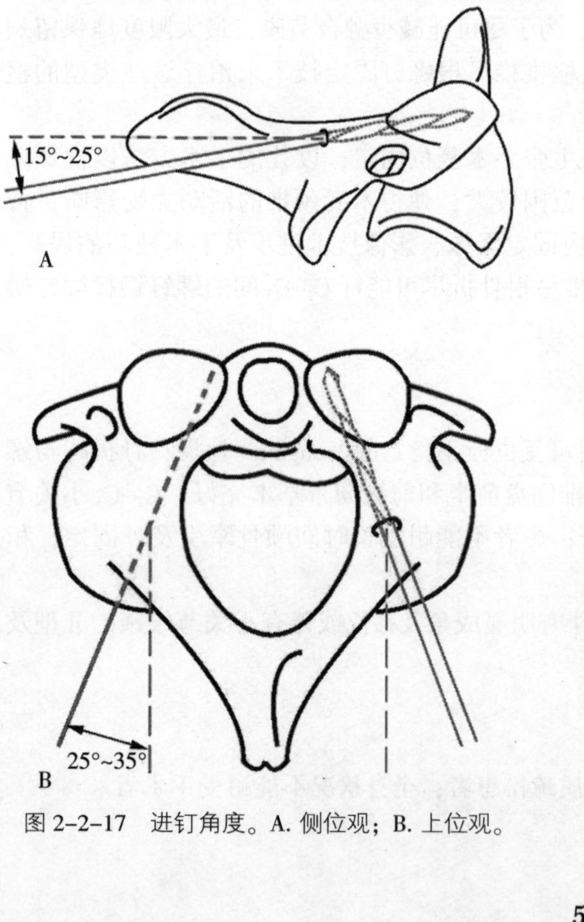

图 2-2-17　进钉角度。A. 侧位观；B. 上位观。

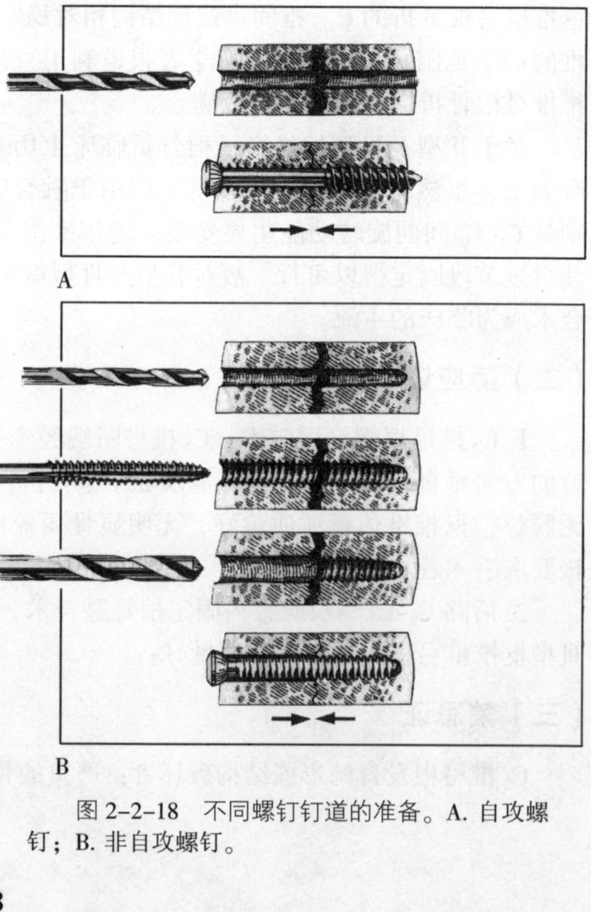

图 2-2-18　不同螺钉钉道的准备。A. 自攻螺钉；B. 非自攻螺钉。

4. 后路 C_2~C_3 钢板螺钉内固定植骨融合术　取后正中切口，显露 C_1 后弓至 C_4 椎板的上缘，暴露 C_2、C_3 的侧块，沿 C_2 椎板上缘分离软组织，显露 C_2 椎弓根。对于由小关节绞锁的病例，先予以复位。C_2 椎弓根螺钉的进钉点、方向及方法同前。C_3 侧块螺钉的进钉点选择在侧块中点的内下各 1~2mm 为佳，进钉方向：矢状面向头侧角度宜与关节面平行约 40°~50°（以克氏针插入关节间隙标示方向），水平向外角度为针尖向外斜 25°~30°，偏外较安全。将 Axis 钢板塑形后，分别拧入 C_2 椎弓根螺钉及 C_3 侧块螺钉，螺钉直径为 3.5~4.0mm，C_2 螺钉的长度为 24~30mm，C_3 螺钉的长度为 14~18mm。将 C_2、C_3 椎板及 $C_{2/3}$ 关节面打磨后植骨。

5. 庆大霉素盐水冲洗伤口，放置胶管引流，关闭伤口。

（五）手术难点和注意事项

1. 显露 C_2 椎弓根　由于 C_2 椎弓根螺钉的置入要求较高，偏内易进入椎管有可能损伤脊髓，偏外、下有可能损伤椎动脉导致大出血，故手术时最好将 C_2 椎弓根的上缘予以显露。显露时一般沿 C_2 椎板的上缘逐渐向外显露至侧块的外缘，以小的骨膜剥离子行骨膜下向上分离，可显露 C_2 椎弓根。由于 C_1、C_2 间静脉丛非常丰富，显露椎弓根时一定要紧贴骨膜分离，否则可能导致难以处理的出血。

2. C_2 椎弓根螺钉的置入　对于大多数患者来说，椎弓根的大小可以容纳直径 3.5~4.5mm 的螺钉，但有少数患者椎弓根的直径较小或者结构发育异常，不适宜行 C_2 椎弓根固定。所以术前常规要求行 CT 扫描检查，测量 C_2 椎弓根的直径，以免术中被动。螺钉安置的方向宜偏内上而避免偏外下较安全，因为椎管内壁与脊髓间有一定的空隙，即使穿破椎管的内壁，只要不是太多，一般不至于引起脊髓损伤。关于 C_2 椎弓根螺钉的置入要求，不少学者有大量应用解剖学研究的报道。螺钉置入的深度以穿过对侧皮质为佳，早期由于经验不足，不敢置钉太深，目前所有病例均以穿破对侧皮质为度，这样螺钉的拧入对骨折断端间才有加压作用。一般螺钉的长度约 26mm。

3. 骨折断端间的复位　为了使骨折分离的枢椎椎弓峡部得以良好复位，一般采用拉力螺钉，螺纹部分应超过骨折线。如用全螺纹螺钉时，骨折近段螺钉的通道应以钻头扩大超过螺钉的直径，这样螺钉拧紧时才可能对骨折断端间起到加压作用。

（六）术后处理

术后常规将患者放监护室，监护仪监测心电、呼吸、血压、脉搏等生命体征。如引流液不多，24 48h 拔除引流管。术后次日在颈围保护下下地行走。术后常规予以颈围保护 12 周，必要时可予以头颈胸支具固定 12 周。术后定期复查 X 线片。

（七）临床结果

1998 年谭军报道了对 8 例 Hangman Ⅰ型、Ⅱ型及ⅡA 型骨折的患者以直径 3.5mm 的拉力螺钉行 C_2 椎弓根直接固定治疗的早期临床结果，所有患者均获得骨性融合。2004 年 Boulosa 等报道了 10 例Ⅰ型、Ⅱ型 Hangman 骨折手术治疗的结果，其中 8 例行 C_2 直接椎弓根螺钉固定，2 例有明显脱位的患者采用了 C_2 椎弓根螺钉+ C_3 侧块螺钉钢板固定术，10 例患者除 1 例术后仍感颈部紧张性疼痛外均获得良好疗效。作者于 2005 年报道了一组Ⅱ型及ⅡA 型 Hangman 骨折手术治疗的病例，其中 4 例ⅡA 型 Hangman 骨折的患者行 C_2 椎弓根直接螺钉内固定术，3 例Ⅱ型 Hangman 骨折患者施以 C_2 椎弓根螺钉+ C_3 侧块螺钉钢板内固定术，随访结果满意。

（八）临床举例

病例 1：黄某，男，28 岁。2002 年 9 月 3 日因车祸致头颈部疼痛活动受限 4h 入院。伤后昏迷，时间不详，清醒后感颈部剧痛、活动受限，恶心未吐，头顶部可触及 5cm×6cm 大小的包块。门诊拍片检查后诊断为“Hangman 骨折”。入院后予以头颅牵引 7 天后在全麻下行“颈后路 C_2 椎弓根螺钉固定术”，手术顺利，术后恢复良好，术后 6 个月复查，螺钉位置良好，骨折已愈合，无任何不适（图 2–2–19）。

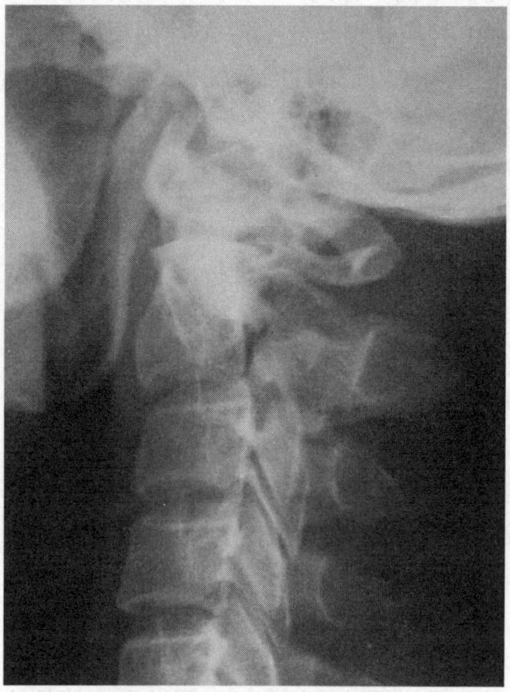
A

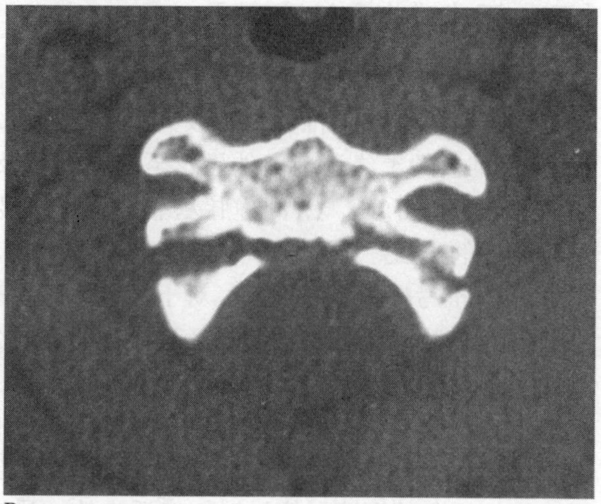
B

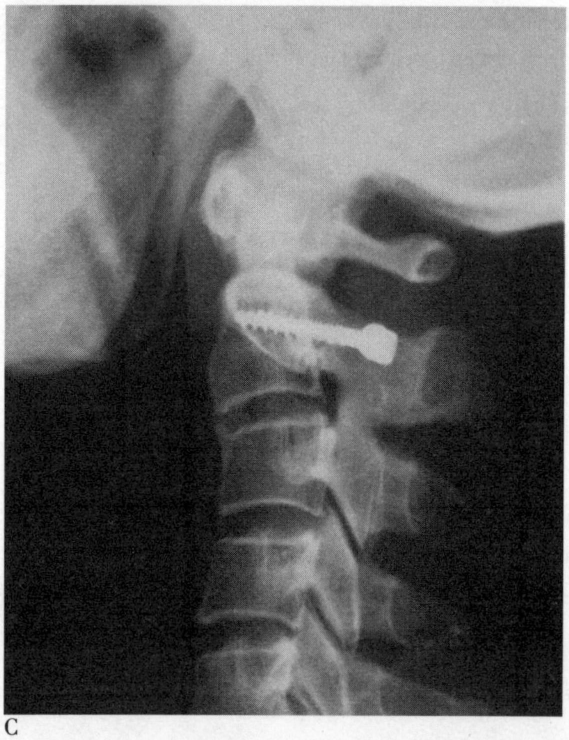
C

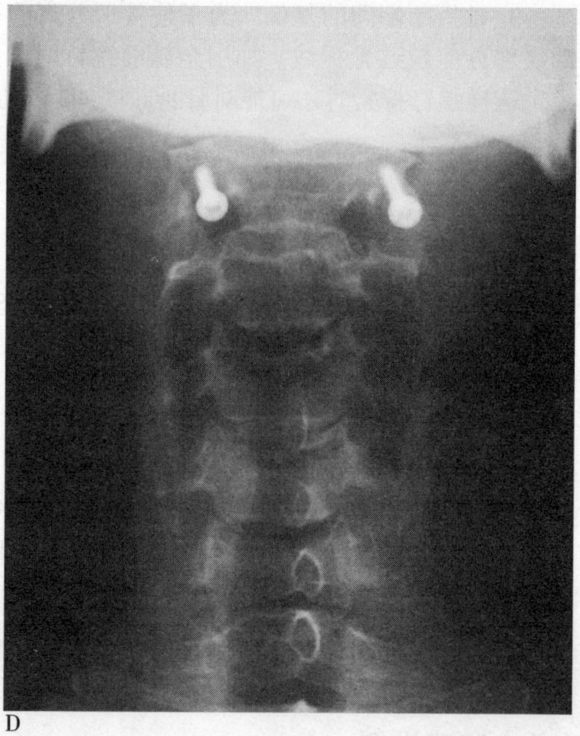
D

图 2–2–19　“Hangman 骨折”后路 C_2 椎弓根螺钉固定术。A. 术前侧位片；B. 术前 CT；C，D. 术后半年正、侧位片示骨折已愈合。

病例 2：杨某，男，42 岁。2002 年 11 月 20 日因车祸致颈部及左髋关节疼痛活动受限 3h 入院。伤后昏迷 5min，清醒后感觉颈部及左髋关节疼痛活动受限，四肢肌力、感觉无障碍，门诊拍片示“①C_2 椎弓骨折、C_2~C_3 脱位；②左髋关节脱位”。入院后予以左髋关节手法复位，头颈双向牵引 6 天后行“后路 C_2 椎弓根螺钉、C_3 侧块螺钉 Axis 钢板内固定植骨融合术”，术后恢复良好，于第 7 天拆线后出院。术后半年复查，除感颈部活动稍受限外余无不适（图 2-2-20）。

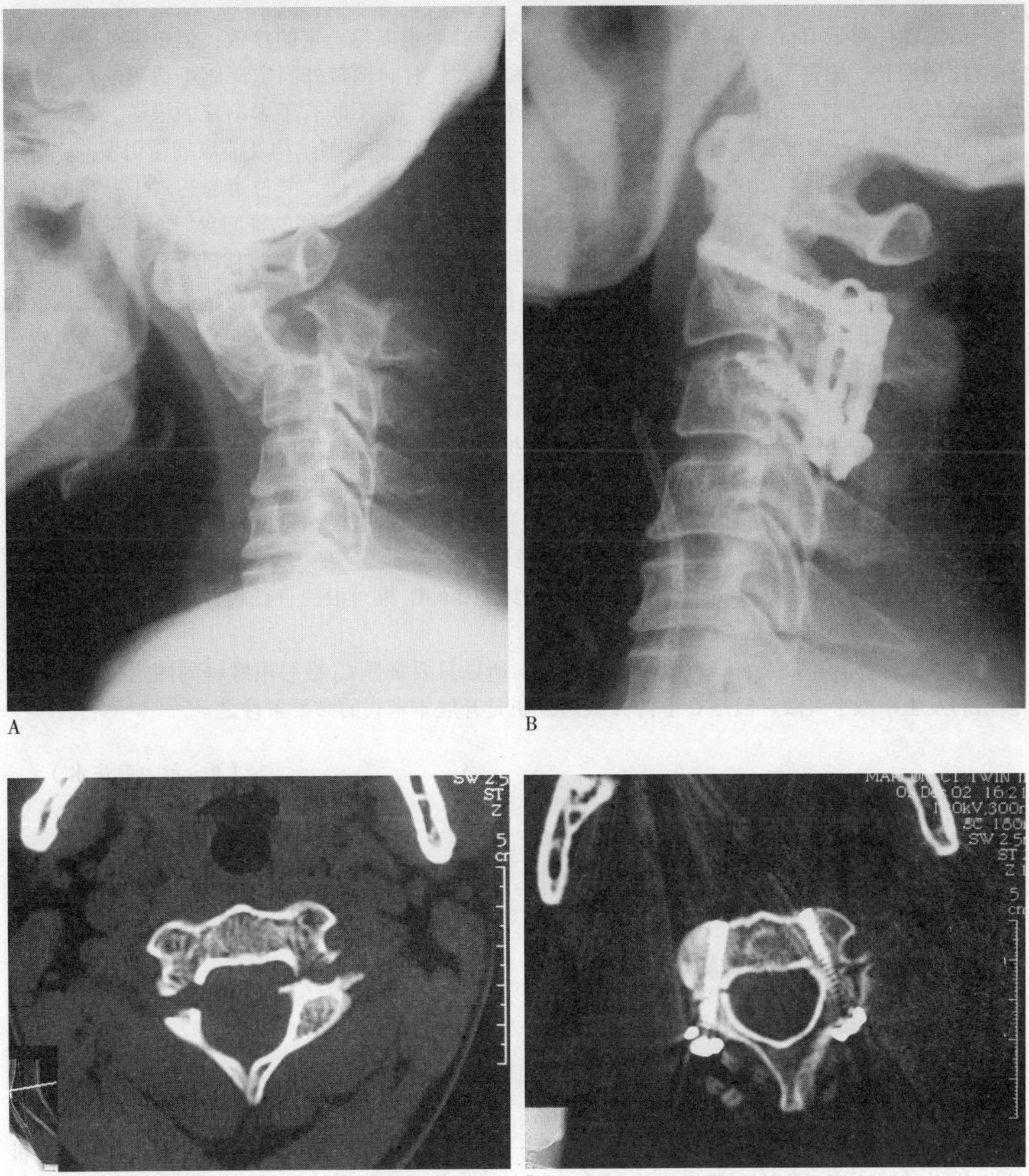

A　B　C　D

图 2-2-20　A. 入院时颈椎侧位片　B. 术后颈椎侧位片；C. 术前 CT；D. 术后 CT。

（九）并发症

目前文献尚未见严重并发症的报道，可能的早期并发症有神经损伤（包括脊髓及神经根损伤）、血管损伤（包括椎动脉及硬膜外静脉丛损伤等）、感染等。可能的晚期并发症有内固定松动、断裂及骨折不愈合等。

（十）评价

虽然以往对于 Hangman 骨折以保守治疗为主，临床也取得一定的疗效，但单纯外固定存在着治疗周期长、固定不确切、易丢失复位位置和病人长时间携带外固定深感不适等缺点。由于床边 X 线机、导航仪的出现以及内固定器材的进步，近年来不断有手术治疗的报道。基本的共识为ⅡA 型骨折及部分移位不明显的Ⅱ型骨折，由于椎间盘的前部结构及前纵韧带仍保持完好或基本完好，适合后路 C_2 椎弓根直接螺钉固定，其优点是显露方便、复位可靠，对于颈椎的功能基本无影响；对于部分移位较大的Ⅱ型骨折及Ⅲ型骨折，由于 $C_{2/3}$ 间的椎间盘组织、前后纵韧带均遭到破坏，单纯的椎弓根螺钉固定不能达到稳定作用，则需在复位的基础上行 C_2~C_3 间的融合。C_2~C_3 间的融合可行前路椎间盘切除植骨融合术，但前路由于位置较高，显露及固定钢板有一定困难，我们比较推崇后路 C_2~C_3 钢板螺钉固定植骨融合术，其优点在于后路解剖结构较简单、螺钉对骨折有直接的加压复位作用，同时可以纠正局部的后凸畸形。

牢固固定的同时尽可能少涉及脊柱节段，最大限度保留脊柱的运动功能是目前脊柱稳定手术的共识。颈后路短节段固定治疗 Hangman 骨折的术式充分体现了这一点。由于颈椎的旋转运动的 50%由寰枢关节来完成，本术式在固定的同时完全不涉及寰椎，因而颈椎的旋转功能得以完全保留，这是较以往枕颈融合术的最大优点。特别是 C_2 椎弓根螺钉直接固定术，对颈椎的活动几乎完全没有影响，所以有学者称之为“生理性重建术”。

关于 C_2 椎弓根的应用解剖学研究的报道不少，国人 C_2 椎弓根的直径较外国人稍小，所以螺钉的选择以直径 3.5~4.0mm 较合适。

本术式操作并不复杂，一般无需打开椎管，所以只要掌握 C_2 椎弓根螺钉的固定技术，神经损伤的发生率微乎其微。但是 C 型臂 X 线透视机是开展本术式的必要条件之一。

（夏 虹 尹庆水）

第三节 上颈椎前后路联合手术

一期前路松解复位后路寰枢或枕颈固定术

（一）设计思路

寰枢椎脱位伴脊髓压迫症临床不少见，陈旧性寰枢椎脱位伴高位颈髓压迫症多继发于陈旧性齿突骨折、先天性齿突发育不良和颅底畸形，治疗比较棘手（图 2-3-1）。以往采用单纯经口咽前路减压或单纯后路减压内固定治疗，存在一定局限性。单纯经口咽前路减压术治疗寰枢椎脱位伴脊髓压迫症虽能达到理想的前方减压目的，但术后需依赖较长时间的外固定，病人难以坚持和接受；术后仍有约 1/5 的病人出现不同程度再脱位，且后方压迫未能解除。而单纯后路减压内固定则难以达到松解、复位及前方减压的目的。以上两种入路方法都存在一定的局限性。前后路两种手术结合起来一期完成，不失为一种治疗难复性寰枢椎脱位伴脊髓压迫症的好方法。

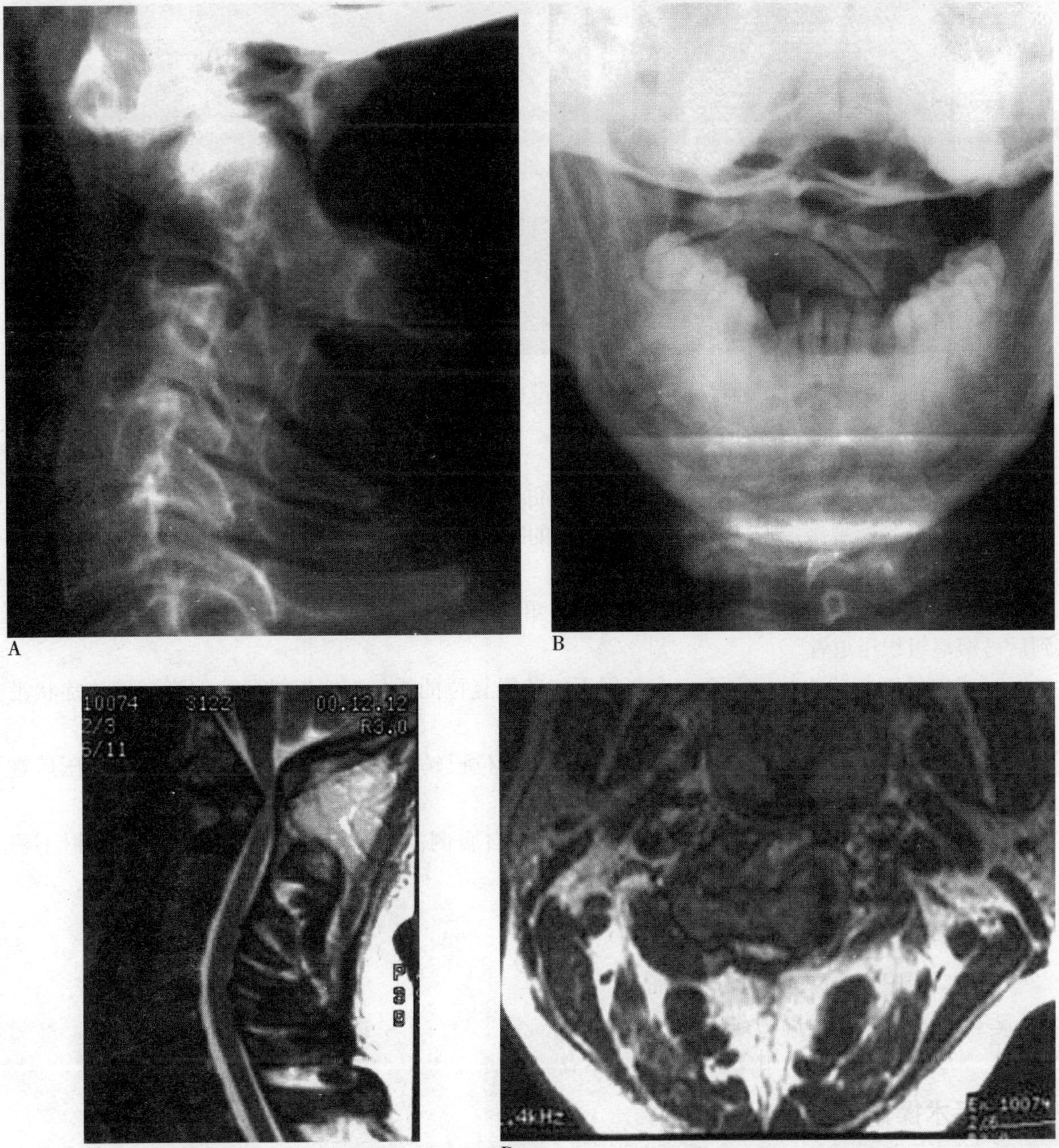

图 2-3-1 A. 寰枢椎脱位 X 线侧位；B. 寰枢椎脱位 X 线正位；C. 寰枢椎脱位 MRI 矢状位；D. 寰枢椎脱位 MRI 轴位。

寰枢椎脱位临床分型可指导术式的选择。分型方法是在治疗过程中根据双向牵引后及术中松解后的寰枢复位情况进行临床动态分型，将寰枢椎脱位分为可复型、难复型和不可复型（图 2-3-2）。入院经过头颈双向牵引 1 周左右能达复位且脊髓压迫症状基本消失者为可复型；不能复位或复位不理想的为难复型；经前路松解术后试行双向牵引，在此情况下仍不能复位的为不可复型。据此分型选择相应的治疗方法：可复型一般采取寰枢椎后路融合，即 Magerl、Brooks、Apofix 寰枢椎固定融合术；难复型和不可复型宜采用经口咽前路减压松解复位+后路寰枢椎融合或枕颈融合联合手术。

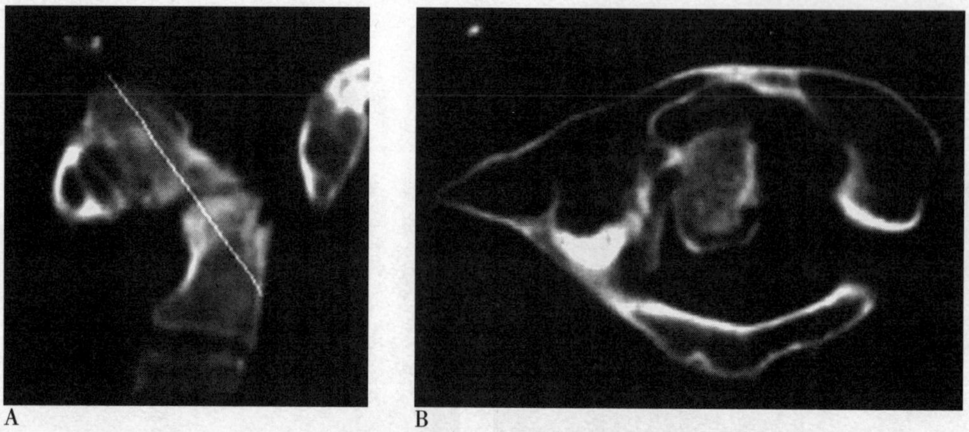

图 2-3-2　不可复型寰枢椎脱位骨性融合 CT 断层片。A. 矢状位；B. 水平位。

（二）适应证

1. 先天性齿突发育畸形、颅底凹陷、Arnold-Chiari 畸形、类风湿性关节炎及齿突陈旧性骨折、寰椎横韧带断裂瘢痕形成等各种疾患引起的寰枢椎前脱位，延髓、脊髓的前后方同时受压，单纯前路或后路手术无法获得脊髓充分减压者。

2. 以上各种疾患引起的寰枢椎后脱位，行单纯经口前路松解复位手术后，脊髓后方可能受到后弓瘢痕组织压迫者。

3. 术前经正规的头颈双向牵引 1~2 周不能获得复位的难复型寰枢椎脱位，脊髓压迫症状没有缓解。

4. 难复型寰枢椎脱位尤其是陈旧性齿突骨折移位已畸形愈合的病例，在经口松解减压后寰枢椎之间已有松动迹象，但尚未获得充分复位者。

5. 颅脊交界区畸形，延髓、脊髓受压主要来自腹侧，需经口前路减压，减压后寰枢不稳者。

（三）禁忌证

1. 张口受限，门齿间距小于 25mm 者。

2. 口咽部炎症尚未控制者。

3. 一般状况差，难以耐受较长时间手术者。

（四）手术操作

1. 术前准备　入院即行头颈双向牵引 1~2 周。术前做如下准备：①检查口腔情况，治疗口腔炎、副鼻窦炎及扁桃体炎。②清洁口腔，杜氏漱口液或 3%硼酸液漱口 3~4 天。③口咽部超声雾化 3~4 天。④术前经鼻腔插胃管。

2. 气管切开插管或经鼻插管全麻，仰卧位，维持头颅牵引。

3. 口腔常规清洁处理后，碘伏彻底消毒面部、口腔及咽部。

4. Codman 口腔撑开器显露口咽部，沿中线纵形切开咽后壁 3~4cm。

5. 分开头长肌和颈长肌并向两侧牵开，显露寰枢椎前部结构和 C_1~C_2 关节。

6. 用高速磨钻切除 10~14mm 宽的寰椎前弓和枢椎齿突，清除齿突周围的瘢痕组织或切除已畸形愈合的骨痂，直至脊髓前方彻底减压，并切除侧块小关节附近的瘢痕组织，打磨小关节软骨，予以有效松解。

7. 颈后路减压及内固定术　改为俯卧位，维持头颅牵引（图 2-3-3），行枕颈后正中纵切口，分离显露枕骨背部、寰椎后结节和 C_2~C_4 棘突和椎板。

8. 若脊髓背侧有压迫，则切除寰椎后弓，予以脊髓背侧减压，对枕骨大孔区畸形、颅后窝狭小、脊髓背侧受压者，则行枕骨大孔开大减压。

9. 行后路寰枢或枕颈内固定（即 C_1~C_2 椎弓根钉棒、Magerl、Brooks、Apofix 寰枢椎固定或枕颈 CD、Cervifix、Summit 等枕颈固定融合术）（图 2–3–4，图 2–3–5，图 2–3–6）。

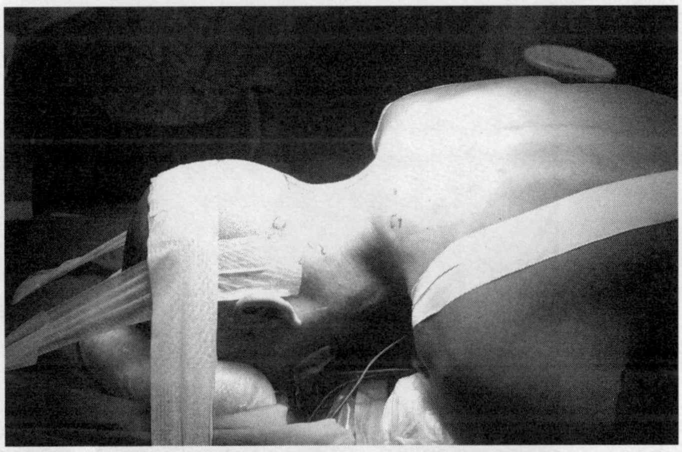

图 2–3–3　体位

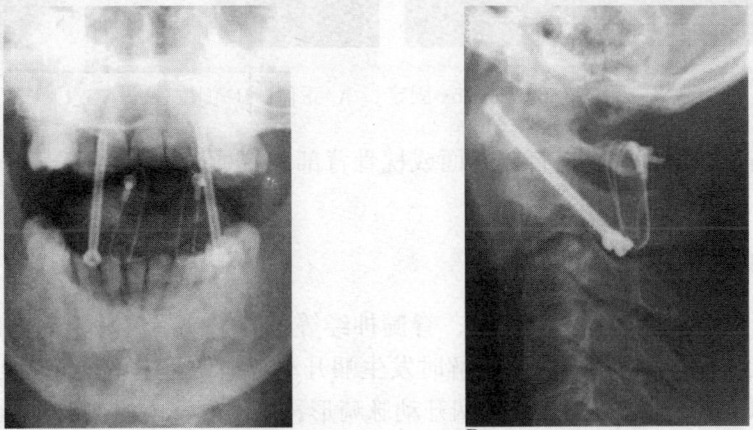

A　B

图 2–3–4　Magerl+Brooks 固定。A. 正位；B. 侧位。

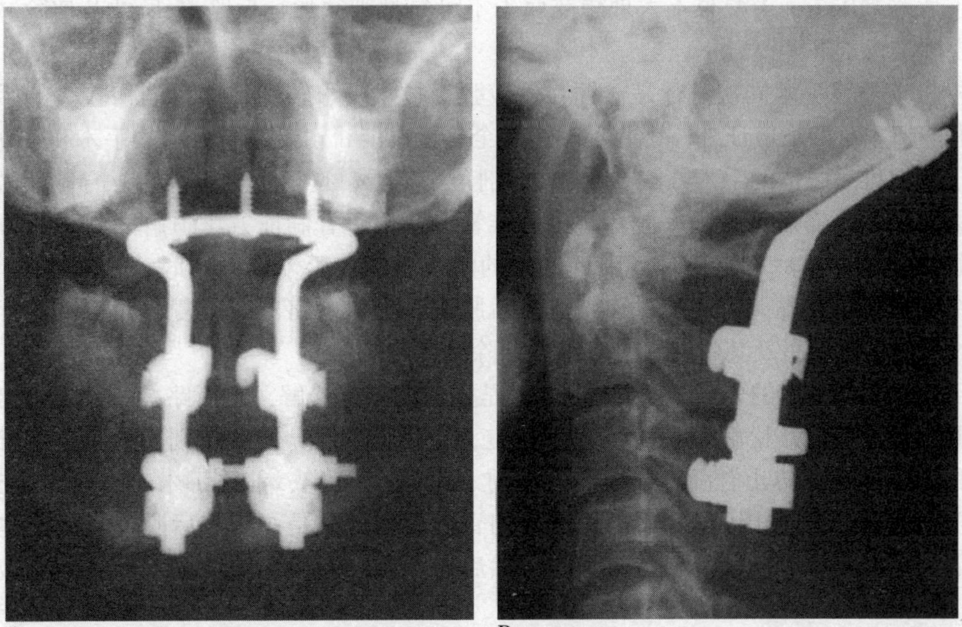

A　B

图 2–3–5　枕颈 CD 固定。A. 正位；B. 侧位。

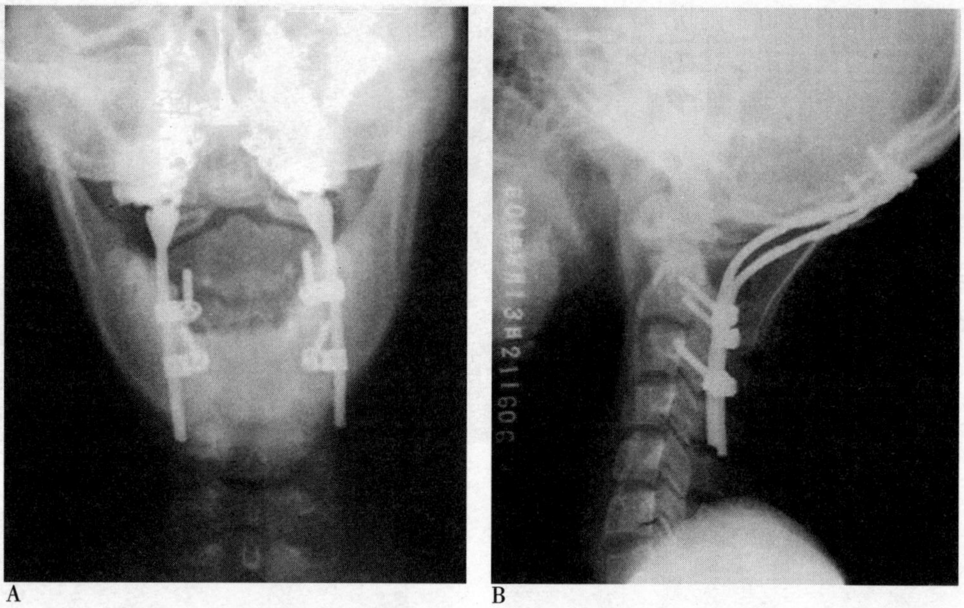

A B

图 2-3-6 Cervifix 固定。A. 正位；B. 侧位。

10. 植骨 用高速磨钻打磨寰枢背侧骨面或枕骨背部和 C_2、C_3 椎板骨面，取自体髂骨块移植于相应骨面。

（五）手术难点和注意事项

1. 上颈段解剖特殊，毗邻有重要血管、脊髓神经等，若术中不慎易引起脊髓神经损伤和椎动脉损伤。作者遇到 1 例在行经口前路松解时发生咽升动脉损伤，术中出现不可控制的大出血，填塞压迫止血后，即行介入造影，发现为咽升动脉畸形，采用血管内栓塞而止血。

2. 需要后路减压的问题 原则上应根据椎管造影或 MR 扫描显示颈脊髓后方是否存在受压因素而定，一般来说，难复型寰枢椎前脱位经前路减压松解后若能理想复位，后路手术仅行相应固定，毋须后路减压；而若复位不太理想或属于不可复型则须加行后路 C_1 后结节切除减压、枕颈植骨融合固定术。

3. 寰枢椎前后路手术同次进行是一针对性较强、技术要求较高、手术创伤较大的手术，除了严格掌握病情本身的适应证外，还要了解病人全身情况能否耐受较长时间的手术和创伤。

4. 关于寰枢椎后脱位的手术方法 从病理解剖角度来看，寰枢椎后脱位时，脊髓后方无明显骨性致压物，似乎不需后路减压。但有时术后椎管造影显示脊髓前方压迫解除，而后方则显示有压迫，且致压物并非后弓，而是其附近增生的瘢痕组织，手术内固定时，使寰椎向前复位，使瘢痕组织向前压迫脊髓。因此，对于寰枢椎后脱位者经口前路行减压复位之后，在行后路内固定的同时可能需行后弓及其附近瘢痕组织的切除减压。

5. 关于前、后路手术的先后顺序问题 一般是先前路减压松解，再后路减压固定，这样有利于复位，但由于术中前路松解后 C_1、C_2 极不稳定，更换体位时一定要特别小心，注意维持纵向头颈牵引和轴线翻身，防止脊髓意外损伤。术前 Halo 架外固定，前路手术时拆除前方支撑杆，翻身时再重新固定，可防止因松解后不稳造成的脊髓损伤。只是在少数后脱位者或某些先天畸形，术前估计不能复位者，采用先后路固定，然后在颈椎已经稳定的情况下从容翻身做前路减压术。

（六）术后处理

①解除头颅牵引，卧床 1~2 周，颈托保护 3 个月。②口咽部超声雾化（庆大霉素 8 万 U，α

糜蛋白酶 5U）3 次/天，至伤口愈合，水肿消失，分泌物明显减少。③术后第 2 天早晨开始鼻饲营养，鼻饲维持至伤口愈合。④维持气管插管至堵管后能正常呼吸；经鼻插管可术后 48~72h 拔除。⑤常规使用抗生素。⑥地塞米松 10mg 或甲基泼尼松龙 40mg，连用 3 天。⑦20%甘露醇 200mL，每日 2 次。

（七）临床结果

作者治疗 12 例，获得 2~5 年的随访，平均随访 3.6 年。观察手术前后的临床症状、体征和影像学变化。按 JOA 评分法对手术前后的颈髓功能进行评定，术后改善率=（术后总分-术前总分）÷（17-术前总分）×100%（图 2-3-7）。结果显示，术后改善率为 14.3%~100%，平均 58.3%。除 1 例寰枢椎后脱位者术后效果较差外，其余 9 例术后症状和体征情况有较大的改善。影像学观察主要是脊髓减压情况，即测量比较椎管造影或 MRI 扫描颈髓矢状径的变化，并计算脊髓减压改善率。改善率=（术后矢状径-术前矢状径）÷（正常矢状径-术前矢状径）×100%；正常矢状径=（正常矢状径受压上端+受压矢状径正常上端）÷2。本组仅 10 例此项资料完整，术前 C_1、C_2 节段颈髓矢状径平均 3.4mm，术后平均 6.1mm，平均改善率 69%。术后 12 例全部固定节段骨性融合，所有病例均无内固定物折断、松动现象。术后颈椎活动功能近期受到一定影响，通过功能练习和下位颈椎的活动功能代偿基本能满足生活需要。

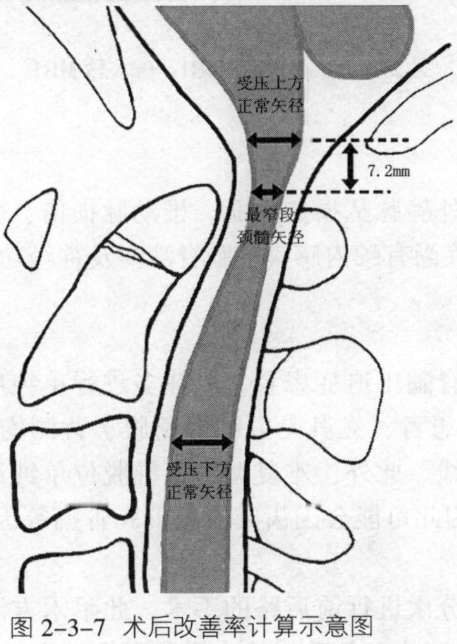

图 2-3-7　术后改善率计算示意图

（八）临床举例

病例：宗××，男性，37 岁，因颈部外伤后四肢麻木无力 6 年入院。查体：蹒跚步态，C_1、C_2 处有轻压痛，颈部旋转活动受限，双侧上肢痛觉减退，双侧 Hoffmann 征、Babinski 征、踝阵挛、髌阵挛均为阳性，左侧肢体肌力Ⅳ级，右侧肢体肌力Ⅴ级。放射学检查：X 线摄片示寰枢椎前脱位，陈旧性齿突骨折；MRI 示 C_1~C_2 段脊髓受压明显。入院诊断：陈旧性齿突骨折合并寰枢椎脱位。入院后经头颈双向牵引，寰椎复位幅度较小，在全麻下行一期经口咽前路减压+后路 Cervifix 枕颈融合术。术后颈围制动 2.5 个月。出院随访 8 年，复查 X 线片示寰枢骨融合良好，MRI 示脊髓减压充分，脊髓矢状径较术前明显增宽，椎管减压改善率达 82%。患者颈部症状消失，肢体麻木症状明显缓解，左侧下肢肌力恢复至Ⅴ级，病理反射消失（图 2-3-8）。

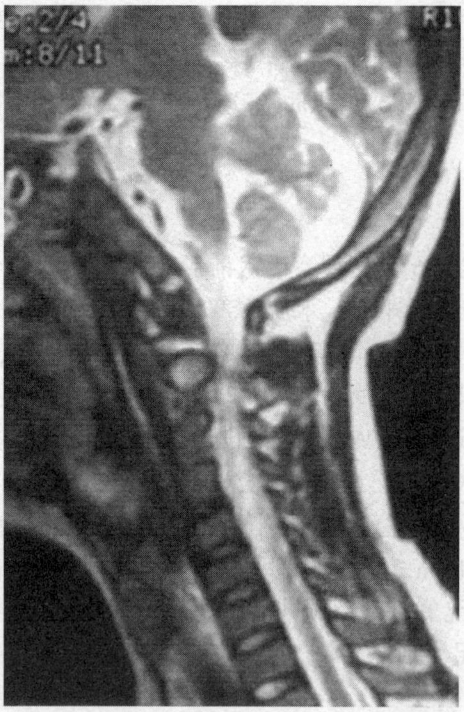

A

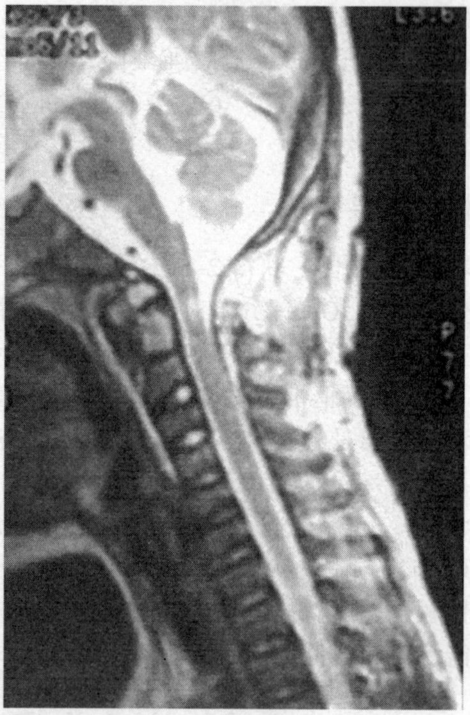

B

图 2-3-8　A. 术前 MRI；B.术后 MRI。

（九）并发症

可能的并发症包括：硬膜外静脉丛损伤出血、椎动脉损伤、变异的咽升动脉损伤、脊髓和硬脊膜损伤。此外的严重并发症尚有颅内感染、脑脊液漏及神经功能恶化等。

（十）评价

对于陈旧性寰枢椎脱位伴脊髓压迫症患者，以往多进行单纯后路或单纯前路手术。但单纯的前路或后路手术方法对此类患者，尤其是以颈脊髓腹、背侧均受压者，很少能够减压满意，尤其不能恢复枕颈部正常的力线。此外，难复型寰枢椎脱位单纯进行后路手术时，术中为求满意暴露 C_1~C_2 需要颈椎过屈，因此可能会因齿突、瘢痕和骨痂等因素造成脊髓腹侧的致命损伤，存在较大的脊髓损伤风险。

相对于单纯前路或后路或分次进行前后路的手术，此手术方法有以下优点：①前、后路手术同期进行，减压充分，效果明显。术后颈髓功能和影像学指标均获较大改善。若分次进行，往往因间歇期过长或一次术后稍有效果而放弃再次减压，失去较大恢复机会。②减压、复位、内固定同期进行，克服了需长时间头颈胸石膏外固定的弊病，减少病人的痛苦，病人易于接受。③在进行了前路松解减压之后再行后路手术，可以避免上述的单纯后路手术导致脊髓损伤的风险。④大大缩短了治疗期，利于早期下地、早期功能锻炼和康复。⑤同期进行相对于分期进行缩短了住院时间且减轻了患者的经济负担。

该术式仍存在一些不足之处：①复位仍有限，部分不可复型寰枢椎脱位病例不能完全复位。②部分病人由于枕颈固定了 C_0~C_4，颈椎功能丢失较多。③一次性手术创伤较大，麻醉时间及滞留手术室时间较长，对病人的耐受性提出了更高要求。④在松解减压再进行后路手术时带来的风险是在寰枢极度不稳的情况下，必须将患者从仰卧位改为俯卧位，以完成后路手术，既费时，又存在脊髓损伤的潜在风险。

笔者认为，经口咽前路减压与后路减压内固定同期进行是值得推荐的治疗难复性寰枢椎脱位伴脊髓压迫症的方法。建议应用该技术前在实验标本上实施操作训练及认真研究寰枢椎周围的特殊解剖结构，以提高手术的安全性。术前仔细研究影像学资料，对照研究进一步明确是否需要前后路同时进行减压，以及重点减压的部位，后路内固定手术设计的范围、固定节段等。手术科室应具备实施一期前后路手术必要的器械和设备。

（尹庆水 王智运）

参考文献

1 彭新生，陈立言，李佛保，等. 后路多轴螺钉–棒系统经侧块与椎弓根固定寰枢椎. 中山大学学报（医学科学版），2006，27（1）：93~96

2 彭新生，陈立言，李佛保，等. 经前方咽后入路脊髓减压治疗上颈椎后路融合术后畸形愈合并脊髓压迫. 中国脊柱脊髓杂志，2005，15（11）：87~90

3 党耕町，王超，阎明，等. 后路寰枢椎侧块钉板固定植骨融合术的临床初探. 中国脊柱脊髓杂志，2003，13（1）：7~10

4 谭军，贾连顺，侯梨升，等. C_2椎弓根拉力螺钉选择性治疗 Hangman 骨折. 中华骨科杂志，2002，22（11）：653~656

5 瞿东滨，钟世镇，徐达传. 枢椎椎弓根及其内固定的临床应用解剖. 中国临床解剖学杂志，1999，17：153~154

6 马向阳，钟世镇. 枢椎椎弓根螺钉固定的应用解剖学. 中华创伤杂志，2003，19（5）：274~276

7 尹庆水，刘景发，夏虹，等. 经口咽前、后路一期手术治疗难复性寰枢椎脱位伴脊髓压迫症. 中国脊柱脊髓杂志，2001，11（2）：100

8 艾福志，尹庆水，夏虹，等. 经口咽前路寰枢椎复位钢板的生物力学评价. 骨与关节损伤杂志，2003，18（5）：330

9 水涛，李捷，高永中. 经口入路颅颈交界区的显微外科解剖. 中华显微外科杂志，1997，20（1）：48

10 尹庆水，刘景发，夏虹，等. 经口咽前路枢椎体次全切除椎管减压术. 中国脊柱脊髓杂志，2004，14（1）：9~11

11 陈坚，刘浩. 前路经寰枢关节螺钉内固定术治疗创伤性寰–枢椎不稳的前期研究. 中国脊柱脊髓杂志，1999，9（2）：81~84

12 曹正霖，刘景发，钟世镇，等. 前路经寰枢外侧关节螺钉内固定术的生物力学评价. 中国矫形外科杂志，2003，11（5）：328~330

13 王超，党耕町，刘忠军. 前路经枢椎体寰椎侧块螺钉固定术. 中华骨科杂志，1999，19（8）：457~459

14 尹庆水，刘景发，夏虹，等. 寰枢椎脱位的临床分型、外科治疗和疗效评定. 中国脊柱脊髓杂志，2003，13（1）：38

15 刘景发，吴增晖，徐国洲，等. 寰枢椎骨折与脱位的外科治疗. 中华创伤杂志，1998，14：169~171

16 刘景发，孙博，徐国洲，等. 陈旧性寰枢椎脱位并截瘫的治疗. 中国脊柱脊髓杂志，1993，3：197~200

17 刘少喻，梁春祥，陈柏龄，等. 颈前路单枚中空加压螺钉内固定治疗齿突骨折. 中华骨科杂志. 2003，23：595

18 刘少喻，龙厚清，李佛保，等. 经颈前路单枚双头螺纹中空加压螺钉内固定治疗齿突骨折. 脊柱外科杂志. 2004，2：146~148

19 刘少喻，刘景发，黄山东，等. 齿突导针定位器在齿突骨折内固定中的应用. 中华骨科杂志，2001，21：209

20 Subach Br，Morone MA，Haid RW，et al. Management of acute odontoid fractures with singlescrew anterior fixation. Neurosurgery，1999，45：812~819

21 Lee SC，Chen JF，Lee ST. Management of acute odontoid fractures with single anterior screw fixation. J Clin Neurosci，2004，11（8）：890~895

22 Ochoa G. Surgical management of odontoid fractures. Injury，2005，36：54~64

23 Behari SS，Banerji DD，Trivedi PP，et al. Anterior retropharyngeal approach to the cervical spine. Neurol India，2001，49（4）：342~349

24 Boullosa JLR，Colli BO，Carlotti Jr CG，et al. Surgical management of axis’ traumatic spondylolisthesis. Arq

Neuropsiquiatr, 2004, 62 (3-B): 821~826
25 Brooks AL, Jenkins EB. Atlanto-axial arthrodesis by the wedge compression method. JBJS, 1978, 60A: 279~284
26 Crockard HA. Ventral approaches to the uppercervical spine. Orthopade, 1991, 20 (2): 140
27 Dickman CA, Sonntag VK. Posterior C_1~C_2 transarticular screw fixation for atlantoaxial arthrodesis. Neurosurgery, 1998, 43: 275~280
28 Ebraheim N, Rollins JR, Xu R, et al. Anatomic consideration of C_2 pedicle screw placement. Spine, 1996, 21: 691~694
29 Ebraheim NA, Xu R, Ahmad M, et al. The quantitative anatomy of the vertebral artery groove of the atlas and its relation to the posterior atlantoaxial approach. Spine, 1998, 23: 320~323
30 Goel A, Laheri V. Plate and screw fixation for atlantoaxial subluxation. Acta Neurochir (Wien), 1994, 129: 47~53
31 Goel A, Desai KI, Muzumdar DP. Atlantoaxial fixation using plate and screw method: A report of 160 treated patients. Neurosurgery, 2002, 51 (6): 1351~1357
32 Goel A. C_1~C_2 pedicle screw fixation with rigid cantilever beam construct: case report and technical note. Neurosurgery, 2002, 51: 853~854
33 Gorek J, Acaroglu E, Berven S, et al. Constructs incorporating intralaminar C_2 screws provide rigid stability for atlantoaxial fixation. Spine, 2005, 30 (13): 1513~1518
34 Harms J, Melcher RP. Posterior C_1~C_2 fusion with polyaxial screw and rod fixation. Spine, 2001, 26 (22): 2467~2471
35 Howington Ju, Kruse JJ, Awasthi D. Surgical anatomy of the C-2pedicle. J Neurosurg (S1), 2001, 95: 88~92
36 Jeanneret B, Magerl F. Primary posterior fusion $C_{1/2}$ in odontoid fractures: indications, tichnique, and results of transarticular screw fixation. J Spinal Disord, 1992, 5: 464~475
37 Kandziora F, Schulze SN, Khodadadyan KC, et al. Screw placement in transoral atlantoaxial plate systems: an anatomical study. J Neurosurg, 2001, 95 (S1): 80
38 Kanzdiora F, Pflugmacher R, Ludwig K, et al. Biomechanical comparison of four anterior atlantoaxial plate systems. J Neurosurg, 2002, 96 (S3): 313
39 Kerschbaumer F, Kandziora F, Klein C, et al. Transoral decompression, anterior plate fixation, and posterior wire fusion for irreducible atlantoaxial kyphosis in rheumatoid arthritis. Spine, 2000, 25 (20): 2708
40 Laus M, Pignatti G, Malaguti MC, et al. Anterior extraoral surgery to the upper cervical spine. Spine, 1996, 21 (14): 1687~1693
41 Lu J, Ebraheim NA, Yang H, et al. Anatomic consideration of anterior transarticular screw fixation for atlantoaxial instability. Spine, 1998, 23 (11): 1229~1236
42 Masatoshi S, Osamu K, Masanori I, et al. Atlantoaxial dislocation: A follow-up study of surgical results. Spine, 1997, 22 (7): 759~763
43 McAfee PC, Bohlman HH, Riley L Jr, et al. Anterior retropharyngeal approach to the upper part of the cervical spine. JBJS, 1987, 69A (9): 1371~1383
44 Madawi AA. Casey AT, Solanki GA, et al. Radiological and anatomical evaluation of the atlantoaxial transarticular screw fixation technique. J Neurosurg, 1997, 86: 961~968
45 Moussa AH, Nitta M, Symon L. The result of anteriorcervical fusion in cervical spondylosis; review of 125 cases. Acta Meurochir, 1983, 68 (34): 277
46 Masatoshi S, Osamu K, Masanori I, et al. Atlantoaxial dislocation: A follow-up study of surgical results. Spine, 1997, 22 (7): 759~763
47 Melcher RP, Puttlitz CM, Kleinstueck FS, et al. Biomechanical testing of posterior atlantoaxial fixation techniques. Spine, 2002, 27: 2435~2440
48 Moon MS, Moon JL, Moon YW, et al. Traumatic spondylolisthesis of the axis: 42 cases. Bull Hosp Jt Dis, 2001, 60 (2): 61~66
49 Paramore CG, Dickman CA, Sonntag VKH. The anatomical suitability of the C_1~C_2 complex for transarticular screw

fixation. J Neurosurg，1996，85：221~224

50 Resnick DK，Benzel EC. C_1~C_2 pedicle screw fixation with rigid cantilever beam construct：case report and technical note. Neurosurgery，2002，50：426~428

51 Subin B，Liu JF，Marshall GJ，et al. Transoral anterior decompres sion with spinal cord compression. Spine，1995，20：1233~1240

52 Sanjiv S，Anil Kumar S，Vikas G，et al. Surgical management and outcome of tuberculous atlantoaxial dislocation：A 15-year experience. Neurosurgery，2003，52（2）：331~339

53 Samaha C，Lazennec JY，Laporte C，et al. Hangman's fracture：the relationship between asymmetry and instability. JBJS，2000，82B：1046~1052

54 Taller S，Suchomel P，Lukas R，et al. CT-guided internal fixation of a Hangman's fracture. Eur Spine J 2000，9：393~397

55 Wright NM，Lauryssen C. Vertebral artery injury in C_1~C_2 transarticular screw fixation：Results of a survey of the AANS/CNS section on disorders of the spine and peripheral nerves. J Neurosurg，1998，88：634~640

56 Wright NM. Posterior C_2 fixation using bilateral，crossing C_2 laminal screws：case series and technical note. J Spinal Disord Tech，2004，17（2）：158~162

57 Xu R，Raduad MC，Ebraiheim NA，et al. Motphology of the second cervical vertebra and the posterior projection of the C_2 pedicle axis. Spine，1997，22：493~500

第三章 下颈椎手术

第一节 下颈椎前路手术

一、前路 $C_{2/3}$ 椎间盘切除减压固定术

（一）设计思路

下颈椎前路病灶切除、脊髓减压及固定最常采用的手术入路是颈前横切口或胸锁乳突肌前斜切口，于血管鞘与内脏鞘之间进入椎前。而上颈椎前路病灶切除、脊髓减压及固定可经口咽入路或前方咽后入路，甚至是劈开下颌入路。前方咽后入路不经口腔，减少了感染的机会，且显露良好，可显露从斜坡到 C_4。对于上颈椎与下颈椎交界处 C_2~C_3 的病变，手术入路的选择仍没有定论，如采用下颈椎前路手术的入路，常很难显露到 $C_{2/3}$ 椎间盘与椎体。因此，很多医生采用上前方咽后入路处理 C_2~C_3 病变。但此入路局部解剖相对复杂，如按标准的前方咽后入路手术，需切除颌下腺、结扎多条动脉、涉及多条神经，手术创伤大。我们的手术经验，发现采用简化的前方咽后入路能完成 $C_{2/3}$ 椎间盘切除及钢板固定，取得了很好的显露效果。

（二）适应证

$C_{2/3}$ 椎间盘突出症；C_2、C_3 节段脊髓型颈椎病；Hangman 骨折并 $C_{2/3}$ 椎间盘损伤。

（三）禁忌证

同时伴 C_2 椎体的病变，需行 C_2 椎体切除时显露困难，是相对禁忌证。应采用标准的前方咽后入路。

（四）手术操作

1. 气管插管全身麻醉，肩背部垫高，颈部背伸。Hangman 骨折患者术中颅骨牵引。

2. 胸锁乳突肌前缘切口，自下颌角下 2cm 至甲状软骨水平，也可采用下颌下约 3cm 的颈前路横行切口，切开皮肤、浅筋膜和颈阔肌，切开胸锁乳突肌内侧的颈深筋膜的浅层，触摸颈动脉，于颈动脉的内侧钝性分开筋膜，到达椎体前方（图 3-1-1）。该入路与下颈椎相同，但进入点在喉上神经与甲状腺上动脉上方，舌动脉的下方，将切口上下筋膜切开，使切口扩大，将动脉鞘牵向外侧，喉咽牵向内侧，显露出椎前筋膜，纵向切开椎前筋膜，暴露颈长肌，后者纵向走行。两侧颈长肌在 C_2 椎体前靠近。用两侧颈长肌的会合点来确定正中线。

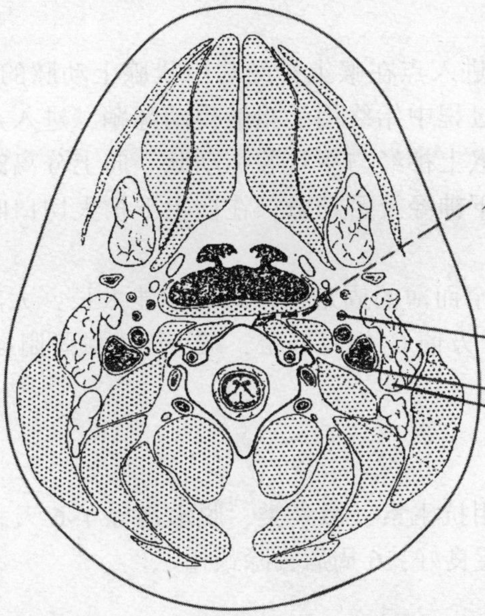

图 3-1-1　在颈动脉前进入椎前

3. 将颈长肌向两侧剥离，并牵开两侧颈长肌，显露出 C_2、C_3 椎体前方。

4. 确定 $C_{2/3}$ 椎间盘，并切开椎间盘，取出部分椎间盘后，应用椎间撑开器将椎间隙撑开，Hangman 骨折脱位患者，通过撑开可进一步复位 C_2 椎体。完全去除 $C_{2/3}$ 椎间盘，显露后纵韧带，必要时切除后纵韧带及椎体后缘骨赘，使脊髓完全减压。

5. 将上下终板处理后，取三面皮质髂骨或植入替代骨植于椎间隙，选择长度适合的钛合金带锁钢板，并调整钢板的曲度以适配 C_2、C_3 处生理弯曲，安置钢板于 C_2、C_3 椎体前。12mm 钻头钻孔，攻丝后拧入长度为 12mm 的螺钉，注意进钉角度与位置（图 3-1-2）。术中前后位和侧位 X 线透视观察钢板、螺钉位置（图 3-1-3）。

6. 冲洗、止血后放置负压引流管，逐层缝合闭合切口。

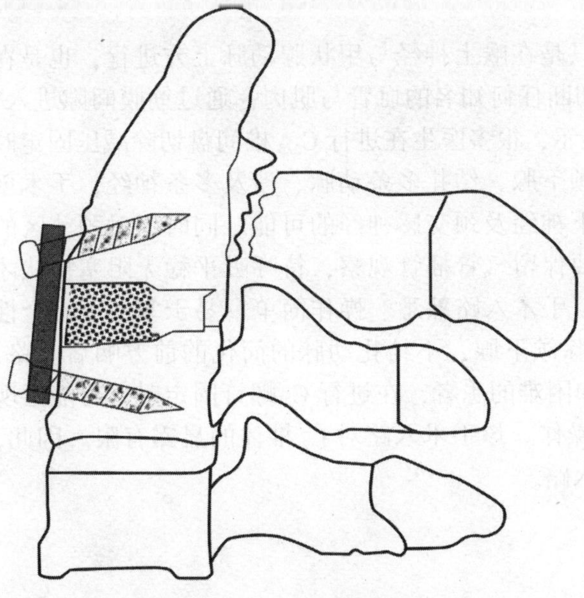

图 3-1-2　C_2、C_3 间植骨固定

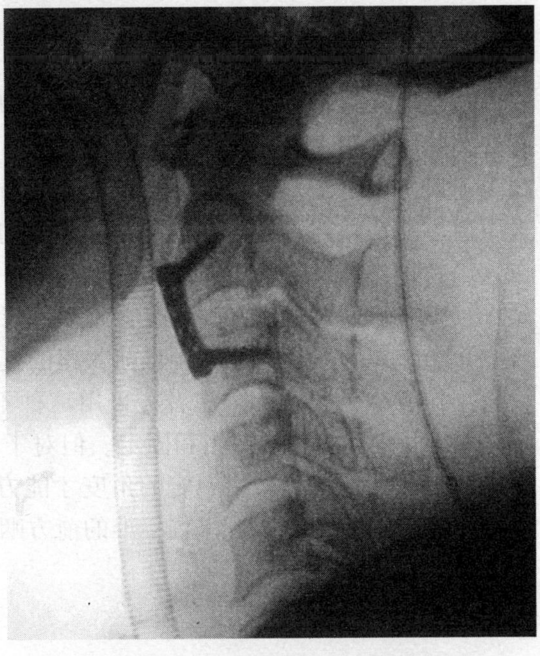

图 3-1-3　透视检查复位及内固定位置

（五）手术难点和注意事项

手术难点在于手术显露。由于进入点在喉上神经与甲状腺上动脉的上方，舌动脉的下方，进入椎前时用钝性分离筋膜，分离过程中始终用手指触摸动脉鞘，进入点在动脉鞘的内侧。在向远侧分离扩大切口时，注意保护喉上神经与甲状腺上动脉。向上分离时可能见到颌下腺，将其向上牵开，注意保护其深面的舌下神经及舌动脉，在向上下扩大切口时，均用血管钳分离并切开筋膜，防止损伤上述结构。

因 C_2、C_3 椎体较窄小，应选用窄而薄的固定板，螺钉不能太长，大部分 12mm 适合。选用螺钉与固定板能向上成角的内固定，方便 C_2 螺钉固定，减少因下颌骨阻挡而影响 C_2 螺钉固定的情况发生。

（六）术后处理

术后常规行雾化吸入 3 天，应用抗生素、激素类、脱水剂等 4~6 天。术后第 2 天起可在颈托固定保护下坐起，复查 X 线片位置良好，6 周后去除颈托。

（七）临床结果

刘立岷等采用该入路治疗 11 例患者，均成功显露出 C_1~C_4 椎体前方及椎间盘，并完成椎间松解术、病灶清除术、减压融合内固定术。无颈部重要结构损伤，1 例患者有一过性声嘶，患者术后的感觉、肌力均有所恢复。刘立岷等也认为该入路可显露高位颈椎前方，损伤小、显露简单充分、且切口并发症少，为较理想的暴露途径。作者采用该入路行 C_2~C_3 固定 8 例，取得了良好的显露，全部完成减压与固定操作。

（八）临床举例

病例：陈××，男，40 岁，车祸伤颈部，疼痛，功能障碍。颈椎 X 线及 CT 扫描显示 C_2 椎弓骨折，Ⅱ型。颅骨牵引复位，前路 $C_{2/3}$ 椎间盘切除，植骨融合，钛板固定（图 3–1–4）。

（九）并发症

主要包括喉上神经损伤、舌下神经损伤、椎动脉损伤、脊髓损伤等。

（十）评价

该手术入路与下颈椎前路手术入路相似，只是在喉上神经与甲状腺动脉上方进行，也是在血管鞘与内脏鞘之间进入椎前。除浅静脉外不切断任何知名的血管与肌肉，通过筋膜间隙进入，减少了损伤与出血。手术也能较快完成。文献显示，很多医生在进行 $C_{2/3}$ 椎间盘切除减压固定时采用前方咽后入路，按标准的入路手术，切除颌下腺、结扎多条动脉、涉及多条神经，手术创伤大。有损伤面神经下颌缘支、喉上神经、舌下神经及颈交感神经的可能。同时因对颈前区的操作较多，术后颈前区水肿明显，术后患者需要保留气管插管观察，待呼吸平稳无阻塞症状才可拔管。该入路是经典的下颈椎前入路的延续，手术入路熟悉、操作简单、易于掌握，安全性较高。作者认为对大部分患者，采用这种不切除颌下腺、不结扎动脉的简化的前方咽后入路，能完成 $C_{2/3}$ 椎间盘切除减压和固定。但对于后仰困难的患者，在进行 C_2 螺钉固定时，可能出现下颌骨阻挡的情况，采用一定的角度才能方便操作。该手术入路对 C_2 椎体的显露有限。因此，对 C_2 椎体切除不适合，应采用标准的前方咽后入路。

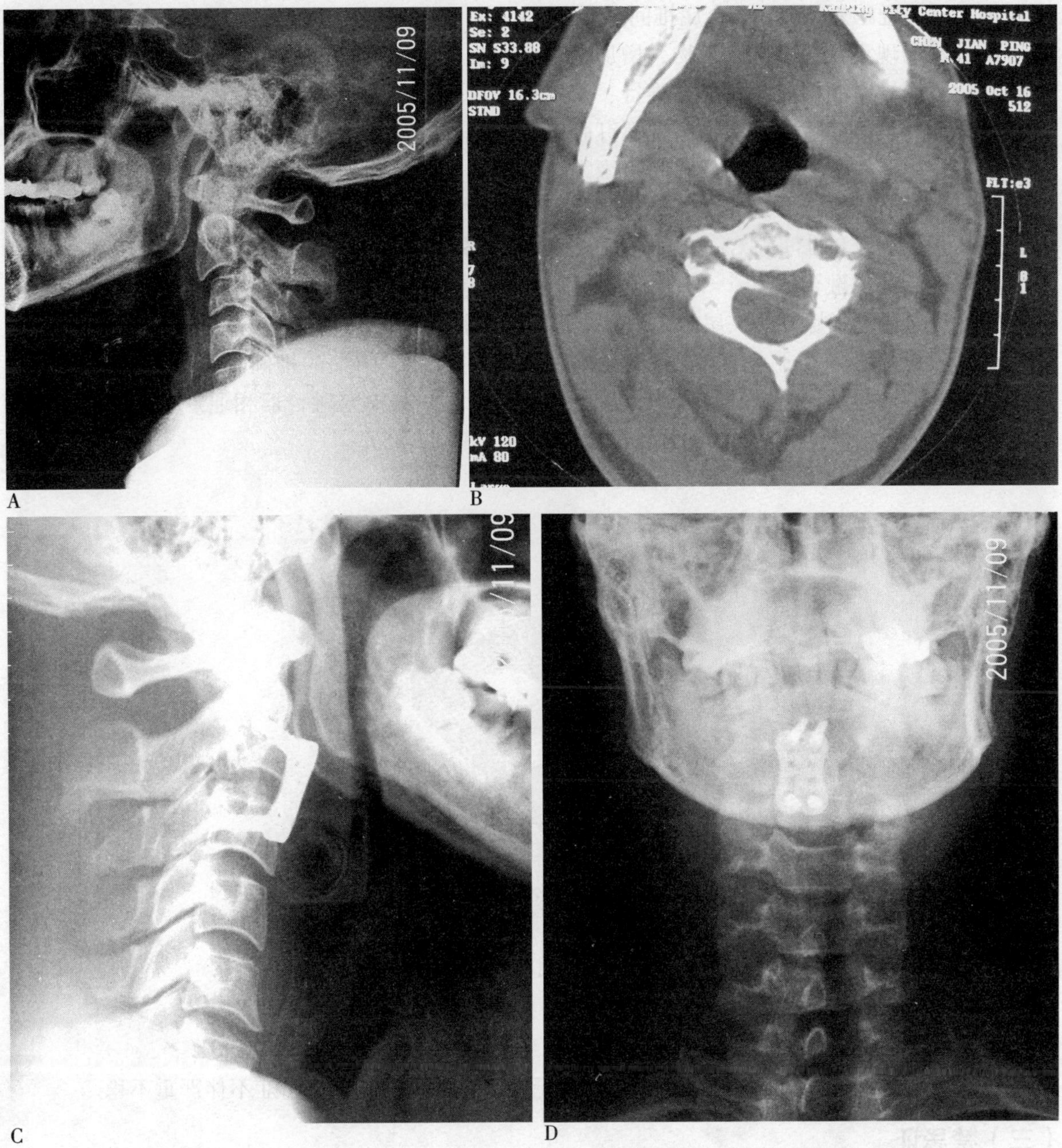

图 3-1-4　Ⅱ型 C_2 椎弓骨折，前路融合固定。A. 术前；B. CT 平扫；C，D. 术后。

二、前路椎间盘切除减压 PCB 固定融合术

（一）设计思路

自 1958 年 Smith 和 Robinson 首先报道颈椎前路减压融合术以来，颈椎前路减压椎体间融合是治疗脊髓型与根型颈椎病广泛接受的方法。减压目的是恢复神经功能；融合目的是提供稳定，防止椎间异常活动导致神经进一步损伤，保持脊柱对线，维持椎间高度，保持疗效，防止复发。自体三面皮质髂骨是颈椎前路融合的金标准。由于取骨带来较多的并发症，报道发生率可高达 36%，异体骨是一种替代选择。但异体髂骨因强度较差，术后不融合率与椎间高度丢失较高。因此，目前应用较多的是异体腓骨。传统的自体骨植骨及异体骨植骨均需较长时间外固定和颈椎制动。除取骨并发症，手术节段的椎间隙高度下降和随之的颈椎力线改变是邻近节段退变的主

要原因之一。近年来，圆柱形金属椎间融合器（Cage）在临床应用取得良好疗效。但其融合的面积有限，又出现了盒式中空植入物，增加融合面积，但它们及时稳定脊柱的能力降低，同时需要辅助钛板固定。颈椎前路钛板在维持、稳定植骨块，恢复颈椎力线和提供手术节段的及时稳定性方面均有良好的疗效，但也出现螺钉脱出、断裂、二次手术以及因应力遮挡效应使其中一部分患者发生不融合，且当相邻椎间后缘为喇叭样减压时，即使有钛板固定，植骨块也有向后突出的可能。对于跳跃节段的患者，前路钢板的应用就受到限制。为克服上述缺点，一种从设计上兼具颈椎钛板和椎间隙 Cage 支撑的新型颈椎前路内固定系统——PCB 已在临床应用。这种钛合金材料制成的融合器-板一体化颈椎内固定系统包括一个带一体化钛板的中空椎间融合器。内聚式螺钉设计利于螺钉的头尾方向内收定位。钢板被轻轻地预弯以恢复丢失的颈椎前凸角度。钢板的翼呈倾斜状以利于多节段融合时在邻近椎体的操作。中空的椎间融合器按照椎间隙上、下终板的解剖形态设计。在其前方中央有一卵圆形小孔，与中空融合器相通。融合器侧面的上缘呈凸面，利于与椎体下表面的凹形面的最佳接触（图 3-1-5）。

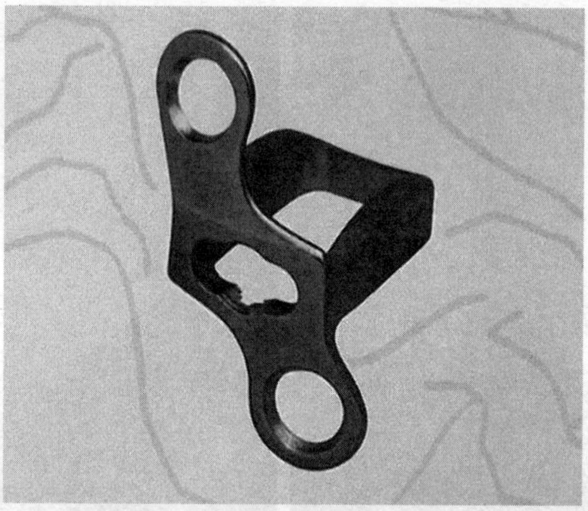

图 3-1-5　PCB 固定融合器

（二）适应证

脊髓型颈椎病；严重根型颈椎病保守治疗无效；急性颈椎间盘突出症不伴严重不稳。

（三）禁忌证

各种不能接受颈椎前路手术的患者；需椎体开槽减压的患者也无法应用。

（四）手术操作

1. 颈丛加局麻或气管内麻，仰卧位，肩部垫高头后仰，诱发电位监护脊髓功能。

2. 颈前右侧或左侧横弧形切口，自颈动脉鞘和颈内脏鞘之间进入椎前间隙，切开椎前筋膜，显露椎间隙，透视定位后，行颈椎间盘切除术。

3. 将颈长肌向两侧分离，自动牵开器或颈椎拉钩牵开颈动脉鞘和颈内脏鞘及颈长肌。

4. 切开椎间盘，切除前方骨赘，应用椎体撑开器撑开椎间隙，清除椎间盘后缘组织（图 3-1-6），切除增厚的后纵韧带，磨钻或超薄椎板咬骨钳去除椎体后缘增生的骨赘，显露硬膜，完成减压。

5. 术前在病人 X 线片上测量欲固定节段椎间隙的高度、椎体前后径和横径，再减去 X 线片放大率，估计所用 PCB 的型号。术中再次测量合适型号的 PCB，用握持器将 PCB 置入，放开椎体撑开器（图 3-1-7）。

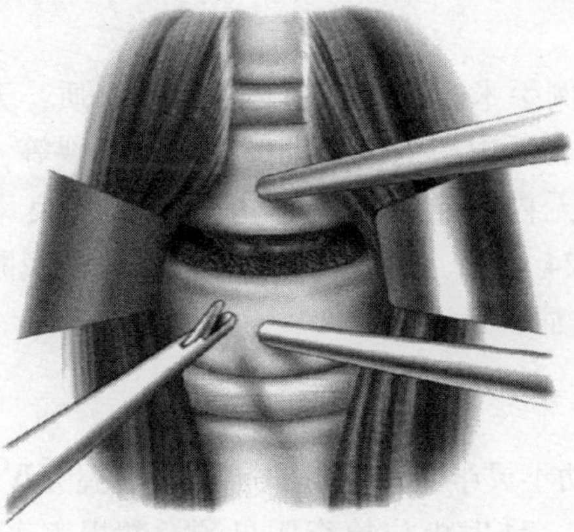

图 3-1-6 椎间盘切除减压

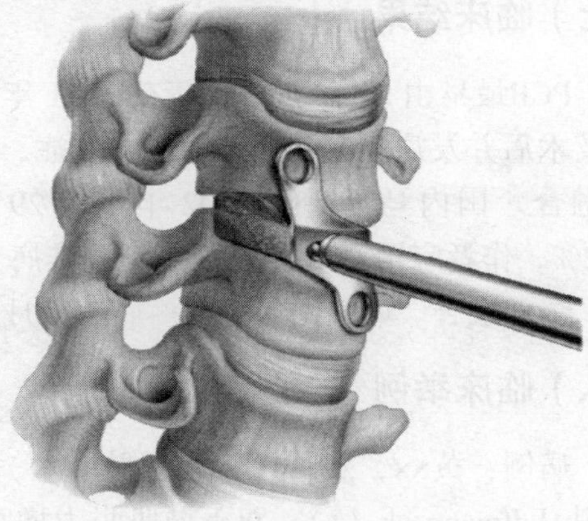

图 3-1-7 植入 PCB

6. 自攻螺钉固定 PCB 于上下椎体，仅用单皮质固定，选择合适长度的螺钉便可提供坚强的固定（图 3-1-8）。通过 PCB 的卵圆形孔可以清楚地看到终板，有利于螺钉的头尾侧定位，这样，螺钉便可安全地置入而无相应损害。取自体髂骨或异体骨通过卵圆孔填入间隙融合（图 3-1-9）。

7. X 线证实满意后，冲洗伤口，放置引流管，缝合切口。

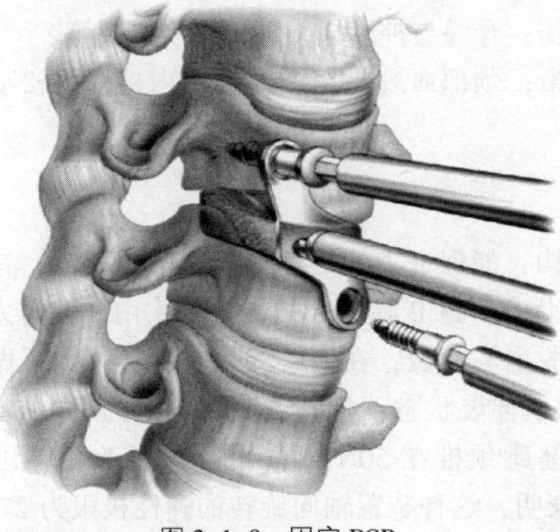

图 3-1-8 固定 PCB

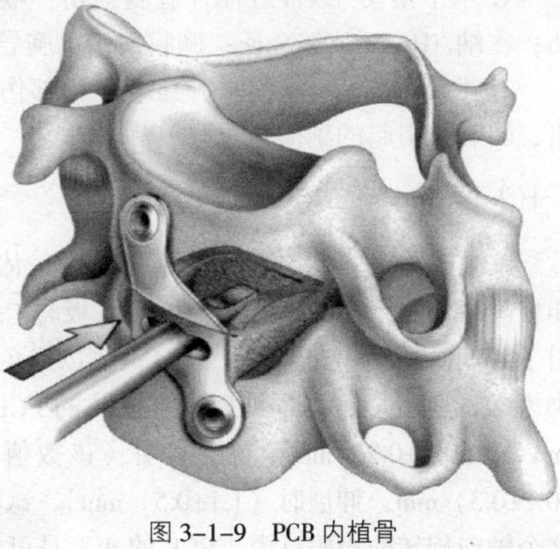

图 3-1-9 PCB 内植骨

（五）手术难点和注意事项

与常规颈前路减压一样，彻底减压又不损伤脊髓是手术难点。术中应注意：①应用椎体撑开器时，为使在安置 PCB 时方便，不需取出撑开器，在安置撑开器螺钉时有轻度的对角，即上位椎体螺钉偏向左侧，下位椎体偏向右侧。②PCB 的弧面向上。③可在植入 PCB 前将植骨装入 PCB 内，固定后再添加植骨。④对双节段病人应用 PCB 时要注意术前对 PCB 翼状钢板的挑选。由于国人椎体较小，固定时可能出现 PCB 相邻翼状钢板重叠，无法置入螺钉固定。⑤终板不需要过多切除，以免相邻椎体未融合时椎体塌陷或增加固定螺钉载荷，发生螺钉脱出。⑥根据椎间隙的高度正确选择适合的型号，使 PCB 置入后与上下位终板紧密接触，保证其术后稳定性和提高植骨融合率。

（六）术后处理

术后用软围领行颈椎制动，至术后 3~4 周，不限制下床活动。常规抗生素及激素治疗 3 天。记录术中出血量，观察脊髓功能及呼吸情况。

（七）临床结果

PCB最早由Samandouras等在2001年报道，他们29例手术全部采用自体髂骨骨松质，无术中及术后并发症，取骨处无明显并发症。随访5~24个月，无内植入物松动、脱出及断裂等，全部融合。国内马远征等2002年报道29例该手术，也无内固定及取骨区并发症，优良率为86.2%。作者应用PCB治疗脊髓型颈椎病15例，随访4~24个月。无内植入物松动、脱出及断裂等，全部融合。取骨处除1例疼痛3个月外，无其他并发症。

（八）临床举例

病例：黄××，女，41岁。四肢麻木，上肢无力、活动不灵半年入院。查体：右手握力Ⅳ级，双侧Hoffmann征（+），双下肢肌张力增高，踝阵挛（+）。诱发电位检查明显颈脊髓损害表现。MRI示$C_{4/5}$椎间盘突出、骨赘增生，该平面脊髓前方明显受压。诊断为脊髓型颈椎病。行前路$C_{4/5}$椎间盘切除减压PCB固定融合术。术后症状消失。无并发症（图3-1-10）。

（九）并发症

与常规颈椎前路手术相似。

1. 术中损伤　颈椎过伸性脊髓损伤；喉上神经和喉返神经损伤；食管及气管损伤；血管损伤；霍纳（Horner）综合征；胸膜损伤；胸导管损伤；脊髓与神经损伤；硬脊膜撕裂等。

2. 术后并发症　喉头水肿痉挛；颈部伤口感染；颈部血肿；供骨区痛；内植入物松动、脱出、断裂及引起的副损伤；假关节形成等。

（十）评价

PCB是一种椎间融合器和钢板连成一体的结构，能保证力线迅速纠正和坚强固定，其外形和椎间隙解剖形态相适应。结合了钛板与Cage的优点。PCB具有一些优势：①由于轴向力量作用于椎间隙，而不是作用于螺钉，可以避免螺钉脱出与断裂，在新鲜的人类尸体骨上所做的生物力学试验表明，为颈椎病患者安放的PCB压缩或伸展状态下位置改变值分别为（0.18±0.05）mm和（0.4±0.2）mm。结果表明，该数值低于健康颈椎在50N力作用下力学改变［压缩时（0.7±0.3）mm，伸展时（1.1±0.5）mm］。试验还表明，这种装置轴向旋转的弹性极限为27°。在这个轴向旋转的极限以内，PCB的变形是可逆的，内植物不会失败。在27°~70°之间PCB会持久地变形，但不会有断裂的危险。在大于70°旋转时会导致内植物的断裂。这一数值超过了公认的人类健康颈椎断裂极限的角度。②少量骨屑的应用与骨块不同，可以减少供骨区并发症，特别在前后路联合手术时，Cage内可装入棘突骨，免去了取骨。③植入方法较简单，其手术安全性良好。④手术后即时稳定性超过单用笼状椎间植入装置，可不用外固定或只有简单软性颈围。从文献及作者的临床经验看，也支持上述优势。

按设计PCB椎间隙植骨片是通过前方的小孔放置的，但对于颈椎病患者，由于除椎间盘组织突出外，还有后方骨赘及增生的后纵韧带，减压时需清除椎体后方骨性组织，造成PCB椎间隙后部与减压后的椎间隙不匹配。解决的办法是在植入前如将骨块预置入Cage内，骨块高度可超过Cage的高度，植入后既无植骨块脱落的风险，又可促进椎间融合。PCB植入后，其螺钉位置相对固定，当螺钉植入失败时，无法改变螺钉孔位置是其缺点之一。另外，对于需广泛减压行椎体切除或切除上下终板的患者，PCB不能使用。与其他Cage一样，对融合的判断有一定困难。由于临床应用病例有限，且时间不长，需进一步的临床观察和研究。

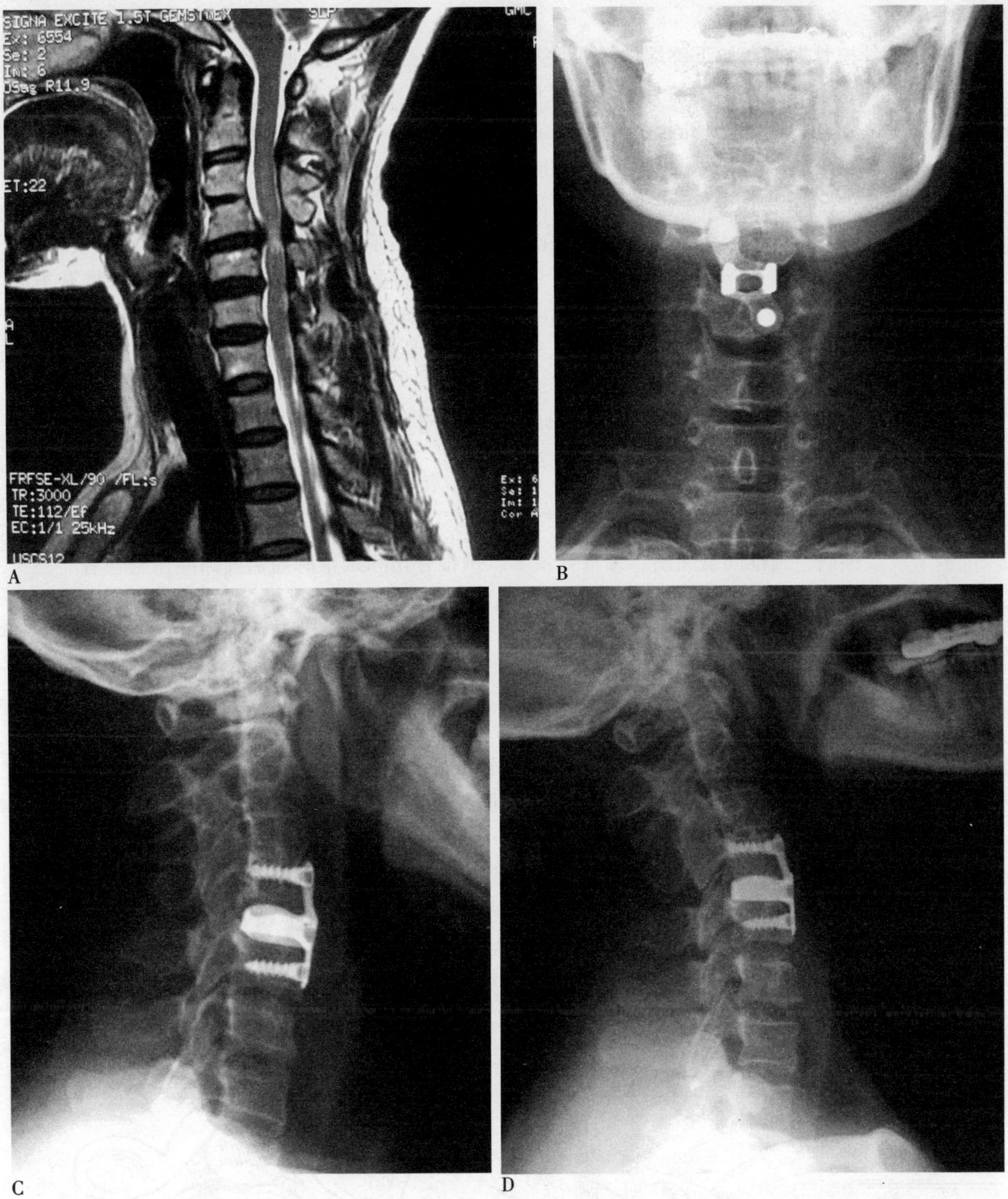

图 3-1-10　前路 $C_{4/5}$ 椎间盘切除减压 PCB 固定融合。A. 术前 MRI；B. 术后正位片；C. 术后侧位片；D. 术后 1 年随访片。

（彭新生）

三、颈椎前路椎体次全切除减压钛网重建钛板固定术

（一）设计思路

1955 年 Smith 和 Robinson 首次采用颈椎前路椎间盘切除椎间植骨术治疗脊髓型颈椎病。近 30 年来，前路减压植骨术已广泛用于颈椎病治疗。三面皮质髂骨自体植骨是颈椎传统前路植骨

术的金标准。

前路髂骨植骨术存在如下弊端：植骨块移位、滑脱；植骨块吸收、塌陷，颈椎生理曲度变直，甚至反曲；有一定比例的植骨不愈合或假关节形成，文献报道高达 26%，多节段融合假关节发生率更高；需长期辅助外固定，增加了患者痛苦，进一步损失了颈椎功能。近年来，髂骨供骨区并发症越来越受到关注，发生率约 20%~30%，如：血肿，长期疼痛，皮神经损伤，髂骨骨折，深部感染，内脏疝出等。

1986 年 Morscher 首次将颈椎带锁钢板应用于颈椎前路手术。钢板能有效防止植骨块移位、滑脱，较好维持颈椎椎间高度和生理曲度，并能促进植骨融合。而且钢板固定可使颈椎获得即刻稳定性，便于术后护理和康复。同年，Riew 首次将椎体减压的碎骨块填充到钛网空腔内，替代髂骨植骨块，用于胸腰椎前路减压重建，无需再取髂骨植骨。这两项技术的结合，有效地解决了上述两大难题。

1999 年 Majd 等报道采用前路椎体次全切除减压钛网重建钢板固定术治疗颈椎疾患，取得良好效果。此后，有关该术式报道开始逐渐增多。

（二）适应证

多节段颈椎病、颈椎间盘突出、颈椎管狭窄、颈椎外伤和颈椎肿瘤需前路减压融合者。

（三）禁忌证

骨质疏松。

（四）手术操作

1. 仰卧位肩背部垫高，颈部略后伸，气管内插管全麻。
2. 做颈前右侧横或斜切口，沿内脏鞘和颈动脉鞘之间进入达椎体前，C 型臂 X 线机透视确定需切除的椎体。
3. 于拟切除椎体的上下位椎体中央分别拧入撑开器螺钉，套入撑开器，向上下两端撑开。
4. 切除病变椎体上下方椎间盘，用三关节尖嘴咬骨钳咬除相应椎体的前皮质骨和大部分松质骨，接近椎体后缘。咬除的碎骨留备植骨（图 3-1-11）。
5. 刮除上下方椎间盘和终板软骨面，显露该处后纵韧带。小刮匙和薄型枪状咬骨钳切除椎体后缘皮质（图 3-1-12）。

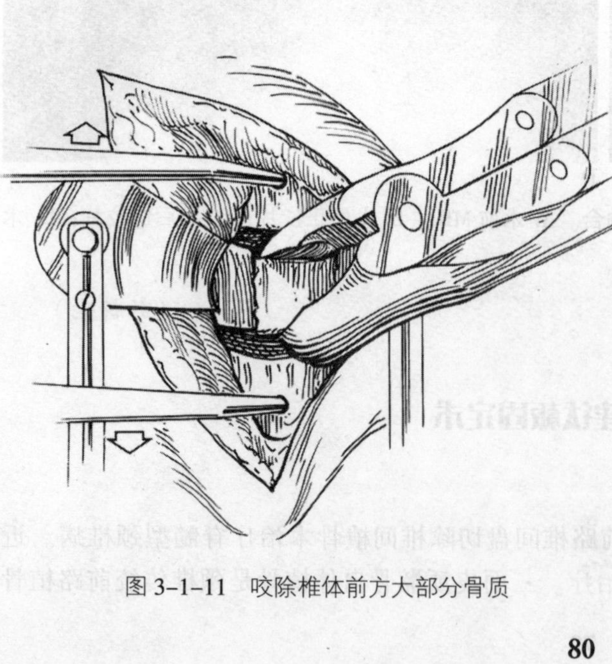

图 3-1-11　咬除椎体前方大部分骨质

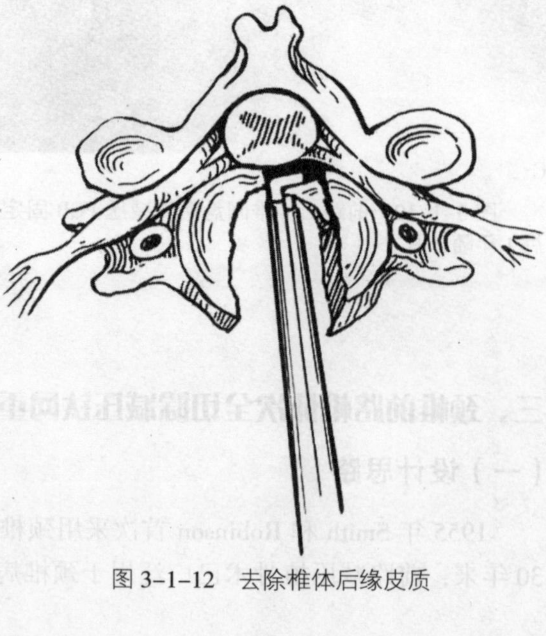

图 3-1-12　去除椎体后缘皮质

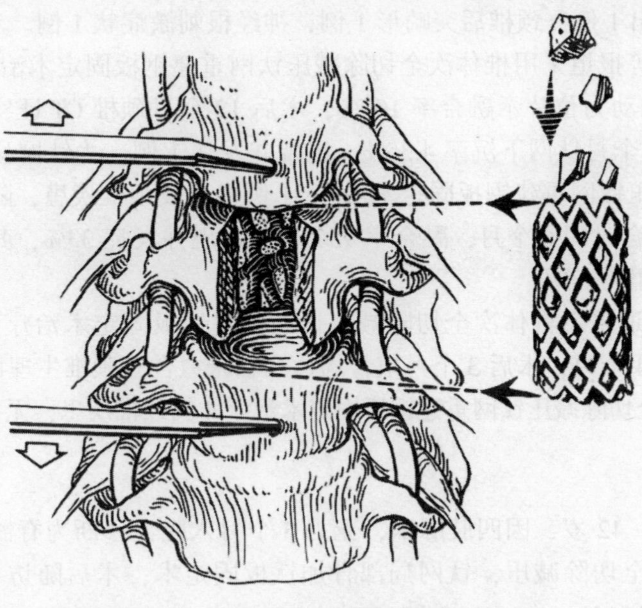

图 3-1-13　根据终板间距离裁剪相应长度钛网

6. 修整骨槽四周，底边潜行减压。

7. 测量减压椎体终板间距离，将合适直径的钛网裁剪成相应长度（图 3-1-13）。为避免过于锐利的裁剪面，可将钛网裁剪至所需高度高 2mm，再将锐利裁剪面用锤子捶击至光滑。内腔填充减压获得的碎骨块，嵌紧，置入减压骨槽内，低于椎体前缘 1~2mm。钛网前方放置多余碎骨，松开撑开器。

8. 选取合适钛板固定。

（五）手术难点和注意事项

1. 彻底减压至关重要，决定手术疗效。在减压过程中若出血较多，用骨蜡止血。若后纵韧带增厚，直视下在其薄弱处用细神经剥离器钩钩住后纵韧带，用尖刀切断，分离后纵韧带与硬膜间粘连，用厚 1mm 枪状咬骨钳小心咬除。

2. 注意减压宽度，避免损伤椎动脉。理论减压宽度为两椎弓根内界，实际应根据椎体后缘压迫脊髓的范围及置入钛网的直径，决定减压宽度，一般为两侧颈长肌内缘偏外 1~2mm。

3. 测量槽长度前应先将椎体撑开器撑开至合适高度。

4. 术中尽量保留终板，其软骨面刮至点状出血即可。

5. 多节段减压时，最好选用锁定钢板。

6. 行钛板固定时应先将患者头部摆正，参考两侧颈长肌内缘放置钛板。用细针头探查椎间隙决定钛板放置高度。钛板临时固定后正侧位透视再调整。选取的钛板应尽量短，不影响邻近节段功能。

（六）术后处理

床头应备气管切开包。常规使用抗生素、激素，术后 3 天使用雾化吸入。术后 48h 拔除引流管，带硬颈托下地，常规拍颈椎正侧位片，术后颈托固定 6 周，定期复查颈椎平片。

（七）临床结果

1999 年 Majd 等报道采用椎体次全切除减压钛网重建钢板固定术治疗 34 例颈椎疾患，随访 24~56 个月，平均 32 个月，术后 6 个月融合率 97%，优良率 88%。出现并发症 4 例，其中假关节形成 1 例，钛网脱出 1 例，颈椎后突畸形 1 例，神经根刺激症状 1 例。

2003 年 Narotam 等报道采用椎体次全切除减压钛网重建钢板固定术治疗 37 例颈椎疾患，术后 3、6、12 个月颈椎动力位片示融合率 100%，术后 12 个月颈椎 CT 证实 95%患者钛网内植骨块生长融合，术后 12 个月钛网下沉率 4.35%，出现并发症 1 例，为钛网移位。同年 Hee 等报道采用椎体次全切除减压钛网重建钢板固定术治疗 21 例多节段颈椎疾患，随访 24~68 个月，平均 37 个月，术后平均融合时间 6 个月，融合率 95%。但出现并发症 33%，其中椎体切除 2 节段组为 25%，大于 2 节段组为 60%。

1999 年袁文等报道采用椎体次全切除减压钛网重建钢板固定术治疗 28 例颈椎疾患，随访 10~47 个月，平均 29.4 个月，术后 3 个月植骨均达到临床愈合，颈椎生理曲度保持良好。

作者采用椎体次全切除减压钛网重建钢板固定术治疗 4 例颈椎疾患，无并发症，植骨均愈合。

（八）临床举例

病例：谢××，女，42 岁，因四肢麻木，无力 3 个月入院，诊断为脊髓型颈椎病。为双节段病变，行前路椎体次全切除减压，钛网局部骨加钛板固定术，术后随访 1 年，钛网位置良好，症状基本消失（图 3-1-14）。

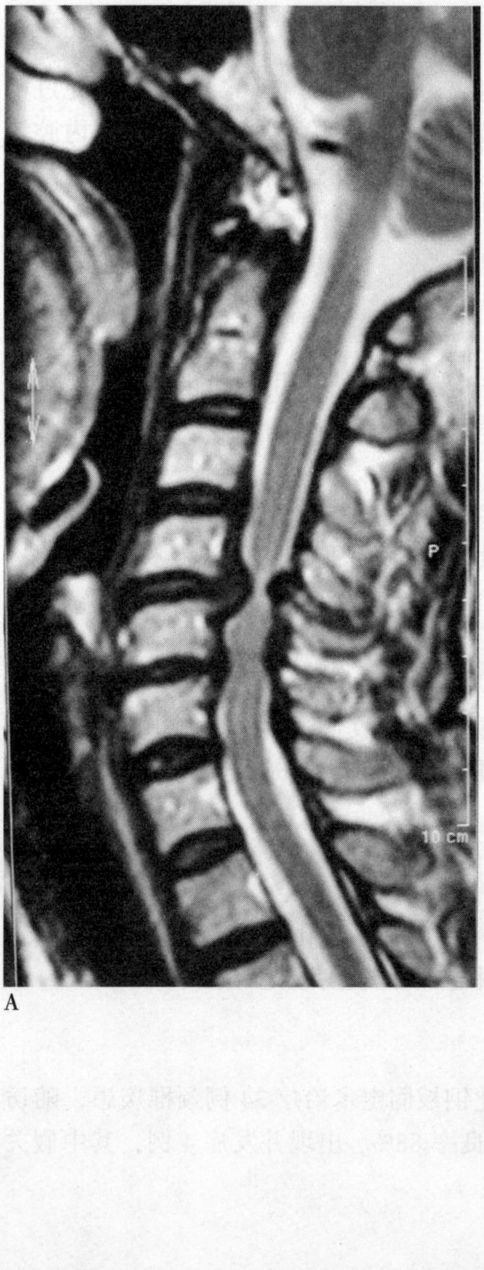

A

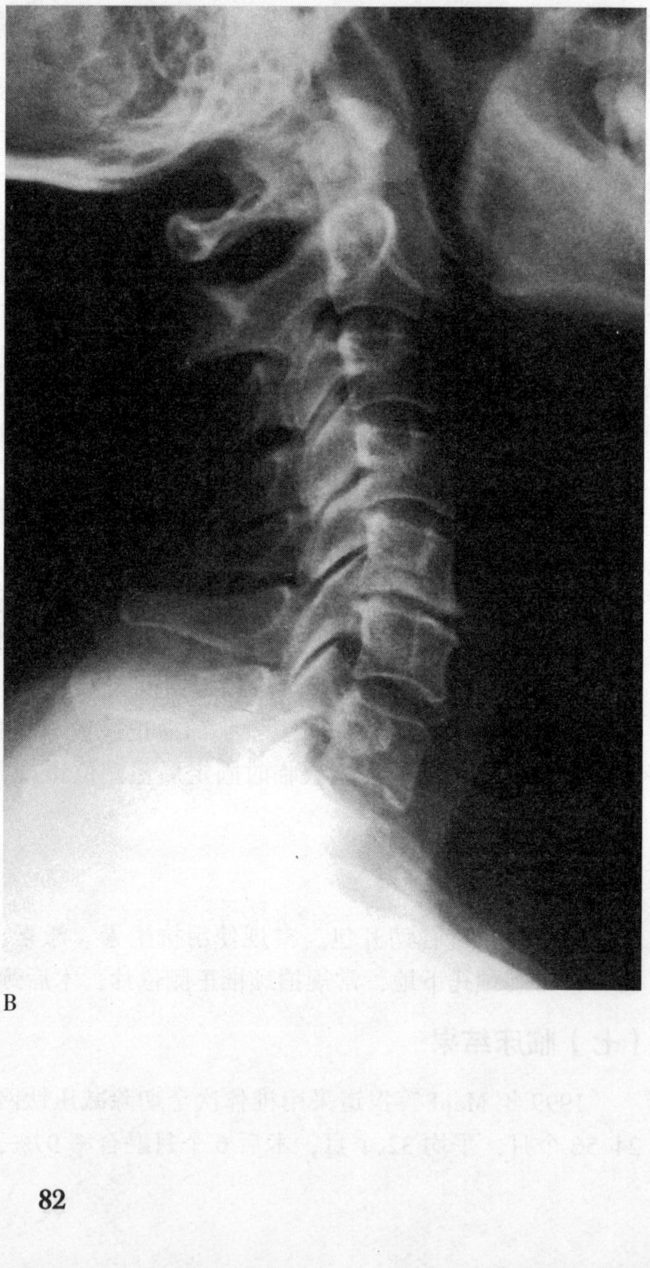
B

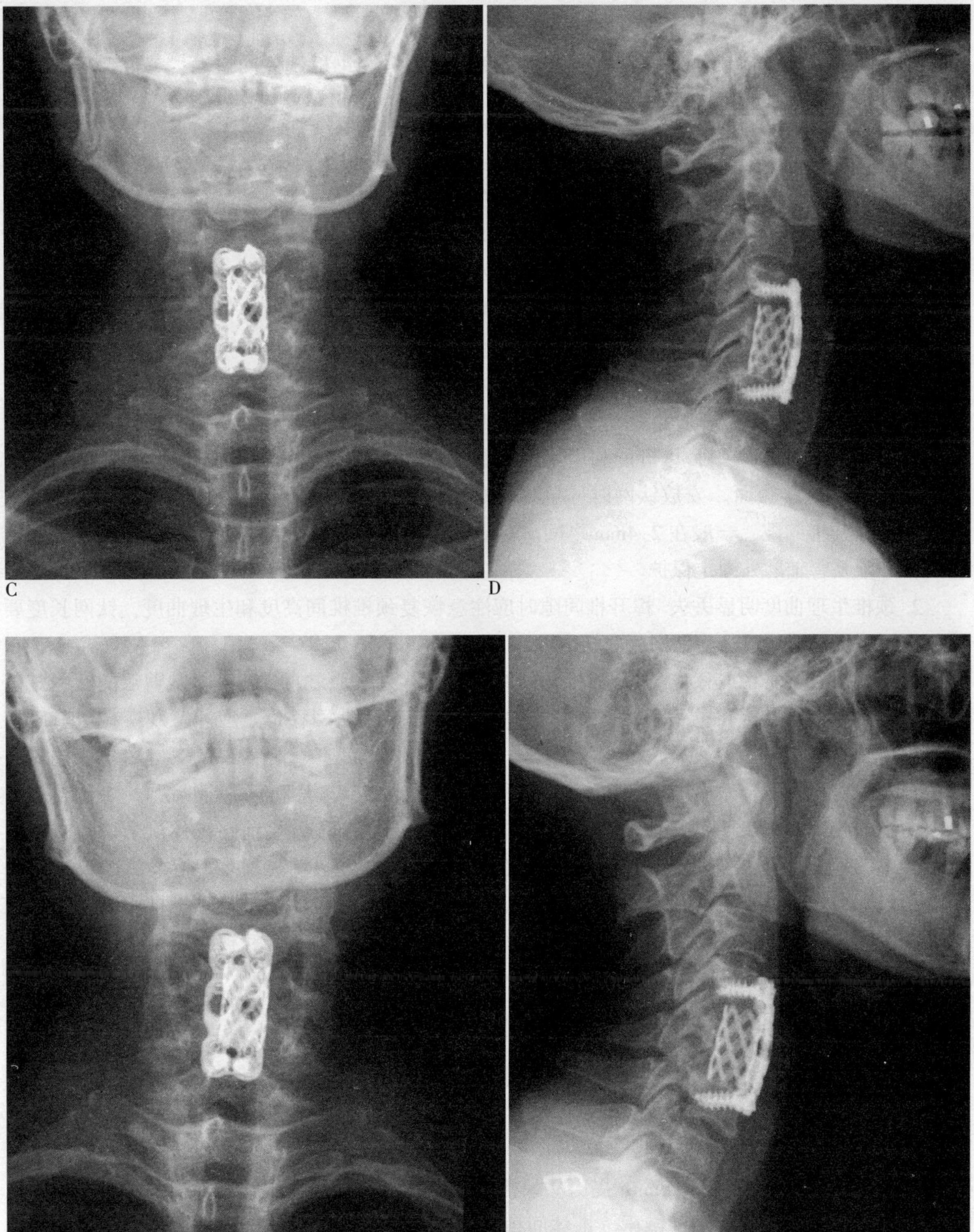

图 3-1-14　A. 术前 MRI 示 $C_{4/5}$，$C_{5/6}$ 节段脊髓受压；B. 术前侧位片；C. 术后正位片；D. 术后侧位片；E. 术后 1 年正位片；F. 术后 1 年侧位片，钛网位置良好，椎间高度维持。

（九）并发症

可能的并发症有：钛网下沉，颈椎生理曲度明显丢失，钢板及钛网松动、移位，假关节形成，神经根刺激症状。

（十）评价

该手术优点：植骨块来源于颈椎椎体次全切除的自体碎骨，避免了髂骨供骨区并发症；钛板能防止植骨块脱出、塌陷，维持颈椎椎间高度和生理曲度，提高植骨融合率；钛网支撑强度好，结合钛板固定，术后能达到即刻稳定；钛网内填充的松质骨与相邻椎体终板的接触较大，易于融合；钛网起到应力分担作用，避免了因界面间骨质吸收造成的植骨块松动以及钢板螺钉界面间应力增加。

可能存在问题及解决方法：

1. 钛网下沉　骨质疏松患者禁用。避免终板刮除过多，尤其是椎体前下缘终板。裁剪钛网时以获得最大接触面为原则，尽可能利用钛网环状接触面，或者裁剪后将锐利的端面折弯打平，造成断续的环状接触面。安放钛网时尽量将环状面作为下接触面。在钛网非环状面安装垫片。术中适度撑开椎间隙，一般在2~4mm之间。尽量选用全锁定钢板。一旦发生钛网下沉或内固定松动，必须妥善辅助外固定保护。

2. 颈椎生理曲度明显丢失　撑开椎间隙时应注意恢复颈椎椎间高度和生理曲度，钛网长度要够，依据减压槽形状适当将钛网剪成梯形。

3. 钛网放置不平稳或移位　减压后椎体间终板面形状无法通过直视明确，裁剪后的钛网难以恰好吻合终板面形状，可能引起钛网放置不平稳，甚至导致钛网移位。应注意观察减压节段相邻终板角度大小。

4. 难以对植骨融合做出准确判断　术后拍颈椎动力位片或CT片观察融合情况。

初步的临床结果表明钛网植骨结合钛板固定可能成为单节段颈椎前路椎体次全切除减压植骨融合术的理想选择，但对于多节段减压者尚有争议，其并发症明显增多。有学者建议减压大于2个以上节段者，需补充后路内固定，尤其是骨质质量不好者。在维持颈椎椎间高度和生理曲度、生物力学稳定性、融合率、钢板松动率等方面，钛网植骨结合钛板固定是否优于三皮质髂骨植骨结合钛板固定仍需多中心、大样品、长期随访研究。

（宋红星）

四、人工颈椎间盘置换术

（一）设计思路

自从1955年Robinson和Smith提出从颈椎前方对突出的椎间盘进行摘除，并予以椎体间植骨融合以来，前路椎间盘切除减压、椎体间植骨融合术是目前世界范围内应用最为广泛的治疗脊髓型颈椎病与部分根型颈椎病的方法，它能够很好地解除脊髓和神经根的压迫症状，缓解疼痛。但颈椎手术的根本目的是为了解除神经压迫，解除疼痛，恢复稳定性，是希望通过手术恢复正常的生理功能。但融合却破坏颈椎本身的生理功能，因而也会带来一些不利的问题，如减少了颈椎的活动度，增加邻近节段的负荷，可能导致邻近节段的退变加速，并产生新的临床症状；可能出现不融合；如用内固定可能出现并发症；取骨增加损伤及并发症等。颈椎体间融合术的远期效果仍不能令人满意。

解除压迫之后还可以保留颈椎间盘的部分活动是脊柱外科医生的梦想，人们在对椎间融合手术不断改进的同时正在努力寻找更合理的生物力学重建方法。人工颈椎间盘置换术为颈椎病的治疗提供了一种新的选择，被认为是最有发展前景的脊柱生物力学重建技术。事实上，椎间盘置换术并不是一个新的想法，早在 1966 年，Fernstrom 就尝试了在颈椎间盘位置上经内镜置管将一个不锈钢球置入椎间盘中心位置，尽管没有给患者造成伤害，但基本上都没有取得治疗效果或仅维持了短期的治疗效果。目前已有多种人工椎间盘假体应用于临床，其中 Bryan 人工椎间盘假体是目前应用最多的一种人工颈椎间盘系统（图 3-1-15）。在临床研究中取得了良好的早期治疗效果。现以该假体为例描述手术操作。

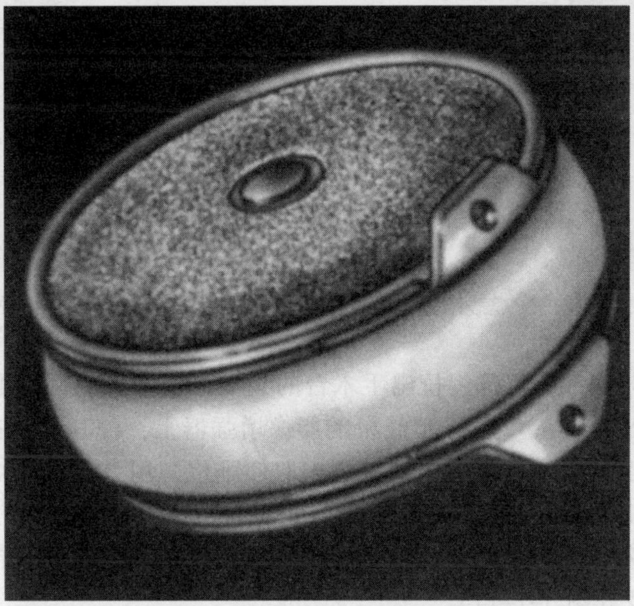

图 3-1-15　Bryan 人工椎间盘假体

（二）适应证

手术适应证基本是过去的短阶段前路融合手术适应的病例，但是原来单节段临近间隙不好的病例融合选择比较困难，人工椎间盘反而容易决定。适应证：①顽固的神经根型颈椎病和脊髓型颈椎病。②患者至少出现以下一种临床体征：异常反射、肌力下降、皮肤感觉异常。拟手术节段在 $C_{3/4}$~$C_{6/7}$。③非手术治疗约 6 周或在非手术治疗中有进行性神经根或脊髓压迫症状或体征。④以往在受累或相邻节段有外科手术史。⑤21 岁以上并且骨发育成熟。⑥术前颈部功能评分 (Neck Disability Index) 30.7 分。非孕妇。

（三）禁忌证

①患者在受累节段除了椎间盘病变还有其他病变。②该节段有放射学上的不稳。③被诊断为骨量减少或骨软化症。④有代谢性骨病如骨质疏松症，或有转移性肿瘤、有系统或术后感染。⑤需要每天使用胰岛素治疗的糖尿病患者。⑥对不锈钢、钛、聚氨酯、环氧乙烷残留物过敏。⑦精神障碍。⑧近期有酒精或麻醉药物滥用史。⑨并发有需要使用激素治疗的疾病。⑩患者有影响成骨的内分泌或代谢异常，如 Paget’s 病、肾性骨营养不良、成骨不全；有颈椎解剖异常如强直性脊柱炎和类风湿性关节炎；准备手术的间隙活动已经消失。

（四）手术操作

1. 术前准备　拍摄病人颈椎的 CT 或 MRI 片，要求扫描切面与相应椎体终板平行，确定目标间隙两椎体终板中那一侧的终板较小。首选 CT 片，测量时不应包括骨刺或边缘的骨赘。这些结构在稍后的磨步骤中会加以清除。用 Bryan 颈椎间盘模板来确定图像的放大率。根据量得的放大率来选择相应的假体模板，再根据模板上的说明来选择假体的规格（图 3-1-16）。

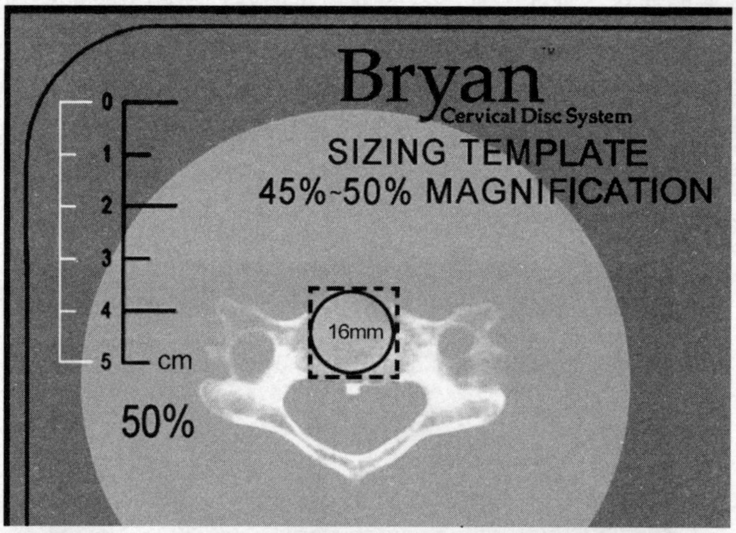

图 3-1-16　图虚线以内是磨削的范围故要确保虚线部分不突进椎管

2. C 型臂 X 线机与病人的定位　拉出手术台的头端，以不影响目标椎间隙的 C 型臂 X 线机透视。用胶带将斜度仪安装在 C 型臂 X 线机的影像增强器上，使其显示在显示屏的头侧。当拍摄侧位时，斜度仪的摆针必须能自由摆动。病人取仰卧位，用卷起的布巾垫起颈部，用结实的圆型垫圈垫直头部，使枕部距手术台 2.5cm。拍摄前后位片，将病人定位，使目标椎间隙邻近的棘突显示在两小关节突的中间。可用胶带将病人头部和躯干固定在手术台上。此体位在整个手术过程都应当保持不变（图 3-1-17）。

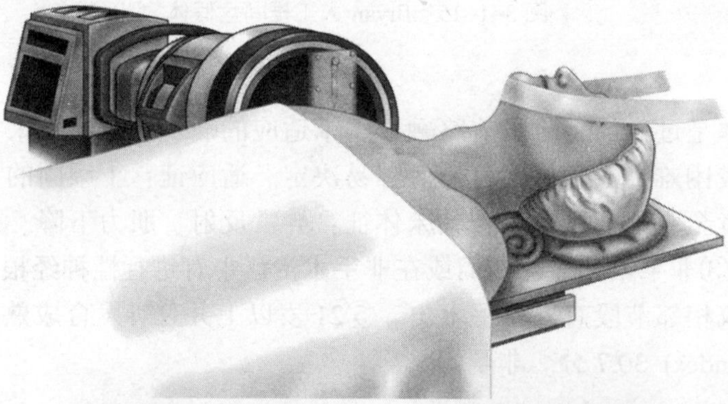

A

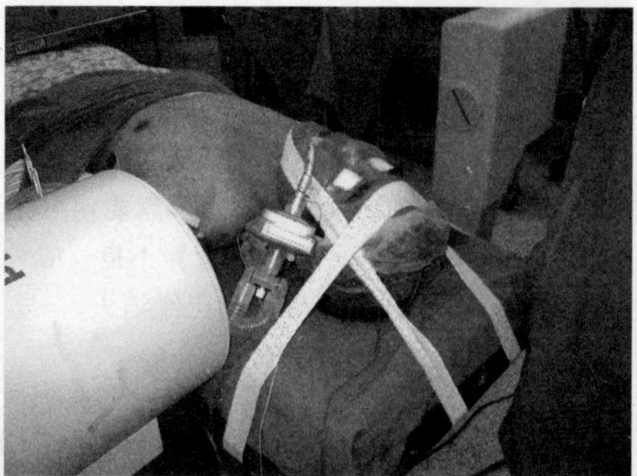

B

图 3-1-17　下颌的胶带向后直拉。A. 示意图；B. 术中图。

拍侧位片（图 3-1-18）：在 X 线片上，将角度仪长臂的任何一边对准目标椎间隙尾端椎体的后下角和头端椎体的后上角。将角度仪的短臂对准 X 线片上斜度仪的摆针并记录椎间倾斜角度（和重力线之间的夹角）。通过斜度仪摆针的指向来确定椎间隙的方向（头向或尾向）（图 3-1-19）。

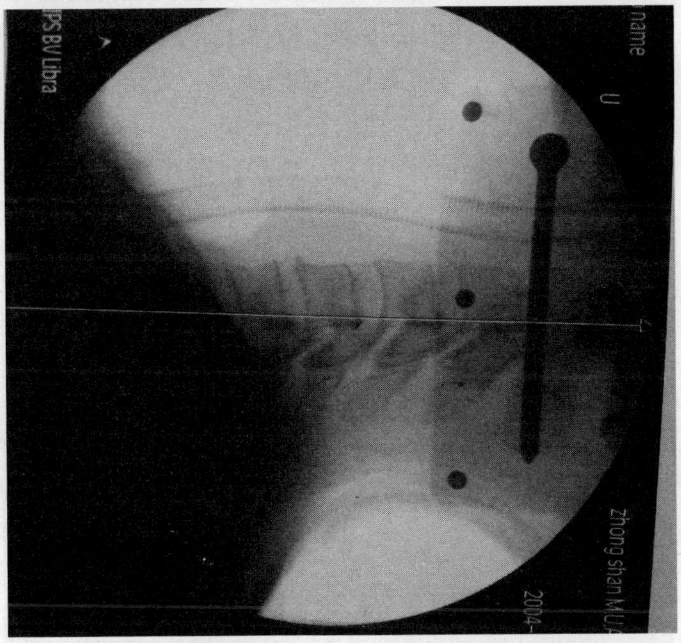

图 3-1-18　侧位片

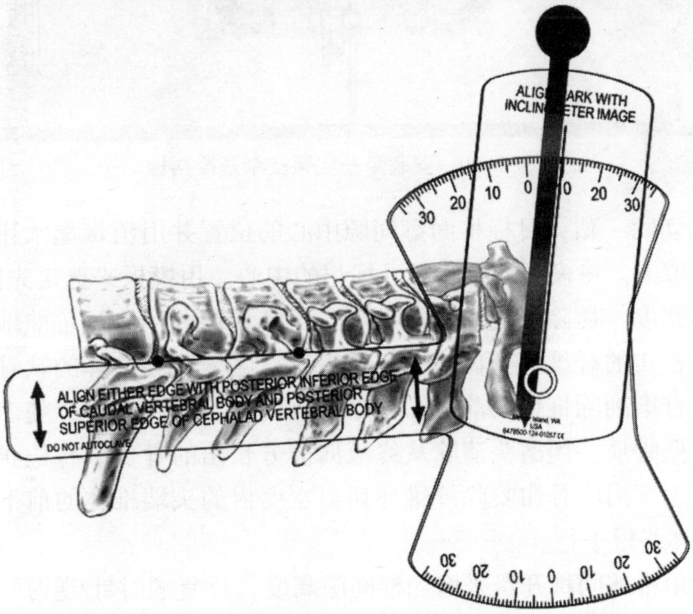

图 3-1-19　测量目标椎间盘角度

3. 和常规前路颈椎间盘切除术一样进行消毒和铺单。在目标椎间隙的中心标记弧形切口或胸锁乳突肌的前内侧缘做一斜切口。

4. 安装牵开支架　将左右两侧导轨延伸装置安装在铺盖了消毒布单的手术台的侧方导轨上，固定夹头放在与病人肩部平齐的位置。暴露目标椎间隙。透视下确认目标椎间隙。充分剥离颈长肌。将棒固定夹滑进导轨延伸装置，注意“头端”标记朝向头侧。放松棒固定夹，将垂直杆插入夹头的孔中。用棒的卡环调整垂直棒，使两侧在手术台上方大致等高。先将导向臂插入垂直棒中，然后再插入钝头臂。调整支架，使目标椎间隙约位于下颌和支架下方的横梁的中间。支架应高出病人切口位置的皮肤约 1cm。将水平仪置于支架上，调整棒的卡环，使支架在横断面上保持水平，随后拧紧卡环。

5. 放置牵开器挡板　向 Kunzler 夹头内插入一侧方牵开器挡板把持器。在颈长肌下插入一适当长度的带齿牵开器挡板。将牵开器挡板连接到把持器上，稍微向侧方牵开然后将夹头连接到支架上，用 Kunzler 夹头起子锁紧。在对侧重复上述的步骤，更充分地牵开，然后调整开始放入的挡板。同样地，用合适长度的钝头牵开器挡板和把持器做切口头尾向牵开。调整牵开器挡板的位置，对称暴露目标椎间隙。从切口放入双轨打磨导向器并置于椎体的正前方，以确认暴露充分（图 3-1-20）。

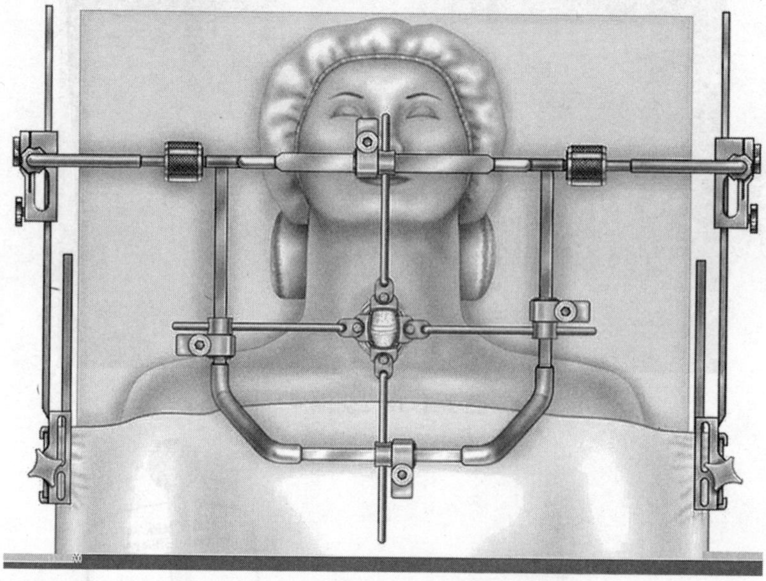

图 3-1-20　安装牵开支架及牵开器挡板

6. 目标椎间盘的切除　估计目标椎间盘间隙中心的位置并用消毒墨水作标记。将纤维环切除模板置于目标椎间隙上，将模板的中心对准标记的中心。用模板来选定先前确定的假体规格，在纤维环上标记切口宽度。切除标记间的纤维环。用咬骨钳和刮匙尽可能地清除髓核和纤维内部的软组织。纤维环密实的纤维部分保持完整。在暴露区域刮除椎体的软骨终板，保持骨质的完整。用磨钻仔细地打磨削除椎体的前面，去除所有的软组织和骨赘，使表面变得平整，应注意防止切除过多的前壁骨质，用磨头清除从终板向前方长出的骨赘。将枪状咬骨钳侧向插入椎间隙，旋转使开口向上。用咬骨钳咬除纤维环切口宽度内的头端椎体的前下缘，操作时保持咬骨钳的手柄与尾端椎体终板平行。

7. 椎体间撑开　用椎体间撑开器来增加椎间隙高度，反复顺时针/逆时针旋转来慢慢地撑开椎间隙，小心不要损伤终板皮质骨。在达到 8.5mm 撑开后，将撑开器放置在原位达 60s 以充分拉伸韧带（图 3-1-21）。如果选择此时对后方结构进行减压，将 6mm 或 8mm 的椎间高度维持器放置在椎间隙的侧方来维持撑开状态。如需要可从一侧到另一侧移动椎间高度维持器来完成减压。切开后方纤维环后纵韧带有助于椎体撑开。清除侧方椎间盘软组织，暴露钩突非常重要。如果将可调钻套起子的方形端放在椎间隙里感到松动，则表示撑开过大了。目标椎间隙撑开高度>8.5mm 会引起假体不贴合，这是终止假体植入过程并对病人施行融合术的指征。

8. 横向中线确认　将横向中线对准工具插入椎间隙，将滑动标记器朝向头端并向上提起。手压工具手柄以张开工具下端，直到下端接触到钩突前方的侧方软组织边缘，工具下端插至椎体中部水平测量结果更准确。顺时针转动旋钮锁紧。将水平仪装在工具上，调整横向中线对准工具直到水平仪的水泡在左右位上居中（在头尾向上不要求居中）。用工具上的滑动标记器来导向，在头侧椎体上标记中线的位置。松开手柄并从椎间隙取出工具（图 3–1–22）。

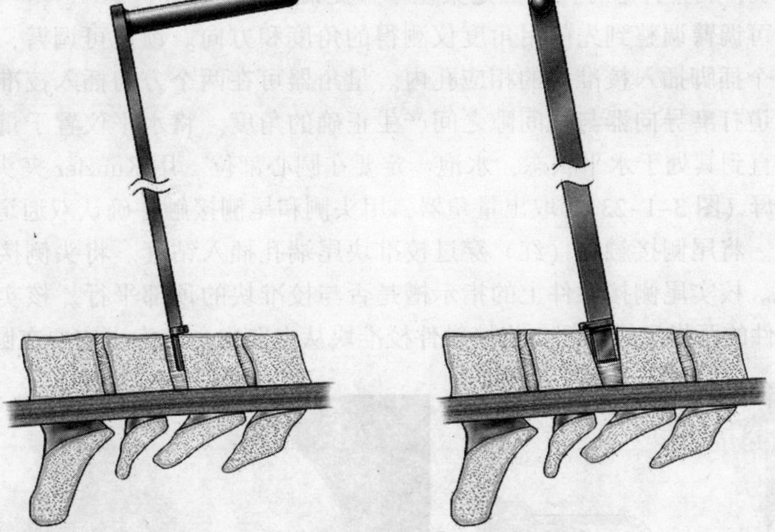

图 3–1–21　椎体间撑开。A. 撑开前；B. 撑开后。

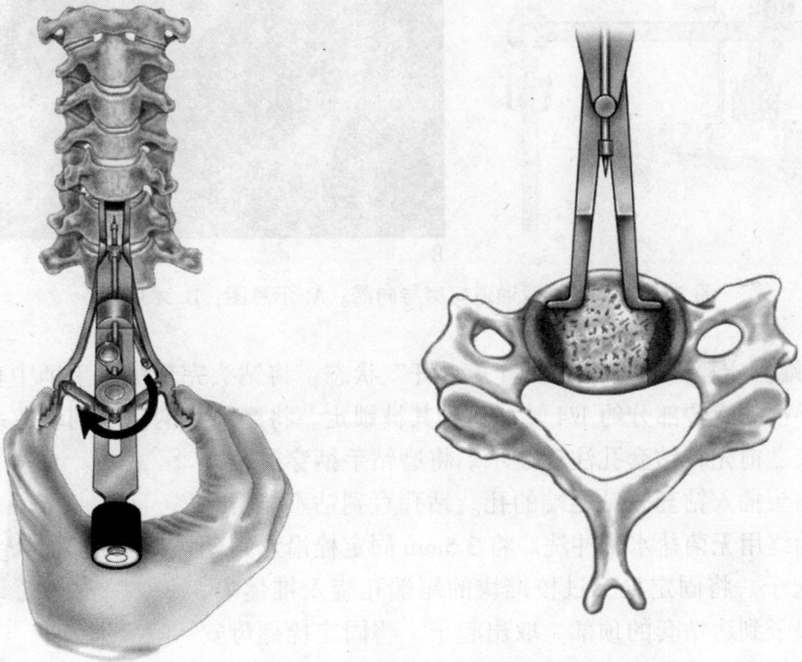

图 3–1–22　横向中线确认

9. 头尾向中线确认　将矢状楔子置入目标椎间隙，手柄上的“CEPH”标记朝向头侧。将楔子的弯形面的中心与用横向中线对准工具在椎体上所作的标记在一条直线上。将楔子压入椎间隙直到停止器接触到尾端椎体的前壁，同时保持在中线上的位置。如需要可用小锤轻敲。止动器一定要接触到椎体前面，通过目测或 X 线透视确认。如果轻敲还不能将楔子完全插入，可能需要用 4.8mm 的球形磨头切除增生钩突的内侧。

10. 放置双通道打磨导向器　将可调钻套提起装入双通道打磨导向器，要求从侧面看时可调钻套大约高过固定钻套 3mm。将双通道打磨导向器套在矢状楔子上直到固定钻套完全接触到尾侧椎体的前壁。将校准块通过矢状楔子的末端完全插入导向器的导轨起点到安放妥当。

将打磨导向器固定架的双棒滑入2个Kunzler夹头，将夹头装在牵开支架的头侧，将固定架装在双通道打磨导向器上。松开锁紧螺母并将可调插销旋入双通道打磨导向器头侧的对应圆孔内。如果不能安装，调整打磨导向器固定架在牵开支架上的位置。

将量角器的可调臂调整到先前用角度仪测得的角度和方向。锁定可调臂，将量角器置于矢状楔子上，将3个插脚插入校准块的相应孔内。量角器可在两个方向插入校准块；确保其面向的方向能使双通道打磨导向器与椎间隙之间产生正确的角度。将水平仪置于量角器上，调整双通道打磨导向器直到其处于水平状态，水泡一定要在圆心部位。用Kunzler夹头锁紧导向器固定架，拧紧锁紧螺母（图3-1-23）。取出量角器，用头侧和尾侧接触件确认双通道打磨导向器在椎体上的正确位置。将尾侧接触件（红）穿过校准块尾端孔插入钻套。将头侧接触件（蓝）穿过校准块头端插入。核实尾侧接触件上的指示槽是否与校准块的顶部平行。核实校准块的顶部平面落在头侧接触件的两指示槽之间。将接触件校准块从上取出。气泡一定要在圆心部位。

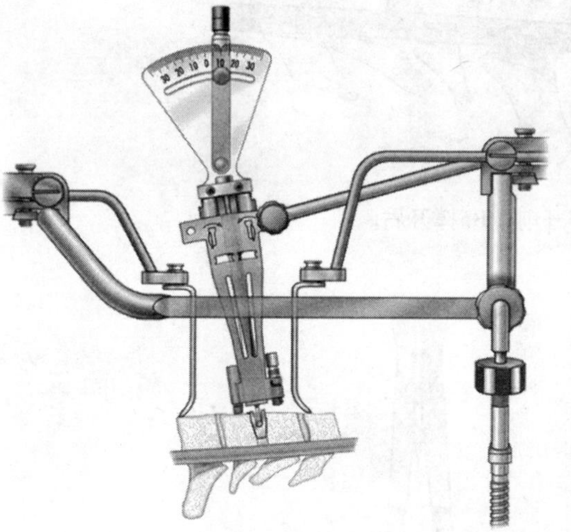
A

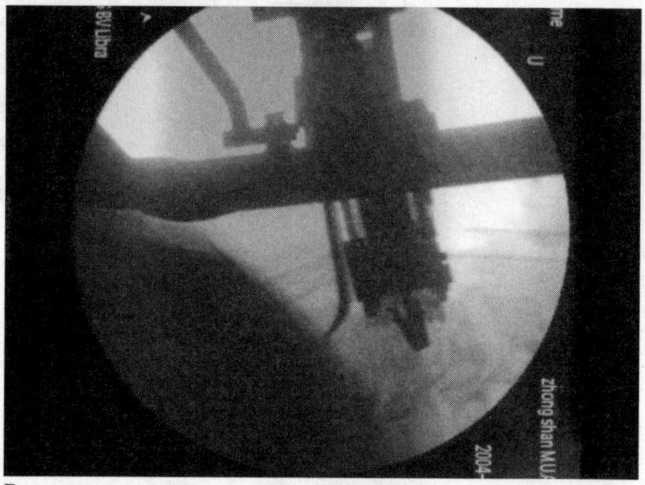

B

图3-1-23　放置双通道打磨导向器。A. 示意图；B. 术中图。

11. 放置尾端固定栓　将磨钻手柄置于“开”状态，将钻头完全插入手柄中直到感觉到有阻力为止。转动手柄的旋转部分约1/4转，直到其被锁定。将磨钻手柄安装到动力系统上。

在插入钻头之前先将钻套孔注满盐水。将磨钻手柄穿过校准块上的孔并将钻头插入钻套来钻尾端的孔。钻孔直到钻不能再深入。整个过程始终用无菌盐水来冲洗。将3.5mm固定栓沿六角朝向插入固定栓起子。将固定栓穿过校准块的尾端孔旋入椎体中，拧固定栓直到起子到达钻套的顶部。取出起子。将固定栓螺母安装在固定栓上并拧紧，确保螺母的可屈柄位于双通道打磨导向器的外面（图3-1-24）。

12. 放置头端固定栓　将可调钻套起子穿过校准块的头端孔，轻轻地顺时针转动双通道打磨导向器上的可调钻套，直到钻套与头端椎体相接触。用可调钻套锁紧扳手拧紧螺塞来锁紧可调钻套。用头侧接触件（蓝）再次确认钻套与椎体的定位是否合适。校准块顶部平面应当位于头侧接触件的两槽之间。

如前所述，将磨钻手柄穿过校准块头端孔来钻头侧的孔。插入头端固定栓并用固定栓螺母锁紧。断开手柄与驱动系统电机。

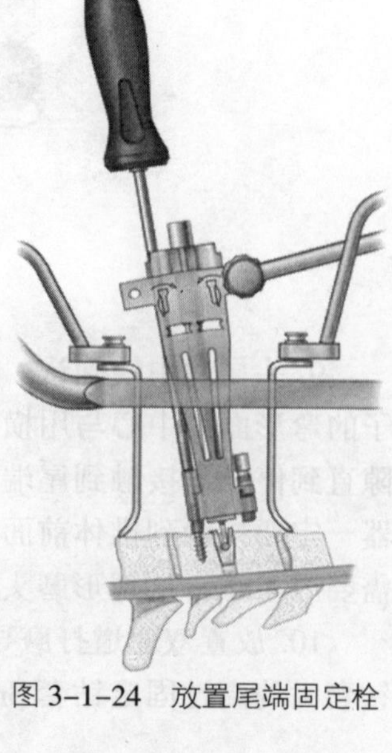
图3-1-24　放置尾端固定栓

将校准块从矢状楔子/打磨导向器组合的顶部取出。将矢状楔子取出工具旋入矢状楔子顶部的孔中，抵住导向器转动手柄，从椎间隙中将矢状楔子取出。要准确安装假体，双轨打磨导向器的2个钻套一定要顶住在椎体前壁上。

13. 确定打磨深度　将打磨深度计的下端朝向头端椎体。将深度计插入双通道打磨导向器的头端槽内，直到深度计的圆形插销达到槽的底部。调整深度计的可活动部分，使其下端接触到头端椎体的前壁。用锁紧螺钉锁紧深度计。目测或X线透视确认深度计的下端抵在头端椎体上。取出深度计并检查尾端来确定哪一侧椎体位于更前方。确定后，将深度计放在一边，待稍后打磨时再用（图3-1-25）。

14. 确定磨削深度　选择与先前所选定的假体规格相应的磨削垫圈，将磨削垫圈 / 模块的组合置入双轨打磨导向器的头端槽内。确保垫圈抵住打磨导向器，向上提起磨削深度计的可活动探针并用锁紧螺母锁紧。将深度计插入磨削模块直到深度计的圆形插销达到磨削模块导向槽的底部。松开深度计的探针降低到与后纵韧带（PLL）约在同一水平。锁定锁紧螺母，拍X线侧位片检查深度计尖端的位置。如需要再作调整。取出深度计（图3-1-26）。

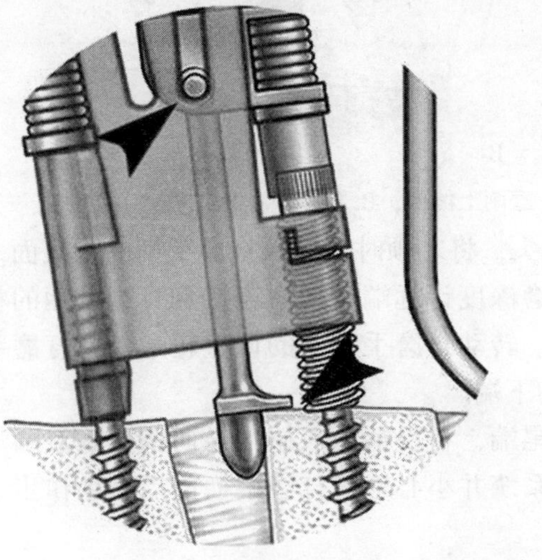

图3-1-25　确定打磨深度

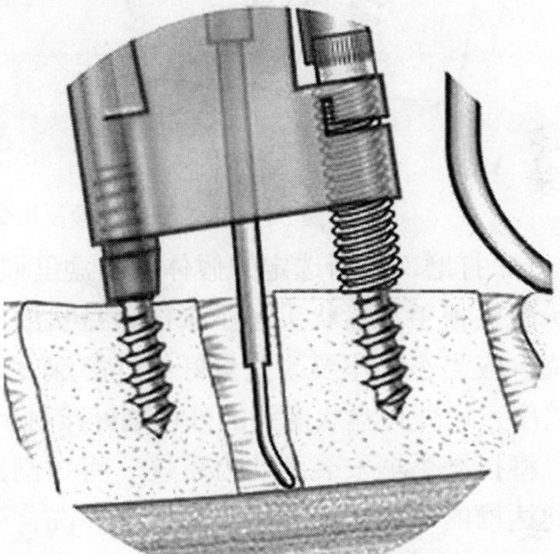

图3-1-26　确定磨削深度

将钻手柄置于“开”的状态，将4.0mm柱状磨头完全插入中置磨削手柄直到感觉到有阻力为止。转动磨头确认其已完全到位。转动手柄的旋转部分约1/4转来锁定磨头。将深度计的插销连到磨削手柄的孔上，确认磨头的远端与深度计等长或不短于1mm（图3-1-27）。将探针插入到两椎体后缘水平，不包括骨赘。检查CT片，确保椎体后方中部后纵韧带没有呈现非正常的凹陷。如果磨头长度比深度计长，有损伤后方软组织的可能，应当减小假体的规格。如果磨头比深度计的长度短超过1mm，则需要改用较大的假体。

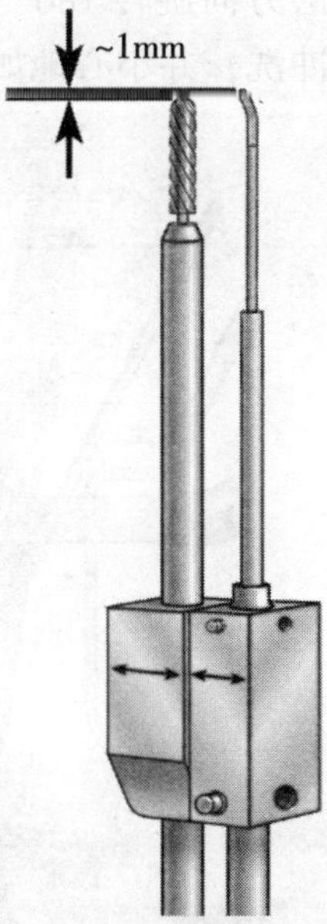

图3-1-27　磨头的远端与深度计等长或不短于1mm

15. 磨削　将中置磨削手柄安装到动力系统。将磨削垫圈从磨削模块上旋出，直到模块侧方的横线与磨削垫圈的顶部在同一平面，此即垫圈的起始位置。将中置磨削手柄插入磨削模块。用无菌盐水冲洗，开动动力系统并将手柄系统在允许的最大范围内左右摆动。在摆动手柄时，逆时针转动磨削垫圈，直到垫圈旋到底。将磨头从手柄取出。垫圈每转动一周等于进深2mm。

将4.0mm柱状磨头插入偏体磨削手柄。重新将垫圈设定在起始位置，将偏体磨削手柄插入模块，调整方向来磨削头端椎体。如前所介绍的中置磨削手柄一样重复磨削的程序，记住用无菌盐水冲洗。

完成在头端锥体的磨削后，从模块中取出偏体磨削手柄。将垫圈重新设定至起始位置，然后将模块移到双轨打磨导向器的尾端槽内。从起始方向旋转手柄 180°，再将之插入模块。按前面所说的相同方法磨削尾端终板，记住用无菌盐水冲洗（图 3-1-28）。将可调钻套起子的方形端插入磨削空间来确定椎间隙是否为 8.5mm。

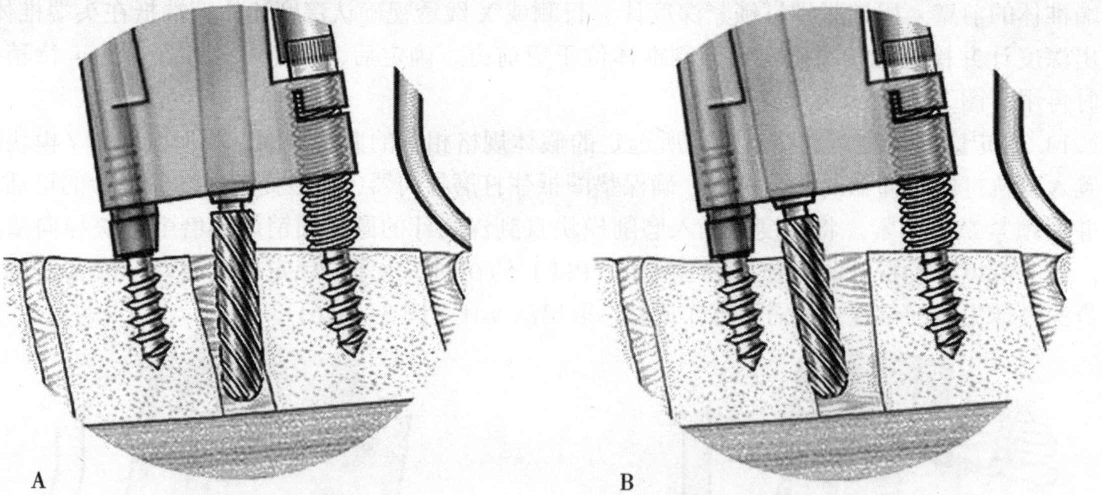

A　　B

图 3-1-28　磨削终板及椎体后缘。A. 磨削上终板；B. 磨削下终板。

16. 打磨　从所选定的假体包装盒里取出盘状磨头，将之顺时针旋入打磨手柄的刻痕面。用盘状磨头扳手和盘状头起子来拧紧盘状磨头。将打磨深度计远端鞍形面连接到打磨手柄的相应部位。应当小心不要改变量好的打磨深度计的深度。转动打磨手柄上的调整轮来调整打磨手柄的长度，以便使盘状磨头的外径刚好接触到深度计的下端。

将打磨手柄安装到动力系统。将切割刀面朝向尾端，将手柄插入尾端导向槽直到双圆形插销到达槽的底部。持续用无菌盐水冲洗，开动动力系统并小心地将打磨手柄前后摆动作步进运动，直到达到打磨手柄在导向器内的最大打磨范围。

关闭电机并从导向器尾端槽内取出打磨手柄。用无菌盐水清洗盘状磨头。将打磨手柄从原打磨方向旋转 180°，使切割刀面朝向头端椎体，重新将手柄插入头端导向槽内。继续用无菌盐水冲洗，并小心地如前所述将打磨手柄前后摆动作步进运动，直到达最大范围（图 3-1-29）。

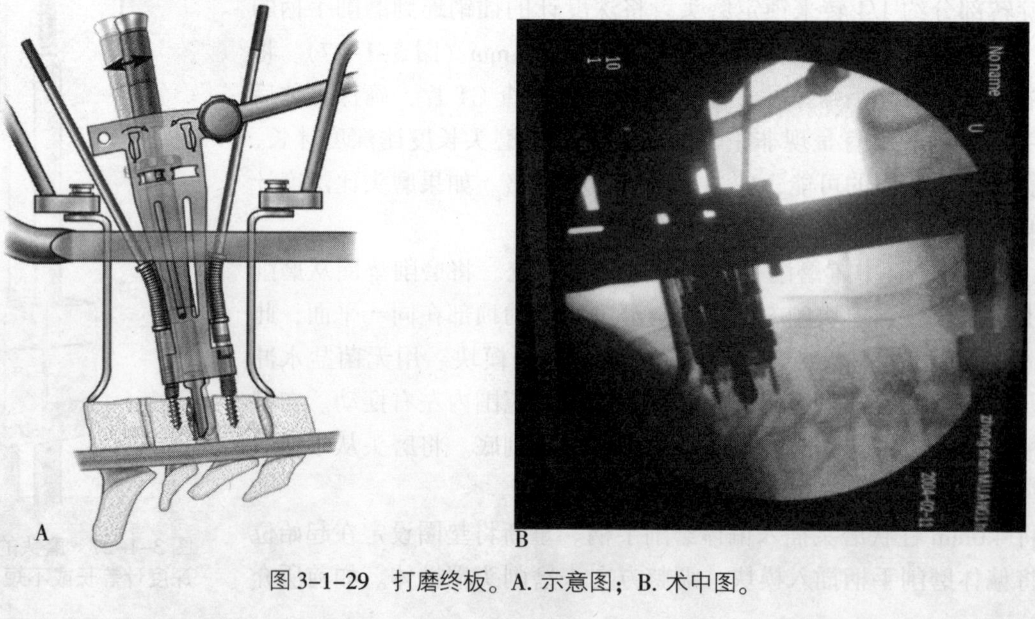

A　　B

图 3-1-29　打磨终板。A. 示意图；B. 术中图。

确认两椎体终板表面上的打磨凹腔。也确认打磨过程是否去除足够的前方骨质为容纳假体的凸缘提供空间。

通常打磨手柄不会完全落入椎间隙。此时，只轻微提起打磨手柄，开动动力系统，缓慢放下打磨手柄，使打磨手柄能充分进入滑槽底部。方形插销将显示在弯形槽上。缓慢放下打磨手柄开始启动前后摆动作步进运动，只有当在直视下时，方形插销接触到弧形槽的停止挡上才可停止。可拍下 X 线侧位片确认。

17. 置撑开器　将合适的植入物垫圈插入椎间隙并使之张开与两个打磨面完全吻合但不过多撑开椎体。拆除打磨导向器固定架，取出固定栓螺母和双轨打磨导向器，如必要稍作摇动，将固定栓留下。调整椎体撑开器使撑开器的套管能插入固定栓。松开并取出垫圈。

如脊髓减压未完成，进行减压至满意。

18. 准备假体　将密封塞旋入 Bryan 颈椎间盘假体一面的开口。紧握假体外壳并继续转动直到手柄自断。将假体另一面的开口端口朝上。从假体套盒里取出注射器针头并用 3mL 或更大容量注射器充满无菌盐水，慢慢地将盐水注入假体的开口端口直到端口中流出的盐水无气泡。将假体特定在水平位置，避免假体内盐水流出。取出注射器并压紧假体直到外壳接触到髓核部分。部分盐水应该自端口流出。持起压紧的假体，将第 2 个密封塞旋入。维持紧握假体的外壳，并继续转动密封塞直到手柄自断。

19. 假体的放置和手术完成　用插入器的 2 个插脚插入假体外壳凸缘的小孔内来将假体装在植入物插入器上。用插入器将假体插入准备好的椎间隙里；如必要用小锤小心地将之轻敲到位。如果插入有困难，撑开椎体撑开器，稍微扩展椎间隙。如果假体需要用超过手力或轻敲的力量才能插入时，向上拉起假体插入器上锁紧臂套管并将套管旋转 90°。稍微轻敲插入器使假体完全到位（图 3–1–30）。如果一侧外壳凸缘稍微高出椎体的前壁，不要将之进一步压下。这种情况是可以接受的（在打磨深度计测得上、下椎体前缘高度不一致时）。用标准前路颈椎间盘手术的方法缝合切口。X 线透视确认假体的放置是否合适（图 3–1–31）。

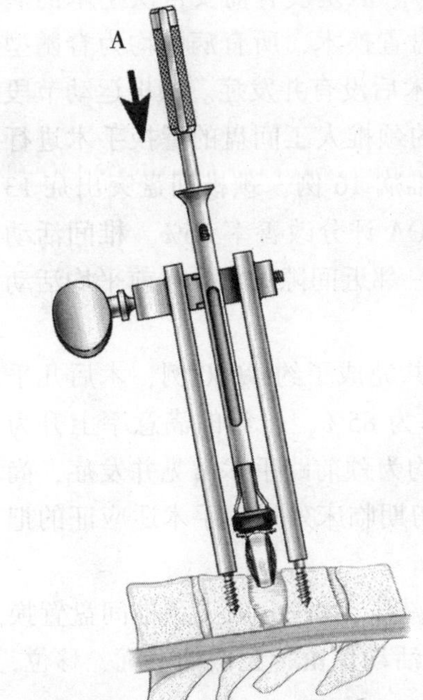

图 3–1–30　假体的放置

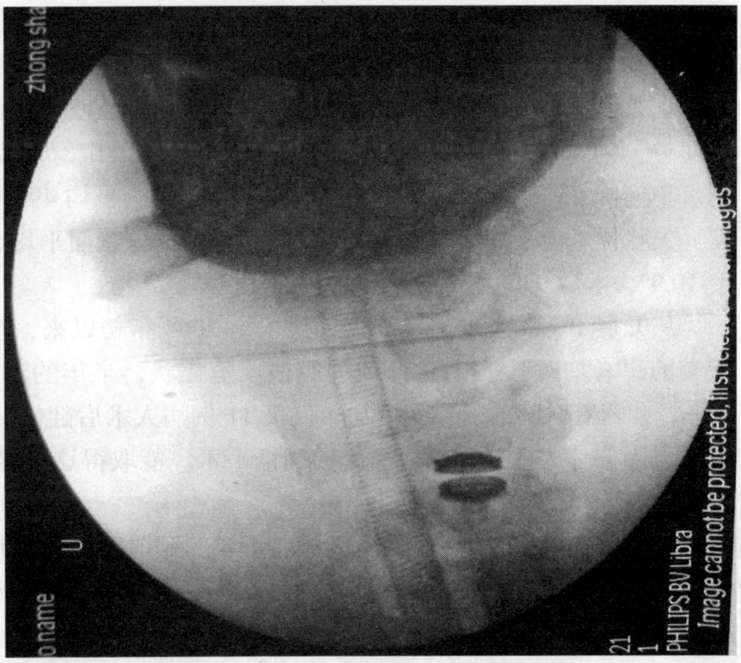

图 3–1–31　X 线透视确认假体的放置

（五）手术难点及注意事项

正确双通道打磨导向器是决定假体能否安放在理想位置的关键，双通道打磨导向器一定要保持在尾端椎体的前壁来确保正确的对位。如果双通道打磨导向器由于软组织缘故而不能置于双通道打磨导向器上，就要在取出导向器和固定架后，重新磨削椎体前壁。重新磨削期间可以将矢状楔子留在原位或将之取出。用接触件来检查双通道打磨导向器的接触情况。如果打磨导向器上的可调钻套不能完全置于头端椎体，可能需要重新开始定位病人和手术台来调整颈椎前凸程度。

注意事项：①手术的体位还是非常重要的。必须保持身体颈椎还有头部都在中立位。②保持颈椎处在比较小的颈椎前凸的状态下比较有利于正确放入人工椎间盘。③下颌的牵引有利于切口的暴露，应该特别认真地固定。④椎体前方的软组织的暴露应该比一般的固定手术广泛,特别是颈长肌的内缘应该暴露好,并充分止血。⑤颈椎间盘切除应该宽广，达到钩椎关节。⑥椎体凹槽磨削不应过深。⑦减压时不能把椎间隙撑开过大,否则会造成人工椎间盘植入时松动。

（六）术后处理

常规抗生素 3 天，不带或带颈托 3~7 天。

（七）临床结果

1966 年 Fernstrom 等报道了在颈椎间盘切除后将不锈钢球置入椎间隙的研究结果。术后长期随访显示大多数椎间隙高度未能得以维持，金属球沉入椎体中，所以这种手术逐渐被放弃。具有活动功能的人工颈椎间盘出现于 20 世纪 80 年代，包括 Bristol 椎间盘、NFCJ 椎间盘等，它们的临床效果不佳，临床未继续使用。目前临床应用最多的是 Bryan 与 ProDisc 颈椎人工间盘。

Bryan 颈椎人工间盘是由 Goffin 等和 Sekhon 在 2002 年和 2003 年首先报告的。Goffin 随访了 60 例术后病例，均为初次手术，93%为神经根型，术后随访 12 个月，90%获得了优良结果。有 2 例发生了轻度的椎体内的陷入。颈椎的活动范围基本保持正常。但是没有需要再次手术的病例。Sekhon 于 2003 年报道了 7 例颈椎前路减压，Bryan 颈椎间盘置换术，所有病人均为脊髓型颈椎病，共使用 9 个 Bryan 颈椎间盘假体，平均随访 6.9 个月。术后没有并发症。颈椎运动节段的活动得到了较好的保留。国内田伟等报道 29 例 33 个椎间盘的颈椎人工间盘的置换手术进行了随诊。随诊时间最长 6 个月，平均 3.7 个月。其中脊髓型颈椎病 16 例，颈椎间盘突出症 13 例。单间隙 25 例，双间隙 4 例。年龄 40~65 岁，平均 49 岁。JOA 评分改善率 56%。椎间活动度：矢状位术前平均活动度 12.2°，术后 10.9°，冠状面平均 5.7°，邻近间隙矢状位术前平均活动度 10.9°，术后 9.4°，患者满意度 94%。

从开展 Bryan 人工颈椎间盘置换术至 2004 年初以来，全球共完成了约 4 000 例，术后几乎所有的患者均解除了脊髓和/或神经根压迫症状，半年的满意率为 85%，一年的满意率上升为 95%。并随着时间的延长而增加。仅仅 11 例病人术后翻修，且均为颈前路手术常见并发症，尚未出现因假体失败或移位所引起的翻修手术。能取得这样好的初期临床效果，手术适应证的把握很重要。

作者于 2004 年 1 月开始，已开展了 4 例颈前路椎间盘切除减压，Bryan 人工颈椎间盘置换术。术后所有患者满意，2 例随访超过 2 年，人工颈椎间盘装置活动保留，无假体下沉、移位，神经功能恢复满意。

（八）临床举例

病例：男，42 岁。颈部间断性疼痛 4 年，双手麻木无力，双下肢行走不稳 2 个月。查体：

颈部活动疼，活动范围轻度受限，双手中指感觉减退，肱三头肌肌力 4 级。双侧 Hoffmann 征 (+)，踝阵挛 (+)。JOA 评分 12 分。颈椎 X 线平片显示 $C_{5/6}$ 可见椎体间隙狭窄，骨赘增生。MRI 显示椎管间隙明显狭窄，脊髓受压变形。手术按照标准方法进行了 $C_{5/6}$ 前方脊髓压迫的彻底减压和 Bryan 人工颈椎间盘假体置换术。术后症状明显缓解，随访 2 年，JOA 评分 17 分。能正常从事羽毛球运动（图 3-1-32）。

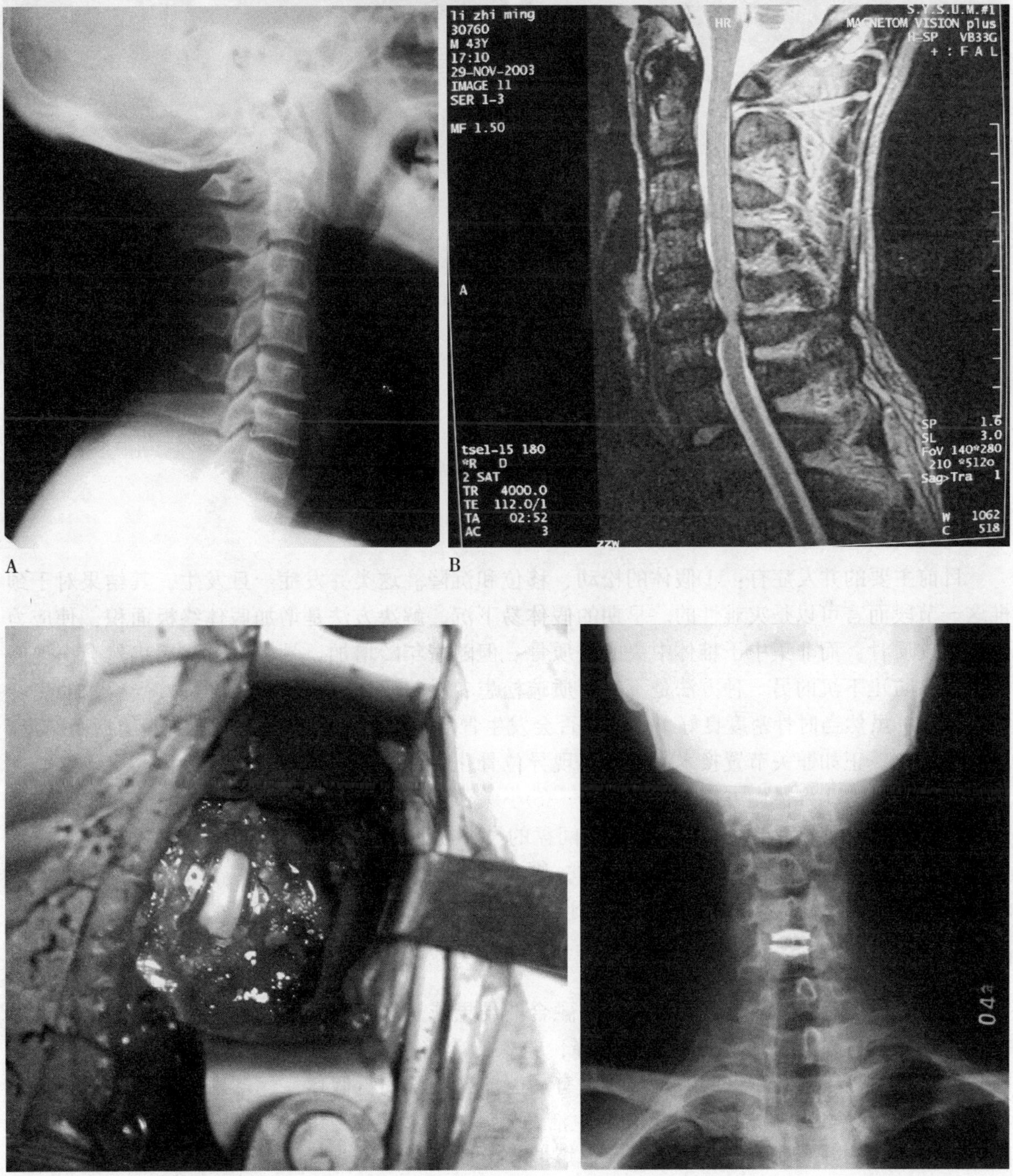

A B C D

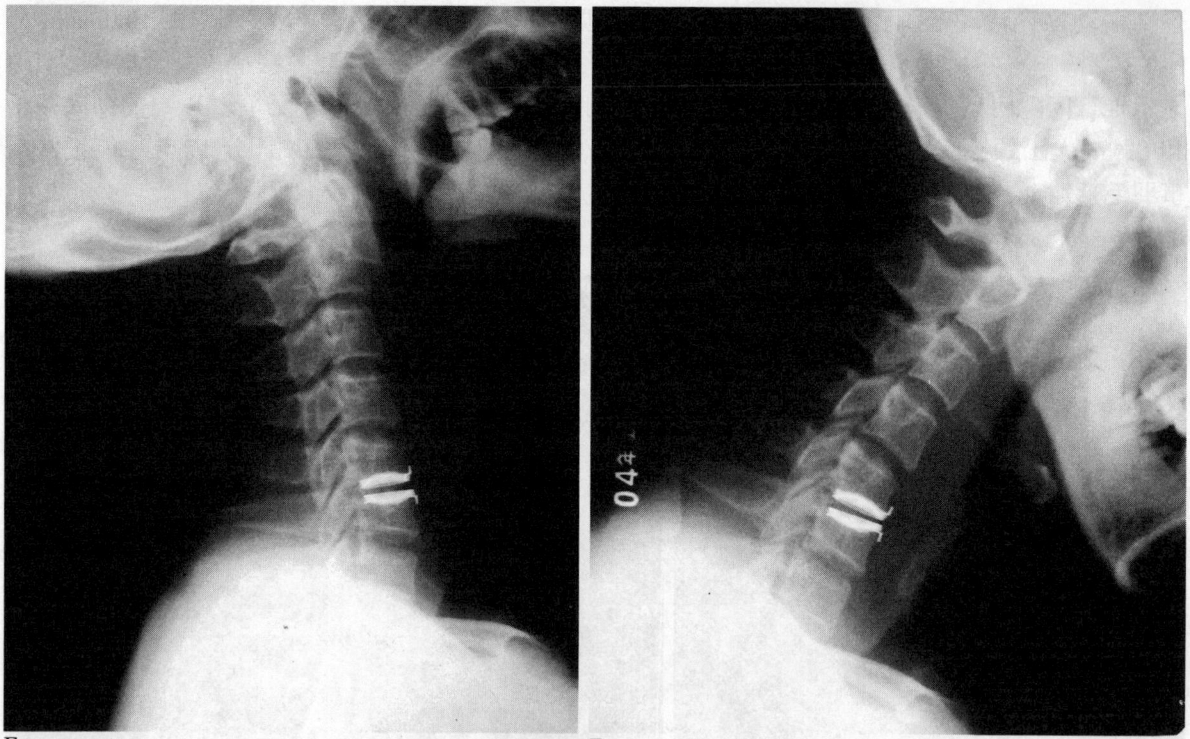

E　　F

图 3-1-32　Bryan 人工颈椎间盘假体置换术。A. 术前侧位；B. 术前 MRI 示 $C_{5/6}$ 椎间盘突出压迫脊髓；C. 术中椎间盘位置；D. 术后正位；E. 后侧位；F. 后屈位示人工椎间盘活动。

（九）并发症

目前主要的并发症有：①假体的松动、移位和沉降。这类并发症一旦发生，其结果对于颈椎这一节段而言可以是灾难性的。早期的假体易下沉，解决方法是增加假体终板面积，使应力分布于皮质骨，而非集中于椎体中央的松质骨。但随着年龄增加，骨密度下降后仍然会出现假体下沉，防止下沉的另一种方法是不对骨质疏松患者进行假体置换，但大部分接受手术的患者相对年轻，虽然当时骨密度良好，远期是否会发生骨质疏松无法预料。②植入节段的后凸畸形。③异位骨化。正如髋关节置换术后可能出现异位骨化一样，颈椎间盘置换术后也会出现这一并发症，主要发生在椎体侧方。④自发融合。⑤小关节增生肥大，在融合手术中小关节增生肥大发生在融合节段及邻近节段。由于人工椎间盘的设计接近正常生物力学，所以这种情况会减轻，但是当正常运动未能保留，应力分布不均，则小关节肥大与融合术相似。小关节增生肥大导致颈部疼痛并出现椎管狭窄症状，从而影响手术远期疗效。

（十）评价

尽管目前还不清楚邻近椎间盘退变是融合的结果或是一个自然的过程，但人工颈椎间盘置换术为颈椎病的治疗提供了一种新的选择，它保持前路减压的良好效果，解除了患者的症状，同时通过椎间盘切除后在椎间隙植入一个有功能的人工椎间盘假体，保持颈椎活动度，并减少相邻节段的继发性退变，提高了患者的生活质量，同时也避免了取骨的损伤及带来的并发症。国内外报道的部分颈椎间盘置换术是假体短期和中期随访中已获得了较满意的疗效。因此，理论上人工颈椎间盘置换术是最有发展前景的脊柱生物力学重建技术，其是否能与髋关节、膝关节假体置换获得成功一样，人工颈椎间盘置换术终能取代目前颈前路减压植骨融合术,成为颈椎退变性疾病治疗新的“金标准”，还有很长的路要走。

作为一项新的技术，颈椎间盘置换术确实在治疗理念上进行了极有意义的探索，同时也应以一种积极但又审慎的态度看待它。直接彻底地去除颈脊髓或神经致压物，恢复正常的脊髓形态和有效的椎管容量，恢复颈椎正常排列以及重建颈椎的生理曲度和病变节段的椎间高度是公认的颈椎外科治疗原则，是否保留病变节段的运动性是第 2 位要考虑的问题。目前的报道病例均较少，相对大样本的报道仅限于几位研究者。从目前的短期及少量中期研究结果来看，颈椎间盘置换术临床症状的改善率并不优于颈前路植骨融合术。彻底减压的要求与椎间盘置换术需保留一定结构维持其稳定也存在矛盾，如假体植入过程中一般要求保留后纵韧带或至多仅切除部分后纵韧带，这些均给减压带来了一定的困难，外侧的间盘突出或钩椎关节需减压时，也破坏了稳定性，使椎间盘置换术难以实施。因此，置换可能只适合部分患者。

颈前路植骨融合术后远期的相邻节段退变率各家报道不一。Hilibrand 等对 374 例前路术后患者 (409 个节段) 进行随访发现在术后 10 年内，伴有症状的相邻节段退变的发生率为 2.9%，其中大于 2/3 的患者行非手术治疗无效而需要再次手术。Teramoto 等随访了 45 例患者，平均 4 年以上，发现术后有 51.1%出现相邻节段退变，其中 11.1%有神经症状的加重。Baba 等对 106 例前路融合术后患者，平均随访 8.5 年以上，有 17 例由于相邻节段退变引起的症状而再次手术。Goffin 等在一组病例发现，在融合术后平均随访 8.6 年，相邻节段的退变在放射学上的发生率为 92%。Gore 对 159 名原始资料中颈椎 X 线片正常且无任何症状的受试者进行长达 10 年的颈椎 X 线片随访，结果表明 10 年后有 34%的人影像学出现椎间盘退变。

设计上，作为人体椎间盘的替代物，目前人工椎间盘通过多种成分和材料组合的方式去模拟和复制自然椎间盘的生理和力学特性仍很困难。另一个担心的问题是使用寿命，与人工髋关节、膝关节一样存在磨损、松动、下沉等，这些在目前还不清楚。颈椎间盘置换仍需要有长达 5~10 年的研究进行长期效果评价。

因此，人工颈椎间盘置换术是一种比传统的颈椎前路减压、椎体间植骨融合术更符合颈椎生物力学情况的手术方法，其开展的时间尚不长，在临床研究中取得了良好的近期治疗效果。但是，作为一项新的技术，其远期疗效仍是个未知数，它是否能减少对邻近节段的影响及其长期的稳定性和存活率尚需临床长期随访。

（彭新生　陈立言）

五、小关节脱位前路复位固定术

（一）设计思路

目前对颈椎关节突脱位的治疗争议较大。传统的治疗方法为快速闭合复位配合支具治疗或行后路融合术。闭合复位的技术包括手法牵引及相应操作、逐步增加重量的骨牵引复位法、镇静剂及肌松剂的应用及全麻下骨牵引复位等。多年的临床应用经验已证实了上述方法的有效性。但很多时候，闭合复位并不能成功，且可引起神经功能损害等并发症。因此，切开复位就显示了它的优越性。手术常选择后侧入路，技术操作主要包括部分或完全切除关节突，畸形复位和后方固定等步骤。融合方法多采用关节突钢丝固定、棘突间钢丝固定、侧块钢板固定等技术。

闭合复位和后路切开复位操作危险性较高。1991 年，Eismont 等报道了几例颈椎小关节脱位闭合复位引起灾难性脊髓损伤的病例，提醒临床医师应审慎地接受这一方案。不少学者认为，在后路手术复位过程中，脊髓损伤的可能性较大。近年来，随着 MRI 等检查技术的广泛应用，人们对椎间盘损伤的诊断与认识不断深入，多数学者统计报道颈椎小关节脱位合并椎间盘损伤的发生率为 20%~80%，且部分合并椎间盘出。而椎间盘损伤是造成迟发性颈椎不稳、再脱位的主要因素之一；突出的椎间盘也可能是造成复位过程中脊髓损伤的原因。目前多数学者主张，对于下颈椎小关节脱位所致的不稳定颈椎创伤，应采用手术治疗，以达到永久的生物力学稳定。

对合并椎间盘突出的患者，在手术入路的选择上，很多医生采用前–后–前的手术方式，即现行前路病变节段的椎间盘切除减压，防止后路复位造成椎间盘损伤脊髓；再翻身行后路手术，松解小关节，复位脱位，固定或不固定；然后又翻身行前路融合固定。这种手术方式较为安全，但手术过程复杂，对患者的损伤较大。为简化手术，减少损伤，很多医生想出了一些办法。如在行前路椎间盘切除后，在脱位的间隙内植入骨块，并在上位椎体上安放钢板，钢板在下方突出部分在植骨块的前方将其覆盖，再行后路手术复位。当复位时，前方钢板将骨块推入椎间隙，并防止其脱出，可减少第 2 次前路手术。相比之下，由 Ordonez 等倡导的前路直接复位手术，复位过程中损伤脊髓的可能性大大减少，可进行有效安全的减压及复位。另外，相对于后路两个运动节段融合，前路手术只涉及一个运动节段，并发症相对减少。

（二）适应证

新鲜或陈旧性颈椎小关节脱位，特别是合并椎间盘突出的患者。

（三）禁忌证

关节突粉碎性骨折。

（四）手术操作

1. 体位及麻醉　全麻后，患者取仰卧位，双肩胛部衬一软垫使双肩稍下垂，双肩部用宽胶布向下牵引以利术中透视，颈后部加以布巾卷以支撑，取骨一侧的髂骨下方加一沙袋。

2. 减压　采用标准的右侧颈前路横切口，暴露到损伤椎节，经透视定位。首先切除椎间盘，在撑开器轻度撑开上下椎体的基础上，清除残留髓核。有时由于上位椎体向前滑脱会阻挡椎间隙的暴露，需将上位椎体的前下方部分切除（图 3–1–33）。椎间盘切除后，需将后纵韧带一并切除。注意小心清除可能游离到椎管内的髓核碎片及硬膜外血肿，防止复位过程中对脊髓造成压迫。

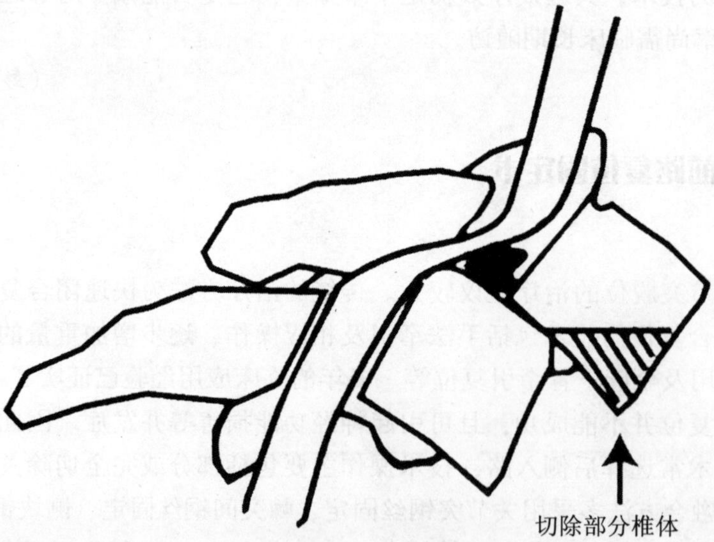

图 3–1–33　上位椎体的前下方部分切除，防止阻挡

3. 复位　上下椎体前方中央各置入一固定杆，交互间有 10°~20°的夹角。椎体固定杆间形成夹角的目的是为了在牵引复位时提供了一背伸牵张力，反过来，在牵引复位前就能使交锁的上下关节突得以松懈。在用上下椎体固定杆牵引过程中，术者可用食指或一刮匙直接向后加压上位椎体使之复位。另外，可选用一刮匙，将其尖部置于下位椎体的终板中上方作为支点，利用杠杆原理，上撬刮匙使上位椎体回复正常位置（图 3–1–34）。也可在椎间盘内置入一牵开器，先

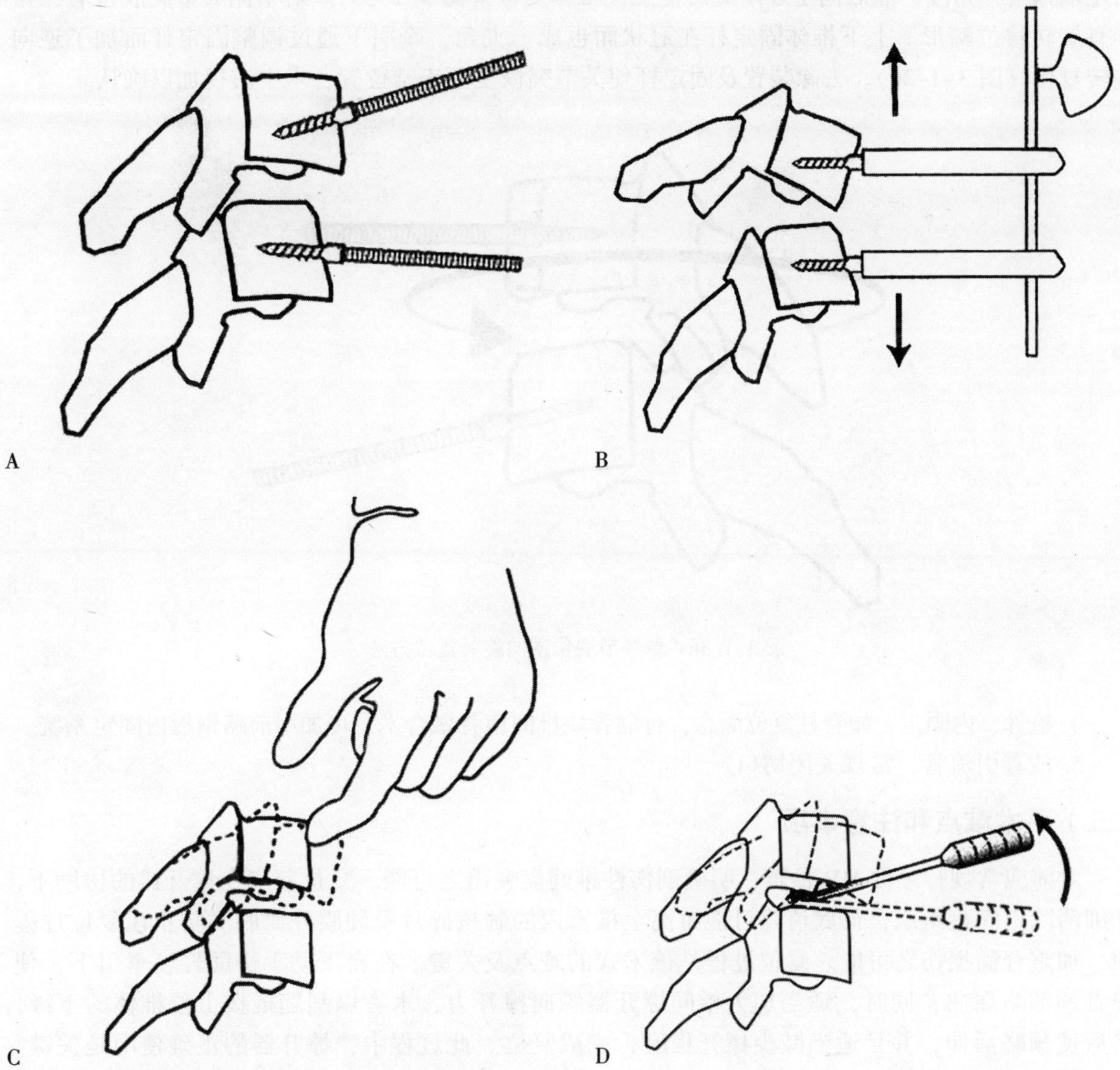

图 3–1–34　椎体撑开器复位方法。A. 植入撑开器螺杆；B. 上下撑开间隙；C. 将上位椎体向后推复位；D. 剥离器撬拨复位。

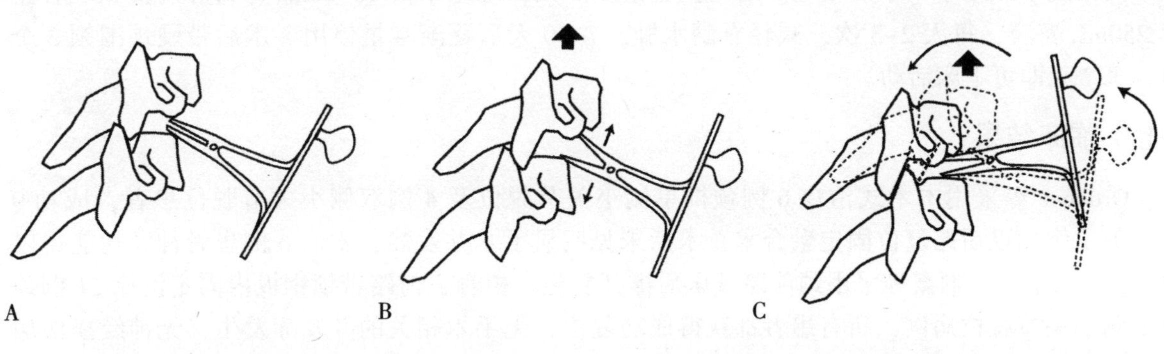

图 3–1–35　椎体间撑开复位方法。A. 间隙插入撑开器；B. 撑开间隙；C. 向后复位上位椎体。

向尾端预留一角度，然后向上逐渐旋转使上位椎体复位（图 3-1-35）。对单侧关节突脱位者，常伴有旋转移位畸形。上下椎体固定杆在冠状面也成一夹角，牵引下通过调整固定杆而加了逆向旋转复位（图 3-1-36）。去除装置及固定杆使关节突恢复至正常位置，术中透视加以确认。

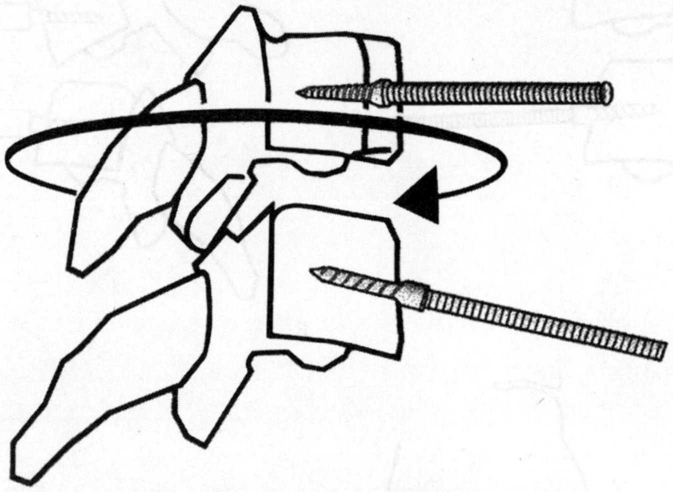

图 3-1-36　单关节脱位逆向旋转复位方法

4. 植骨、内固定　如脊柱复位满意，行髂骨块椎间植骨融合术，可加用前路钢板内固定系统。
5. 放置引流管，常规关闭切口。

（五）手术难点和注意事项

术前应常规行颈椎 MR 检查，明确创伤性椎间盘突出之可能。复位前应在撑开器的协助下，仔细清除椎间盘组织，彻底清除可能游离至椎管内的髓核碎片及硬膜外血肿。防止在复位过程中，加重脊髓损伤之可能。复位过程是该术式的难点及关键。在台下助手协助轻度牵引下，使患者颈部略屈曲；同时，适当加大椎间撑开器纵向撑开力，术者以刮匙撬拨上位椎体的下缘，然后使颈略后伸，并且适当减少撑开程度，完成复位。此过程中，撑开器的正确使用是关键。另外，撬拨复位时，术者手一定要稳，防止刮匙滑入椎管，损伤脊髓。

（六）术后处理

同常规下颈椎手术术后处理。应用抗生素 3~5 天，地塞米松 10~20mg 每日静滴及 20% 甘露醇 250mL 静滴，每天 2~3 次，减轻脊髓水肿，7~10 天后逐渐减量停用。术后带硬颈围领 3 个月，第 2 天即可下床活动。

（七）临床结果

Ordonez 等采用本术式治疗 6 例颈椎单侧小关节脱位及 4 例双侧小关节脱位患者，成功 9 例，另 1 例加以后路复位固定融合术，术后未见明显手术并发症，术后 6 例患者神经功能得以提升，4 例未变。荆鑫等采用颈前路减压后撑开复位、植骨、前路带锁钢板内固定治疗 21 例颈椎单侧小关节脱位病例，所有患者都获得成功复位，无手术相关的并发症发生，无神经损伤加重现象。随访 6~18 个月，疗效满意，脊髓功能有改善。任先军等前路手术治疗 39 例新鲜下颈椎小关节脱位患者，不同的是先在透视下行颅骨牵引复位，术后 34 例复位成功，其中 32 例完成了颈前路减压、植骨内固定，5 例未成功者和 3 例陈旧性脱位者，先行后路切开复位，再一期行前路减压、植骨内固定，术后疗效亦较满意。

（八）并发症

脱位节段上位椎体在较大外力作用下前移、创伤性椎间盘突出和骨折片侵入椎管等都可直接压迫脊髓，造成神经系统的原发性损伤；在复位治疗的过程中同样也存在继发脊髓神经损伤。对于术前 MR 检查提示椎间盘也破坏的患者，复位前应彻底切除椎间盘，以防复位过程中椎间盘向后突出压迫脊髓。另外，复位手法和手术操作技巧也与脊髓神经的损伤有关。其他并发症，如植骨不愈合、椎动脉及神经根损伤、交感神经损伤等与一般颈椎手术相同。

（九）评价

当颈椎小关节脱位伴骨折片侵入椎管、软组织嵌顿和/或闭合复位失败时，手术复位是最后的选择。手术治疗的目的是彻底解除脊髓神经压迫，重建颈段的三维稳定性，恢复颈椎的正常序列，从而改善神经功能，而术式的选择应根据患者的具体情况而定。多数学者选择后路手术，该途径暴露简单，也容易使小关节迅速复位，对脊髓后方减压彻底。但 Kang 指出必须行 MRI 检查以排除创伤性椎间盘突出的存在，否则突出的椎间盘仍会在复位过程中形成对脊髓的压迫，致神经功能损害加重（图 3-1-37）。这种情况下前路手术成为首选。Lifeso 认为前路手术较后路手术具有独到优势：前路手术能清除损伤的椎间盘，避免了后路复位过程中可能造成的脊髓受压加重；减压完成后，随着椎间隙的撑开足以使交锁的小关节分离，借助术中影像学的帮助能有效地获得复位；前路手术还允许短节段固定，只需作一个运动单元的固定，而后路手术通常要作两个运动单元的固定；采用椎间植骨及前路钢板固定，能提供近期有效的稳定，远期融合率高，而后路固定在有椎间盘损伤和椎间隙塌陷的情况下，容易造成术后的后凸畸形；简化了手术操作，减少手术损伤。但 Bernardo 等指出，如果该类损伤伴随附件损伤或关节突骨折，前路复位成功率不高，这时就应该采用前-后路联合的术式。

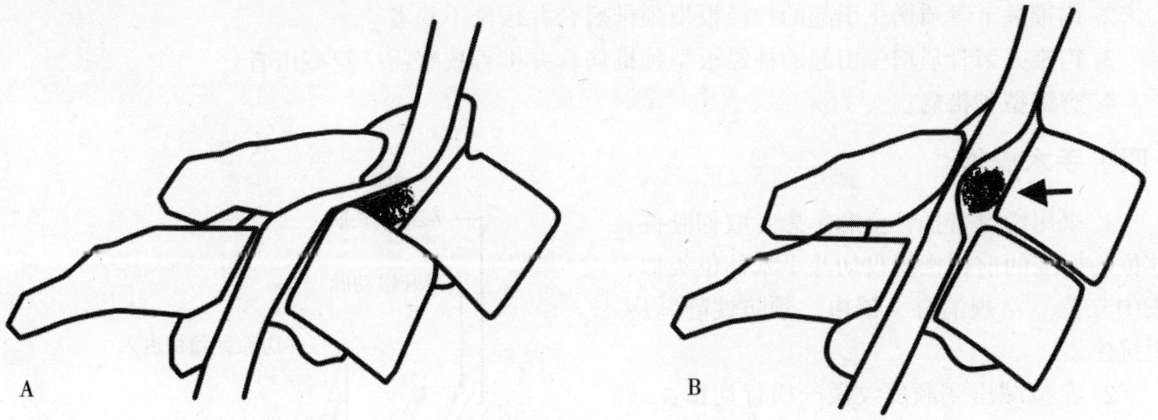

图 3-1-37　颈椎小关节脱位伴椎间盘突出，复位过程中椎间盘突入椎管压迫脊髓。A. 椎间盘突出；B. 椎体复位后椎间盘压迫脊髓。

（王慧敏）

六、经椎弓根入路钩椎关节切除神经减压术

（一）设计思路

在过去的 50 年里，有多种手术方式成功地用于治疗骨质增生引起的神经根型颈椎病。手术入路也经历了由后向前转变的过程。最初，后入路方式用于所有的颈部物理实质性压迫。开始是经椎板，接下来是开窗以及后来的经后外侧进行椎间孔扩大。1944 年 Spurling 和 Scoville 首次对应用经后外侧入路成功治疗神经根型颈椎病的病例进行了报道。经后外侧入路对神经根减压

仍被认为是一种实用、有效的手术方式。1958 年 Smith-Robinson 前路技术问世后，广泛应用于症状性颈椎骨质增生的治疗。因椎间活动被认为是骨赘产生的原因，故而在这些手术操作中对椎间隙进行了融合处理和加大了椎间隙距离，从而扩大了椎间孔，解除了黄韧带的压迫，同时也减少了对神经根和脊髓直接的手术操作。临床结果令人非常满意，优良率超过 70%。

尽管前、后入路手术均获得了满意的临床结果，但两种手术都被认为不甚理想，理由是前方的骨赘并未去除而且产生骨赘的病因依然存在。如果在多平面进行了减压，或者超过 50%的椎间平面关节被去除，可能会导致颈椎失稳。另外，术中硬膜外静脉丛出血妨碍手术操作的并发症也时有发生，尤其是当病人采用俯卧位接受手术时，该并发症更易发生。前路椎间盘切除(不管融合与否)，术后发生的骨融合，导致了椎间活动度的丢失，这种非生理性的变化会引起相邻椎所受应力增加、加速邻近椎间盘和小关节的退变。因此，人工椎间盘置换用于颈椎前路间盘切除后的重建，希望保持椎间活动，预防邻近节段的退变。由于人工椎间盘存在松动的问题，对于神经根受压的患者，有医生对前路手术设计进行了一些改变，只切除压迫神经根的因素，不破坏椎间盘，保留节段间的活动。

经椎弓根途径的手术设计是通过椎弓根途径显露引起压迫症状的骨赘，对神经根进行直接的减压，从而避免术中对椎间盘的损伤，保留椎间稳定及其活动度，降低疾病的复发率。

(二)适应证

该手术的手术范围及损伤均较小，适应证较严格，主要是针对神经根型颈椎病，而且是由于钩椎关节处骨质增生引起的神经根在椎间孔内受压引起的神经根型颈椎病。

(三)禁忌证

1.非钩椎关节骨质增生引起的神经根型颈椎病。

2. 钩椎关节骨质增生引起的神经根型颈椎病合并颈椎不稳者。

3. 钩椎关节骨质增生引起的神经根型颈椎病合并椎管狭窄需广泛减压者。

4. 脊髓型颈椎病。

(四)手术操作

1. 采用经气管插管全麻。患者取仰卧位，体位与标准的前路椎间盘切除手术体位类似，头中立位。常规消毒、铺巾，预防性静脉应用抗生素。

2. 在拟减压侧顺皮纹做一横行切口，该切口较标准的前路手术切口略偏向上外，顺切口方向切开颈阔肌，沿颈动脉鞘与气管、食管之间钝性分离；在上颈椎，应将以上结构向中线牵开，沿颈动脉鞘外侧分离，暴露并切开椎前筋膜，将一穿刺针插入椎间隙，C 型臂 X 线机侧位透视确定间隙。

3. 将颈长肌向侧方剥离，暴露横突上方和受压的颈神经根的内侧以及椎动脉。

4. 置放椎体螺钉和 Caspar 牵开器，牵开椎动脉、颈长肌等，良好暴露术野 (图 3-1-38)。

5. 用 2mm 微磨去除位于钩椎关节下方的

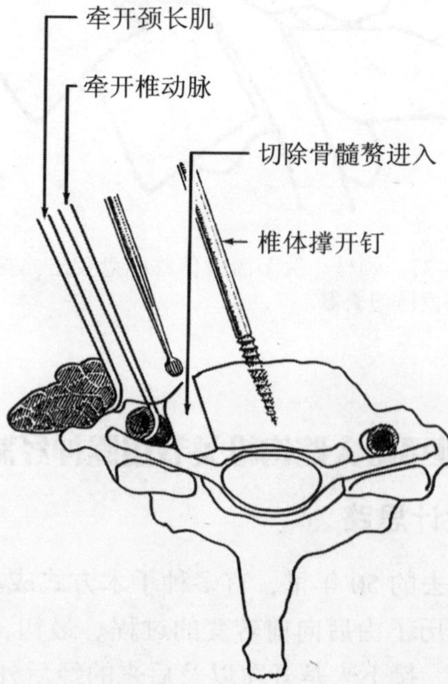

图 3-1-38 Caspar 牵开器，牵开椎动脉、颈长肌

横突上部，进一步显露并向侧方牵开椎动脉，暴露位于椎弓根与椎体后外侧之间的连接，显露神经根出椎管部（图 3-1-39）。

6. 用小刮匙刮除引起压迫症状的骨赘（图 3-1-40）。

7. 止血后，分层缝合切口。

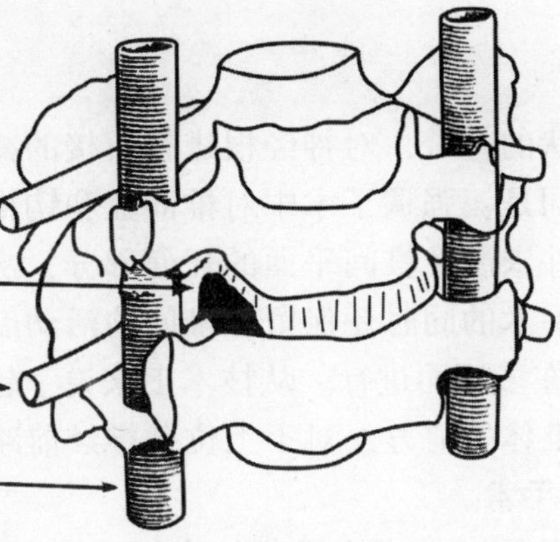

图 3-1-39　显露切除的骨赘

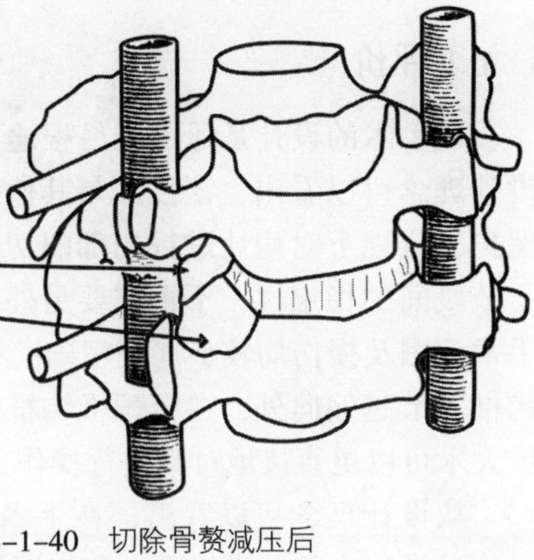

图 3-1-40　切除骨赘减压后

（五）手术难点和注意事项

1. 难点在于术中为了暴露椎弓根与椎体后外侧之连接部，需要用微磨去除横突上部时，有可能损伤横突孔内的椎动脉。

2. 去除横突上部及刮除骨赘时注意保护椎间盘和钩椎关节，以免引起术后继发椎间盘突出和椎间不稳。

3. 暴露术野时需始终保持对椎动脉的轻柔操作。

（六）术后处理

术后当晚，患者留院观察，常规心电监护，注意伤口渗血及呼吸状况；次日视患者一般情况，允许离床活动，不需要用颈围限制患者颈部活动。

（七）临床结果

2000 年 Grundy 等报道了 16 例采用前路经椎弓根途径治疗的病例，26 条神经根受压引起臂痛，20 条神经根受压引起肌无力，20 条神经根受压引起感觉障碍；单平面 8 例，双平面 5 例，三平面 3 例；单侧 14 例，双侧 2 例；对 28 条神经根进行了减压，左侧 10 条，右侧 18 条；随访了 11~99 周，平均 69.2 周；16 例病人 26 条神经根受压引起的臂痛完全缓解 9 例（73%），明显缓解 4 例（15%），无缓解 3 例（12%）；运动功能的恢复，根据英国医学研究委员会的标准，20 条受压神经根中有 17 条（85%）支配的肌肉群恢复正常肌力，剩下的 3 条有恢复；感觉功能恢复，14 条（70%）完全恢复，5 条明显恢复，1 条无恢复。术后先前症状和神经学检查无加重病人；无病人并发 Horner 综合征。临床有 3 例无恢复的病例，其中 1 例发生于开展该手术的早期，术中未完整保留钩椎关节，开始患者的臂痛完全消除，术后 2 天并发椎间盘的急性突出引起症状复发，经再次手术，切除椎间盘，取髂骨将椎间融合，臂痛完全消除，之后术者严格执行完整保留钩椎关节、术中不侵犯椎间盘的手术操作后，无类似并发症发生；另一例患者先前曾行 C_4 前路椎间盘切除、融合术，术后症状无改善，经再检查，找到了术前未发现的假关节，导致了过伸过屈时脊柱的失稳，再次行前路椎间盘切除、融合术后，症状完全缓解；第 3 例患者术后症状无明显恢复，经 CT 扫描发现椎间孔已被广泛切开，该病例无明显恢复的原因被认为是可能与劳动纠纷有关。

（八）并发症

可能的并发症有：术中硬膜外静脉丛损伤出血、椎动脉损伤、神经根损伤、脊髓和硬脊膜损伤、空气栓塞（取坐位手术时）、术后切口内血肿压迫气管引起窒息（前路经椎弓根途径）、术后感染。

（九）评价

该手术的设计是通过椎弓根途径显露引起压迫症状的骨赘，对神经根进行直接的减压。从设计理念可以看出，该技术与其他颈部手术最大的不同是：强调了术中对椎间盘和钩椎关节的保护，直视下对病灶进行局部的切除。因为术中操作并未涉及椎间平面的任何部分，从而保留了节段间的稳定性，不再需要另外的融合，在简化了手术的同时还保留了椎间的活动度。由于手术范围及损伤均较小（较精确），因而该手术操作可在多平面进行。从技术上来说，越靠尾侧钩椎关节越偏向外，在上颈椎钩椎关节和骨赘更靠近椎体的前方，对于上位颈椎经前路椎间孔扩大术可以更直接地对其进行操作，因此，更适合于该手术。

从设计理念可以看出，在手术范围及损伤均较小的同时，术中操作的空间范围也较局限，无法对椎间方便地进行融合和广泛地减压。因此，对于术前判断存在椎间不稳需行椎间融合者、椎管狭窄需广泛减压者以及椎间盘退变需行椎间盘切除，预计术后可能存在不稳者均不宜选用该术式。

总之，该术式属“微创”术式，手术适应证有限，在达到局限、精确去除病灶的同时也限制了手术的可操作空间。在临床应用时必须严格掌握其适应证。当临床表现与影像学资料相符，确诊是由于钩椎关节处骨质增生引起的神经根型颈椎病时是其良好的适应证。

（郭奇峰）

七、椎间孔切开减压术

（一）设计思路

椎间盘突出引起的神经根型颈椎病最初的治疗方法是通过后入路椎板切除术或者是椎间孔扩大术暴露神经根，非直视下去除神经根腹侧的骨赘或者是突出的椎间盘。尽管有很多外科医生仍习惯选用后入路方式。这类手术的缺陷是它只能提供间接的后侧暴露，不能直视下去除神经根腹侧的压迫。由于后路手术的缺陷，前路椎间盘摘除日益广泛地得到应用。前路手术最直接的优点是为去除那些通常位于神经根腹侧的压迫提供直接的途径。前路椎间盘摘除术视融合与否可有两种选择，椎间融合可以固定那些可能引起疼痛的潜在的退变椎间盘和椎间关节，而且可以更方便地进行更广泛的神经减压操作。作为另一种选择，不进行椎间融合的椎间盘切除术也能获得满意的疗效，实际上大部分这些病人的手术节段可能已经融合。在高活动度的颈椎行骨融合后会促进其他平面椎间盘的退变，最终可能需再次手术，目前对其发生率仍不明了。因此，对于神经根型颈椎病，只要可能应尽量避免融合保留节段间的活动度。这可以通过颈前路椎间孔扩大术来实现。

颈前路椎间孔扩大术最初由 Verbeist 于 1968 年报道，术中牵开椎动脉暴露术野，去除引起症状的钩椎关节骨赘，遗憾的是，这在当时并未引起人们通过该入路治疗神经根型颈椎病的注意。随后有其他一些文献报道了采用经颈前路椎间孔扩大术治疗颈椎手术。

（二）适应证

1. 以神经根症状为主，颈痛表现相对不明显。
2. 过伸过屈颈椎侧位片显示无颈椎失稳。

3. MRI 显示与病人症状平面及年龄相一致的影像资料。

（三）禁忌证

1. 合并颈椎不稳定者。

2. 椎间盘明显退变，预计需行节段间融合者。

3. 预计减压范围要超出椎间孔者。

（四）手术操作

1. 病人取仰卧位。

2. 病变侧受累椎间盘平面的常规椎前暴露。

3. 用颈椎牵开器暴露以颈长肌内侧缘为中心的术野。

4. 将颈长肌大部向侧方牵开，显露上方椎间孔及受累椎间盘平面的下方，注意保留颈长肌，而不是切除之。

5. 用刮匙刮除横突与钩突侧方之间的椎动脉周围骨质。

6. 术中荧光透视定位，确认手术节段。

7. 用一可伸展叶片的牵开器置于椎动脉与椎体之间，保持颈长肌的持续牵开同时保护椎动脉免受损伤（图 3–1–41A）。

8. 术中侧位荧光透视可以帮助确认牵开器的位置位于椎体中线，从而避免继发神经根的压迫。

9. 良好暴露后，接下来的手术在手术显微镜放大后进行操作。

10. 用微磨磨除钩椎关节侧方骨质至一薄层皮质骨片后,采用刮除法及 Kerrison 咬骨钳去除剩余骨质，暴露侧方由后纵韧带覆盖的神经根。

11. 进一步探查、去除导致压迫症状的韧带、椎间盘等致压物，位于相邻椎板间隙的骨赘也可一并去除（图 3–1–41B~C)。

12. 去除钩突的残留部分，完成前路椎间孔减压（图 3–1–41D~E，图 3–1–42)。

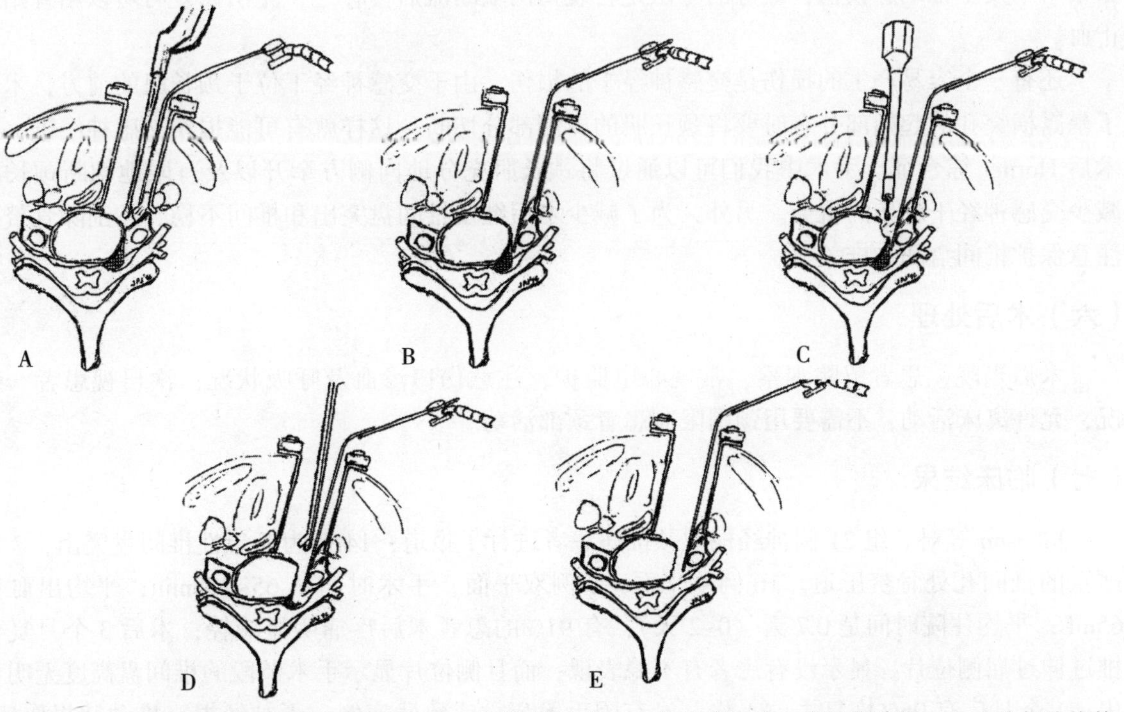

图 3–1–41　椎间孔减压手术过程示意图。A. 显露椎体前外；B. 打开横突孔，牵开椎动脉；C. 去除部分椎体侧壁及钩椎关节；D. 完成减压；E. 去除骨赘。

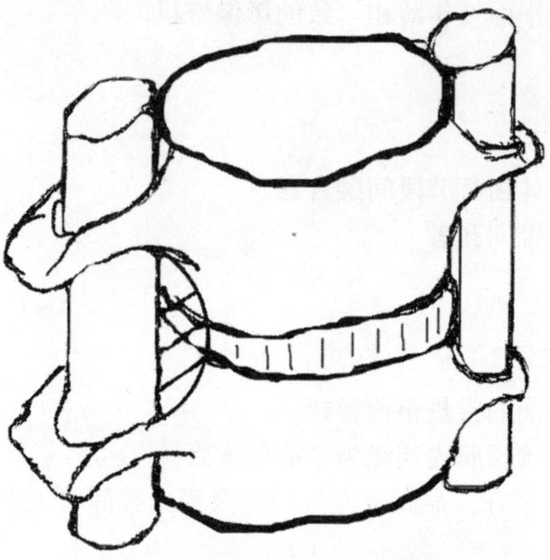

图 3-1-42　椎间孔减压范围

（五）手术难点和注意事项

手术难点在于如何获得良好的术野暴露，同时又不至于损伤周边重要结构。如椎动脉的损伤，在手术中为了暴露椎弓根与椎体后外侧之连接部，需要用微磨去除横突上部以及在去除钩椎关节处骨赘时，有可能损伤横突孔内的椎动脉。暴露术野时妥当放置拉钩，保持对椎动脉的轻柔操作是避免损伤的关键。为了不损伤椎动脉，用磨钻时不应进入横突孔。操作中如果遇到较剧烈的出血提示进入了横突孔损伤了横突孔内环绕椎动脉的静脉丛，应提高警惕。在钩突处操作时为了防止椎动脉的损伤，用钻头磨除钩突时要留下一薄层皮质骨片，随后再用刮匙去除剩余部分。另外，由于在 C_6~C_7 平面椎动脉从横突孔与颈长肌之间通过，椎动脉在该平面的损伤发生率相对较高，如需在该平面减压，可以在 C_6 横突水平切断颈长肌，将远端向下牵开后首先暴露椎动脉。如果术中发生椎动脉损伤，最好的方法是将裂口两端断流后修补之，无法修复时可以用骨蜡填塞止血。

还有一个容易产生的损伤是交感神经干的损伤，由于交感神经干位于颈长肌的前方，术中为了暴露横突孔的起始部分有时要将颈长肌的内侧部分切断，这样就有可能损伤交感神经干，引起术后 Horner 综合征。手术中我们可以通过将颈长肌充分地向侧方牵开以及有限地切断颈长肌来减少交感神经干损伤的机会。另外，为了减少术后继发椎间盘突出和椎间不稳，在刮除骨赘时要注意保护椎间盘和钩椎关节。

（六）术后处理

术后当晚，患者留院观察，常规心电监护，注意伤口渗血及呼吸状况；次日视患者一般情况，允许离床活动，不需要用颈围限制患者颈部活动。

（七）临床结果

Johnson 等对一组 21 例神经根型颈椎病患者进行了报道，14 例为亚急性椎间盘突出，7 例为严重的椎间孔处骨赘压迫。16 例单平面，5 例双平面；手术时间从 65~205min；平均出血量是 65mL；平均住院时间是 0.7 天（0~2 天）；有 91%的患者术后疼痛明显减轻；术后 3 个月复查颈椎过伸过屈侧位片，显示没有患者有不稳表现；而且侧位片显示手术节段的椎间盘高度无明显丢失；1 个月后有 95%恢复先前工作。没有因手术死亡或致残病例；无神经根、椎动脉损伤病例；无并发 Horner’s 综合征的病例；有 1 例行右侧 C_6、C_7 前路椎间孔扩大术患者并发喉上神经麻痹，术后 3 个月恢复；有 2 例进行了再手术，其中 1 例在进行了左侧 C_5、C_6 与 C_6、C_7 前路椎间孔扩大术后发现残留钩椎关节腹侧的压迫，予 Smith-Robinson 式椎间盘切除、融合术后痊愈；另 1 例再手术的病人是在行左侧 C_6、C_7 前路椎间孔扩大术后发现优势手持续乏力，虽然 EMG 显示可疑，但由于发生在优势手，还是为其进行了选择性的后入路椎间孔扩大术，术后恢复良好。

（八）并发症

可能的并发症有：术中硬膜外静脉丛损伤出血、椎动脉损伤、神经根损伤、喉上神经损伤、喉返神经损伤、脊髓和硬脊膜损伤、术后切口内血肿压迫气管引起窒息、术后感染等。

（九）评价

颈椎疾病手术方式从早期的颈后路到 20 世纪 50 年代开始渐发展至目前临床常用的前路颈椎手术。为了有效减少术后继发椎间盘突出和椎间不稳的发生，现在大多数医生在行椎间孔扩大术时会同时将移植物植入椎间，不可避免的是融合后会促进其他平面椎间盘的退变。临床上有些病人的症状是由于单一平面神经的局部性受压引起的，这些病例需要的仅仅是局部切除就已经足够了。这类由于椎间盘的软突出引起的神经受压的病人，以前常采用的方法是通过后路去椎板、部分关节突，经后路切除椎间盘。这种手术方式由于神经根的腹侧面很难暴露，术中缺乏直视观察。前入路可以对腹侧病灶进行直视暴露、去除，这就引起人们将手术入路由后向前转变。

从颈前路椎间孔扩大术的手术设计中可以看出，通过该手术，除了可以对腹侧病灶进行直视暴露、去除外，还强调了操作中对椎间盘和钩椎关节的保护，这样在保留了相关节段生理活动的同时也减少术后继发椎间盘突出和椎间不稳的发生。

该手术是通过对病灶的直接、有限的暴露达到去除病灶的目的，手术副损伤相对较小。总的来说，该手术具有以下优点：通过我们所熟悉的颈前路手术的一些变化，直接暴露病灶；仅移除病灶，保留大部分椎间盘及活动节段；手术时间及留院时间缩短；避免了椎间融合及融合后期潜在的问题；更早恢复工作。存在的缺点是：对该手术尚不熟悉；由于椎间盘的退变及单侧钩椎关节去除引起的长期疗效尚不明了。虽然至今还没有后期失效的报道，该手术由于可以根据术中情况方便地进行前路手术扩大减压、融合范围，为该手术的开展提供了便利。作者认为，取得良好疗效的关键取决于诊断的精确性，以及病例的选择，即：一个或两个平面的神经根症状，同时颈部疼痛不明显，临床资料与影像资料吻合。

（郭奇峰）

第二节 下颈椎后路手术

一、线锯切割双开门椎管扩大重建术

（一）设计思路

颈椎后路手术在治疗多节段脊髓型颈椎病及先天颈椎管狭窄以及颈椎后纵韧带骨化症 (OPLL) 等疾病是一种非常有效的手术方法。目前最为常见的是单开门椎管扩大成形术，其缺点主要有：术中可能出血过多，椎管扩大成形效果不稳定，术后关门，硬膜瘢痕粘连等。故又出现颈椎后路双开门椎管扩大成形术。特点是不单保留椎管完整性，并能最大限度地保存颈椎的活动功能。但术中均用高速微型磨钻或薄刃椎板咬骨钳逐个纵剖棘突，不但速度较慢、棘突植骨床磨损较多不利于棘突间植骨融合，而且脊髓损伤的可能性较大，尤其是严重颈椎管狭窄的患者。1995 年首见应用线锯纵行劈裂棘突的报道，其特点是手术速度明显加快，棘突植骨床磨损极少，对硬膜和脊髓的干扰很小。作者 1998 年亦自行研制了 1 套颈椎双开门线锯器械。器械由线锯（直径 0.55mm，长度 700mm）、硬膜外硅胶导管（内径 0.6mm，外径 1.0mm，长度 150mm）和导管套管针组成。由于我们的线锯是由 7 根钢丝直接拧成的，所以更为锋利和结实。

（二）适应证

颈椎管狭窄症；后纵韧带钙化症；3 个节段以上的颈椎间盘突出；后路手术后的补救手术。

（三）禁忌证

黄韧带骨化症；既往后路手术造成硬膜外腔粘连和瘢痕形成；类风湿性关节炎等炎性病变引起的硬膜粘连；严重的颈椎失稳症；较明显的颈椎后凸畸形。

（四）手术操作

1. 插管麻醉后，Mayfield 三钉头颅固定器固定头颅。翻转患者成俯卧位，确定固定器可靠维持头颅和颈椎位置。颈椎不需置于后突位。术前检查患者颈椎活动度以便术中确定合适的排列力线。

2. 行后正中切口，勿伤及位于 C_2 棘突上的半棘肌止点。分离棘突旁肌肉，保留棘上和棘间韧带。骨膜下剥离后方结构，显露侧块内侧，铰链骨槽开在侧块的内 1/3。此时应避免伤及小关节囊。

3. 劈裂棘突　切除拟减压节段的上方和下方间隙（一般在 C_2~C_3 和 C_7~T_1 间）中部棘间韧带和黄韧带，显露硬膜。首先在导管内插入套管针，在后者的引导下由 C_7 椎板下缘向上经 C_3 椎板上缘穿出。然后线锯从导管的远端插入后，于 $C_{2/3}$ 间将导管和线锯同时拉出（图 3-2-1）。此时线锯在椎管中跨越减压区的上下端。持针器固定并拉紧线锯，开始匀速行往复运动。此时可以远离脊髓和硬膜，从腹层向背层切割棘突（图 3-2-2）。棘上和棘间韧带可同时从中线劈裂。切割中滴注生理盐水润滑，避免摩擦和过度升温损害。减压的范围通常从 C_3~C_7，可以根据病情向上或向下扩展一个椎板水平。如果是向下增加一个水平，可以照前述方法劈裂 T_1 棘突即可。但如果是向上扩展到 C_2，通常是用钻石磨钻磨去 C_2 下缘，避免破坏其完整性和伸肌止点。

4. 扩大椎管　3.0mm 高速磨钻在侧块与椎板交界开槽（图 3-2-3）。去除外侧皮质和少量松质骨。腹层皮质磨薄后，反复轻轻用力弯曲，以成铰链。造成门轴处“青枝骨折”。沿减压区逐个打开劈裂棘突，并用椎板撑开器维持（图 3-2-4）。半椎板分离约 15~20mm 后，通常可见硬膜搏动。仔细分离硬膜外的所有粘连，以利减压。

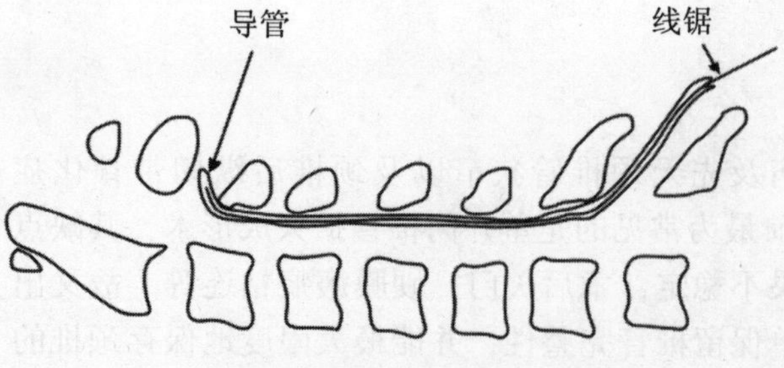

图 3-2-1　线锯插入示意图

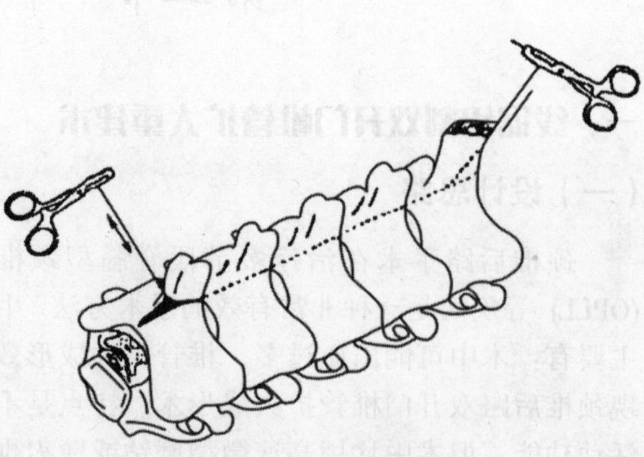
图 3-2-2　锯断椎板

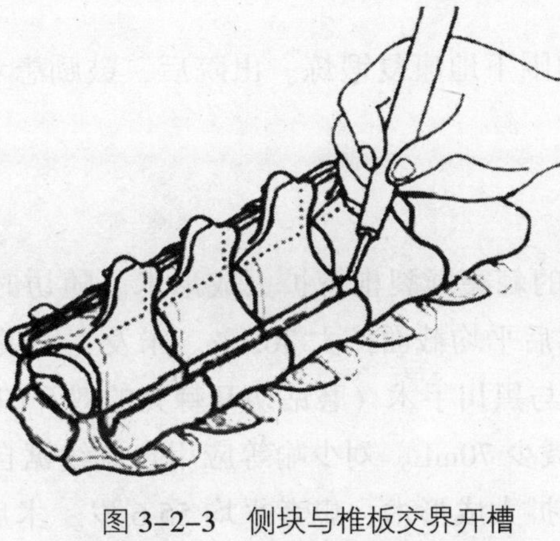

图 3-2-3　侧块与椎板交界开槽

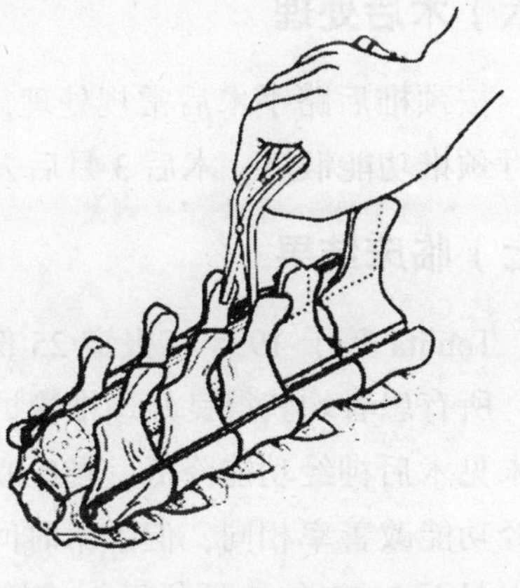

图 3-2-4　椎板撑开器扩大椎管

5. 后弓重建　分离的半椎板必须用某种间隔物维持。C_6 和 C_7 棘突发育良好，则直接用棘突骨移植即可。此外还可用自体髂骨块、塑形后的异体肋骨或腓骨以及特殊设计的人工骨间隔物（图 3-2-5）。移植骨或间隔物可用线扎固定或骨夹固定在棘突上。

6. 常规关闭切口　如术中分离半棘肌，则需重新固定于 C_2 棘突上。伤口内置负压引流。

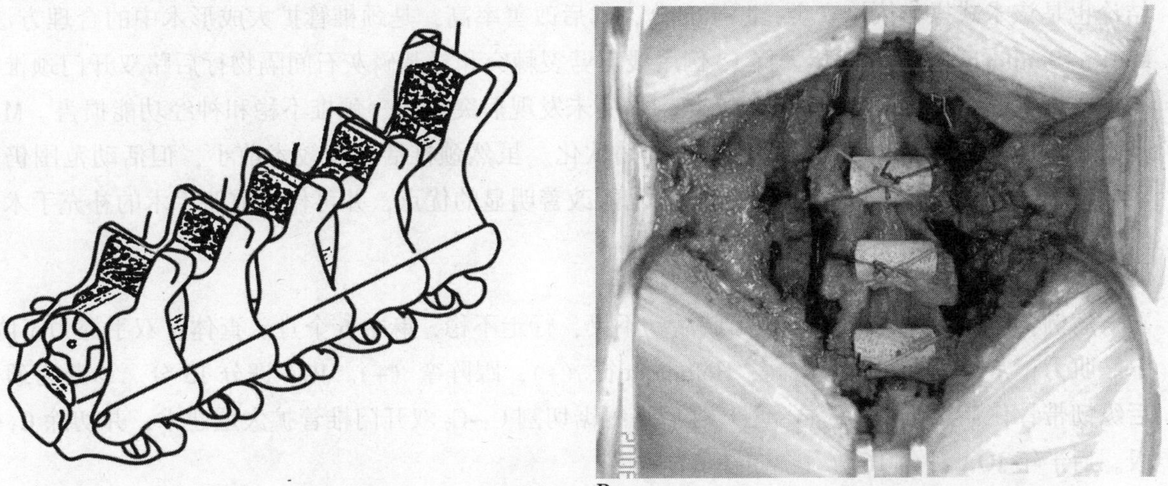

A　B

图 3-2-5　间隔物置入双开门扩大成形后模式图。A. 示意图；B. 术中图。

（五）手术难点和注意事项

1. 摆体位时一定要将头和躯干固定牢靠，防止拉线锯时颈椎异常活动损伤脊髓。

2. 摆正颈椎，防止后凸，尽可能保持需行纵剖棘突的椎体稍前凸，否则拉线锯时极易损伤硬膜和脊髓。如确实通过调整体外仍无法矫正后凸畸形，可用线锯分段纵剖棘突，也可用微型高速磨钻。

3. 插入线锯导管前，要测量导管到达拟开门最上位椎板上缘的长度如插入导管超过预计长度而未见头端显露，可能是导管偏向一边，应立即取出重插。插入时需轻柔前行，如遇阻力，不要硬插，可调整重插，仍无法完成，应分段插入，锯开棘突。

4. 拉线锯时一定要把线锯两端拉紧并上提，否则线锯可偏离锯道、打折、卡锯，甚至断锯。术者拉锯时，助手一定用椎板压迫器向前压紧椎板，对抗线锯向后上提的力，达到稳定颈椎，防止异常活动损伤硬膜和脊髓。

（六）术后处理

按颈椎后路手术后常规处理。住院期间，带软颈围下地康复锻炼。出院后，鼓励患者无痛下行颈椎功能锻炼。术后 3 月后去除颈围。

（七）临床结果

Tomita 等于 1998 年报道 25 例应用线锯行 C_3~C_7 的棘突劈裂椎管扩大成形术。随访时间 34 周，所有患者均获得良好颈椎管扩大，CT 评测显示术后平均截面扩大 36.1%。未发生硬膜撕裂，也未见术后神经功能降低。神经功能改善率为 72%，与黑川手术（磨钻切开棘突的双开门手术）神经功能改善率相同，但手术时间缩短 63min，出血减少 70mL。刘少喻等应用自制线锯自 1998 年 1 月至 2002 年 4 月共行 35 例颈椎后路双开门椎管扩大成形术，患者平均 55.6 岁。术后最长随访 58 个月。手术时间平均 145.6min，出血 100~400mL。术中从未发生断锯和卡锯现象。JOA 平均评分从术前 8.28 分升高到术后 15.5 分。作者结论为颈椎椎板线锯用于颈椎后路棘突纵切双开门椎管扩大成形术是安全和快捷的。与此同时，国内学者田伟亦报道 38 例用钢缆式线锯和人工骨 CHA 作间隔物行颈椎棘突纵割式椎管扩大成形术的优点和疗效。术后平均随访 26 个月，发现肢体麻木，肌力减退和行走不稳均明显改善；扁平率改善 0.23，无一例发生脊髓损伤。其结论也是该术式操作快捷安全，减压充分，术后改善率高，是颈椎管扩大成形术中的合理方法。Martin-Benlloch 等在 2003 年评价 12 例用线锯劈裂棘突和羟基磷灰石间隔物行后路双开门颈椎管扩大成形术的结果。平均随访时间 2 年。术后未发现后突畸形、颈椎不稳和神经功能损害。MRI 扫描显示所有患者至少有 1 个节段改善脊髓软化。虽然颈椎活动度较术前小，但活动范围仍高于前路手术。结论是该手术有低并发症、功能改善明显的优点，并可作为前路手术的补充手术。

（八）临床举例

病例：何××，女，54 岁，双上肢活动不灵，行走不稳，麻木 6 个月。查体：双手握力下降，下肢肌力正常，下肢肌张力增高，Hoffmann 征（+），踝阵挛（+）。JOA 评分 13 分。诊断为颈椎后纵韧带骨化症（OPLL），混合型。行后路线锯切割 C_4~C_7 双开门椎管扩大重建术，并切除 C_3 椎板。后半年 JOA 评分 16 分（图 3-2-6）。

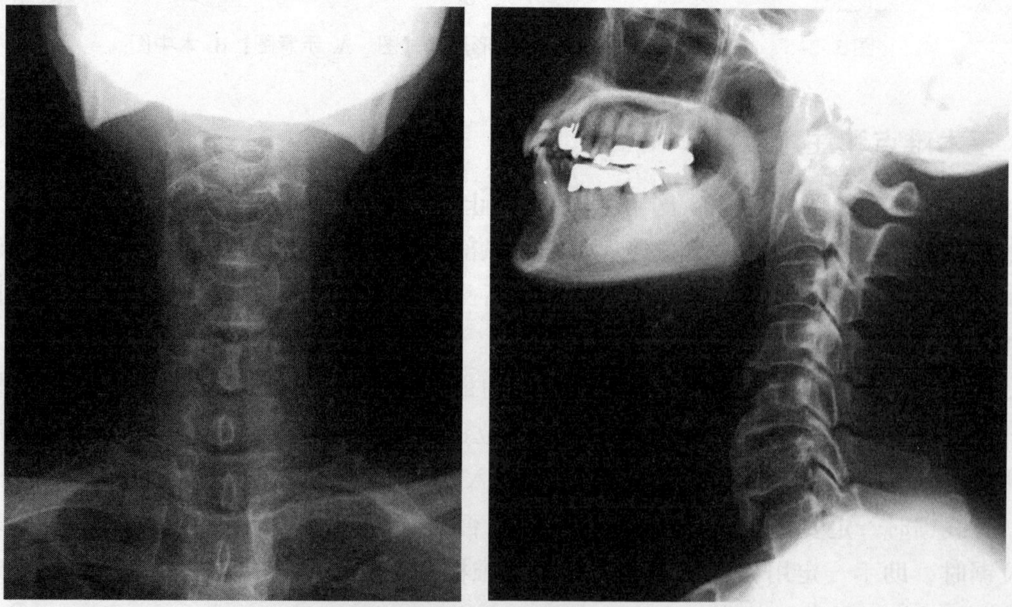
A　B

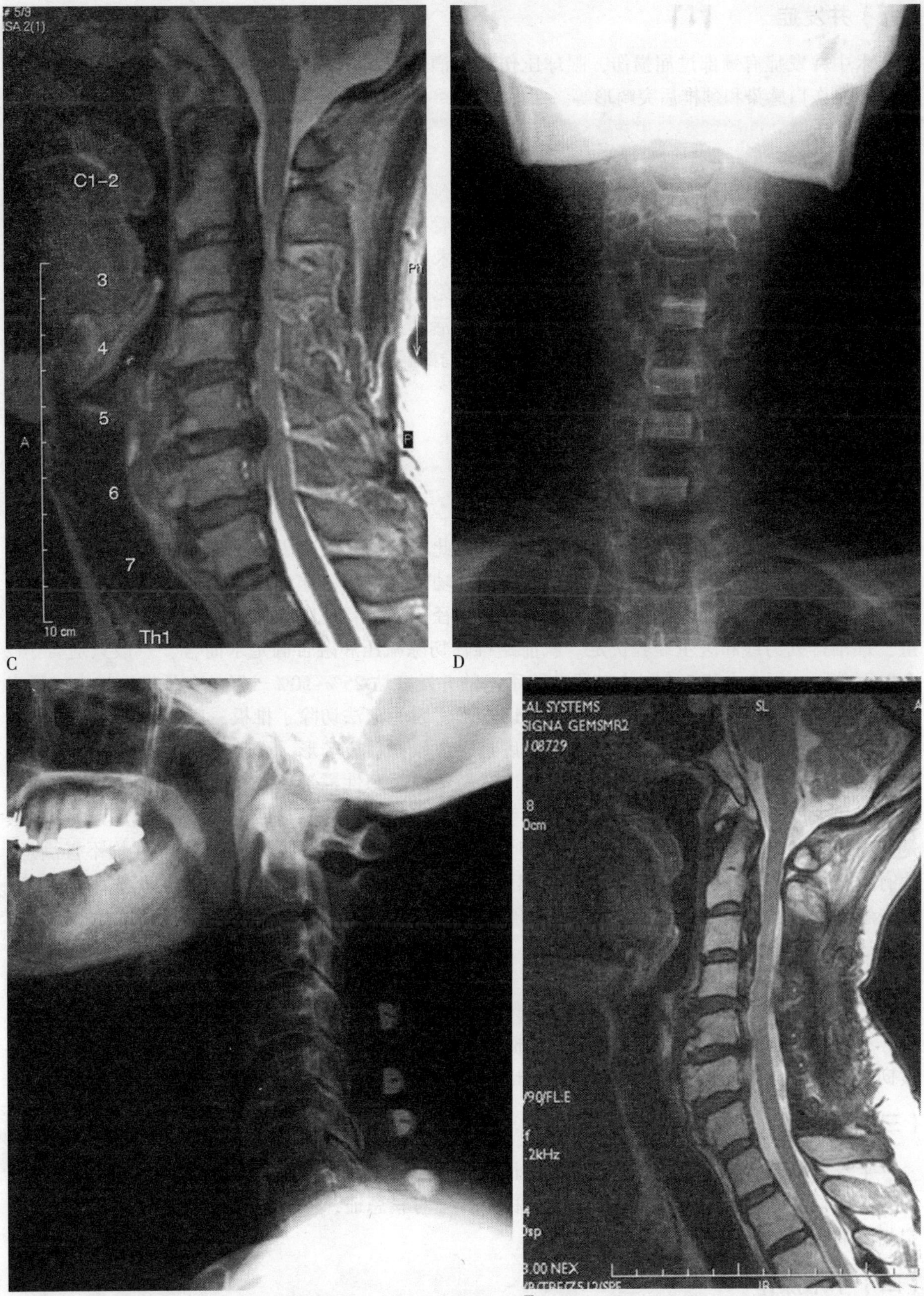

图 3-2-6　A，B. 术前 X 线片；C. 术前 MRI 显示脊髓多节段受压；D，E. 术后 X 线片；E. 术后 X 线片；F. 术后 MRI 显示脊髓压迫解除。

(九)并发症

术中并发症有颈部过屈损伤，眼球压伤或碘酒灼伤和硬膜和脊髓损伤等。术后并发症有深部血肿，伤口感染和颈椎后突畸形等。

(十)评价

线锯切割双开门椎管扩大重建术与其他后路颈椎管扩大成形术相比的优点：①可以降低术中出血和手术时间。②由于安装间隔物,避免了椎管扩大术后易发生回复,扩大成形空间再丢失的问题，并且扩大成型空间左右平衡对称，同时在术后形成较完整的椎管后壁,避免瘢痕粘连压迫脊髓。③一次性同时掀开 C_3~C_7 纵割后的椎板,避免了分节操作时可能形成的脊髓疝出,造成脊髓损伤。④术后棘突位置居中对称，各椎节可分开活动，利于颈后部肌群止点重建，且左右肌张力平衡，后柱结构恢复好。但是，要求术者熟悉局部解剖并具有良好的操作技巧。

(刘少喻　王　立)

二、单开门椎管扩大成形椎管重建术

(一)设计思路

颈椎退变导致椎管狭窄和脊髓压迫，以及由此引起的功能障碍和损伤，先天性颈椎管狭窄通常是发病基础。如果患者有明显或进行性神经功能损害或保守治疗无效，就应建议这类椎管狭窄患者手术治疗。至于选择何种手术方式和途径，应视脊髓压迫的原因和部位、涉及节段数量、颈椎排列力线和医生经验决定。就前路椎体切除减压和融合固定术而言，一般只适合于2个以下节段，行3个和3个以上节段前路手术的并发症达25%~50%。但是在颈椎管扩大成形术出现之前，后路手术的基本方法是全椎板切除术，因为该法切除了椎板、棘突等后附件结构及其附着韧带，颈椎的稳定性受到影响，术后易出现颈椎后突畸形，而且由于全椎板切除术后脊髓缺乏结构保护，形成的瘢痕组织又可压迫脊髓造成医源性椎管狭窄。故逐渐形成各种不同的颈椎管扩大成形术，最早出现的是单开门手术。为了防止椎管开门后再关闭，最初设计的方法是用缝线将抬起的椎板固定在铰链侧关节囊和软组织上，但固定的强度和可靠性均不甚满意，故有人把缝线固定在铰链侧块中植入的螺钉上。虽可适当提高固定可靠性，但仍见术后关门，且未解除硬膜暴露和术后粘连。近来有出现在开门后的椎板间隙植入接骨板或间隔物加接骨板，真正达到椎管扩大成形及重建的目的。

(二)适应证

3个或3个以上颈椎节段的病变，包括椎管狭窄、后纵韧带骨化（连续、间断或混合型)、黄韧带骨化等。前路手术或放射治疗后，出现椎管狭窄的患者行后路手术可能更安全。

(三)禁忌证

全身情况差，不能耐受手术者；病程长，脊髓已经变性，四肢肌肉萎缩，关节功能严重障碍者；明显后凸畸形的患者。颈椎节段失稳并非绝对禁忌证，但在椎管扩大成形术同时必须固定相应节段并融合侧块。

(四)手术操作

1. 麻醉前应评价患者颈椎的屈伸范围。在此范围内插管。也可清醒状态下插管。

2. 气管插管麻醉后，Mayfield 三钉头颅固定器固定头颅。翻转患者成俯卧位，确定固定器可靠维持头颅和颈椎位置。颈椎轻度屈曲位，可消除颈部的软组织皱褶和椎板重叠，利于手术暴露和椎板开槽。一般无需向下牵拉固定双肩。完成后，体感诱发电位术中监测。

3. 如拟围手术期应用皮质激素，消毒前即可开始。

4. 暴露　0.25%布比卡因加肾上腺素行真皮和肌肉内浸润。沿后正中线切开，暴露 C_2~T_1 棘突尖端。行骨膜下软组织分离，外向至侧块中线。分离 C_2 椎板下缘的伸肌止点即可暴露$C_{2/3}$ 椎板间隙。如需分离 C_2 上更多的伸肌止点，缝合伤口前需缝合这些止点，即在 C_2 棘突穿孔后缝上肌肉便可。T_1 缝合也依此法。确定拟成形区内侧块和椎板的交接，如有明显骨赘最好在确认关节标志后去除。

5. C_3~C_7 棘突在基底部截断（图 3–2–7），C_6 和 C_7 棘突修剪后可以作为植骨材料，置放在 C_4 和 C_6 椎板槽间。用接骨板和螺钉固定时，接骨板一般置放在 C_3、C_5 和 C_7 上。

6. 椎板成形范围一般是从 C_3~C_7。椎板骨赘缩窄间隙并不少见，可用磨钻加宽 $C_{2/3}$ 和 C_7/T_1 间隙，以利切断此处的黄韧带。

7. C_2 的后方减压并不多见，需根据 C_2 椎弓完整性和肌肉起止点的大小完成。可行所谓的“穹隆椎板切除术（dome laminectomy）”，即磨去 C_2 下缘，勿伤及脊柱半棘肌的起点。

8. 选择哪边开门的原则　①拟扩大椎间孔侧；②较重症状的脊髓受压侧；③术者习惯侧。

9. 开门槽　用 4.0mm 椭圆平齿磨钻在椎板和侧块交界开槽（图 3–2–8）。逐层去除背层、松质骨层和腹层等 3 层骨质。在背层穿透约 3~4mm（正好是磨钻的直径）后，加压方向应指向内侧，直到看见菲薄骨板下蓝色的硬膜囊。关节突内侧不可过多磨蚀。在去除侧块松质骨遇见出血时，可用骨蜡、明胶海绵或凝血酶等止血。用 1.0mm 枪式咬骨钳完成开门槽的骨质截断。此时不要分离软组织，原因是硬膜外静脉高压可能引起难以控制的出血。

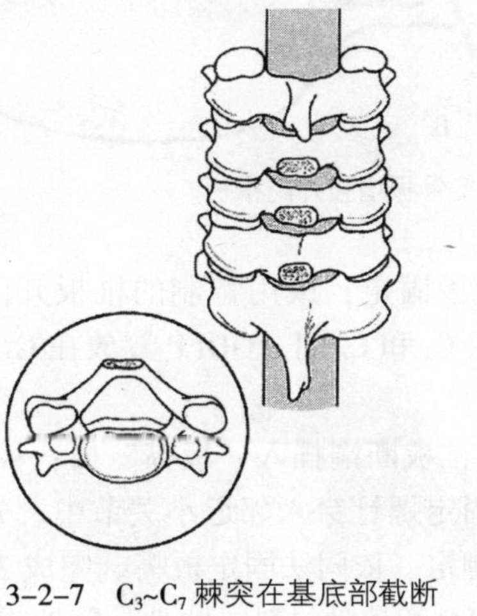

图 3–2–7　C_3~C_7 棘突在基底部截断

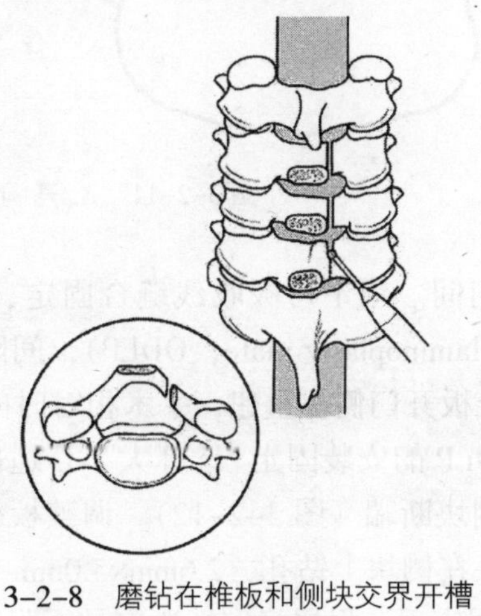

图 3–2–8　磨钻在椎板和侧块交界开槽

10. 铰链槽　同型磨钻开槽（图 3–2–9）。在磨去每一节段背层皮质骨板和松质骨层后，应该检查铰链的稳定性。在合适弯曲应力下，椎板应能稍有屈曲。C_7 槽开成向内的锥形，有助于保护 C_7~T_1 小关节，但要记住 C_7 椎板一般是很厚的。铰链槽业已去除足量骨质后仍不能弯曲时，就应检查开门侧，并确定骨质完全离断。

11. 打开椎板，扩大椎管（图 3–2–10）　用神经剥离器探查和分离沿椎管外侧壁分布的硬膜外静脉与黄韧带的粘连，然后用 2.0mm 或 3.0mm 枪式咬骨钳切断 C_2~C_3 和 C_7~T_1 间的黄韧带。用双极电凝、组织剪或 1.0mm 枪式咬骨钳分离残余的关节囊及其下方的硬膜外静脉。轻轻掀起开门槽，用神经剥离器分离静脉和硬膜囊后再凝结静脉。逐个打开椎板，确认铰链侧为“弯曲”牢固的“青枝骨折”。手术最好从尾端向头端进行，即依次从 C_7 向 C_3 分离关节囊组织和静脉。

12. 开门固定（图 3–2–11）　将间隔物安放于开门侧间隙内，防止关门及重建椎管结构。开门侧重建的方法很多，包括自体棘突、髂骨、异体骨、人工材料、钛板等。将塑形好的开门间

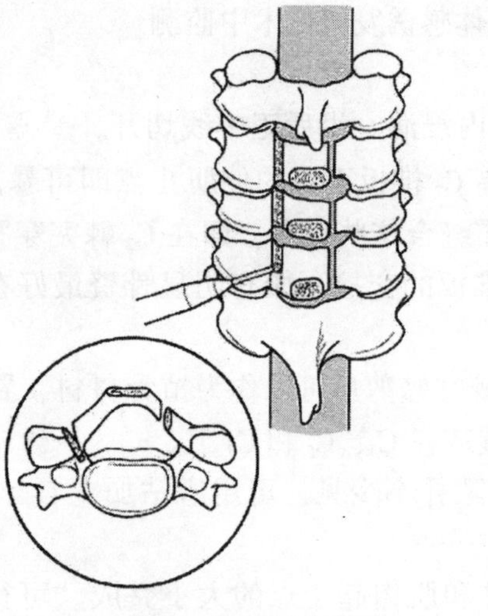

图 3-2-9　磨钻去除铰链侧浅层皮质

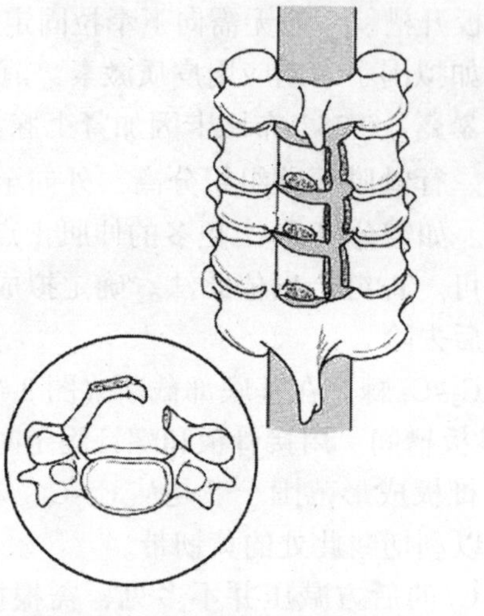

图 3-2-10　翻起椎板，扩大椎管

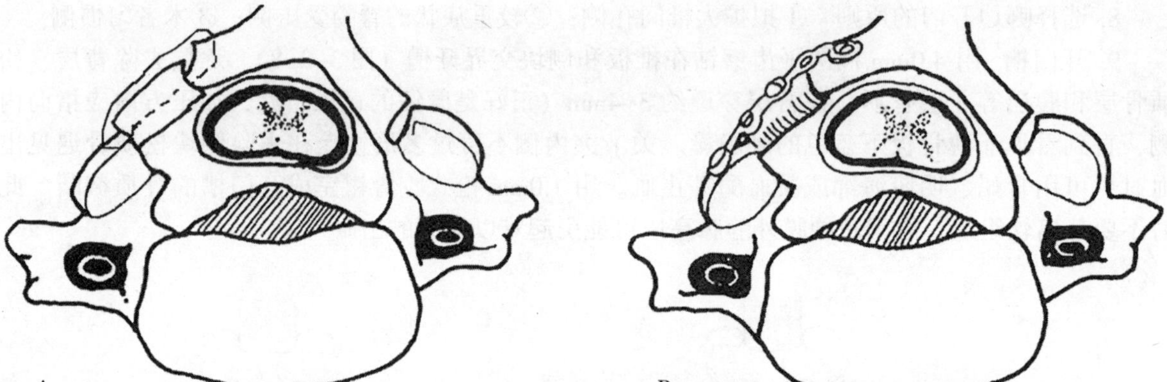

图 3-2-11　A. 开门侧重建；B. 接骨板增强开门椎板。

隔物置于门间。用不可吸收线缝合固定，小型接骨板固定，或用特制的椎板开门成形接骨板（open door laminoplasty plate，ODLP），间隔物置放在 C_4 和 C_6 间，ODLP 置放在 C_3、C_5 和 C_7 间。也可每个椎板开门侧都重建，手术相对时间长。

13. ODLP 的安装固定　选择大小合适的 ODLP，椎板断端插入“板嘴”内；板尾置于侧块，腹叉靠在侧块断端（图 3-2-12）。调整板位，勿将固定螺钉穿入邻近小关节中。先用 2.0mm 深度限制钻头在侧块上钻孔，2.6mm×5.0mm 自攻螺钉铆定。依同法固定板嘴。完成 3 个水平（C_3、C_5 和 C_7）固定后，根据稳定性决定是否附加应用 ODLP 和植骨材料（肋骨、髂骨或棘突）固定。

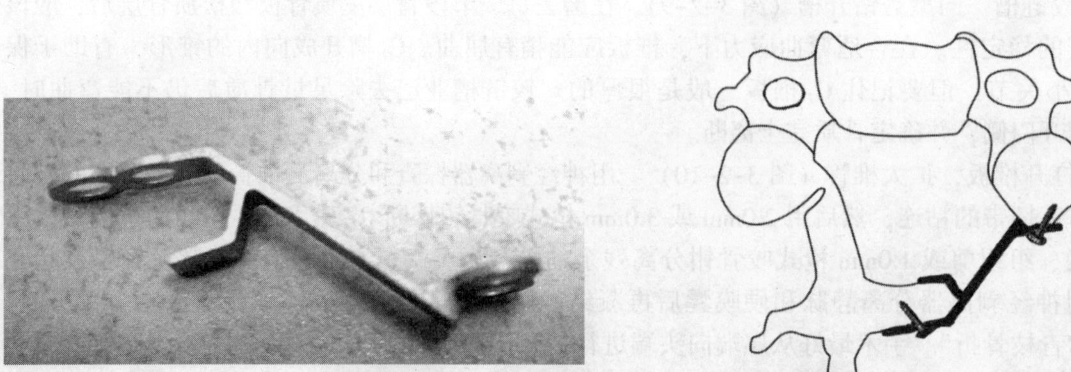

图 3-2-12　A. ODLP 系统；B. 固定模式图。

（五）手术难点和注意事项

1. 在开门槽最后打磨时，应小心识别椎板和附近结构的形态和解剖。椎板头端较多深入椎管，但并无关节囊和黄韧带保护其下方结构。所以，这部分椎板是既需要磨钻深入较深，又需要特别注意勿伤及其他组织的部位。最后是间断停止打磨，检查术区，监控手术进程。尽管可能发生硬膜撕裂和神经根损伤，但通常最难处理的是椎管外侧壁走行的硬膜外静脉破裂。椎管狭窄具有止血带效应致使硬膜外高压，可导致大量出血。一旦发生则在开门完成、硬膜外静脉压降低之前很难控制。

2. 在开铰链槽时，注意不要太靠内侧（开在椎板上），也不要磨去太多骨质，否则将导致悬浮铰链，后者易于移位可伤及神经根和脊髓。与开门槽一样，要密切注意每节椎板头端的厚薄是否一致。开槽时宁愿先多留一点骨质，再仔细打磨确保每一节段都有理想的厚度。

3. 为防止开门时出血，熟悉此处静脉走行很有必要。由于椎管外侧壁纵向走行的静脉向背侧呈树形分支，所以应该尽量在背侧凝结血管。椎管狭窄妨碍静脉的充盈，故其数量和大小可能被低估。如果遇见大量出血，最好是用小血垫填塞直至其他椎板打开，这样可以降低静脉高压，获得更好的术野，安全地控制静脉出血。此时切忌在不良术野下匆忙止血，容易引起神经根或脊髓损伤。

（六）术后处理

按颈椎后路手术后常规处理。住院期间，带软颈围下地康复锻炼。出院后，鼓励患者无痛下行颈椎功能锻炼。术后 12 周去除颈围。如应用 ODLP 或接骨板固定，颈围可在术后 4 周左右去除，但需根据 X 线复查结果决定。

（七）临床结果

Ratliff 等的荟萃分析提示接骨板增强的单开门椎板成形术可明显改善神经功能，Gillett 等报道病例中 2/3 有改善，O'Brien 等报道的改善率为 50%，Shaffrey 等报道 50%年轻患者获得了完全改善。但是否可以改善后突畸形，则所综述的 6 篇文献均未提及。单开门手术后颈椎活动范围的丢失大致占 50%。Deutsch 等报道的应用 ODLP 增强的单开门椎板成形术的最近文献表明：共 5 位患者，术后行 5 个月的随访，在术中和术后均未发现并发症。

（八）临床举例

病例：黄××，男，74 岁，双上肢活动不灵，麻木，伴行走不稳 12 个月。查体：双手握力下降，下肢肌力正常，下肢肌张力增高，Hoffmann 征（+），踝阵挛（+）。诊断为发育性颈椎管狭窄。行后 C_3~C_6 单开门椎管扩大重建术，椎板间用棘突重建（图 3-2-13）。

（九）并发症

同所有颈椎后路手术，如：硬膜外静脉丛损伤出血，椎动脉损伤，神经根和脊髓损伤，硬膜损伤等。以及骨折不愈合、感染、内植物失效，最后可导致再“关门”。有些患者术后长期（术后 1~2 年）遗留颈项背部疼痛和肌肉痉挛，一般称为轴性疼痛，虽不为开门手术所独有，但较椎板减压和前路固定手术却明显为高，确切的发生机制不清，目前认为或由术后脊髓后移、神经根牵拉所致，或由颈椎活动度减小、颈椎节段运动代偿增加致颈椎不稳所致。此外，C_5 神经根瘫也常有发生。由于术中破坏后方韧带复合体（棘突、棘上韧带和棘间韧带）和肌肉（颈半棘肌、多裂肌等）结构，术后稳定性受不同程度的影响，长时间可出现颈肌疼痛、颈椎僵直和矢状面力线改变（最严重的是后突畸形）。

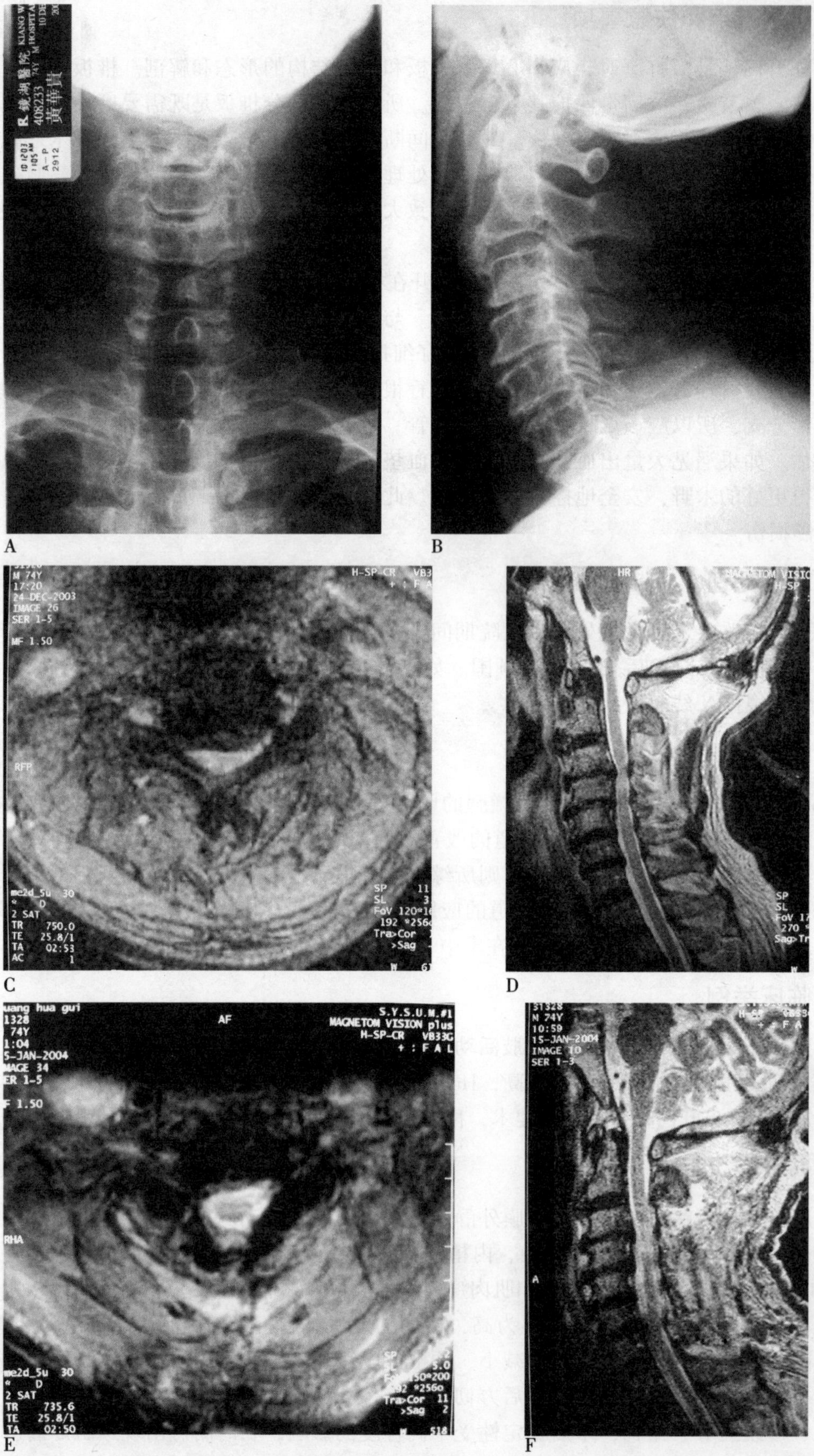

图 3-2-13 A，B. 术前 X 线片；C，D. 术前 MRI 显示脊髓多节段受压；E，F. 术后 MRI 显示脊髓压迫解除，椎管重建。

（十）评价

接骨板增强的单开门手术将抬起的椎板固定在侧块上，不仅牢固永久固定椎板，而且完成椎管的真正扩大。在椎板剖开间隙植骨或间隔物，可达到椎管解剖和生理完整性。同时，硬膜囊可以完全保护在形成的椎管内，故避免瘢痕增生压迫。此外，由于脊柱的后方结构尽可能地得到保留，颈椎活动范围得以保留，理论上发生邻近节段病的可能也大大降低。Iizuka 等最近报道 32 例病例（长达 5 年的随访），53%的患者出现椎板间融合，发生高峰在术后 3 年，最常见的发生部位为 $C_{2/3}$。术后颈椎活动范围从 45.6°下降到 28.1°，而神经功能改善率为 56.5%。椎板间融合并不影响神经功能恢复，尽管降低颈椎的活动范围。不过，根据 Ratliff 等的荟萃分析，从已有的临床资料看，各种椎板成形术在脊柱成线、后突畸形和神经功能改善等方面并不优于椎板切除术。而轴性疼痛和 C_5 神经瘫的发生却在各种椎板成形术中较高，达 40%~60%，所以手术中应强调颈部肌肉的保护和重建。有文献比较常规 C_3~C_7 和 C_3~C_6 椎板成形术，术后神经功能的改善率并无显著差别，但手术时间大大缩短，术后轴性疼痛从 29%下降到 5.4%。可能的原因是保留斜方肌和小菱形肌在 C_7 棘突上的止点，从而维持颈椎动力稳定。

（刘少喻　王　立）

三、双侧椎板延长椎管扩大成形术

（一）设计思路

作为椎管扩大成形术的一种术式，其设计思路主要也是为了防止后路椎板减压术术后并发症。由于术中应用接骨板固定，获得即刻稳定，所以术后可早期开始康复练习。

（二）适应证

同前。

（三）禁忌证

同前。

（四）手术操作

1. 手术体位、麻醉和暴露同上增强椎板的单开门椎管扩大成形术。

2. 注意保留棘间韧带和棘上韧带。暴露范围为拟成形节段椎板及关节突关节的外侧。

3. 沿双侧关节突关节内缘，用高速磨钻开狭长骨槽入椎管。切断上下端的棘上韧带、棘间韧带和黄韧带，并将椎板、棘突和附着韧带作为一个整体取出（图 3-2-14）。修整椎板截断面，行后方椎间孔切开减压术。

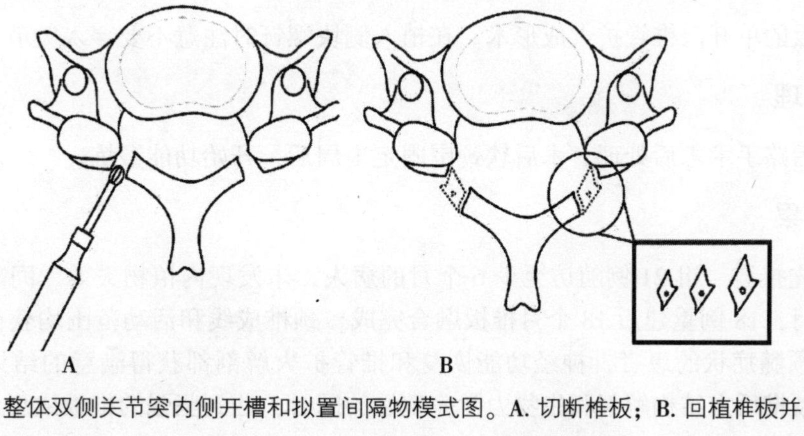

图 3-2-14　整体双侧关节突内侧开槽和拟置间隔物模式图。A. 切断椎板；B. 回植椎板并用间隔物。

4. 体外将椎板间隔物和椎板连接。根据需要选择不同大小的间隔物置于椎板断端，其上置钛制接骨板，4mm 螺钉固定在椎板上。不可吸收线固定间隔物在接骨板上（图 3-2-15）。

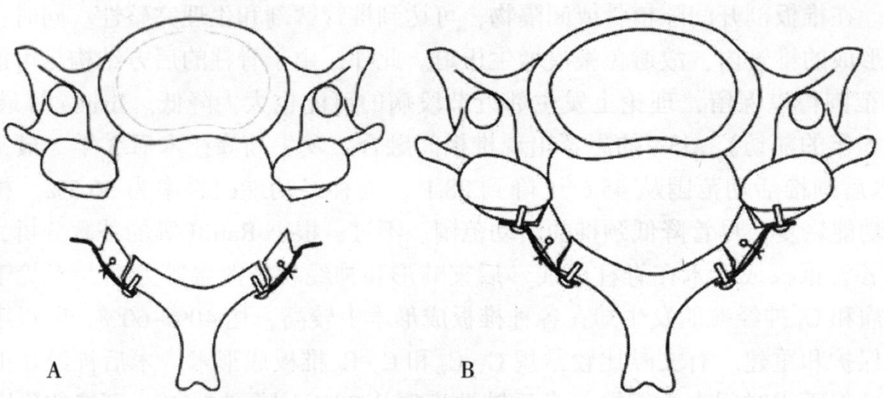

图 3-2-15　间隔物椎板复合成形模式图。A. 间隔物与椎板固定；B. 回植后微型板固定。

5. 安置成形的椎板结构于体内。自攻 4mm 螺钉固定接骨板在侧块上。根据实际情况确定接骨板的长度和螺钉使用个数。依次固定结束后，间隔物通过接骨板结实地扩大椎管（图 3-2-16）。

6. 缝合棘间韧带和棘上韧带于项韧带上后，再将椎旁肌肉和筋膜缝合其上。

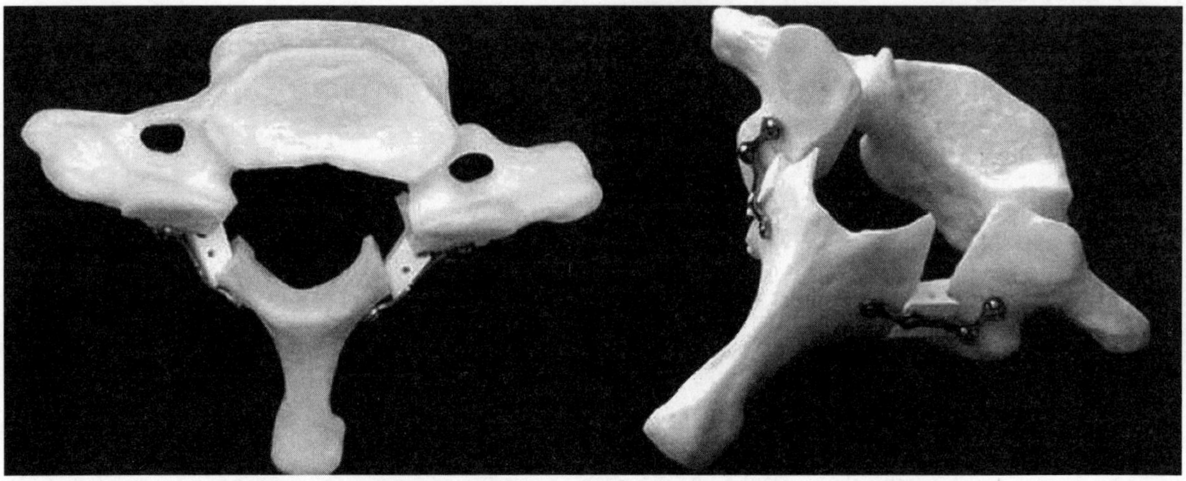

图 3-2-16　椎管扩大成形模式图。A. 椎板间植入间隔物；B. 微型板固定。

（五）手术难点和注意事项

同增强椎板的单开门椎管扩大成形术。在植入侧块螺钉时注意不要穿入关节突关节内。

（六）术后处理

常规颈椎后路手术术后处理。术后软颈围固定 1 周后，开始功能锻炼。

（七）临床结果

Goto 等首先报道一组 21 例随访至少 6 个月的病人，未发现内植物失效。间隔物周围骨形成在术后 6~9 个月，18 例重建后 18 个月椎板融合完成。颈椎成线和活动范围均获得良好保留。对于所有术前有颈髓症状的患者，神经功能恢复和椎管扩大解剖都获得满意的结果。作者结论是该术式在获得颈椎后方结构解剖和生物力学完整性的同时，达到坚强的椎板成形。

（八）并发症

同所有颈椎后路手术。但手术相对简单，并发症的发生可能较少。

（九）评价

由于无需制作铰链，手术相对其他椎板成形术简单。手术时间缩短，出血减少，医源性损伤降低。可以根据间隔物的大小控制减压范围。该方法还提供椎板瞬时稳定性，同时保留解剖和生物力线完整性，因此术后可以早期功能锻炼。文献中应用的间隔物由羟基磷灰石材料制成，生物相容性好、来源广泛、成形简单。但是，该术式刚刚兴起，完整评估尚需进一步的临床研究。

（刘少喻　王　立）

四、侧块螺钉固定术

（一）设计思路

后路颈椎固定是治疗颈椎伤病造成的颈椎不稳的常用方法。棘突间钢丝固定是经典的颈椎后路固定技术，但对于多节段骨折、合并棘突骨折、骨折脱位、椎板骨折、颈椎后伸和旋转不稳定等损伤疗效不佳，且多水平的椎板及棘突切除后，棘突间钢丝固定无法实施。1964 年 Roy-Camille 首次介绍了颈椎侧块螺钉治疗颈椎不稳，此后，后路侧块钢板螺钉固定已经被广泛地用于治疗由各种原因引起的下颈椎不稳。它的最大优势是可提供和前路钢板固定同等、甚至更大的生物力学稳定性。由于钢丝固定技术生物力学上的不足及棘突缺如的患者无法应用，其渐渐地被颈椎侧块螺钉技术所代替。

应用解剖学研究是侧块螺钉固定有效性及安全植入的基础。侧块位于颈椎的后外侧，由分别向头侧突出的上关节突、向尾侧突出的下关节突以及中间的峡部组成，左右各一。临床上所称“侧块”为“狭义侧块”，即上缘为上关节突的最低点，下缘为下关节突的最远点，内缘为椎板与下关节突交界。颈神经根从侧块前方通过，位于椎间孔的下部，并占据了横突间孔的下半部。椎动脉起自锁骨下动脉，经 C_7 椎体前方，穿 C_6~C_2 的横突孔向上直行。对侧块四分法的研究发现，颈神经根走行于内上、内下及外下 3 个区域内；椎动脉的投影位于内上和内下 2 个区域内。外上区为唯一的安全区，螺钉尖端在此区穿透关节突前方时最为安全（图 3-2-17）。侧块后方中点距硬脊膜的平均距离为 9.2mm，距上、下位神经根的距离分别是 5.7mm 和 5.5mm，可见由侧块后方中点或稍内侧进钉并向外上方倾斜是安全可行的。

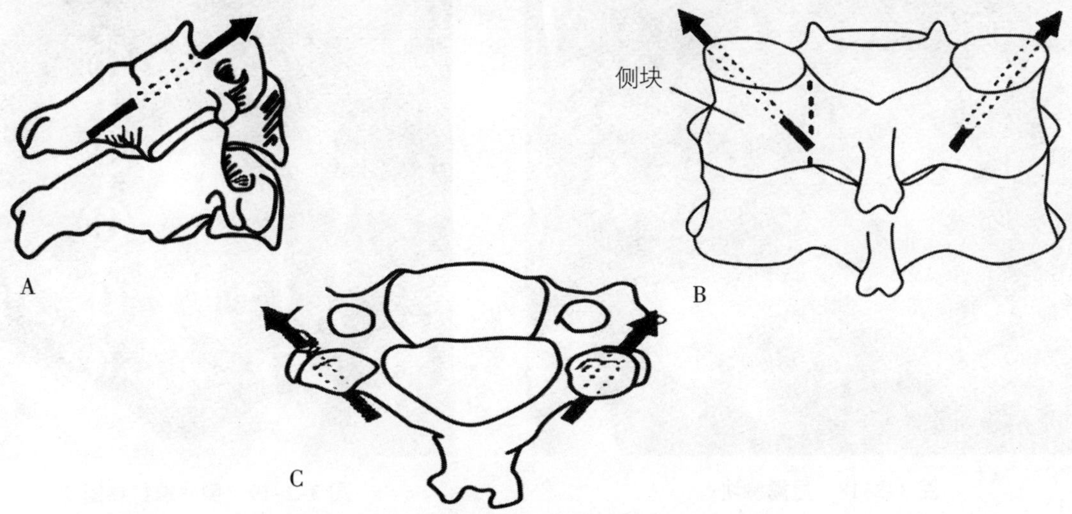

图 3-2-17　侧块螺钉尖端在外上区穿出关节突。A. 侧位观；B. 后位观；C. 水平面观。

内固定器械方面，早期所用的均为钉板系统，由于钉板固定在某些方面的缺点，近年来多家公司推出多轴螺钉–棒内固定系统，使侧块螺钉固定更为方便有效。

（二）适应证

单侧或双侧小关节脱位、半脱位、绞锁；椎板、关节突骨折压迫脊髓或神经根，减压后内固定；颈椎不稳并滑脱及多椎板减压后颈椎不稳；退行性颈椎病伴不稳后路椎管减压；椎体肿瘤、感染和畸形的稳定和矫形；颈椎前、后柱均有损伤，脊髓前后方均有压迫，先行后路减压、内固定，再行前路减压融合术；椎体骨折前路术后不稳或伴有后凸畸形。

（三）禁忌证

侧块骨折或破坏；严重骨质疏松；不能耐受手术者。

（四）手术操作（以钉 – 棒系统为例）

1. 在气管内麻下，体感诱发电位监测脊髓功能。患者取俯卧位，头颅放置于 Mayfield 支架上，必要时透视观察颈椎位置。

2. 后正中切口进入，切开皮下组织。自中间进入，以减少肌肉出血。剥离两侧椎旁肌,显露所需手术节段的椎板，并向两侧延伸，直至两侧侧块的外侧缘，注意不损伤邻近关节囊，避免医源性不稳定（图 3–2–18）。

3. 一般先植入螺钉再行肿瘤切除或椎管减压，如螺钉对这些操作有影响时，后植入。根据解剖学标志和术前术中测量决定进钉点的位置、方向和钉的长度。根据每一个患者固定的需要决定固定的节段。C_3~C_6 侧块螺钉长度 14~16mm。

4. 固定时将棒裁剪为适合长度，预弯后置于多轴螺钉头槽内，因螺钉头可以圆锥形转动，上棒容易，但有时也需调整螺钉的深浅来适应棒安置。棒安装妥当后上螺母。根据需要进行撑开、压缩、旋棒和提吊等操作，以达到满意的复位及恢复颈椎力线，最后锁紧螺母完成固定（图 3–2–19）。必要时加连杆。

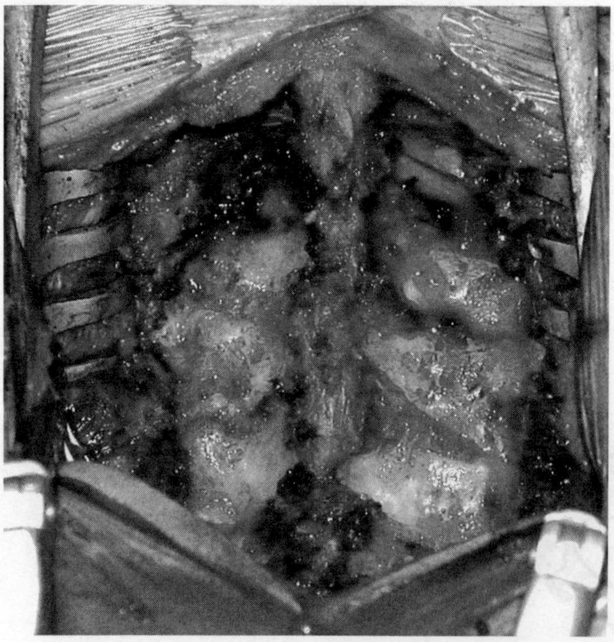

图 3–2–18　显露侧块

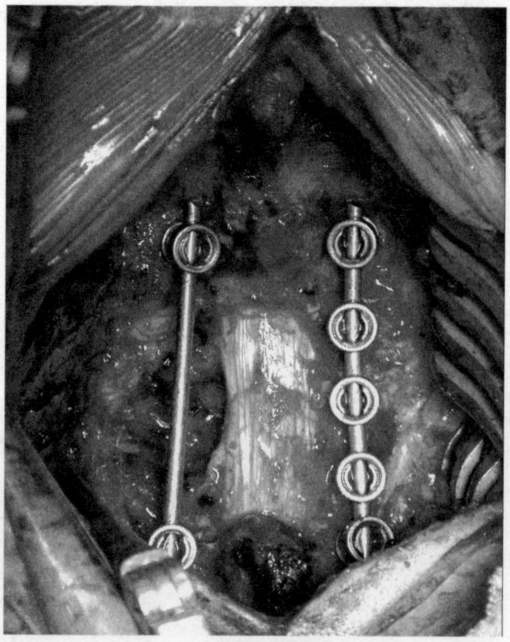

图 3–2–19　侧块螺钉棒固定

5. 将固定节段去皮质，取髂骨植骨。对需前路手术的患者，翻身后继续进行病灶清除、植骨、固定。

6. 分层缝合手术伤口，于深筋膜浅层置负压引流管。

（五）手术难点及注意事项

手术难点是侧块螺钉的安全和有效植入，包括进钉点、方向、螺钉长度、单皮质或双皮质固定等。颈椎侧块周围重要解剖结构较多，其前内方有颈髓，前方为椎动脉和颈神经根。为了达到一定的力学强度，手术中要求螺钉穿过侧块的前后两层皮质，实现双皮质固定。因此有发生神经、血管损伤的可能性。

目前有多种侧块螺钉的进钉方法，如 Roy-Camille 法、Magerl 法、Anderson 法、An 法等。这些进钉方法在进钉点、方向、深度方面各不相同（图 3-2-20）。现有的置钉方法均是以解剖学研究为基础提出的，而解剖学研究也发现颈椎的变异比较大，因此，为增加安全性，应实现置钉技术的个体化，即术前参照影像学资料，确定进钉位置、角度、深度，术中应能精确控制这些进钉参数。笔者采用的方法是侧块中心内侧 1mm，外倾 25°~30°，上倾 30°~40°。在钻孔过程中边钻边探测深度，看是否穿过对侧皮质，深度可用钻头的深度控制器控制。保留近侧皮质对螺钉的稳定性很重要，因此，在钻孔时不能反复而使入口扩大。

C_2、C_7 的结构与 C_3~C_6 不同，C_2 椎弓根及狭部大，有固定空间，而且侧块小，以下颈椎的方法打 C_2 侧块，其出钉处为椎动脉，C_2 椎弓根或狭部固定适合，即使用与 C_3~C_6 相同长度的钉也具有较好的稳定性。C_7 侧块小，椎弓根大，横突孔一般无椎动脉，椎弓根钉稳定，相对安全，可选择椎弓根固定。事实上，也有学者认为，C_7 进行侧块固定也同样有效。

固定节段的选择方面，原则是在提供足够坚固内固定的基础上，尽可能选择最短节段，最大限度地保留颈椎活动功能。如单节段椎板骨折小关节不稳而颈椎前、中柱未破坏时，可考虑行 2 个节段固定；如合并椎体爆裂型骨折，即颈椎前、中柱结构遭受破坏时，应连同上、下相邻 2 个节段一起固定，即固定 3 个节段。应该强调的是，在施行颈椎侧块螺钉固定的同时，必须行固定节段小关节或椎板植骨融合术，以期获得固定节段的永久稳定。

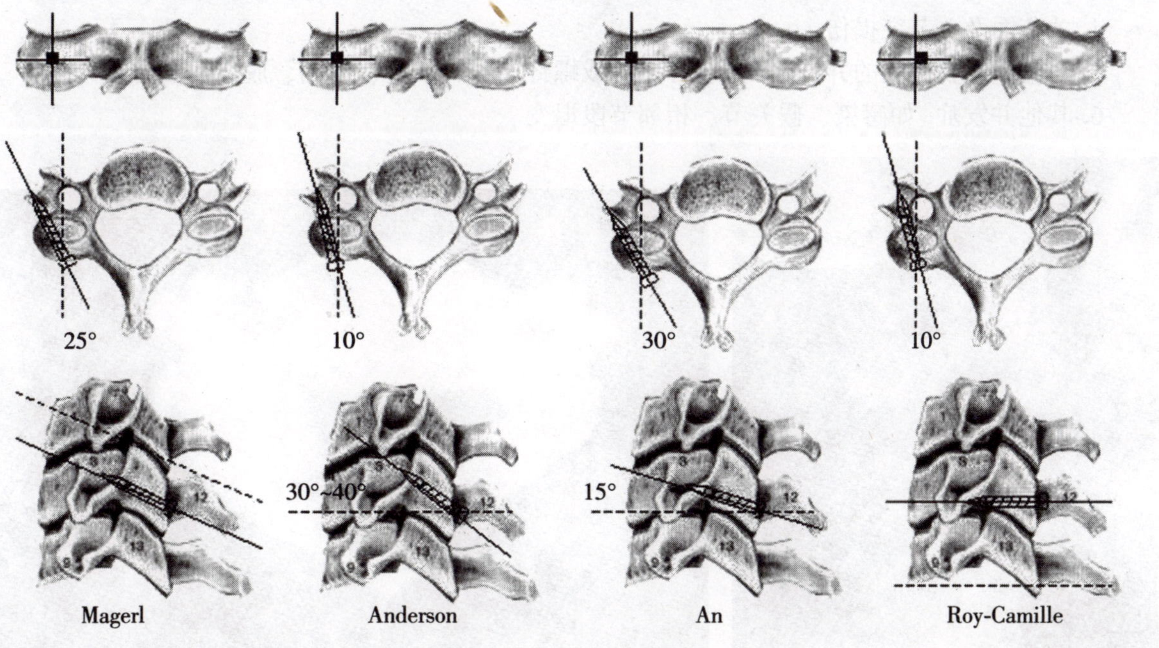

图 3-2-20 各种侧块进钉方法

（六）术后处理

术后抗生素治疗 3 天，引流一般在 48h 后拔除，拔除引流管后可带颈围或支具下地活动。带外固定 8~10 周。

（七）临床结果

笔者应用侧块螺钉固定治疗下颈椎伤病 20 例，其中颈椎骨折脱位 6 例、外伤性后凸畸形 2 例、颈椎肿瘤切除后重建 8 例、颈椎病伴节段不稳 4 例；侧块钉板固定 6 例，钉棒固定 14 例。无硬膜撕裂、椎动脉损伤与脊髓损伤等并发症。1 例单根性神经痛，考虑为侧块螺钉刺激所致，经药物治疗，术后 4 周疼痛消失。18 例获 8~60 个月随访，显示固定满意，无螺钉拔出、内固定松动、复位丢失。无需进行翻修病例。

Deen 等应用 Summit 系统固定 17 例颈椎病、创伤、术后后凸畸形等颈椎疾病取得了 100%的融合率。无椎动脉、硬膜、脊髓损伤并发症，植入 212 枚多轴螺钉于侧块，仅 3 例单神经根出现刺激症状。

Mummaneni 等应用 Vertex M6 系统行枕颈和颈椎固定 32 例，也取得了满意的疗效。

（八）临床举例

病例：关××，男，16 岁，颈痛半年入院。诊断为 C_4 骨母细胞瘤。肿瘤侵犯 C_4 左侧椎板、小关节及部分椎弓根。后路肿瘤切除，包括病变侧 C_4 上下关节突、椎弓根，行 C_3~C_5 侧块螺钉固定术（图 3-2-21）。

（九）并发症

1. 脊髓损伤　由于螺钉的入点和方向均远离椎管，螺钉造成脊髓损伤的可能性很小。

2. 椎动脉损伤　钻孔方向越向内侧，椎动脉损伤的可能性越大。螺钉外倾可降低椎动脉损伤的危险性。

3. 神经根损伤　标本研究 Roy-Camille 技术的神经根损伤率为 0.8%，Magerl 技术为 7.3%。

4. 关节面及关节突损伤。

5. 与内固定物有关的并发症　如螺钉错位或螺钉过长、断钉、松动、脱出、复位丢失。

6. 其他并发症　如感染、假关节、相邻节段退变。

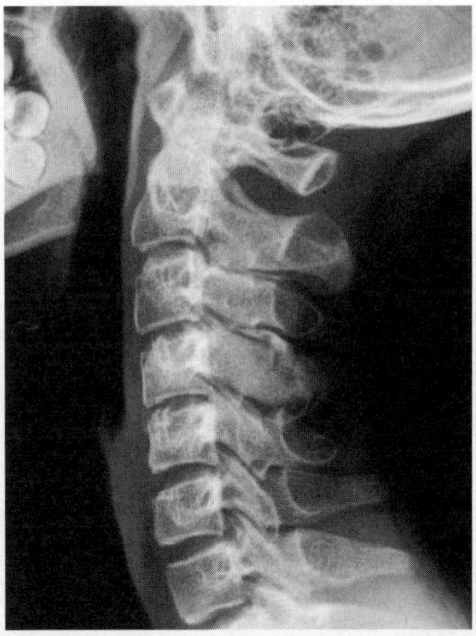
A

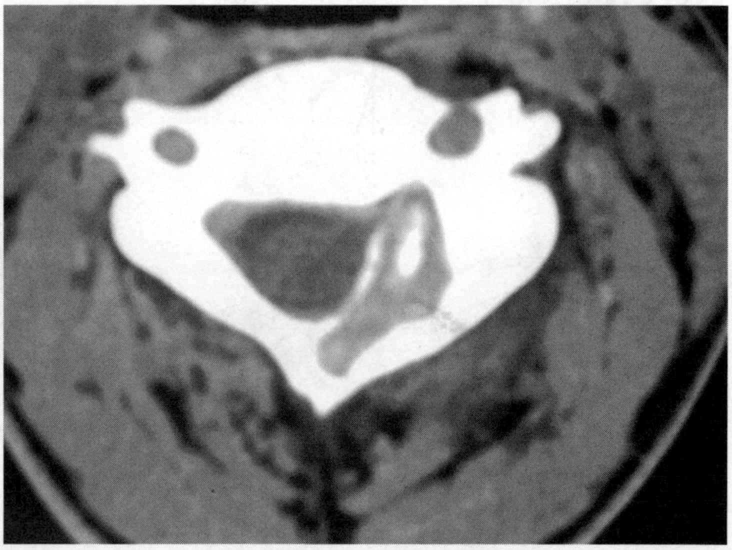
B

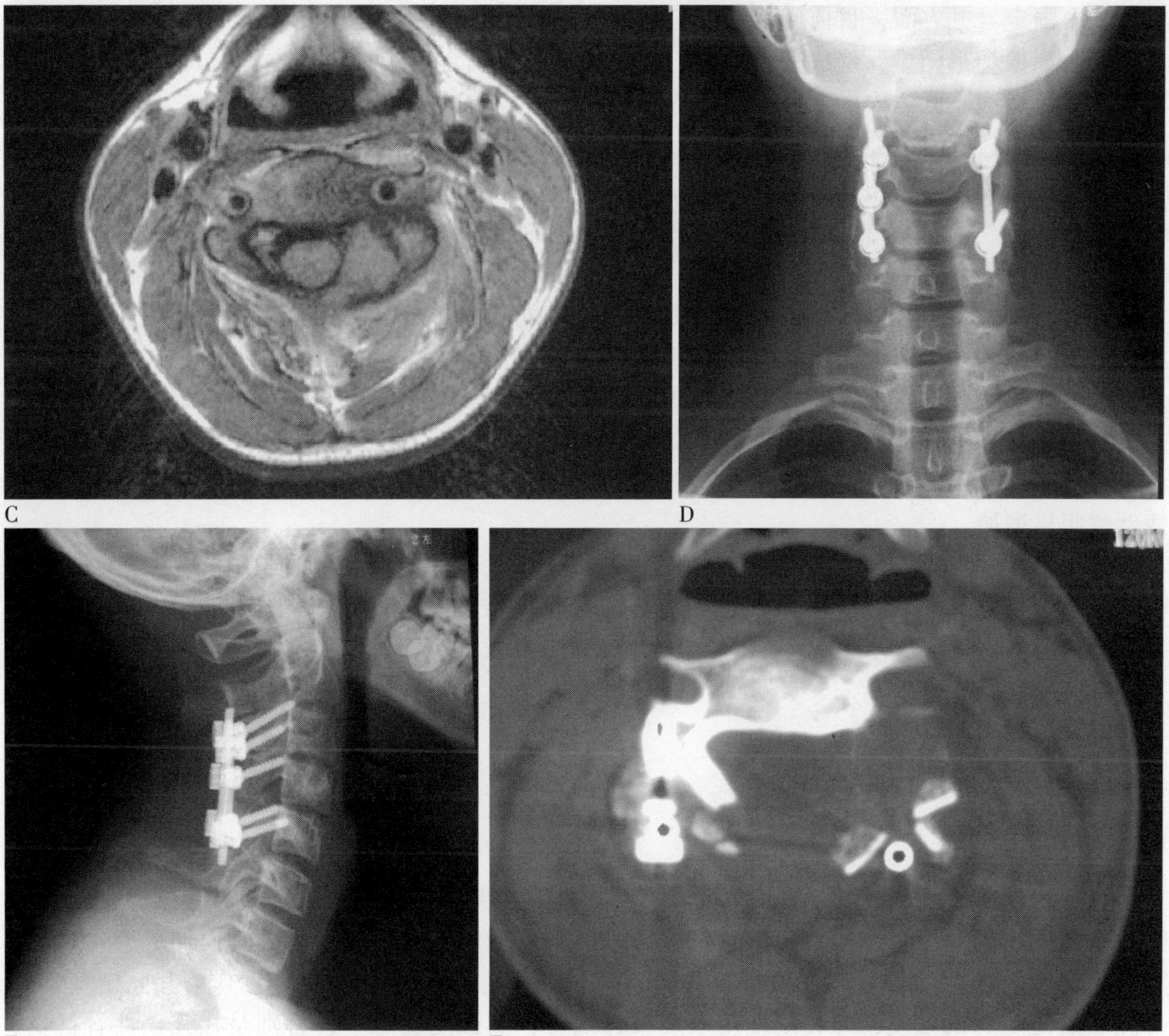

图 3-2-21　C_4 骨母细胞瘤后路切除重建术。A. 术前侧位；B. 术前 CT 平扫，椎弓肿瘤；C. 术前 MRI，椎弓肿瘤；D. 术后正位；E. 术后侧位，侧块螺钉棒固定良好；F. 术后 CT 平扫，肿瘤切除，侧块螺钉离开横突孔。

（十）评价

从临床结果看，侧块螺钉固定在治疗颈椎的伤病引起的颈椎不稳方面取得了较好的效果。是目前颈椎后路应用最为广泛的固定方式，具有固定强度可靠、安全性较好、手术技术相对简单、适应证广泛的特点。颈椎侧块螺钉固定有损伤神经根、脊髓的可能，这与螺钉的长度、位置和方向有直接的关系。为了避免这些并发症，术者必须熟悉颈椎的解剖。由于每个人解剖结构不同，手术前应常规摄 X 线以及轴向 CT 检查，一般情况下侧块螺钉穿过双层皮质，其把持力最大，但这样做将增加血管损伤的危险。只要按逐步加深钻孔的方法进行操作，临床研究显示穿透双层的侧块螺钉是安全的，可以经过 X 线斜位片清楚螺钉的位置及其毗邻关系，术中斜位片还可以通过监测避免螺钉过长损伤周围组织。侧块螺钉应用得当，神经血管的损伤率很低。

虽然侧块钢板螺钉技术在临床上取得了较好的效果，但对于侧块骨折，侧块螺钉的使用就受到了限制，而且对于颈椎三柱损伤，其复位效果不好，对于骨质疏松的患者不适合。在这些方面颈椎椎弓根固定更有优势。但椎弓根钉技术要求高、手术难度大，损伤椎动脉、神经根及脊髓的可能性更大，因此在进行颈椎后路固定时，应权衡疗效与风险，选择侧块螺钉还是椎弓根钉。

在内固定器械方面，目前应用最多的是钉板系统。在使用过程中发现，钉板系统也存在不足之处，如板塑形困难，造成某些畸形，如鹅颈畸形时固定困难；螺钉位置植入因板孔而受到限制，难以适应不同方向的螺钉固定，特别是长节段固定时，使一些螺钉不能安置在最理想的位置或不得不放弃固定某些节段，而精确的螺钉安放是防止损伤脊髓、神经根和椎动脉的保证；螺钉与板没有锁定而脱出；对延伸至枕骨或胸椎固定的适应性差，同时也存在植入物失败和力线丢失等问题。为克服钉板固定系统的缺陷，多种新的多轴螺钉–棒系统已在临床应用，如 Summit (DePuySpine) 和 Vertex (Sofamor Danek)，并在国外有少量的临床报道。作者使用和临床报道发现多轴螺钉–棒系统在颈椎后路固定有以下优点：①功能强大，操作灵活方便，可用于枕、颈和上胸任何节段的固定和组合，包括枕颈、下颈椎、上下颈椎及颈椎与上胸椎同时固定，螺钉可植入侧块，也可植入椎弓根。②棒可在多平面塑形，以适应钉的不同方向。③多轴螺钉可调节钉头方向来适应棒的位置，螺钉安放不受限制，做到精确植入。④螺母锁定棒，棒不会自螺钉脱出，螺钉不易拔除。⑤可进行撑开、压缩、旋棒和提吊等操作。近年来，临床应用钉棒固定的病例数明显增加。

侧块钢板螺钉可提高颈椎内固定的稳定性、融合率，可早期康复，但存在一定危险性。不仅病人的个体差异导致置钉技术不一，而且不同医师的经验、习惯及术中判断也影响着手术效果。丰富的解剖知识和脊柱外科手术经验有助于降低并发症。

（万　勇　彭新生）

五、颈椎椎弓根螺钉固定术

（一）设计思路

传统的颈椎后路内固定方法是棘突间钢丝内固定、侧块螺钉钢板固定等，它们均有赖于棘突、椎板的完整和坚强，需行广泛后路减压术时不能应用，对控制颈椎的轴向伸展力量较小，相对固定节段较长，椎板下穿钢丝时有损伤脊髓的危险。侧块螺钉固定，因作为其固定基础的外侧块缺乏足够的强度，即使是使用双皮质骨螺钉，其强度也嫌小，特别是在强直性脊柱炎、类风湿性关节炎、破坏性脊柱关节病、骨质疏松病等骨质脆弱的患者其固定更缺乏信赖，同时外侧块螺钉的植入伴随有损伤椎动脉、神经根的可能性。1979 年，Grob 和 Magerl 采用一对钩状钢板连接一个或两个运动节段，虽能对抗屈曲应力和旋转应力，但对于过伸应力的控制差。

为了克服上述固定方法的不足，经反复研究，有学者将椎弓根螺钉引入颈椎后路重建术中，生物力学试验也证明了颈椎椎弓根螺钉固定后的稳定性大大超过其他颈椎固定法，而且其固定节段短，可有效矫正脊柱生理弯曲异常，简化术后外固定。

（二）适应证

颈椎后路手术对需同时行后路脊髓减压和内固定的病例均适应。

1. 脊髓型颈椎病和颈椎损伤需同时行后路椎弓切除减压并行内固定者。

2. 颈椎肿瘤手术时，对后方稳定要素造成大的破坏需重建后方稳定性的患者。

3. 对于颈椎的前后双方稳定要素均遇明显破坏的病例，如颈椎骨折脱位、转移性颈椎肿瘤、破坏性脊柱关节病等，选用本法可同时在前后双方获得可靠的稳定性。

4. 颈椎结核患者采用颈椎弓根螺钉内固定加前路病灶清除植骨对于早期离床极为有用。

5. 对于强直性脊柱炎、类风湿性关节炎，神经减压与后凸矫正同时进行。

6. 前方或后方固定后假关节的修复固定。

7. 与伴有 C_2~C_3 椎间关节脱位的 Hangman 骨折及 Hangman 骨折后假关节形成的患者。

8. 对颈椎弓根纵裂的外伤患者，或 1~2 个椎弓根先天性发育细小或椎动脉变异，而不能置钉的患者可采取单侧固定或跳到相邻椎间进行固定，颈椎同侧不宜行侧块加椎弓根螺钉固定，因为会发生上棒困难。

（三）禁忌证

椎弓根发育不良者及椎弓根存在骨折和其他病变致椎弓根破坏者；对于椎体显著骨质疏松或椎动脉存在解剖变异者。

（四）手术操作

1. 气管内插管全麻或局麻。

2. 俯卧位，头部中立，头架固定，腹部悬空，颈椎适度前屈位。为在侧面 X 线透视中良好显示颈胸椎移行部，将患者双上肢以宽幅胶布向尾侧牵引固定（图 3-2-22）。

3. 沿枕后隆突至 T_1 行颈后正中切口切开各层，用骨膜剥离器行骨膜下剥离棘突、椎板、双侧关节突，显露棘突及双侧椎板至关节突外侧缘。

4. 选择上位椎体下关节突下缘略下方，椎间小关节中央部的外侧，侧块外缘向内 3~5mm 处进钉（图 3-2-23），内倾 30°~45°，平行椎体上缘进行（图 3-2-24）。用特制锋利的开路锥开路，用带刻度的克氏针缓慢进入，反复探查钉道四周及前方，至合适长度时用攻丝器攻丝。用适合长度之

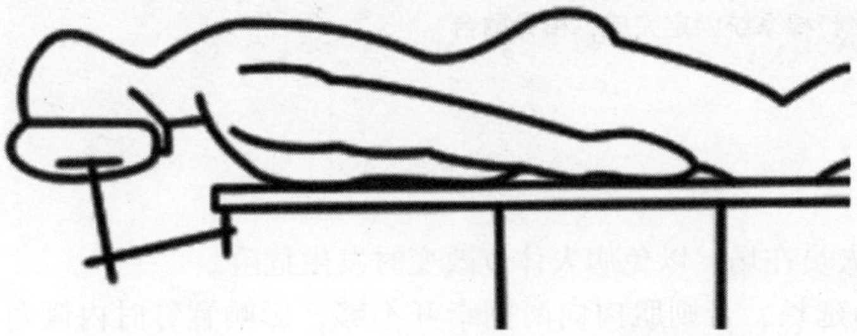

图 3-2-22　体位

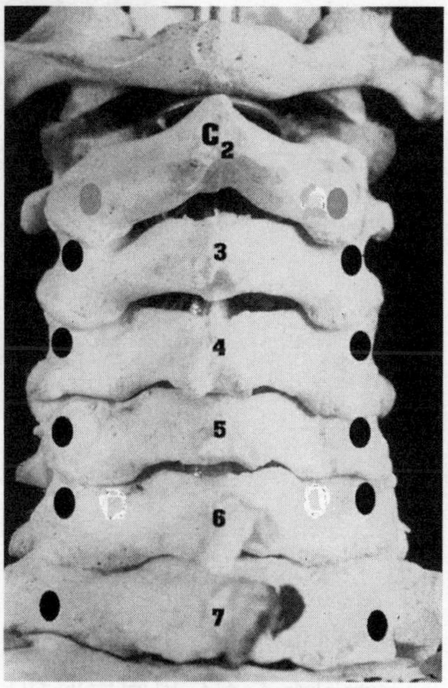

图 3-2-23　下颈椎椎弓根螺钉进钉点

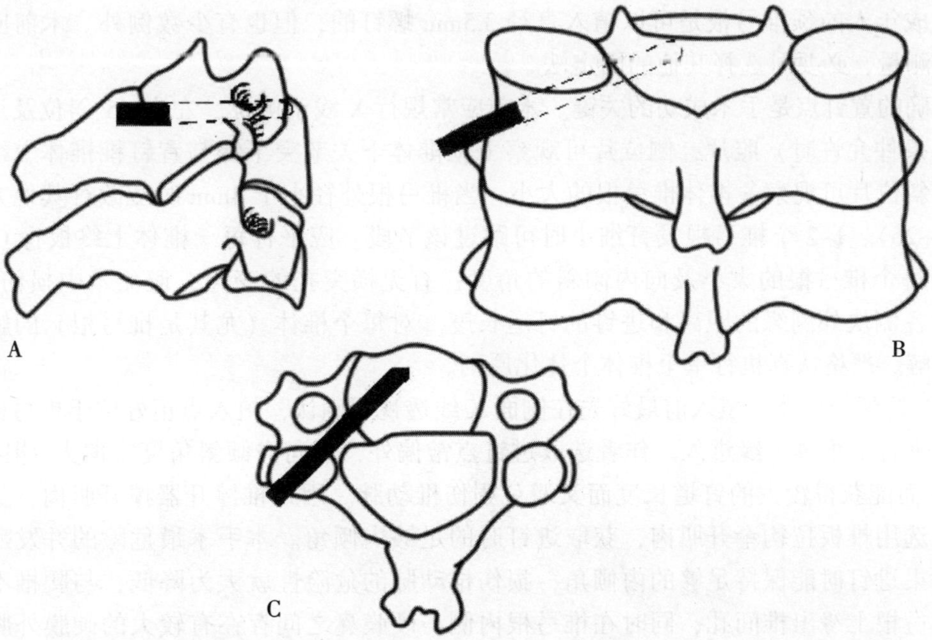

图 3-2-24　下颈椎椎弓根螺钉进钉方向示意图。A. 侧位观；B. 后位观；C. 水平面观。

椎弓根螺钉置入，钉长 18~26mm，直径 3.5mm。

5. 将侧块用磨钻或小咬骨钳打磨，去除关节软骨，备好植骨床。
6. 量取合适之钛棒，预弯，放入钉槽内，拧紧螺母（图 3–2–25）。
7. 反复冲洗伤口，彻底止血，用生物蛋白胶或明胶海绵将脊髓覆盖。
8. 将咬除之棘突、椎板行颗粒状植骨。
9. 放置引流，缝合伤口。

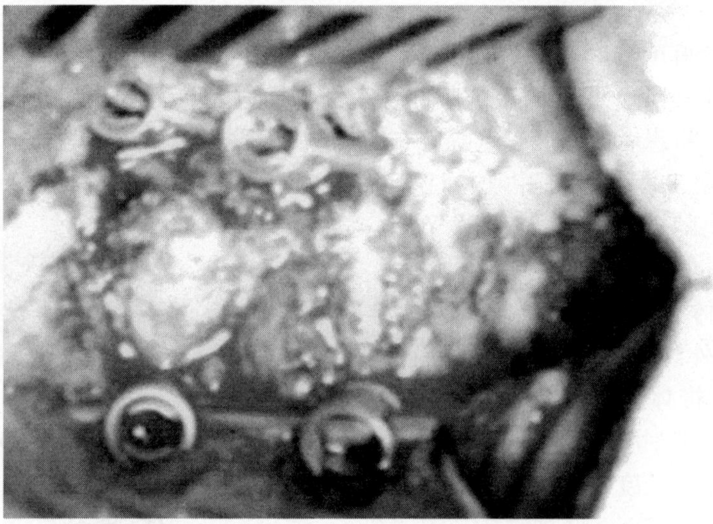

图 3–2–25 钉棒系统固定完成，植骨融合

（五）手术难点和注意事项

术前备皮将毛发剃干净，应有医务人员在场，以免病人体位改变时发生危险。

采用本手术行内固定时切口应适当延长，否则肌肉向两侧牵开不够，影响置钉时内倾角。作者喜用椎板拉钩将肌肉向外牵开。

大部分成年人的颈椎弓根是可以植入直径 3.5mm 螺钉的，但也有少数例外。术前应对椎弓根直径进行测量，必要时选择其他的固定法。

选择准确的置钉点是手术成功的关键。术前应常规行 X 线正侧位，左右 45°斜位及过伸过屈侧位（病人条件允许时）照片，侧位片可观察上位椎体下关节突下缘与置钉椎椎体上缘的相对上下距离；斜位片可观察各椎体椎弓根的大小，当椎弓根外径小于 4mm 时应改行其他方式内固定（图 3–2–26）。1~2 个椎弓根发育细小时可跳过该节段。应平行每一椎体上终板行 CT 扫描，主要是了解每个椎弓根的大小及向内倾斜的角度；有无横突孔的变异，避免术中损伤椎动脉；进钉点相对各侧块外侧缘的距离和进钉的钉道长度。对每个椎体（尤其是椎弓根）的解剖有一个仔细的了解。严格认真执行单个椎体个体化原则。

在 C_3~C_7 的任一椎体，植入前最好先在侧面 X 线透视下确认，植入点正好位于椎弓根入口处的正后方，平行上椎体上缘进入。作者选取进钉点常偏外，但向内倾斜角度常偏大 (根据 CT 扫描确定)，从而能获得较大的钉道长度而又避免损伤椎动脉。用颈椎撑开器撑开肌肉，显露显然不够，因而选用椎板拉钩牵开肌肉，获取进钉时的足够内倾角。本手术最危险的并发症是椎动脉损伤，如果进钉时能保持足够的内倾角，损伤椎动脉的危险性就大为降低，与腰椎不同，颈神经根沿椎弓根上缘出椎间孔，同时在椎弓根内侧与硬膜囊之间存在有较大的硬膜外腔，因而在椎弓根的下方及内侧留有空间，即使椎弓根钉穿出入椎弓根下方及内侧或其螺纹露于此，也

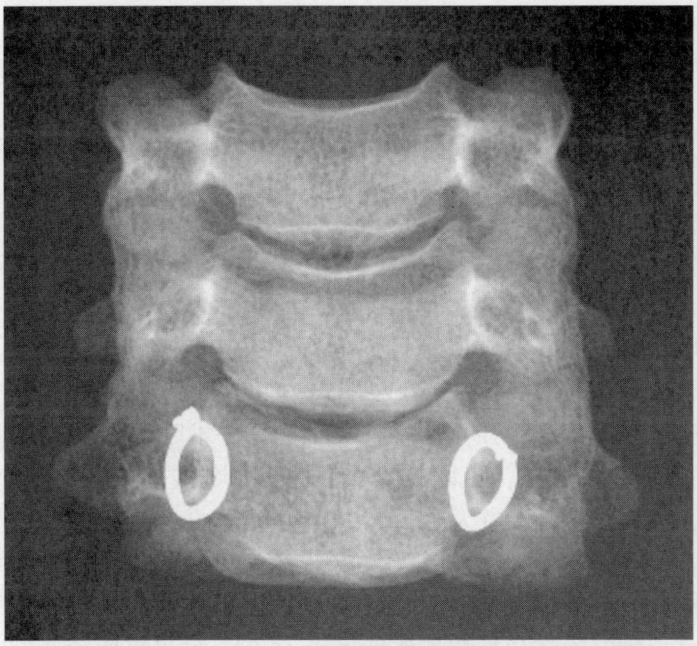

A

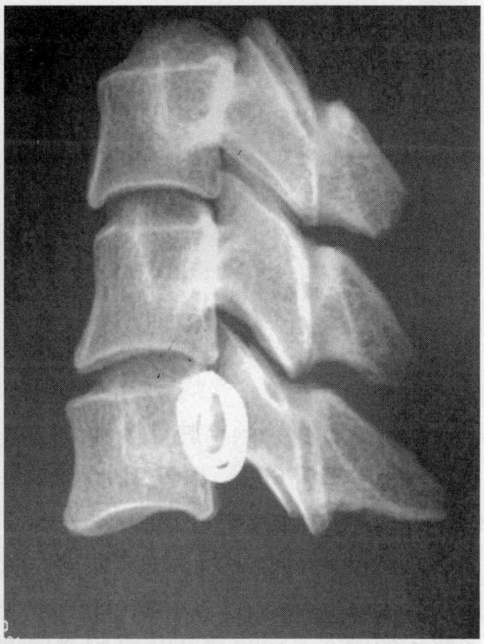

B

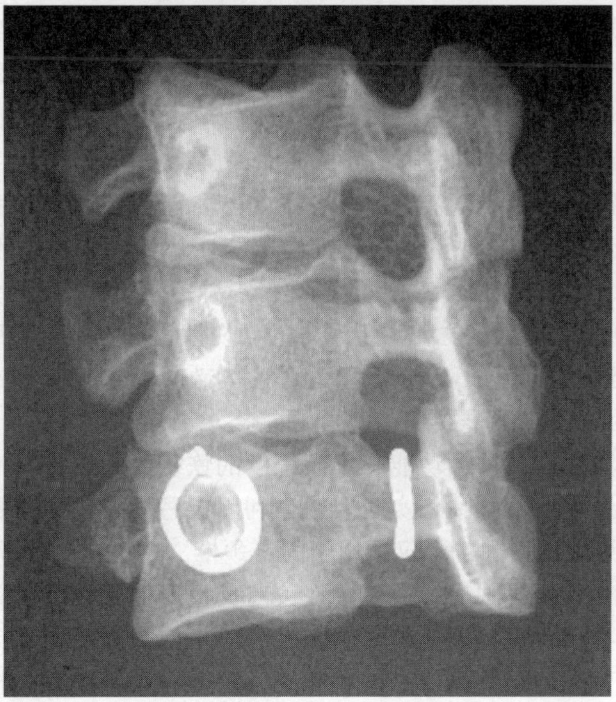

C

图 3-2-26　椎弓根的位置。A. 正位；B. 侧位；C. 斜位。

不会损伤神经组织。由于上位椎体下关节的阻碍，只要进钉的方向不向上方倾斜太大，植入椎弓根上方的可能性很小，如果置钉确实困难，有时需咬除部分上下椎板，用神经剥离子探查椎弓根，了解进入口及椎弓根的位置再行置钉，C_7 椎弓根因向内倾斜较小，进钉点靠内，C_7 螺钉 X 线透视不佳，常需照此法置钉，为避免置棒时损伤脊髓，并保持颈椎术中的稳定，作者建议尽量不在内固定完成前打开椎管。

即使钻孔正确无误，椎弓根探子或螺纹钻拔出时，有时可能发生较大出血。此时应用骨蜡封住出血孔，冷静察看分析进钉的方向和进入点，如无误，仍可置入螺钉。

为置钉方便而采取的病人屈曲位在置棒时可能发生困难，此时应将病人体位调整。将颈椎后伸，以便安放适合颈椎正常曲度的连接棒。

（六）术后处理

术后带颈围固定，引流管一般在 48~72h 后拔除。根据病人术中及术后情况，允许患者早期下床活动；大多数情况下，只需简单颈围保护即可，需定期门诊复查。

（七）临床结果

从 2001 年 11 月开始，我们共行 31 例颈椎后路椎弓根螺钉内固定，其中男 17 例，女 14 例，年龄 39~64 岁，平均 47.2 岁。其中颈椎病合并颈椎管狭窄 11 例，颈椎间盘突出症 9 例，颈椎骨折脱位 5 例，颈椎肿瘤 3 例，后纵韧带骨化 2 例，强直性脊柱炎 1 例。手术时间 2.7~6.5h，出血量 510~2 170mL。植骨 3 个月内均达到满意的融合，随访 27~48 个月，平均 37 个月。X 线、CT 复查示螺钉位置良好，无松动、断钉，无血管、神经并发症。1994 年由日本学者 Abumi 和瑞士学者 Jeanneret 报道颈椎弓根螺钉系统应用于颈椎创伤收到良好效果。术后不用或仅用颈围作短期外固定，病人神经功能的恢复和颈椎后凸等畸形的矫正是令人满意的，所有的病人都获得了坚固的融合。1997 年 Abumi 报道用椎弓根螺钉治疗颈椎非外伤性失稳 45 例，结果表明除 8 例椎体转移性肿瘤患者未行骨移植外其余全部获得牢固骨融合。1999 年又报道了对 30 例颈椎后凸患者行椎弓根螺钉系统矫形、固定和融合术。其中 17 例柔软性后凸行后路椎弓根螺钉固定；13 例僵硬性后凸行前路截骨，后路椎弓根螺钉矫形固定。结果显示患者平均术前后凸角 29.4°，术后改善到 2.3°，最后随访为 2.8°，所有病人得到牢固骨融合。Abumi 等报道共 58 例中除发生 1 例螺钉穿破颈椎弓根导致短暂的神经根病变外，其他无血管、神经并发症的发生。Albert 等报道应用颈胸联合椎弓根螺钉固定治疗复杂的颈椎病共 21 例，无术后颈椎病症状加重者，其中 1 例术前神经功能正常，术后也正常；6 例术前有神经根病症状者术后得到改善；14 例术前脊髓型颈椎病病人中，12 例术后至少改善了 Nurick 分级 1 级以上，2 例术后无变化。我国开展颈椎椎弓根螺钉的报道见于 1998 年以后，主要用于颈椎的创伤性骨折、脱位和肿瘤，除转移性肿瘤外均能获得骨性融合，脊髓、神经损伤能得到不同程度的改善，未见有螺钉松动、断钉、断棒的报道。王东来等报道应用经颈椎弓根螺钉、钢板固定技术治疗颈椎外伤、肿瘤共 19 例，其中 18 例获随访，结果固定节段稳定，神经功能有不同程度的恢复，临床疗效满意，且无颈髓、颈神经根及椎动脉损伤等并发症发生。临床实践表明，利用椎弓根钉固定可提高需脊柱融合的脊柱重建术的预后。颈椎椎弓根螺钉固定不仅适用于固定颈椎，还可用于枕颈联合及颈胸联合部位，此技术可广泛用于因脊柱外伤、肿瘤、类风湿性关节炎及退变等引起的颈椎不稳或矫形，尤其适用于椎板或附件结构不良或受到破坏的病例。因为对于此类患者，在无强有力外固定的情况下，侧块螺钉钢板或关节突钢丝并不能提供足够的稳定性。颈椎经椎弓根钉在临床上已证实了它的实用性和有效性。

（八）临床举例

病例：男，46 岁，外伤致颈部活动受限 3 天。诊断为强直性脊柱炎伴颈椎骨折。行后路骨折复位、减压、植骨融合及内固定（图 3-2-27）。

（九）并发症

可能的并发症包括：硬膜外静脉丛损伤出血、椎动脉损伤、脊髓和硬膜损伤、神经根损伤、内固定松动或断裂、伤口感染和植骨不愈合等。

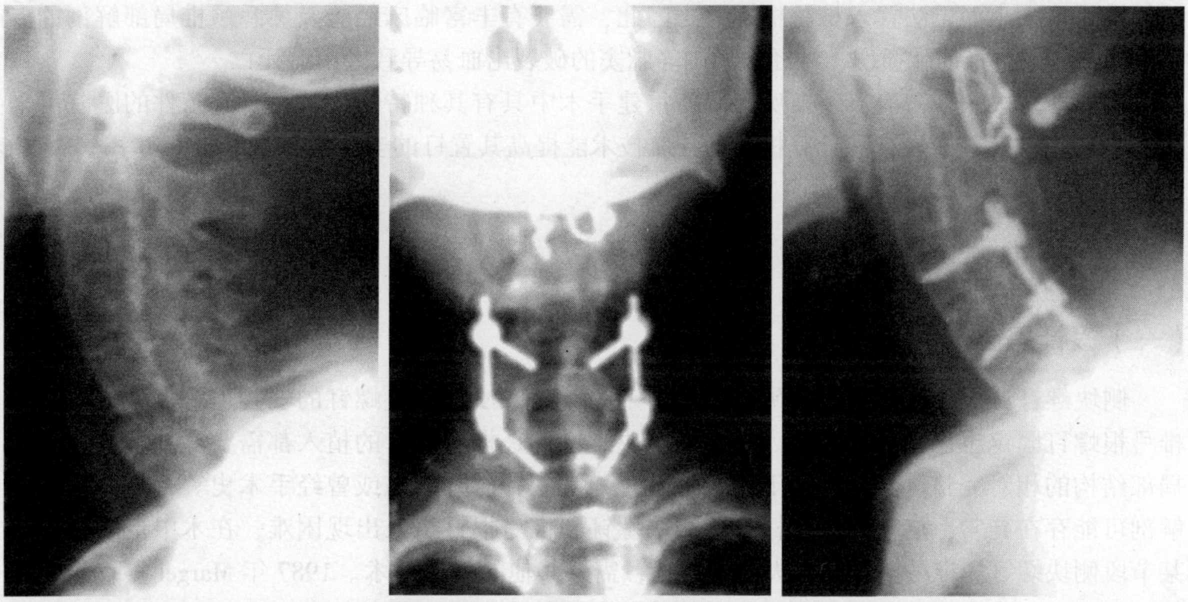

图 3-2-27 A. 强直性脊柱炎伴颈椎骨折；B. 术后正位 X 线片；C. 术后侧位 X 线片。

(十) 评价

根据文献及作者的经验，该手术的优点是：①对于颈椎退变造成后凸畸形和颈椎的曲度异常可以通过预弯固定棒，纠正颈椎反屈，恢复正常的前凸。②对于颈椎骨折脱位，行后路手术通过关节突撬拨、切除部分关节突、提拉棘突等方法可以同时行复位、减压、植骨、内固定。利用椎弓根这一坚强的力核结构，撑开椎间隙，对突入椎管的骨折块及与颈椎骨折脱位并存的创伤性椎间盘突出有间接复位作用。③对于颈椎椎管内肿瘤摘除术或椎体肿瘤需切除 2 个或 2 个节段以上的椎板，椎弓根螺钉系统内固定和可靠的植骨融合可获得颈椎良好的近期和远期稳定性。④对于要求固定强度较高的特殊疾病类型，如强直性脊柱炎伴颈椎骨折脱位，采用颈椎弓根螺钉系统重建后柱是较为恰当的选择方式。因为单纯行前路固定，当患者屈曲时，内固定物不能吸收对抗经过后柱的张力，导致后方骨折端分离。而头部重量及骨折远端形成了长的杠杆力臂，以钢板上端与椎体交界面为支点，易将钢板撬出。另外，对于不适合于棘突间钢丝固定技术，后路侧块钢板固定术的病例，该技术也是埋想的选择。

生物力学研究表明，颈椎椎弓根螺钉固定优于其他固定方式，对于颈椎三柱的固定效果最好，且在多节段固定时抗旋转力和伸展力最强。Yoshihisa 等证实在各种内固定器材抗压力、扭转、伸展、屈曲等负荷的情况下，颈椎椎弓根螺钉治疗三柱或多节段颈椎不稳时有明显的优势。Jones 等学者证实颈椎椎弓根螺钉较侧块螺钉抗拔出力高 2 倍，而且，可以三维矫正后凸畸形和椎体滑脱，恢复和维持正常的椎间盘高度和正常的颈椎前凸曲度。这是侧块螺钉等固定所无法达到的。对于合并颈椎后凸畸形的颈椎病患者，在施行椎板成形术的同时采用椎弓根螺钉内固定进行相应节段的矫形，可以提高患者术后远期的疗效，避免后凸畸形可能造成的潜在危险；尤其是对于有较高的后凸增加倾向的患者。侧块螺钉松动的例子时有发生，Anderson 等总结了他们治疗的 30 例手术患者中，发现 3 例侧块螺钉松动；Fehlings 等报道了 44 例中术后有 8 例发生松动；Heller 等的研究显示 78 例侧块螺钉置钉术后有 6 例出现松动。另外，Anderson 和 Fehlings 等证实螺钉的松动与假关节的形成和后凸畸形的发生相关。Kuniyoshi 等指出颈椎椎弓根螺钉比侧块螺钉的固定效果更为稳定。

尽管该术式在治疗下颈椎不稳方面取得了一定进展，但是颈椎椎弓根解剖及毗邻复杂，甚至有解剖变异，颈椎弓根宽度小，角度变化特殊，风险大，有损伤血管神经的可能性。一些女性的椎弓根太小而无法置入椎弓根螺钉。因此，需要有丰富临床经验及熟悉颈椎局部解剖的专科医师来完成。椎动脉损伤、神经根周围静脉窦的破裂出血易导致大出血死亡。

颈椎椎弓根螺钉在治疗颈椎疾病后路重建手术中具有其独特的优越性，有条件的医院可采用术中 C 型臂 X 线机透视和计算机辅助导航技术能提高其置钉的安全性和手术的成功率。

（康意军）

六、经小关节螺钉固定术

（一）设计思路

侧块螺钉钉板或钉棒固定是颈椎后路固定的有效方法，侧块螺钉的安置也有多种方法。颈椎弓根螺钉固定也已在临床应用。无论是侧块螺钉还是椎弓根钉的植入都需要解剖学的标志与局部结构的相对完整。然而，由于先天性发育异常、肿瘤、创伤或曾经手术史等，患者的局部解剖可能存在异常，这使得进行标准的侧块螺钉和椎弓根钉植入出现困难，在术中也可能出现某节段侧块螺钉和椎弓根钉植入失败的情况，需要其他的挽救手术。1987 年 Margel 等首先介绍经关节螺钉固定寰枢关节，现已成为寰枢关节固定的金标准。尽管如此，由于局部解剖的复杂性，椎动脉损伤仍是这一术式的弱点。但对于下颈椎，由于椎动脉与神经根在小关节的前方，经小关节固定则是相当安全的。事实上，早在 1972 年 Roy-Camille 等就应用经小关节螺钉固定治疗颈椎骨折。尽管其具有优势，这一手术方式并没有得到广泛应用。但对于上述侧块螺钉和椎弓根钉植入困难或失败的患者，经小关节螺钉固定可能是一种简单、固定牢固的方法。从生物力学上看，经小关节螺钉固定的是四层皮质，而侧块螺钉固定两层皮质，生物力学测试也显示经小关节螺钉固定具有优势。

（二）适应证

先天性发育异常、肿瘤、创伤等；患者的局部解剖出现异常，进行标准的侧块螺钉和椎弓根钉植入困难的患者；术中侧块螺钉和椎弓根钉植入失败；侧块螺钉和椎弓根钉植入的翻修手术；常规应用侧块固定的患者也适应。

（三）禁忌证

小关节破坏无法固定的患者；不能耐受手术的患者。

（四）手术操作

1. 在气管内麻或局麻下，体感诱发电位监测脊髓功能。
2. 患者取俯卧位，Mayfield 三钉固定头部，或头部安置在头架上。透视观察颈椎复位情况，尽量使小关节半脱位复位。
3. 根据需要取颈后正中切口，骨膜下显露椎板至小关节外缘。透视定位或以 C_2 棘突为标志。
4. 根据需要进行椎板减压、成形或肿瘤切除等。
5. 将需融合固定的小关节用刮匙或小磨钻去软骨，将局部棘突或椎板骨或取髂骨植于关节间隙内。
6. 入钉点位于侧块中点偏内偏下各 1mm，向尾侧倾斜 40°（与小关节的夹角为 60°），向外 20°（图 3-2-28）。
7. 尖锥开皮质后，在导向器的固定下，用手钻开孔，达四层皮质，测深后攻丝，拧入适当长度的螺钉（12~18mm）（图 3-2-29）。
8. 经小关节固定可单纯螺钉固定，也可作为颈椎后路器械固定的固定点。器械操作同侧块

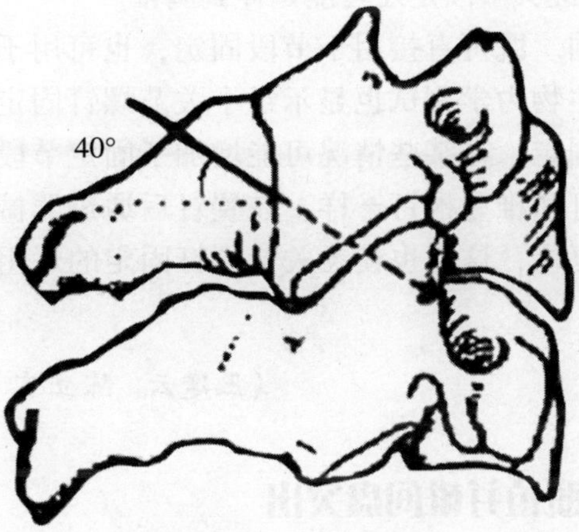

图 3-2-28　进钉方向

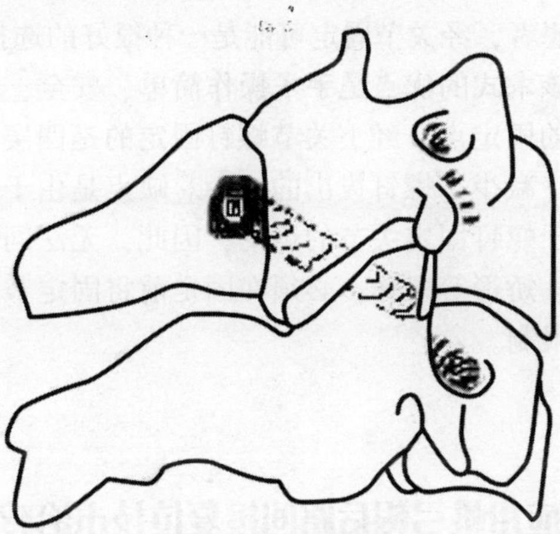

图 3-2-29　螺钉固定

固定。

9. 将融合节段去皮质，植骨融合。

10. 放置引流管，缝合切口。

（五）手术难点和注意事项

手术难点是经关节螺钉的植入，作者认为有侧块固定的经验及熟悉局部的解剖，手术并不困难。在钻孔时应注意不要滑动手钻，否则可能破坏下关节突而失去固定作用。术中可通过颈椎侧位透视监测手钻的深度，避免损伤前方结构。在行 C_2~C_3 关节固定时，由于枕骨的阻挡，可能出现钻孔方向不能达到理想的位置。关于进钉点的选择及进钉方向，由于无专门的研究，仍无法确定最佳的进钉位置和方向。Takayasu 等的进钉点位于上关节突上缘与下关节突下缘连线的中下 1/3 处，方向是向尾侧倾斜 10°~30°（与小关节的夹角为 60°~80°），矢状位上与矢状面平行。作者觉得这一进钉点与侧块中点相似，因直接向前进钉损伤椎动脉及神经根的机会较向外 20°进钉大。应保持螺钉进钉的方向与小关节面垂直。由于小关节面与水平面的夹角由头侧至尾侧逐渐变大，因此，进钉向尾则的倾斜角度则由大变小，约 45°~30°。

（六）术后处理

常规监测生命体征和脊髓功能，注意保持引流通畅，记录引流量。术后第 2 天可在颈托保护下行走。带颈托 4~6 周。

（七）临床结果

Takayasu 等应用经关节螺钉固定治疗 25 例患者，19 例为与器械同时使用，6 例单纯螺钉固定，所有患者无并发症。随访 3 个月至 5 年，无螺钉松动和拔出，全部骨性融合。

（八）并发症

潜在的并发症包括椎动脉损伤、神经根损伤、内固定松动、螺钉拔出等。

（九）评价

经关节螺钉固定寰枢关节是寰枢关节固定的金标准，腰椎经关节固定也已在临床较广泛应用，并取得了良好的固定效果。中下颈椎经关节固定尽管没有得到广泛应用，作者认为是一种具有前途的颈椎后路固定方式。该术式可作为颈椎固定常规的方法，特别对于进行标准的侧块螺钉和椎弓根钉植入困难、术中侧块螺钉和椎弓根钉植入失败及侧块螺钉和椎弓根钉植入后翻修的患者，经关节固定可能是一种很好的选择。将来经关节固定还可能延伸到胸椎。

该术式的优点是手术操作简单、安全，固定牢固。既可直接用于节段固定，也可用于器械固定的固定点。经小关节螺钉固定的是四层皮质，生物力学测试也显示经小关节螺钉固定具有优势，减少了螺钉拔出的机会。缺点是由于为关节固定，在某些情况可能增加了固定节段。同时由于螺钉固定关节的运动，因此，无法同侧块螺钉和椎弓根钉一样，在置钉后通过器械进行复位、矫形等操作，必须在固定前将固定节段完全复位，这样也使经关节螺钉固定的适用范围受到限制。

（王建云　陈立言）

七、应用椎弓根后路间接复位技术治疗小关节脱位并椎间盘突出

（一）设计思路

中下颈椎损伤治疗的目的在于恢复良好复位，提供确实的脊柱固定以及保护和促进神经功能的恢复。以前常用颅骨牵引或 Halo 架以复位颈椎的骨折和脱位，恢复脊柱矢状位的平衡及维持有效的外固定。但由于脊柱后方韧带的断裂损伤常常导致颈椎节段性失稳和后凸畸形，单靠闭合复位和外固定难以保证良好的愈合。因此，目前许多学者推荐使用颈椎前路或后路融合术以获得脊柱长久的稳定。

颈椎小关节脱位或半脱位损伤后及时复位，可以增大损伤脊柱节段椎管的容积，对椎管内神经组织进行减压。但如果椎间盘组织已有向后突出的情况，复位操作可引起脊髓组织的进一步受压。由于放射诊断技术的进步，MR 检查可早期发现脊髓损伤和相应椎间盘突出的情况，以指导临床治疗方案的确立。已有一些学者报道了对于伴有椎间盘损伤的颈椎外伤患者，实施闭合复位或手术治疗后，导致脊髓功能进一步恶化的情况。因此，大多学者认为，为防止脊髓功能的恶化，在后路复位融合术前应预先前路彻底切除突出的椎间盘。同时，由于传统后路固定器械（包括棘突钢丝固定）的稳固性不高，因此在合并有椎间盘损伤的颈椎小关节脱位的患者，国内外学者大多推荐前后路联合复位固定术。

自 1994 年 Abumi 首先报道椎弓根钉固定技术以来，此技术已广泛用于固定治疗颈椎外伤性和非外伤性疾患患者。由于其优越的生物力学稳定性，椎弓根钉固定技术可使受损颈椎节段获得三维立体畸形矫形与固定，这是其他后路内固定器械所不能提供的。另外，最重要的是，当伴随有椎间盘损伤时，后路椎弓根钉固定可同时予以上下方牵张复位，以促使突出的椎间盘组织回复至正常间隙，以达到脊髓减压的目的。

（二）适应证

MR 检查明确颈椎外伤致小关节脱位并颈椎间盘突出，椎体压缩或破坏轻微者。

（三）禁忌证

椎体破坏需行前路植骨者；慢性颈椎间盘突出，椎体后方骨赘形成者。

（四）手术操作

1. 全麻插管后，患者取仰卧位，头部固定于头架上，双肩部用宽胶布或绷带向下牵拉固定以利术中透视。

2. 后正中切口暴露至受累节段颈椎侧块外缘，注意勿损伤受累节段上下方正常小关节的关节囊。

3. 在小关节脱位或半脱位时，可用高速磨钻头磨除交锁的下位椎体的上关节突的尖端，以

松懈减张，以利复位。在颈椎弓根钉固定前，切不可手法牵引复位。先用高速磨钻头磨除进钉点处侧块后方外层骨皮质，然后换用大小不同的刮匙去除进钉处侧块的骨松质，再用一小刮匙探寻椎弓根入口及其管道的方向。根据术前颈椎冠状位的 CT 片相应的测量及术中情况，确定进钉角度。

4. 插入导针，C 型臂 X 线机透视进一步明确进钉点及角度。攻丝后，置入椎弓根钉（常用直径 3.5~4.5mm、长 22~28mm 的皮质钉）。

5. 螺钉置入后，用磨钻去除侧块后方的外层皮质，自髂骨取数个骨条或单皮质骨块行后方植骨。

6. 将钢板依照正常生理弯曲塑形后，置于两侧与螺钉连接固定。对于小关节脱位或半脱位的病例，先用螺帽将近尾端的椎弓根钉与钢板或钢杆牢固固定，然后用牵开器使上下椎弓根钉间逐渐牵开，促使受伤的椎间盘牵张复位，纠正后凸畸形，同时提位前移的上位椎体使之复位，锁定上位椎弓根钉的螺帽，使上下椎弓根钉与钢板固定为一体。在锁定与塑形的钢板固定的上位椎弓根钉的螺帽时，可恢复正常的颈椎前凸（图 3–2–30）。该技术操作可对受伤椎节提供三维立体矫形固定，同时恢复受累间隙的正常高度。

7. 冲洗伤口，放置引流管，关闭伤口。

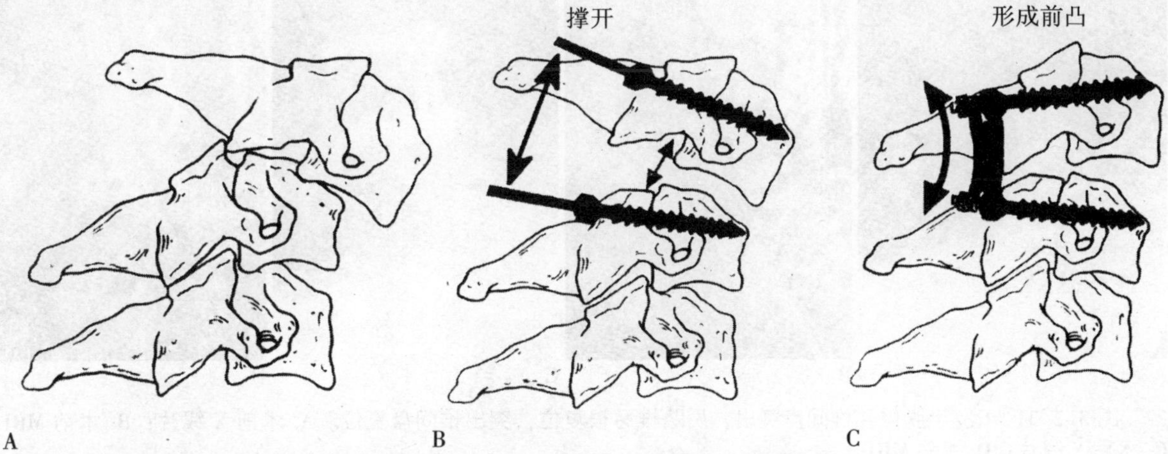

图 3–2–30　后路椎弓根钉复位方法。A. 小关节脱位；B. 椎弓根螺钉间撑开解锁；C. 复位脱位。

（五）手术难点和注意事项

1. 颈椎弓根钉的置入是手术难点，可按 Abumi 法或谭明生等介绍的管道疏通法行直视下椎弓根钉置入，结合术中透视，以保障置钉的安全。

2. 术前应常规行颈椎侧位 X 线片及冠状位 CT 切层扫描，测量相应椎弓根的宽度及钉道长度，以选择合适的螺钉。

3. 术中暴露应充分，置钉时内倾角要足够，避免椎动脉损伤的可能，一般内倾角为 30°~45°。

4. 术中应精细操作，在器械牵张力下逐步复位固定，切不可暴力，以防加重脊髓损伤。

（六）术后处理

术后第 1 天即可戴颈围领下地活动，维持围领固定 2~3 周。应用抗生素 3~5 天。脱水药与激素的使用与常规颈椎手术相同，地塞米松 10~20mg 每日静滴及 20% 甘露醇 250mL 静滴，每天 2~3 次，减轻脊髓水肿。

（七）临床结果

Abumi 等对 16 例外伤性颈椎间盘突出症患者，行后路椎弓根钉间接复位并固定治疗，其中单节段固定 12 例，双节段固定 4 例。手术时间平均 98min（50~140min），术中出血平均 161mL (40~480mL)。术后 MR 复查示突出的椎间盘已回纳，硬膜或脊髓压迫得以解除，不需行减压术以去除突出的椎间盘组织。患者术后症状缓解，术后平均随访 4.25 年，症状无反复，后路植骨融合良好。

（八）临床举例

病例：男，60 岁，车祸致颈椎损伤，四肢瘫。神经功能 Frankel D，X 线示 $C_{4/5}$ 半脱位，MRI 示 $C_{4/5}$ 椎间盘突出，后路椎弓根复位固定，术后脱位复位，突出椎间盘回纳（图 3-2-31）。

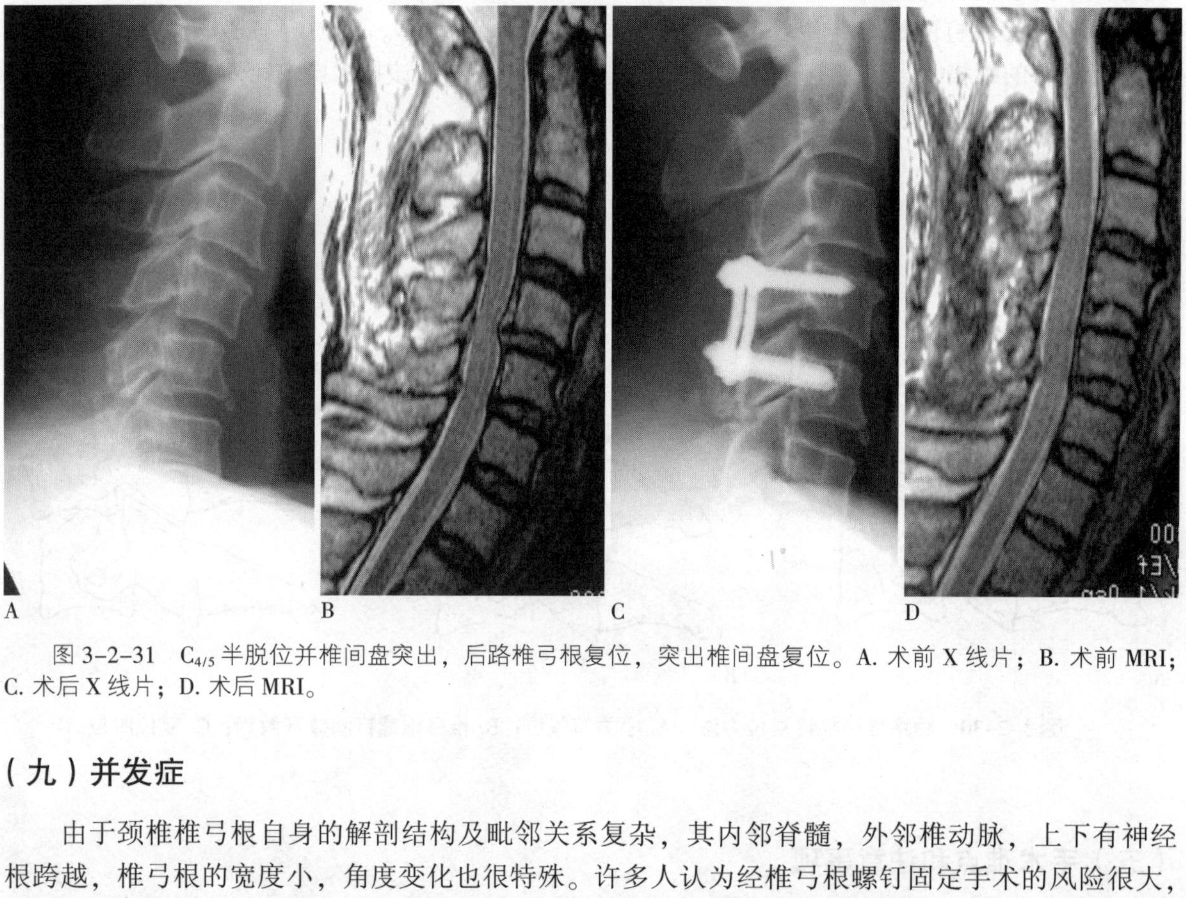

A B C D

图 3-2-31 $C_{4/5}$ 半脱位并椎间盘突出，后路椎弓根复位，突出椎间盘复位。A. 术前 X 线片；B. 术前 MRI；C. 术后 X 线片；D. 术后 MRI。

（九）并发症

由于颈椎椎弓根自身的解剖结构及毗邻关系复杂，其内邻脊髓，外邻椎动脉，上下有神经根跨越，椎弓根的宽度小，角度变化也很特殊。许多人认为经椎弓根螺钉固定手术的风险很大，有损伤神经血管的可能。由于手术操作方法不同，其并发症的发生率也不尽相同。

Miller等报道在尸体直视下置入椎弓根钉仍有 25.0%~47.3%的椎弓根穿透率。Abumi 通过对 180 名患者（70 例脊髓损伤患者，110 例非脊髓损伤患者）实行颈椎弓根内固定，共置钉 669 枚，发现有 1 例损伤了椎动脉，CT 显示有 45 枚钉（6.7%）穿透了椎弓根，大多由于置钉方向欠妥或尺寸不适，其中有 2 枚引起了神经症状，皆由于术中过度矫形而致医源性椎间孔狭窄造成。他将颈椎弓根钉固定引起的并发症与以往文章报道的颈椎侧块钢板螺钉固定的并发症的发生率作了比较，认为两种固定方法损伤神经血管的可能性无明显差异。但术后螺钉松动率，前者较后者显著降低。

（十）评价

颈椎损伤患者常合并有外伤性颈椎间盘突出，据报道可达 32%。颈椎屈曲牵拉伤多为致病原因（50%）。颈椎后路椎弓根钉固定融合术的优势是可在三维立体层面恢复损伤节段的椎间盘高度及颈椎正常前屈状态，间接复位或回纳突出的椎间盘组织（图 3-2-32），可有效解除硬膜或脊髓的压迫，而不需附加前路手术去除椎间盘组织，简化了手术过程。颈椎弓根钉的固定效果国内外学者已多有报道，相比于后路钢丝固定、侧块螺钉固定等术式，该固定方式可提供颈椎三维立体固定效果，牢固性更强，适应证亦广，是后路固定的理想术式。

但该术式对术者的要求亦相对较高，手术风险大，需要有丰富经验的医生来完成。术前需行颈椎 MR 及 CT 检查，制定详细的计划，以避免神经及血管损伤等并发症的发生。

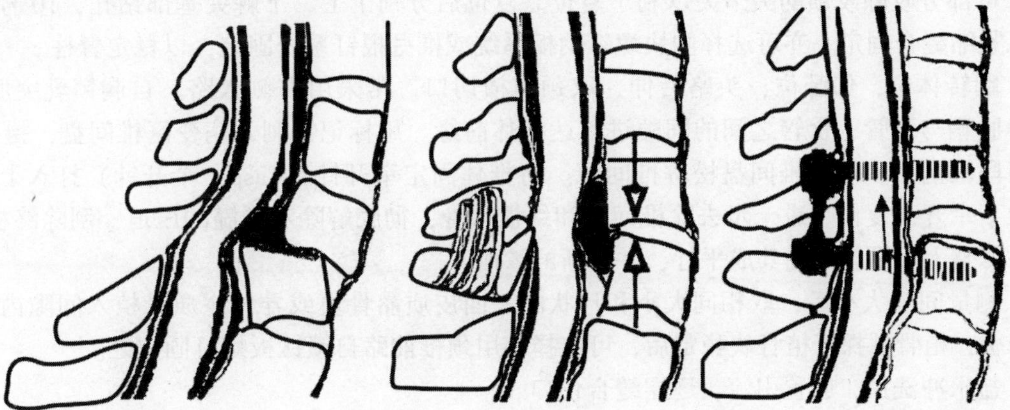

图 3-2-32　间接复位回纳突出椎间盘的原理。A. 小关节脱位并椎间盘突出；B. 直接解锁复位椎间盘压迫脊髓；C. 椎弓根钉撑开复位，同时复位椎间盘。

（王慧敏　彭新生）

第三节　下颈椎前后联合手术

一、小关节脱位前后联合复位固定术

（一）设计思路

颈椎双侧小关节接近水平位，在受到轻度屈曲外力作用下即可引起双侧小关节脱位及绞锁，且导致椎体滑脱，属于不稳定的颈椎完全损伤，其好发部位在 C_4~C_5、C_5~C_6 之间。是否伴有脊髓损伤及损伤程度取决于关节脱位后暴力是否继续。损伤早期通过颅骨牵引多数患者可得到解剖复位，如牵引复位有困难，可行后路切开复位，术中复位有困难者，可切除脱位下位椎体的上关节突以便复位，并予可靠的内固定。对陈旧性双侧小关节脱位，单一前路手术虽可减压及植骨融合，但难以解决后方的小关节脱位及绞锁；单一后路手术又无法松解前方的软组织，难以恢复病椎正常排列，前后路一期手术既能恢复颈椎的正常排列，又获得了椎管减压，还可重建脊柱稳定性，保全了脊髓所需要的椎管管性结构，为患者早期康复创造了条件。

（二）适应证

难复性小关节脱位包括陈旧性小关节脱位、合并椎体及附件骨折、小关节脱位合并椎间盘突出或骨折块突向椎管经单纯前路或后路手术均不能达到充分减压及颈椎稳定的目的者。

（三）禁忌证

单纯前路或后路手术可达到彻底减压及稳定脊柱目的者。

（四）手术操作

1. 气管插管全麻成功后，首先取俯卧位，头部固定于头架上，双肩部用宽胶布或绷带向下牵拉固定以利术中透视。后路正中入路暴露脱位节段的棘突、椎板和小关节，直至侧块外缘，注意勿损伤受累节段上下方正常小关节的关节囊。

2. 可部分咬除绞锁的关节突以利于复位。复位后分别于上、下棘突基部钻孔，10 号丝线双股经孔紧缩缝合固定。亦可选择侧块螺钉钢板系统或椎弓根钉系统固定，以稳定脊柱。

3. 翻转体位，仰卧位，头略后伸，取颈前横切口。常采用右侧入路。自胸锁乳突肌内缘、颈动静脉鞘与气管、食管之间的间隙进入达椎体前缘。用标记针刺入病变区椎间盘，摄 X 线片确认节段准确后，切除椎间盘松解椎间隙。将椎体固定牵开针（Caspar 牵开针）打入上下椎体并向上下牵开、复位。进一步去除椎间盘和终板软骨，彻底解除对脊髓的压迫，刮除终板软骨，用磨钻修整上下椎体面使其成平行，并有新鲜渗血。

4. 测量间隙大小后，取相同大小和形状的三面皮质髂骨块或异体皮质骨植入间隙内，松开椎体牵引，植骨并探查植骨块稳定后，可选择使用颈椎前路自锁钛板螺钉固定之。

5. 盐水冲洗后，放置引流，逐层缝合伤口。

（五）手术难点和注意事项

1. 联合手术创伤大，出血较多，手术时间长，麻醉风险大，术中多次变换体位。因此应做好充分术前准备，详细评估患者能否耐受手术。

2. 手术应由经验丰富的医师操作，防止手术造成脊髓损伤及食管损伤致食管瘘等并发症。

3. 术中变换体位应注意保护好头颈部，防止脊髓再损伤。

4. 手术应严格操作，缩短时间，防止感染。

5. 围手术期的正确处理使颈前后路联合手术更安全有效。

6. 在进行联合手术时应遵照前路为主、后路为辅的原则，即后路仅行复位固定或减压，不作植骨，而在前路进行减压植骨固定。椎体间植骨及前后柱的固定已足以保证其即刻和长期的稳定性，不必再行后方植骨。

7. 手术顺序为先行后路复位固定或减压手术，再行前路减压固定。但对于颈椎脱位并伴有椎间盘突出的患者，则应先前路手术，切除突出椎间盘，再行后路手术，采用前–后–前手术顺序。对无椎间盘突出的患者，先行后路手术不必行术前牵引，术中能够在直视下通过牵引撬拔使脱位绞锁的小关节复位，复位后以侧块钢板固定。使颈椎处于稳定状态，之后再变换体位行前路手术。

（六）术后处理

患者术后 24~48h 拔除引流，2~3 天后戴颈托下地活动。术后 3 个月内颈托固定颈部。3 个月后复查时，去颈托练习颈椎活动和颈椎肌肉力量。术后抗感染、脱水及激素药物的应用同前路及后路手术，无特殊。

（七）临床结果

刘波等自 2003 年 5 月至 2004 年 4 月，采用单节段前后路联合手术治疗难复性下颈椎脱位的患者 15 例，所有的患者外伤超过 4 周，有小关节绞锁，牵引难以复位。术者行后路关节突松解，棘突间固定；前路椎间撑开人工骨植入，钢板内固定。所有患者均得到满意的复位和良好的颈椎序列，术后3个月神经功能改善率为34%。

王金成等自1999年1月至2002年4月对伴有关节突绞锁的颈椎损伤脱位21例在伤后6~24h同时行前后路手术，后路解除关节突绞锁复位并行丝线固定，前路行自体髂骨植骨自锁钢板固定。由于术前未作牵拉气管食管练习，术后均出现不同程度的咽喉痛或下咽困难，对症治疗后恢复。无其他围手术期并发症发生。神经功能有不同程度恢复。术后3个月摄X线片示颈椎序列曲度良好，无钢板移位、螺钉断裂或植骨块塌陷或脱出。

曹同军等自1999~2002年应用前后路联合手术，在后路切开复位的同时采用前路植骨内固定方法治疗颈椎骨折脱位11例。术后X线片显示骨折完全复位，且均恢复了颈椎正常曲度。所有患者术后12周内获得骨性融合，无钢板移位、螺钉断裂、植骨块塌陷等情况发生。神经功能均有不同程度的恢复，术后Frankel分级较术前平均恢复2级。

（八）临床举例

病例：男，28岁，车祸伤，当时有短暂昏迷，诉头痛、颈痛、四肢无力。神经功能Frankel C级，摄X线片示：C_6~C_7脱位。快速颅骨牵引复位，脱位不能复位。行后路小关节松解，棘突间尼龙丝固定，前路椎间盘切除，植骨融合术，术后脊髓功能恢复（图3-3-1）。

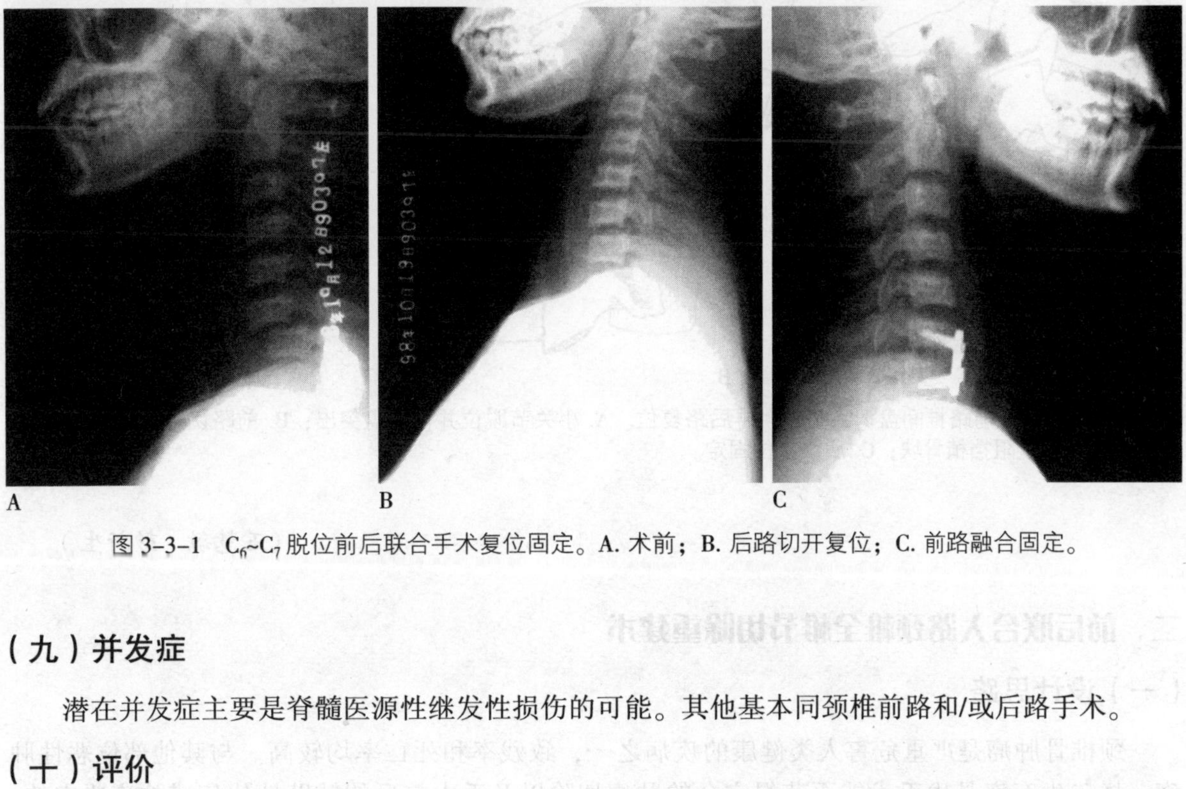

A　B　C

图3-3-1　C_6~C_7脱位前后联合手术复位固定。A. 术前；B. 后路切开复位；C. 前路融合固定。

（九）并发症

潜在并发症主要是脊髓医源性继发性损伤的可能。其他基本同颈椎前路和/或后路手术。

（十）评价

对大部分的颈椎单侧或双侧小关节脱位，通过单纯前路或后路手术能达到复位与固定目的，但对于陈旧性颈椎小关节脱位的患者，单一入路常难以获得理想的复位；对于伴有小关节绞锁者，前路复位可能非常困难，虽然后入路手术复位方便，但不能对来自前方的椎间盘和骨性致压物彻底减压。这些情况下，颈椎前后路一期联合手术可达到复位减压、固定融合并重建颈椎前中后三柱结构的稳定性。前后路联合手术创伤较大，术前一定要仔细检查评估患者的全身状况，术中术后要严密观察，防止出现其他意外，同时手术中需要变换体位，一定要注意保持头颈部的稳定性，防止加重颈椎骨折脱位及神经系统的损伤。

前后路入路先后顺序的选择应根据患者的具体情况而定。对单纯脱位而无明显椎间盘突出者，可先行后路手术复位减压固定。复位时操作必须轻柔，避免暴力，以防加重脊髓损伤。对合并有损伤节段椎间盘破裂突入椎管的不全瘫痪者，则应先行前路减压，然后经后路复位固定，再行前路植骨钢板固定，以避免医源性瘫痪加重。尽管临床上可采用颈椎撑开器撑开，经前路试行复位，但对陈旧性小关节绞锁者常无法获得满意的复位效果。即使是新鲜脱位，单纯前路复位也需要较高的手术技巧及经验。因此，前后联合手术（前-后-前或后-前）可能是更为安全的选择。另外，对于合并椎间盘突出的患者，为简化手术，减少损伤，也有医生采用先前路椎间盘切除后，在脱位的间隙内植入骨块，并在上位椎体上安放钢板，钢板在下方突出部分在植骨块的前方将其覆盖，再行后路手术复位。当复位时，前方钢板将骨块推入椎间隙，并防止其脱出，可减少第 2 次前路手术（图 3-3-2）。对于陈旧性脱位，也有医生主张后-前-后的手术顺序，即先后路切除绞锁的小关节，再前路切除椎间盘，复位与固定，最后后路固定。Bartels 等认为该手术顺序能取得很好的复位固定效果。

前后路一期联合手术治疗小关节脱位时，内固定物的选择应根据损伤类型和程度及减压术式来决定。前路减压植骨融合以带锁钢板固定为首选，后路以颈椎弓根钉或侧块螺钉钢板固定为首选。如前后联合固定，棘突间钛缆或钢丝固定也是很好的选择。

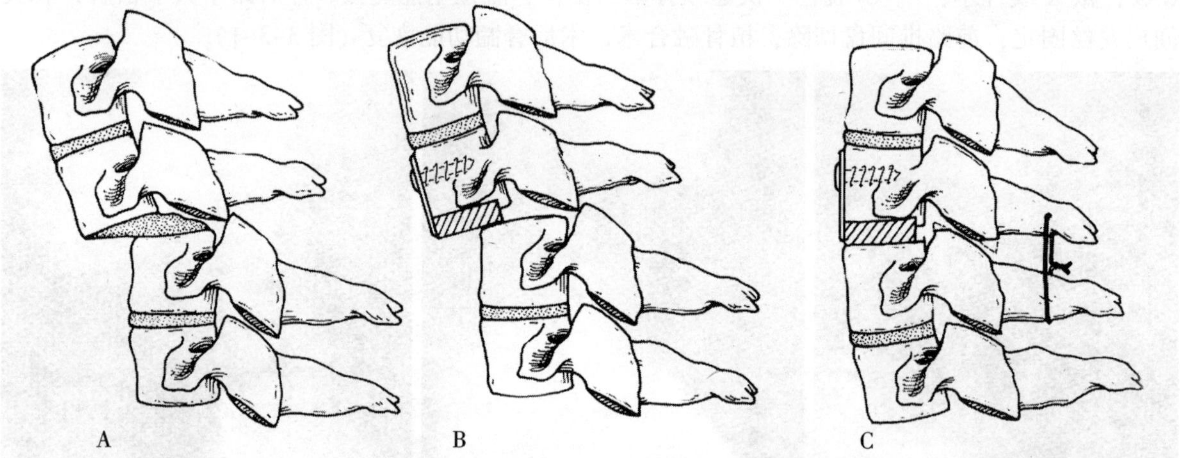

图 3-3-2　先前路椎间盘切除植骨，再后路复位。A. 小关节脱位并椎间盘突出；B. 前路切除椎间盘、植骨、钛板单椎体固定阻挡植骨块；C. 后路复位固定。

（王慧敏　彭新生）

二、前后联合入路颈椎全椎节切除重建术

（一）设计思路

颈椎骨肿瘤是严重危害人类健康的疾病之一，致残率和死亡率均较高。与其他部位恶性肿瘤一样，生存率是由手术能否获得完全的肿瘤切除以及手术前后的辅助性化疗或放疗决定的。目前在颈椎肿瘤的手术治疗中，常用的仍是刮除或经肿瘤病灶的切除，难以将肿瘤切除彻底，肿瘤外科意义上的整块切除是我们追求的目标。在胸腰椎，对部分侵袭性良性肿瘤和恶性肿瘤已能做到肿瘤边缘的整块切除。由于局部解剖的复杂性，包括肿瘤邻近或包绕椎动脉、行椎弓根截骨困难及需要保留神经根功能，在颈椎要做到肿瘤边缘的整块切除是非常困难的。临床报道不多，只见比较特别的单病例报道。1999 年 Fujita 等报道 1 例 C_5 椎体一侧脊索瘤，行肿瘤的整块切除，2005 年，Rhines 等报道成功整块切除 1 例 C_2~C_4 的椎体脊索瘤的病例。而全脊椎切除术可显著减少局部复发率，是有效的手术方式。因此，在颈椎，行全肿瘤椎节的分块切除，更具可行性。

（二）适应证

良性侵袭性肿瘤、低度恶性或恶性肿瘤，病灶涉及 WBB 分区 1~9、3~12 或 1~12 区。局部复发的原发骨肿瘤。良性肿瘤，病灶侵及大部分椎体及附件。局限于单个椎体或相邻两个椎节，而原发灶已得到妥善控制和处理的转移性肿瘤病灶。

（三）禁忌证

全身状况差，不能耐受手术者；原发灶得到妥善控制和处理的转移瘤或全身多发转移瘤；多脊椎病变或预期寿命少于半年。

（四）手术操作

1. 气管内插管全麻。

2. 后路手术 病人俯卧位，取颈项后正中切口，以病椎为中心上下 2~3 节段，常规显露椎板，至小关节的外侧。切除棘突、椎板、小关节突。显露出神经根及前方的椎动脉，切除椎弓根（图 3–3–3）。根据需要行上下各 1~2 节段的固定，进行重建脊柱矢状面生理曲度及保持稳定。一般 C_3~C_6 用侧块螺钉钛板或棒、C_2 与 C_7 用椎弓根螺钉内固定（图 3–3–4）。将上下椎板、小关节表面打磨成粗糙面，取长条髂骨桥接植骨。

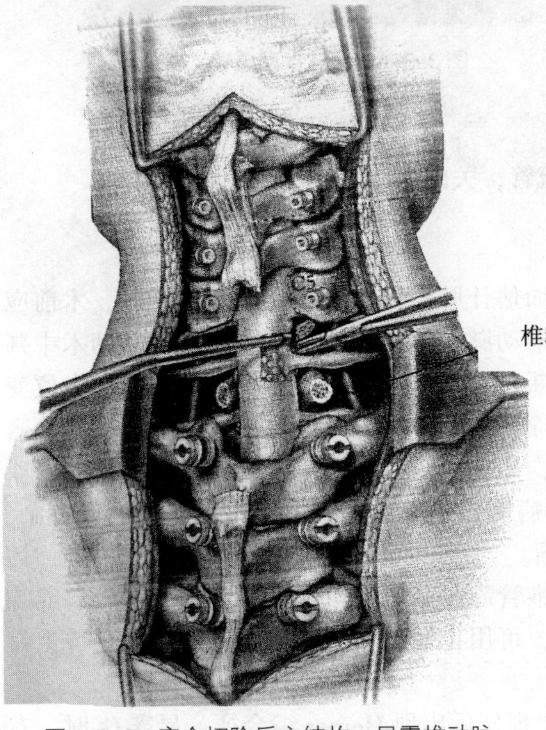

图 3–3–3 完全切除后方结构，显露椎动脉

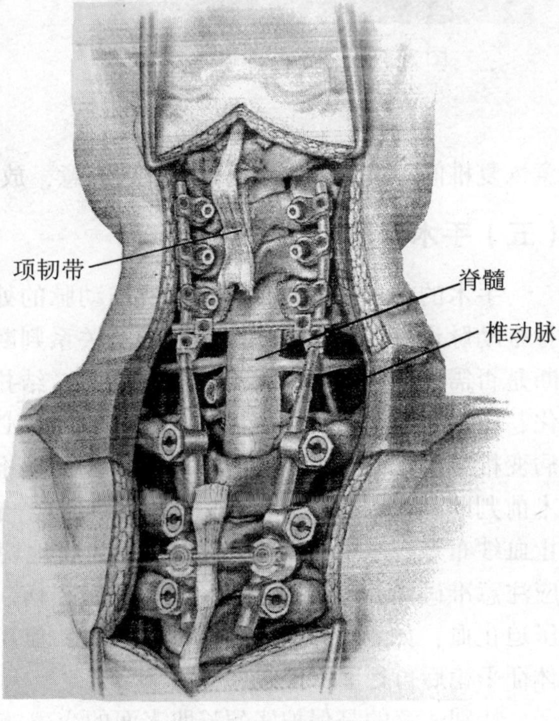

图 3–3–4 后路固定

3. 前路手术 仰卧位，颈部自然后伸。于一侧胸锁乳突肌内缘做斜切口，切口中心与长短根据病变部位确定，沿颈部内脏鞘与血管鞘之间进入，显露病变节段及其上下椎体前方，C 型臂 X 线机透视定位，将颈长肌向两侧分离，止血，自动拉钩在颈长肌下牵开显露，将椎动脉解剖分离，注意保护，如有附近颈长肌受累也应一并切除。先切除病椎上下相邻椎间盘，再将病椎全椎以及椎管内肿瘤组织切除，尽量大块切除，彻底减压（图 3–3–5）。

4. 重建 取自体全层髂骨重建切除后的椎体，另一种方式是自体骨加钛网植于缺损处。植入时台下工作人员轻轻牵引头部，植入后放松则髂骨块可以镶嵌紧密（图 3–3–6）。如患者预期寿命较短时可用骨水泥重建。再选择合适长度钢板，按标准方法安装，植骨螺钉固定植骨块。注

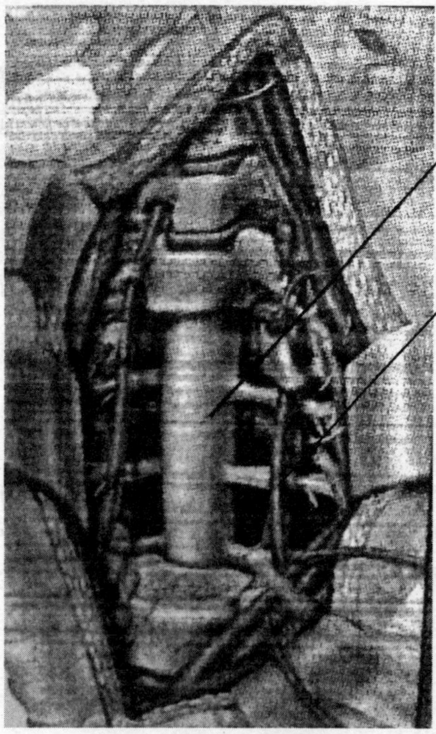

图 3-3-5　完全切除椎体

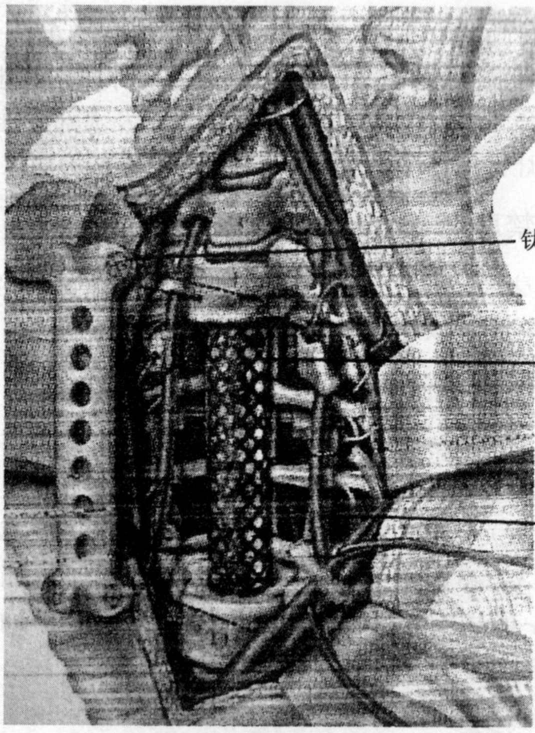

图 3-3-6　椎体钛网重建

意恢复椎间隙的高度。透视确定位置满意，放置引流管，关闭切口。

（五）手术难点和注意事项

手术的难点主要是控制出血及椎动脉的处理，如估计肿瘤切除时可能涉及椎动脉，术前应行椎动脉造影，观察肿瘤与椎动脉的关系判断一侧椎动脉是否为主要供血动脉，以帮助术中判断是否需要切除或可以结扎一侧椎动脉。结扎前阻断椎动脉，观察生命体征及脊髓诱发电位变化，正常可结扎。如为主要供血动脉，而又必须切除或损伤，需动脉搭桥术。术中应预先暴露病变椎节，切除双侧横突孔前壁，显露近端椎动脉，尽量避免损伤。对于已有术前病理明确或术前判断易出血的肿瘤类型，如动脉瘤样骨囊肿等病例，更应做好充分的术前准备，如备血、止血纱布等。术中应仔细分离，避免盲目地切除肿瘤。一旦出现椎动脉、椎静脉损伤大出血时，应注意准确结扎或堵塞止血，避免颈髓损伤。如遇椎管静脉丛出血可用止血纱布、明胶海绵等压迫止血，如术中短时间内出血速度快，血压下降，可用止血纱布等填塞，补充容量，待生命体征平稳后再行手术操作。

特别注意的是保护好颈长肌表面的交感链，防止损伤后出现 Horner 综合征。显露 C_7 时，右侧入路注意喉返神经，左侧入路注意勿损伤胸导管。防止损伤颈部大血管及食管等。

如用骨水泥重建，应特别注意骨水泥与后方脊髓保持 0.5cm 的距离，并在其聚合时冲水降温，防止脊髓损伤。如颈椎后凸畸形，可于重建前在病椎上下椎体安装椎体撑开器，以用于恢复力线。

由于全脊椎切除术具有较大的风险，费用也较高，因此，在选择病例时，不应仅仅考虑外科手术切除上是否可能，还应考虑到患者是否具有较长的预计生存期及经济状况。

根据肿瘤的生长及破坏情况，决定是先前路还是后路。全身情况能承受一期前后路手术，行一期前后入路联合手术，否则二期完成（前路手术后，隔 1~2 周再后路手术）。

（六）术后处理

术后常规应用抗生素、激素、脱水剂和神经营养药物，颈托保护 4~6 周，术后第 2 天可在床上坐起，取骨部位伤口不痛可下地行走。定期摄 X 线片了解钢板螺钉位置、植骨融合（骨水泥）情况以及有无肿瘤复发。根据肿瘤的病理类型，术后给予相应的放疗或化疗。

（七）临床结果

肖建如等对 39 例颈椎（C_3~C_7）骨肿瘤患者实施全脊柱切除术。其中原发性骨肿瘤 34 例，转移性肿瘤 5 例。经前后联合入路行单椎节切除 29 例，双椎节切除 7 例，3 椎节切除 3 例。经一期或二期前后联合入路行肿瘤切除与内固定重建。前路采用钛网植骨加 AO、Orion、Zephir 或者 Codman 等带锁钢板内固定，后路 Cervifix、AXIS 内固定重建。术后随访 6 个月至 5 年，绝大多数患者术后近期疗效较满意，局部疼痛和神经症状均有不同程度改善或缓解，19 例脊髓神经功能完全恢复。1 例术后出现一过性瘫痪加重，1 例恶性神经鞘瘤术后 1 年局部复发，1 例转移癌患者于术后 25 个月因全身衰竭死亡。Cohen 等治疗 1 例 C_6 椎体骨肉瘤，完全切除肿瘤。

（八）并发症

1. 术中损伤　喉上神经和喉返神经损伤；食管及气管损伤；血管损伤、椎动脉损伤；Horner 综合征；胸膜损伤；胸导管损伤；脊髓与神经损伤；硬脊膜撕裂等。

2. 术后并发症　喉头水肿痉挛；颈部伤口感染；颈部血肿；供骨区痛；内植入物松动、脱出、断裂及引起的副损伤；假关节形成等。

（九）评价

脊柱肿瘤的全脊椎切除的理念主要是基于实现肿瘤全切除、提高肿瘤切除率和降低局部复发率等。由于是分块的经肿瘤切除，并非肿瘤学意义上的广泛或根治性切除。这种经肿瘤组织操作，容易造成肿瘤细胞的二次种植污染，术中也难以真正辨别正常与非正常组织的分界，所以手术难以做到彻底，无可避免地增加了局部复发的机会。除非对一些病变小而局限的肿瘤，颈椎要做到肿瘤边缘的整块切除是非常困难的。尽管如此，颈椎的全脊椎切除术也可显著减少局部复发率，是有效的手术方式。在颈椎，行全肿瘤椎节的分块切除更具可行性。

与单纯前路或后路手术相比，尤其是累及颈椎椎体及附件的肿瘤患者，特别是颈椎周围有椎动脉血管、脊髓、神经根，使用单一前路或后路手术皆难以彻底切除受累的脊椎病灶。前后联合入路手术能实现肉眼下彻底切除肿瘤，更加彻底的椎管减压和恢复脊柱稳定性。所以，需要联合前、后路一期或二期手术完成肿瘤切除、植骨、内固定。但前后联合入路手术时间长，术中、术后并发症发生率机会增加。仔细的术前评估、手术操作及合理的围手术期处理，可减少并发症发生率。如患者全身情况允许可考虑一次性前后联合入路手术，减少因两次手术所造成的肿瘤细胞播散种植的机会，能尽早彻底解除脊髓压迫，减少患者痛苦，降低医疗费用。

由于大多数原发性颈椎骨肿瘤是低度恶性或良性侵袭性生长的肿瘤居多，具有较高的局部复发率，而全脊椎切除术能实现肉眼下彻底切除肿瘤病灶。对于颈椎转移性骨肿瘤是否须全椎体切除术颇有争议。如果病例选择合适，全脊椎切除术可提高患者生活质量，改善神经功能。但应针对每个患者进行综合的个性化治疗，有效的辅助治疗，如化疗、放疗及免疫治疗以帮助改善预后。

（彭新生）

参考文献

1 赵伟峰，任先军. 下颈椎小关节脱位的研究进展. 中国矫形外科杂志，2003，11（15）：1066~1067

2 荆鑫，赵剑，贾连顺，等. 颈椎创伤性单侧小关节脱位的前路手术复位与固定. 山西医科大学学报，2001，32（6）：527~529

3 任先军，王卫东，张峡，等. 下颈椎小关节脱位前路稳定手术疗效分析. 中国骨与关节损伤杂志，2005，20（2）：76~78

4 田伟，刘波，李勤，等. 人工颈椎间盘置换手术的临床初步应用体会. 中华医学杂志，2005，85（1）：37~40

5 梁秋发，原林. 人工颈椎间盘置换术的研究进展. 中华创伤骨科杂志，2005，7（9）：873

6 袁文. 融合还是置换：对颈椎植骨融合术的再认识. 中华医学杂志，2005，85（1）：11~14

7 庄苏阳，吴小涛. 颈椎人工椎间盘的研究进展. 中国脊柱脊髓杂志，2005，15（2）：120~122

8 刘晖，尹庆水. 颈椎人工椎间盘置换的研究进展. 2005，15（2）：117~119

9 肖建如，袁文，膝红林，等. 前、后联合入路全脊椎切除附加内固定治疗颈椎骨肿瘤 39 例报告. 中华外科杂志，2005，43（12）：795~798

10 王金成，高忠礼，朱庆三. 早期前后路手术治疗颈椎关节突绞锁. 骨与关节损伤杂志，2003，18（3）：194~195

11 曹同军，宋耀发，王怀良，等. 前后路联合手术治疗难复性颈椎骨折脱位. 中医正骨，2004，16（5）：41

12 刘波，田伟，袁强，等. 单节段前后路联合手术治疗难复性下颈椎脱位. 中华创伤骨科杂志，2004，6（11）：1203~1205

13 刘立岷，宋跃明，成俊. 经颈侧前入路行高位颈椎前方暴露及操作. 临床骨科杂志，2004，7（4）：377~379

14 马远征，隰建成，李宏伟，等. 一体化钢板前路系统在颈椎前路手术中的应用. 骨与关节损伤杂志，2002，17（1）：17~19

15 袁文，贾连顺，Johns Thalgott. 钛质网笼植骨及带锁钢板在颈椎前路手术中的应用. 上海医学，1999，22（3）：140~142

16 尹庆水，刘景发，夏虹，等. 经口咽前路枢椎体次全切除椎管减压术. 中国脊柱脊髓杂志，2004，14（1）：9~11

17 徐建伟，陈德玉，贾连顺. 颈前路椎体次全切除钛网植骨钛网剪切技术探讨. 脊柱外科杂志，2003，1（3）：257~259

18 谭明生，张光铂，移平，等. 管道疏通法行颈椎弓根螺钉置入的研究. 中国脊柱脊髓杂志，2002，12（6）：405~410

19 王慧敏，谭明生，张光铂. 颈椎椎弓根钉固定的研究进展. 中国脊柱脊髓杂志，2002，12（6）：448~452

20 马向阳，尹庆水，钟世镇. 颈椎侧块钢板螺钉内固定的研究进展. 中国脊柱脊髓杂志，2003，13（1）：53~55

21 徐荣明，马维虎. 颈椎后路固定的研究进展. 生物骨科材料与临床研究，2004，1（5）：40~45

22 黑川高秀，加藤义治，未译孝信. その后の棘突起纵割法脊椎管扩大术. 临整外科，1995，30：566

23 刘少喻，李佛保，梁春祥，等. 自制椎板线锯应用于颈椎后路双开门椎管扩大成形术. 中山大学学报（医学科学版），2003，24（3）：281

24 李勤，田伟，刘波，等. 钢缆式线锯及人工骨间隔物在颈椎管扩大成形术中的应用. 中华医学杂志，2003，83（12）：1062

25 潘胜发，孙宇，朱振军，等. 单开门颈椎管扩大椎板成形术后轴性症状与颈椎稳定性的相关观察. 中国脊柱脊髓杂志，2003，13：604

26 Abe E，Sato K，Tazawa H，et al. Total spondylectomy for primary tumor of the thoracolumbar spine. Spinal Cord，2000，38：146

27 Abumi K，Shono Y，Kotani Y，et al. Indirect posterior reduction and fusion of the traumatic herniated disc by using a cervical pedicle screw system. J Neurosurg（S1）. 2000，92：30~37

28 Allred CD， Sledge JB. Irreducible dislocations of the cervical spine with a prolapsed disc：preliminary results from a treatment technique. Spine，2001， 26（17）： 1927~1931

29 Bartels RH，Donk R. Delayed management of traumatic bilateral cervical facet dislocation：surgical strategy. Report

of three cases. J Neurosurg，2002，97（S3）：362~365
30 Behari SS，Banerji DD，Trivedi PP，et al. Anterior retropharyngeal approach to the cervical spine. Neurosurg India，2001，49（4）：342~349
31 Cohen ZR，Fourney DR，Marco RA，et al. Total cervical spondylectomy for primary osteogenic sarcoma. Case report and description of operative technique. J Neurosurg，2002，97：386
32 Deen HG，Birch BD，Wharen RE，et al. Lateral mass screw-rod fixation of the cervical spine：a prospective clinical series with 1-year follow-up. Spine J，2003，3（6）：489~495
33 Daubs MD. Early failures following cervical corpectomy reconstruction with titanium mesh cages and anterior plating. Spine，2005，30（12）：1402~1406
34 Fujita T，Kaeakara N，Matsumoto T，et al. Chordoma in the cervical spine managed with en bloc excision. Spine，1999，24（17）：1848~1851
35 Hee HT，Majd ME，Holt RT，et al. Complications of multilevel cervical corpectomies and reconstruction with titanium cages and anterior plating. J Spinal Disord Tech，2003，16：1~9
36 Goffin J，Geusens E，Vantomme N. Long-term follow-up after interbody fusion of the cervical spine. J Spinal Disord Tech，2004，17：79~85
37 Kanayama M，Hashimoto T，Shigenobu K，et al. Pitfalls of anterior cervical fusion using titanium mesh and local autograft. J Spinal Disord Tech，2003，16（6）：513~518
38 Anderson PA，Henley MB，Montesano PX，et al .Posterior cervical arthrodesis with AO reconstruction plates and bone graft. Spine，1997，16：72~79
39 Fehlings MG，Cooper PR，Errico TJ. Posterior plates in the management of cervical instability：Long-term results in 44 patients. J Neurosurg，2004，81：341~349
40 Grundy PL，Germon TJ，Gill SS. Transpedicular approaches to cervical uncovertebral osteophytes causing radiculopathy. J Neurosurg，2000，93（S1）：21~7
41 Ebraheim NA，Lu J，Biyani A，et al. Anatomic considerations for uncovertebral involvement in cervical spondylosis. Clin Orthop，1997，（334）：200~206
42 Kumaresan S，Yoganandan N，Pintar FA，et al. Contribution of disc degeneration to osteophyte formation in the cervical spine：a biomechanical investigation. J Orthop Res，2001，19（5）：977~984
43 Heller JG，Silcox DH，Sutterlin CE. Complications of posterior cervical plating. Spine，2005，20：2442~2448
44 Laus M，Pignatti G，Malaguti MC，et al. Anterior extraoral surgery to the upper cervical spine. Spine，1996，21（14）：1687~1693
45 Lifeso RM，Colucci MA. Anterior fusion for rotationally unstable cervical spine fractures. Spine，2000，25：2028~2034
46 Abumi K. Pedicle screw fixtion for nontraumatic lesion of the cervical spine. Spine，1997，22：1853~1863
47 Mummaneni PV，Haid RW，Traynelis VC，et al. Posterior cervical fixation using a new polyaxial screw and rod system：technique and surgical results. Neurosurg Focus，2002，12（1）：1~5
48 Heller JG，Silcox DH，Sutterlin CE. Complication of posterior cervical plating. Spine，1995，20（22）：2442~2448
49 McCullen G，Garfin SR. Spine update：cervical spine internal fixation using screw and screw-plate constructs. Spine，2000，25（5）：643~652
50 Masatoshi S，Osamu K，Masanori I，et al. Atlantoaxial dislocation：A follow-up study of surgical results. Spine，1997，22（7）：759~763
51 McAfee PC，Bohlman HH，Riley L Jr，et al. Anterior retropharyngeal approach to the upper part of the cervical spine. JBJS，1987，69A（9）：1371~1383
52 Majd ME，Vadhva M，Holt RT. Anterior cervical reconstruction using titanium cages with anterior plating. Spine，1999，24：1604~1610
53 Narotam PK，Pauley SM，McGinn GJ. Titanium mesh cages for cervical spine stabilization after corpectomy：a clinical and radiological study. J Neurosurg，2003，99（S2）：172~180

54 Ordonez BJ, Benzel EC, Naderi S, et al. Cervical facet dislocation: techniques for ventral reduction and stabilization. J Neurosurg, 2000, 92 (1): 18

55 Riew KD, Thee JM. The use of titanium mesh cages in the cervical spine. Clin Orthop, 2002, 394: 47~54

56 Rhines LD, Fourney DR, Siadati A, et al. En bloc resection of multilevel cervical chordoma with C_2 involvement. Case report and description of operative technique. J Neurosurg Spine, 2005, 2 (2): 199~205

57 Sekhon LH. Cervical arthroplasty in the management of spondylotic myelopathy. J Spinal Disord Tech, 2003, 16 (4): 307~313

58 Samandouras G, Masood F, Hamlyn PJ. A new anterior cervical instrumentation system combining an intradiscal cage with an integrated plate: Aearly technical report. Spine, 2001, 26 (10): 1188~1192

59 Sanjiv S, Anil Kumar S, Vikas G, et al. Surgical management and outcome of tuberculous atlantoaxial dislocation: A 15-year experience. Neurosurgery, 2003, 52 (2): 331~339

60 Tomita K, Kawahara N, Kobayashi T, et al. Surgical strategy for spinal metastases. Spine, 2001, 26: 298

61 Takayasu M, Hara M, Yamauchi K, et al. Transarticular screw fixation in the middle and lower cervical spine. J Neurosurg (S1). 2003, 99: 132~136

62 Klekamp JW, Ugbo JL, Heller JG, et al. Cervical transfacet versus lateral mass screws: A biomechanical comparison. J Spinal Disord, 2000, 13 (6): 515~518

63 Yoshihisa Kotani, Bryan W, Cunningham MS, et al. Biomechanical analysis of cervical stabilization systems: an assessment of transpedicular screw fixation in the cervical spine. Spine, 2004, 19 (12): 2529~2539

64 Jones E, John G, Silcon D, et al. Cervical pedicle screws versus lateral mass screw: Anatomic feasibility and biomechanical comparison. Spine, 1997, 22 (9): 977~982

65 Goto T, Ohata K, Takami T, et al. Hydroxyapatite laminar spacers and titanium miniplates in cervical laminoplasty. J Neurosurg (S3), 2002, 97: 323~329

66 Takami T, Goto T, Ohata K, et al. Lift-up laminoplasty for myelopathy caused by ossification of the posterior longitudinal ligament of the cervical spine. Neurol India, 2004, 52: 59~63

67 Tomita K, Kawahara N, Toribatake Y, et al. Expansive midline T-saw laminoplasty (modified spinous process-splitting) for the management of cervical myelopathy. Spine, 1998, 23: 32

68 Edwards CC II, Heller JG, Silcox DH III. T-saw laminoplasty for management of cervical spondylotic myelopathy. Spine, 2000, 25: 1788~1794

69 Martin-Benlloch JA, Maruenda-Paulino JI, Barra-Pla A, et al. Expansive laminoplasty as a method for managing cervical multilevel spondylotic myelopathy. Spine, 2003, 28: 680

70 Ratliff JK, Cooper PR. Cervical laminoplasty: a critical review. J Neurosurg (S3), 2003, 98: 230~238

71 Park AE, Heller JG. Cervical laminoplasty use of a novel titanium plate to maintain canal. Expansion-surgical technique. J Spinal Disord Tech, 2004, 7 (4): 265~271

72 Deutsch H, Mummaneni PV, Rodts GE, et al. Posterior cervical laminoplasty using a new plating system. Technical note. J Spinal Disord Tech, 2004; 17 (4): 317~320

73 Hosono N, Sakaura H, Mukai Y, et al. En bloc laminoplasty without dissection of paraspinal muscles. J Neurosurg: Spine, 2005, 3: 29~33

74 Iizuka H, Iizuka Y, Nakagawa Y, et al. Interlaminar bony fusion after cervical laminoplasty: its characteristics and relationship with clinical results. Spine, 2006, 31: 644~647

75 Hosono N, Sakaura H, Mukai Y, et al. C_3~C_6 laminoplasty takes over C_3~C_7 laminoplasty with significantly lower incidence of axial neck pain. Eur Spine J, 2006, 6: 1~8

76 Chen BH, Natarajan RN, An HS, et al. Comparison of biomechanical response to surgical procedures used for cervical radiculopathy: posterior keyhole foraminotomy versus anterior foraminotomy and discectomy versus anterior discectomy with fusion. J Spinal Disord, 2001, 14 (1): 17~20

77 Johnson JP, Filler AG, McBride DQ, et al. Anterior cervical foraminotomy for unilateral radicular disease. Spine, 2000, 25 (8): 905~909

78　Saringer WF，Reddy B，Nobauer-Huhmann I，et al. Endoscopic anterior cervical foraminotomy for unilateral radiculopathy：anatomical morphometric analysis and preliminary clinical experience. J Neurosurg，2003，98 (S2)：171~180

第四章 颈胸交界手术

第一节 颈胸交界前路手术

改良的颈胸结合部前方入路椎体切除与重建术

（一）设计思路

颈胸结合部的前方由于有很多骨结构 (包括胸骨、胸锁关节及锁骨的内 1/3) 和众多的神经血管结构 (如颈总动脉、锁骨下动脉、锁骨下静脉、主动脉弓、喉返神经、胸导管和交感神经链) 的阻碍，且这些结构都较难移动；从颈椎前曲到胸椎后凸造成切口深度的突然变化，椎体位置深在，增大了暴露的难度。因此，该部位病变前路手术的显露存在较大的困难，经过多年的实践发现，从神经、血管形成的解剖间隙进行暴露，可避免损伤重要结构，使手术操作易于进行。目前临床前路显露颈胸段的入路很多。

低位下颈椎前方入路最早是用于治疗脊柱结核等引起的脊柱后凸畸形，至今已有 70 多年历史。尽管 Fielding 和 Stillwell 曾报告了对颈胸段损伤用此入路显露，可使 T_4 达到良好的可见度。但大部分情况下只能显露至 T_2，T_1、T_2 的病变可经此入路达到显露目的，并不需要劈开胸骨。由于胸骨遮挡，术者须以向下的角度才能抵达 T_3。该入路手术损伤较小，胸骨保持完整，术后康复周期大大缩短，并可避免由胸骨劈开或锁骨切开导致的疼痛和并发症。该入路的局限性在于显露范围小，难以直视 T_3 椎体和尾端胸椎结构，手术操作难度大。特别颈胸段有较大后凸和颈部粗短的患者显露更为困难。

1957 年 Cauchoix 等首先采用全胸骨劈开入路治疗胸椎结核。其切口包括两部分：颈部切口沿着胸锁乳突肌前缘，胸部切口沿正中线至剑突。胸骨完全劈开，推向两侧。此手术入路的优点是可提供 C_3~T_4 的良好暴露，能较好地显露纵隔；对大血管如锁骨下血管控制相对容易；手术均在直视下操作，对后纵韧带、硬脊膜显示较好；便于完整切除肿瘤和安装内固定装置；不影响肩胛带稳定及上肢功能；结扎、切断左无名静脉可良好地显露 T_4 椎体。有学者认为对于局限于上胸椎椎体病变，经胸骨入路是最佳途径，可进行椎体切除、椎间融合、置入骨水泥操作。但由于该入路切口长、手术创伤大、术后康复周期相对较长，多数情况下胸骨下半部分切开没有必要。

鉴于劈开全胸骨创伤大，许多学者提出了改良的手术入路，从劈开全胸骨改为劈开胸骨柄，其劈开胸骨柄的方法各有不同。可进行单侧 (“L” 形) 或双侧 (倒 “T” 形) 胸骨柄切开，不切断锁骨。正中劈开胸骨柄结合延长的左侧颈部入路，可以广泛暴露 C_4~T_4 椎体，进行椎体切除和重建术。但受到纵隔组织的影响，术野受到限制，尤其是左右宽度较窄，影响手术操作。

1984 年 Sundaresan 提出劈开胸骨柄同时离断锁骨的方法。该方法是在两侧的锁骨上方 1cm 处作一横形切口，其外侧缘到达两侧的胸锁乳突肌，再沿胸骨正中作另一垂直的切口，整个切口呈 T 形。左侧主要离断锁骨的内侧 1/3，然后从胸锁关节处切开关节囊，另用电钻在胸骨柄上钻出一长方形样骨块，剪刀剪断，胸骨后软组织钝性剥离，暴露至椎前。该入路以较小的切开范围和较小的风险良好地显露 C_3~T_3 椎体，可提供颈胸段的直接暴露。带状肌和胸锁乳突肌均需从锁骨上切下，胸骨柄的一半和锁骨的内 1/3 应切除并留做植骨，颈部的分离应在颈动脉鞘内侧的间隙进行。这种入路的优点是对 C_3~T_4 有非常好的暴露和操作空间，并可进行大血管止血。此外，它还提供了坚强的植骨，并完全不需要胸腔置管引流。因切口较全胸骨入路相对缩短，仅劈开胸骨柄，手术创伤相对较小，术后并发症发生率、死亡率较低。Lesoin 等对 Sundaresa 入路进行了改良，保留胸锁乳突肌与胸骨柄及锁骨的联系，切断内侧 1/3 的锁骨和上部胸骨柄，掀起胸骨、锁骨块显露其后方结构。该入路允许呼吸辅助肌如胸锁乳突肌与锁骨保留稳固联系，避免了功能损伤的潜在风险，有利于患有呼吸系统疾病的患者。另外，Sar 等提出了一种改良的胸骨柄和锁骨的切开术，其优点是保留了胸锁关节，而且不会造成骨缺损。

Kurz 等对 Sundaresa 提出的入路进行了改良，简化了手术，取得了很好的显露效果。他们进行了改进：一是仅做入路侧的横切口，二是没有破坏胸骨柄。Kurz 认为颈胸段脊柱的暴露单纯切开锁骨已经足够，不必切开胸骨柄。

（二）适应证

发生于颈胸结合部且需要行前路手术治疗的 3 种最常见的疾患是肿瘤、感染和骨折，其他疾患如退行性病变等引起的神经损害等。由这些疾病引起的前方显著的破坏，再结合此部位的自然后凸趋势及前方的内陷，使得通过此区域手术的内在难度变得更大。特别是涉及 T_3 以下的内固定，该入路能获得很好的显露。

（三）禁忌证

不能耐受手术的患者。

（四）手术操作

1. 气管插管全麻，病人取仰卧位，双侧肩垫高，使颈部过伸并转向右侧，术中脊髓诱发电位监测。

2. 左侧颈前做一“⌈”的切口（图 4-1-1）。切口的横行部分大约 2~4cm，平行于左侧锁骨，并向外侧延伸至胸锁乳突肌外侧缘，切口的纵行部分起自横行部分的内侧止点，并向下延伸至胸骨体与胸骨柄结合部。

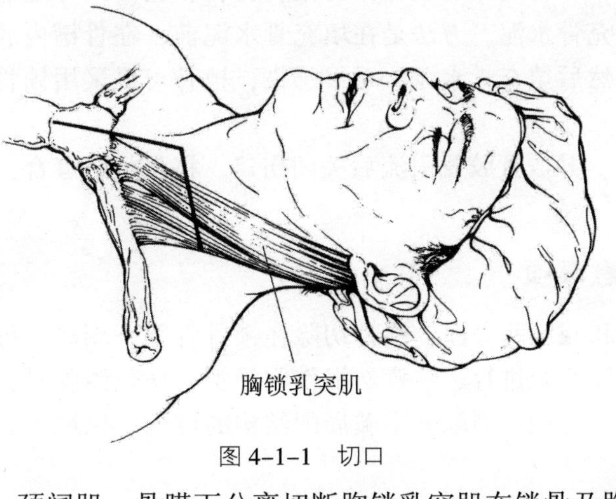

图 4-1-1　切口

3. 切开皮肤、皮下、颈阔肌，骨膜下分离切断胸锁乳突肌在锁骨及胸骨柄上的远侧附着点，向近端及外侧牵开。骨膜下剥离出锁骨的内 1/3 及胸骨柄的左侧半。通常用线锯于中内 1/3 交界处切断锁骨。在锁骨后下方的位置应注意保护左锁骨下静脉。如果需要取锁骨行自体植骨的话，则将锁骨的内 1/3 由胸骨柄的关节处锐性地离断下来（图 4–1–2）。

4. 显露胸锁乳突肌前内侧缘，在甲状腺中下极处，轻轻拉开胸锁乳突肌深面，从此处的胸锁乳突肌前内侧与气管、食管之间有一层薄薄疏松的软组织，从此途径，极易进入。在颈动脉鞘内侧进入椎前，在显露过程可能见甲状腺下动脉，可结扎之。有 42%的病人甲状腺中静脉缺如，不必寻找。向下切断胸骨舌骨肌、胸骨甲状肌。

5. 用拉钩将食管、气管牵向内侧，颈动脉鞘牵向外侧，向下牵开锁骨下血管，切开椎前筋膜，可以清楚地看到椎体及椎间盘，使颈椎与上胸椎同时显露（图 4–1–3）。

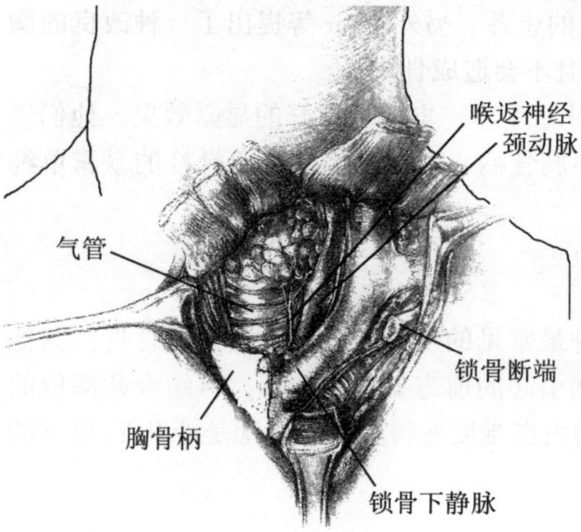

图 4–1–2　切除锁骨内 1/3

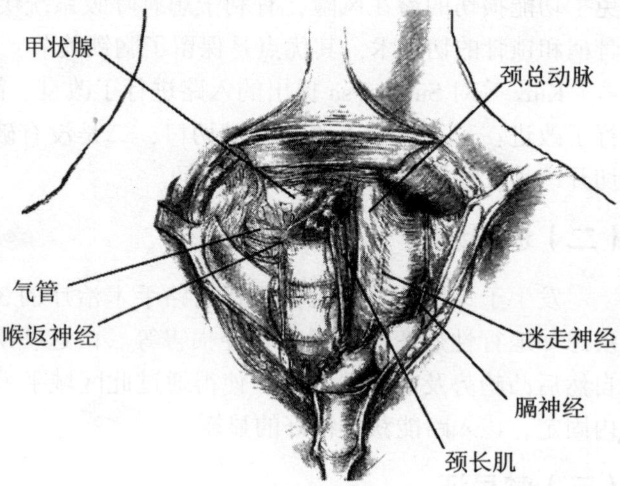

图 4–1–3　显露颈胸段

6. 颈长肌的远端止点恒定不变位于 T_1~T_3 椎体的外侧，这有助于椎体的定位。术中摄片定位。手术者可以在 C_4~T_4 的范围内进行操作。

7. 根据病变性质行一个或多个椎体的切除，或脊髓减压。如果后凸很明显，在行椎体切除术后，在术中行颅骨牵引有助于矫正。椎体切除可用骨凿、椎板咬骨钳及磨钻。病灶清除后进行重建。

8. 手术重建的具体方法需根据病情而定。当病变是良性骨肿瘤或骨折时，自体植骨应放置于椎体切除后的骨槽内，可将切除的锁骨作为植骨材料，它的尺寸是非常理想的。当病变是恶性肿瘤时，骨槽内应填充骨水泥。方法是在填充骨水泥前，在骨槽内放入 2 根克氏钉。也可用锁骨块植入到骨槽内，然后填充骨水泥。对于感染，植骨可以采用锁骨或髂骨块。必要时选用适合的钛板固定。

9. 彻底冲洗，止血，并放置胶管引流后关闭伤口。将带状肌缝合，将胸锁乳突肌缝于残留的锁骨骨膜上。

（五）手术难点和注意事项

手术难点在于显露和减压两方面，锁骨切除在锁骨骨膜下剥离，可减少损伤锁骨下静脉的机会，解剖分离应在筋膜间隙进行，注意勿损伤胸导管。病灶清除时，始终注意保护周围的大血管。牵开时用不带齿的拉钩，消除其穿破周围结构的可能，也避免了自动牵开器造成的局部缺血。

由于右侧喉返神经穿过手术野，易受牵拉损伤，同时左侧入路更容易对大血管牵拉保护，因此要尽可能从左侧显露。

本手术最危险的并发症是血肿或外在压迫造成的气管阻塞，气管内插管是保持气道通畅的最好方法，负压引流可避免血肿压迫气管，现代的麻醉技术条件下很少需要急诊气管切开。

锁骨内侧段切除可造成同侧肩胛带的无力，但对正常生活影响不大，对于恶性肿瘤及中老年已不从事重体力劳动者可不做锁骨的修复。如患者为年轻人并且是良性病变，可用钢板固定被切除的锁骨，并融合胸锁关节。而植骨采用髂骨等材料。

（六）术后处理

术后常规应用甲基泼尼松龙 3~5 天，根据重建的稳定性，决定下地时间。对稳定的患者，术后 3~5 天可下地活动。

（七）临床结果

Kurz 等采用此手术入路对 4 例颈胸段脊柱转移性恶性肿瘤的病人进行了椎体切除、脊髓减压以及锁骨植骨与骨水泥固定。术后随访 7~80 周，平均 42 周，术后 7~46 周有 3 例死亡，平均 29 周。3 例神经功能改善了 1 级，另 1 例患者神经功能仍保持正常。术前后凸角度为 14°~35°，术后变为−1°~11°，术后后凸改善了 15°~24°，平均改善 18°。所有的病人疼痛症状均明显改善，3 例病人出院后不再需要麻醉药止痛。有 2 例术前不能独立行走，但术后所有病人均可独立行走。

肖嵩华等采用该手术入路治疗患者 7 例，4 例为转移性肿瘤，2 例为上胸椎退变性椎管狭窄，以前方压迫为主，1 例为椎体原发性软骨肉瘤。6 例患者术前有脊髓压迫症状，1 例为严重背部疼痛症状。所有患者经此入路完成了预定的手术操作，3 例利用锁骨做材料植骨融合，3 例用骨水泥，1 例钛网加骨水泥填充椎体切除的缺损，术中出血 100~600mL。术后患者症状均有明显缓解。无感染和术中脊髓损伤、气管食管瘘发生，无臂丛损伤、喉返神经损伤、乳糜导管损伤。7 例患者随访平均 10 个月。其中 6 例脊髓压迫症状 Frankel 分级平均改善 2.5 级。5 例肿瘤患者术后 1 年时间，未见局部复发，4 例术中使用骨水泥填充的患者，复查时骨水泥的位置没有变化。3 例植骨的患者,复查时植骨块与周围椎体已经愈合。术后出现脑脊液漏 1 例，经脱水降低颅内压等保守治疗后愈合，未影响疗效。

叶晓健等应用与该入路相似的方法治疗 14 例上胸椎肿瘤患者，T_1 肿瘤 7 例，T_2 肿瘤 5 例，T_3 肿瘤 2 例。其中骨巨细胞瘤 4 例，嗜酸性肉芽肿 2 例，骨髓瘤 1 例，血管瘤 1 例，骨母细胞瘤 1 例，性质不明 1 例；转移瘤 4 例。6 例肿瘤病灶突破椎体侵犯周围软组织，3 例侵犯附件，5 例局限于椎体内。所有患者脊髓前方均存在不同程度压迫。平均手术时间 1.75h，平均失血 200mL，平均住院 13 天。术后随访 6 个月至 2 年，平均 10 个月。无切口感染、神经损伤等并发症。所有病例的复位、减压及内固定均满意。术后神经症状均有不同程度改善，10 例患者疼痛缓解，4 例患者疼痛减轻。14 例患者肩关节功能未受到明显影响，术后影像学检查见病灶清除彻底，无植骨块移位和钢板螺钉松动、断裂等。

（八）并发症

术中气管、食管损伤，臂丛损伤，喉返神经损伤，乳糜导管损伤，锁骨下血管及颈部血管损伤，脑脊液漏，脊髓损伤，植骨块的脱出或移位，内固定松动等。

（九）评价

颈胸段脊柱椎体的显露比较困难，这主要是由于前方的骨性结构、心脏和大血管结构阻碍操作。脊柱在此节段的弯曲由前凸变为后凸增加了困难。有很多手术入路用于该部位的显露，各有其优缺点与显露范围。

改良的颈胸结合部前方入路创伤小、出血少，并发症少。但由于胸椎开始后凸，此入路切口较深，不易安放内固定物。上段胸椎由于有胸廓的支撑，较为稳定。而此入路不破坏胸廓的完整性，通过植骨或骨水泥等填充缺损，使脊柱获得有效支撑后，可不用内固定物。

该入路不切除胸骨柄，并不影响显露，且保持完整的胸骨可使以后重建胸锁关节成为可能。改良的颈胸结合部前入路可以提供良好的术野和操作空间，适用于 C_4~T_4 的显露。它能对大血管进行止血；它拥有良好的技术上的能见度，并且可以实施广泛的脊髓减压、骨性组织及软组织的切除、畸形的纠正以及脊柱的重建和稳定。此外，该入路可以提供坚强的自体植骨，并且不需要胸腔置管引流。

该入路可能出现的问题是由于胸锁关节被切除而造成肩胛带无力。如有必要，可重建锁骨并融合胸锁关节。

总之，由于颈胸结合部前方结构复杂，阻碍暴露的因素多。因此，医生必须熟悉这些重要结构的解剖，再根据疾病的需要和自己的技术条件而采用合理、安全的手术入路。

（彭新生）

第二节　颈胸交界前后联合手术

颈胸交界前后联合入路椎体肿瘤切除重建术

（一）设计思路

颈胸交界节段的椎体肿瘤占脊椎肿瘤的 15%，其中 T_1~T_4 椎体转移癌占脊柱转移癌的 10%。由于颈胸段椎管比较狭窄，脊髓血液供应主要来自肋间后动脉，容易受到影响，因此颈胸段椎体肿瘤 80%伴随神经症状。颈胸段椎体肿瘤以手术治疗为主，目的是神经减压、稳定脊柱、恢复脊柱正常生理弯曲以及早期活动。尽可能彻底地切除脊柱肿瘤是整个治疗的首要环节，前路椎体切除联合后路椎弓切除是目前治疗颈胸段椎体肿瘤的常规手术方式。

前后联合入路椎体肿瘤切除重建术中前路显露颈胸段对于脊柱外科医生来讲是一个很大的挑战。由于颈椎前凸突然过渡到胸椎后凸，导致切口深度突然改变。颈胸段出现肿瘤破坏时，容易形成后凸畸形和塌陷。由于后凸畸形，加上胸骨和锁骨的妨碍，很难到达这一区域。另外大血管、喉返神经、胸导管和交感神经也是暴露椎体的障碍。Menard 最早于 1894 年描述颈胸交界部手术入路，通过肋横突切除入路治疗 Pott 病。Capener 则切除长段肋骨，进行颈胸段脊髓的侧前方减压。1957 年 Nansen 描述了通过锁骨上切口到达下颈椎和上胸椎的斜入路，其手术设计是进行上胸交感神经节的切除，但也可以有限显露上胸椎椎体。Cauchoix 和 Binet 描述通过正中胸骨切开途径直接暴露颈胸交界部的入路。以后出现不少颈胸交界部前入路的改良类型。有好几种前方入路能够到达颈胸结合部。这些入路包括下颈椎入路、锁骨上入路、劈开胸骨入路、改良胸骨入路、经胸腔入路。

（二）适应证

对于原发性恶性肿瘤、高侵袭性的良性肿瘤和孤立的预计生存期较长的转移瘤方可考虑行全椎节切除术。根据脊柱肿瘤的外科分类（Tomita 外科分期），3 型、4 型和 5 型的损害可考虑行全椎节切除术；6 型是全椎节切除术相对适应证。另一适应证是稳定脊柱，对于预期寿命长(>3 个月)，肿瘤无法彻底切除的患者，如三柱均受破坏，或为进行神经减压造成三柱破坏时，可前后联合手术。

（三）禁忌证

全身情况差，心肺功能不能耐受手术和麻醉者；预计生存期<3 个月；7 型是相对禁忌证。上述情况应该进行全身治疗、疗养和相应的临终关怀。

（四）手术操作

1. 低位前方入路　大部分情况下颈椎低位前方入路可显露至 T_3 椎体的中部，对于 T_1、T_2 的肿瘤可经此入路达到显露目的，并不需要劈开胸骨（图 4–2–1）。因左侧入路损伤胸导管的可能性增大，常选用右侧切口，但估计有需劈开胸骨柄的可能时，应选左侧入路。切口为常规颈前沿胸锁乳突肌前的斜切口，下达胸骨柄正中。必要时可切断附着在胸骨柄上的肌肉止点，显露更好。于内脏鞘与血管鞘之间直达椎体前筋膜，右侧应特别注意避开喉返神经，左侧应注意胸导管。在显露 T_1、T_2 椎体时，注意勿损伤颈总动脉、头臂动脉及静脉、胸膜顶。由于胸骨遮挡，术者须以向下的角度才能抵达 T_3。该入路手术损伤较小，胸骨保持完整，术后康复周期大大缩短，并可避免由胸骨劈开或锁骨切开导致的疼痛和并发症。该入路的局限性在于显露范围小，难以直视 T_3 椎体和尾端胸椎结构，手术操作难度大。特别颈胸段有较大后凸和颈部粗短的患者显露更为困难。必要时切口向下延长形成颈前联合胸骨柄劈开入路。

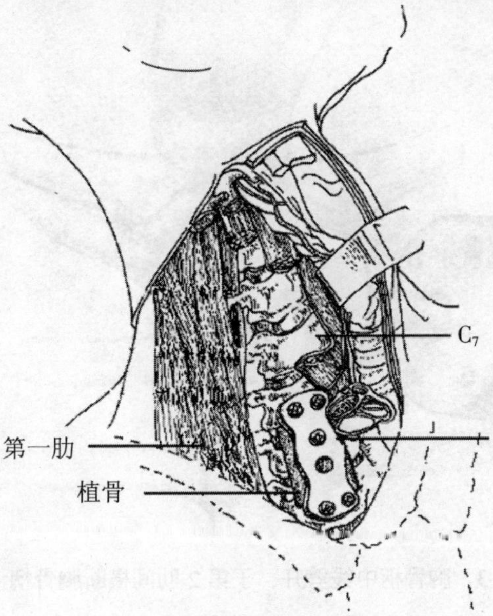

图 4–2–1　颈前低位入路 T_2 减压，固定至 T_3

2. 颈前联合胸骨柄劈开入路　该入路以较小的切开范围和较小的风险良好地显露 C_3~T_3 椎体，可提供颈胸段的直接暴露。因切口较全胸骨入路相对缩短，仅劈开胸骨柄，手术创伤相对较小，术后并发症发生率、死亡率较低。有 2 种方法：①保留胸锁乳突肌与胸骨柄及锁骨的联系，切除内侧 1/3 的锁骨和上部胸骨柄，掀起胸骨、锁骨块显露其后方结构（图 4–2–2）。该入路允许呼吸辅助肌如胸锁乳突肌与锁骨保留稳固联系，避免了功能损伤的潜在风险，有利于患有呼吸系统疾病的患者。②行胸骨柄中线劈开，于第 2 肋间半横断胸骨柄（单侧，“L”形）或横断胸骨柄（双侧，倒“T”形）（图 4–2–3）。单侧切开可暴露宽度为 4cm，双侧可达 8cm。胸骨柄纵、横切口以钢丝缝合。该入路可扩展性强，头侧可扩展至 C_3 椎体，尾侧可扩展至 T_5 椎体。暴露 T_5 椎体时需沿升主动脉右侧缘分离至心包，向下牵开左无名静脉，必要时结扎切断。该入路由组织间隙切开，不影响重要结构。

3. 全胸骨入路　具有手术操作简单易行，可提供 C_3~T_4 的良好暴露（图 4–2–4），能较好地

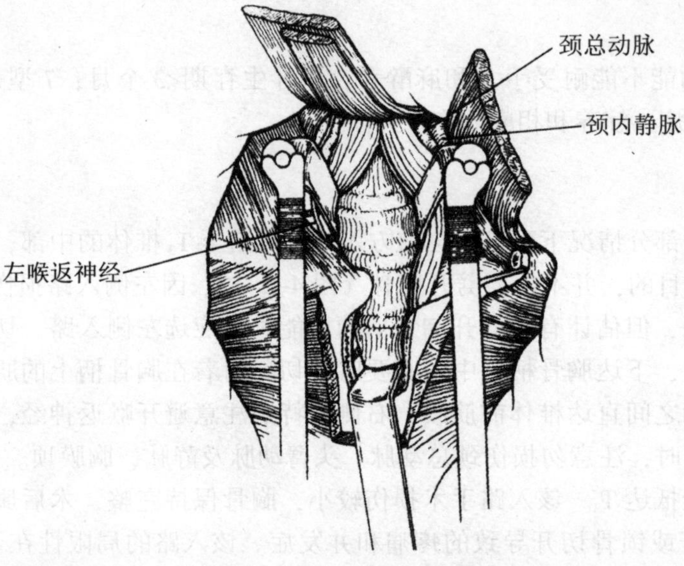

图 4–2–2　切除左侧内 1/3 的锁骨和上部胸骨柄，显露其后方结构

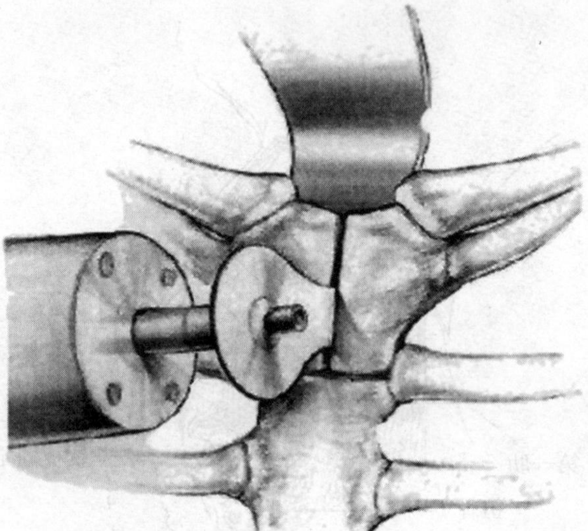

图 4–2–3　胸骨柄中线劈开，于第 2 肋间横断胸骨柄

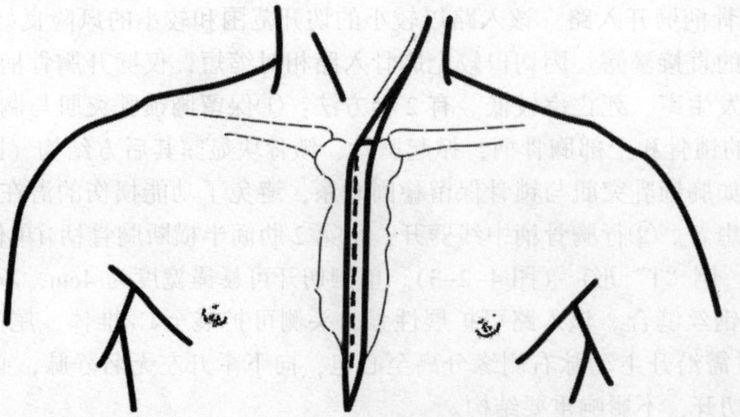

图 4–2–4　全胸骨劈开

显露纵隔，手术均在直视下操作，可避免重要结构的损伤，对后纵韧带、硬脊膜显示较好，便于完整切除肿瘤和安装内固定装置，不影响肩胛带稳定及上肢功能，结扎、切断左无名静脉可良好显露 T_4 椎体。有学者认为对于局限于上胸椎椎体病变，经胸骨入路是最佳途径，可进行椎体切除、椎间融合、置入骨水泥操作。但由于该入路切口长、手术创伤大、术后康复周期相对较长，多数情况下胸骨下半部分切开没有必要。

4. 侧方入路　与中下胸椎一样，上胸椎也可通过侧方入路切除椎体病灶，常选择右侧入路，以利于右侧头臂动脉的处理。经 C_7 棘突绕肩胛后角沿第 5 肋间弧形切口，切断斜方肌，将菱形肌与肩胛骨分离后，以肩胛提肌附着点为轴用自动拉钩向上、向前掀起肩胛骨，横行切除第 2~5 部分肋骨及肋间的肌肉、神经、血管带，掀起胸壁瓣，牵开并保护肺上叶，从而显露 T_1~T_4 上胸椎椎体侧缘。通过沿第 5 肋延长切口，必要时切断第 5 肋前端，该入路可向下扩展，部分患者可达 T_{10} 椎体。切断第 1 肋将皮肤切口延至锁骨上达乳突，该入路可向上延伸至 C_3 椎体，此处颈神经的侧支由胸锁乳突肌后缘斜向后下抵达斜方肌前缘，限制了切口上延。术毕将菱形肌等各肌层与肩胛骨边缘缝合而关闭胸腔，可避免术后异常呼吸。该入路显露范围大，延伸后可达 C_3~T_{10}，可为颈胸段减压、内固定提供极佳的暴露，并可避免术后呼吸道并发症，适用于上胸椎腹侧多节段受压的患者，年龄较大的患者也可采用。该入路的局限性在于下端的弧形切口极易造成斜方肌下部麻痹，但术中仔细操作可避免斜方肌上部及切口下端的背阔肌麻痹，该入路还可能引起肩胛骨与胸膜粘连，可能对肩胛骨–胸之间的运动产生影响。

5. 肿瘤切除　参考胸椎肿瘤切除方法。

6. 后方入路　后正中入路行后路全椎板切除减压，以及后路内固定。与其他脊柱后正中入路无异，此不赘述。

7. 内固定与重建　颈胸段与胸腰段、腰骶段一样，是一个潜在不稳的部位。选择适合的前路、后路固定的内植物。后路内固定器械有：Summit，Moss–Miami，儿科 CDH 等。C_7 及上胸椎可用椎弓根钉固定。目前一些公司推出了专门用于颈胸段后路固定的器械，方便使用。颈胸段侧方大螺钉的置入难度较大，该段椎体小、椎体与血管、内脏结构的毗邻关系复杂，螺钉置入风险高、难度大，螺钉位置不佳、螺钉与骨结合不紧密都可造成手术失败。前路椎体切除后以适合大小的钛板固定，植骨、钛网或甲基丙烯酸甲酯骨水泥重建切除的节段。如前路固定困难，而后路固定牢固时，前路可单纯重建椎体而不固定。

（五）手术难点与注意事项

手术的难点是病变椎体的显露与椎体切除，参考前路手术。颈胸段后路固定具有一定的难度，主要是椎弓根小，植入椎弓根钉的难度较大，需要对局部解剖非常熟悉。

手术的顺序根据患者脊髓压迫情况及破坏情况、手术者的经验决定。

（六）术后处理

经前路手术的患者，术后 24~48h 要连续应用通气支持或呼吸机，术后床旁需放置气管切开包，密切监护呼吸、脉搏、血压等生命体征的变化。经胸腔入路注意引流物和肺部情况，当 X 线胸片提示无气胸，且胸腔引流量 $<$ 50mL/d 时，可拔除胸腔引流管。一般引流时间为 24~72h。如术中内固定坚强，应鼓励患者在拔除引流管后下床活动。根据肿瘤种类可选择放疗、化疗。手术后的制动依据手术的稳定性如何，一般应穿戴支具或 Halo 架 3 个月。

（七）临床结果

Mazel 等报道 32 例颈胸段肿瘤后路固定患者，其中 19 例实施前后联合肿瘤切除，前路重建，后颈椎侧块胸椎椎弓根固定，取得了较好的临床效果。Stulik 等报道 34 例颈胸段病变，在

15例肿瘤病例中，12 例采用前后联合肿瘤切除重建。

（八）并发症

1. 胸导管破裂，会导致乳糜胸。从左侧入路，就必须要找到胸导管。一旦发生则要求进行延期胸腔引流。如果损伤胸导管，发现后就要在远近端双缝合结扎。

2. 喉返神经、膈神经和迷走神经损伤可在术中损伤，过度牵拉一般在 3 个月内均能恢复。以对症治疗为主。

3. 血管损伤　主要与切除锁骨操作有关。切除内侧 1/3 锁骨时，始终在骨膜下操作可以减少这种危险。

4. 胸膜破裂　全胸骨劈开容易发生胸膜破裂，放置胸腔引流管和胸膜修补是有效的治疗手段。

5. 内固定失败　较为常见的是螺钉松动。所以前路钢板固定时所选用的皮质骨螺钉要较通常的螺钉稍长 2~3mm。

6. 其他　Horner 综合征、血胸、肺炎、深静脉血栓形成和未发现的内脏穿孔等。

（九）评价

与单纯前路或后路手术相比，尤其是累及脊柱椎体及附件的肿瘤患者，前后联合入路手术能实现完整切除肿瘤、更加彻底地椎管减压和恢复脊柱稳定性。积极的前后联合入路手术对孤立的转移瘤患者也有明显的疗效。对于经选择的患者，脊柱孤立转移瘤的切除应被视为与以标准肿瘤理念切除其他部位如肺部、肝脏转移性肿瘤相类似的肿瘤治疗方法。前后联合入路手术并发症发生率较高，但大多数并发症是可以成功控制的。在患者全身情况允许的前提下可考虑一次性前后联合入路手术，前后路同期手术较分期手术有以下优点：可减少因两次手术所造成的肿瘤细胞播散种植的机会；由于截瘫的恢复与脊髓压迫时间密切相关，尤其是恶性肿瘤引起的截瘫，必须尽早、彻底地进行椎管减压；一次手术可减少患者痛苦，可降低医疗费用，缩短住院时间。尽管颈胸段脊柱邻近解剖结构复杂，手术暴露困难，手术风险高、难度大，仍可在完整切除各节段的肿瘤同时重建切除节段恢复脊柱稳定。

（沈慧勇　彭新生）

参考文献

1 肖嵩华，王岩，刘郑生，等. 经改良的上胸椎前方手术入路切除上胸椎椎体. 中国矫形外科杂志，2003，11（13）：882~884

2 叶晓健，贾连顺，袁文，等. 改良 Sundaresan 法治疗上胸椎肿瘤. 中华骨科杂志，2004，24（8）：488~490

3 陶春生，倪斌. 脊柱颈胸结合部手术入路的回顾及进展. 中国脊柱脊髓杂志，2004，14（8）：502~503

4 滕红林，贾连顺. 脊柱颈胸段的前方手术入路. 脊柱外科杂志，2003，1（1）：51~54

5 杨兴海，肖建如. 颈胸段脊柱肿瘤的外科治疗进展. 中国矫形外科杂志，2003，11（13）：919~922

6 Kurz LT，Pursel SE，Herkowitz HN. Modified anterior approach to the cervicothoracic junction. Spine，1991，16（10 Suppl）：542~547

7 Sundaresan N，Shah J，Feghali JG. An anterior surgical approach to the unner thoracic vertebrael. J Neurosurg，1984，61：68~69

8 Lehman RM，Grunwerg B，Hall T. Anterior approach to the cervicothoracic junction：an anatomic dissection. J Spinal Disord，1997，10（1）：33~39

9 Mazel C，Hoffmann E，Antonietti P. Posterior cervicothoracic instrumentation in spine tumors.Spine，2004，29

(11)：1246~1253

10 Stulik J，Vvskocil T，Sebesta P. Surgical treatment for disorders of the cervicothoracic junction region. Acta Chir Orthop Traumatol Cech，2005，72（4）：213~220

第五章 胸 椎 手 术

第一节 胸椎后路手术

一、胸椎肿瘤椎全脊椎切除术

（一）设计思路

手术彻底切除肿瘤、脊髓减压、植骨及内固定重建脊柱稳定性是脊柱外科治疗肿瘤的基本原则。长期以来，对累及脊柱的肿瘤，尤其是肿瘤侵及整个脊椎，椎体和附件结构均遭破坏者，由于局部解剖结构复杂，涉及神经血管多，彻底切除不仅手术难度和创伤大、风险高，而且肿瘤切除后易导致病灶残留和术后复发，故对此类病例以往多采取姑息性手术治疗。

随着外科技术的进步，彻底切除肿瘤及应用内固定技术重建脊柱稳定性已成为可能。目前，通过前路、后路或联合前后路手术切除肿瘤、植骨及内固定进行脊柱稳定性重建是治疗脊柱肿瘤的常用方法。从技术角度而言，前后联合入路降低了手术难度，提高了肿瘤全切除可能性和成功率，但也存在以下问题：创伤大，耗时长，尤其是高龄或心肺功能不良者风险更大；对累及上胸椎的病变，尽管可通过切除肋骨或劈开胸骨经胸进行肿瘤切除，但手术仍很困难；不能同时在直视下进行，可能会增加肿瘤细胞播散种植的机会，尤其是经胸或分期进行肿瘤切除者；增加了患者的痛苦和负担，增大了术后感染和血胸、气胸等并发症的机会。因此，探索一期后路脊椎全切除治疗胸椎肿瘤手术方式极具临床意义。

实际上，一期后路脊椎全切除治疗胸椎肿瘤手术方式始自 1971 年，Stener 首先报道一例 T_{11}~L_3 椎骨因骨巨细胞瘤严重破坏而行 3 个节段全脊椎切除术。此后，其他学者也相继进行了报道。Stener 在其报告的 7 例胸腰椎全脊椎切除肿瘤手术中，6 例行一次性后路全椎节切除，1 例椎骨巨细胞瘤的患者选择了前后路联合手术。Cahill 和 Heary 报告通过前后路手术进行全脊椎切除、后路固定，取得了满意的效果。Akeyson 报道了后路全脊椎切除和固定治疗腰椎肿瘤。

在脊椎周围重要软组织没有受累和粘连的情况下，对胸椎肿瘤单一后路从脊髓、硬膜囊两侧避开神经根，便可到达前方的椎体，切除病椎。通过后路椎弓根钉系统，可以得到三柱固定，通过压缩技术将植骨块固定牢固，脊柱生理曲度得以重建。所以，单一的后路即可行全脊椎切除，达到环脊髓减压，而且可重建牢靠的脊柱稳定性。随着我国脊柱外科的蓬勃发展，这种难度高、风险大、“旧而新”的手术方式在我国正逐步得到推广。

（二）适应证

估计患者至少有 12 周以上的生存期，并具备以下条件，可考虑手术：严重且不能缓解的疼痛；进行性的神经功能损害；脊柱不稳定或进展性的脊柱畸形；脊柱病理性骨折导致脊髓神经结构受压；病理诊断尚不能明确的肿瘤；尤其适合孤立或单发病椎；病变脊椎连续不超过 3 个节段。

（三）禁忌证

预计生存期小于 12 周；跳跃式多处脊椎受累；病椎瘤体过大，与周围重要软组织粘连；或曾有前路手术史者。

（四）手术操作

1. 显露及固定　经后路暴露被侵犯节段的棘突、椎板、小关节和横突，同时暴露病椎上下至少各 1~2 个节段，以便施行内固定（图 5–1–1）。

2. 切除脊椎后部结构　用咬骨钳、椎板钳等咬除病椎的上下关节突和椎板，咬除黄韧带。

3. 仔细辨认椎管内的硬膜、脊髓和神经根，切除病椎的椎弓根与横突及肋骨 5cm，注意不要破坏肿瘤组织（图 5–1–2）。

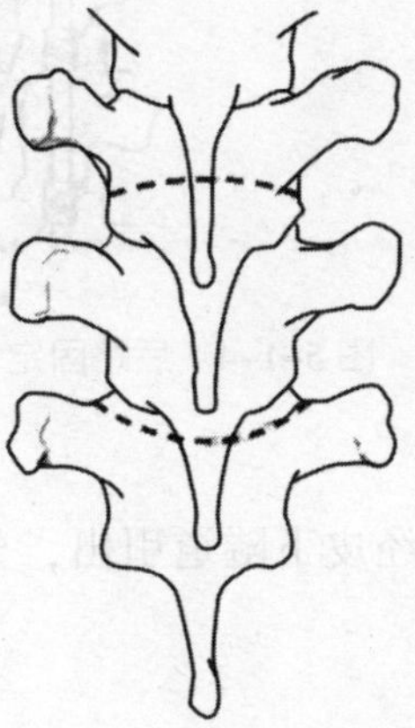

图 5–1–1　椎弓切除范围

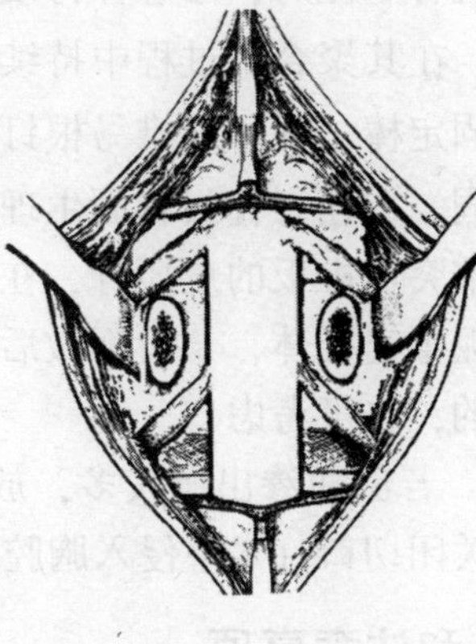

图 5–1–2　后弓已切除

4. 分离显露病椎椎体侧壁和前方，在分离过程中剥离器始终紧贴椎体，两侧会师后，每侧各插入一椎体撬板，并相互重叠，防止椎体切除时损伤前方血管。

5. 椎体切除　于受累脊椎上、下方脊椎椎弓根安置椎弓根钉。先安装一侧固定棒，防止切除病椎时出现脊椎滑移损伤脊髓。用神经拉钩保护硬膜囊，先用骨刀于病椎上方相邻椎体的下缘和下方相邻椎体的上缘切除对侧受累的部分椎体及上、下方椎间盘和软骨板，以减少出血，再用骨刀纵行切除病椎，尽可能大块切除病椎椎体。切除椎体也可用磨钻。如果肿瘤侵入椎管，在切除肿瘤前用神经剥离子将肿瘤与硬脊膜仔细分离，保护好脊髓，并避免对脊髓过多地刺激，以免影响术后脊髓功能。骨蜡封闭截骨面、止血海绵和纱布填塞创面，这样可以有效地减少术中出血。安装已切除侧的固定棒，拆除未切除侧的固定棒，切除余下的病椎及相邻的椎间盘和软骨板（图 5–1–3）。

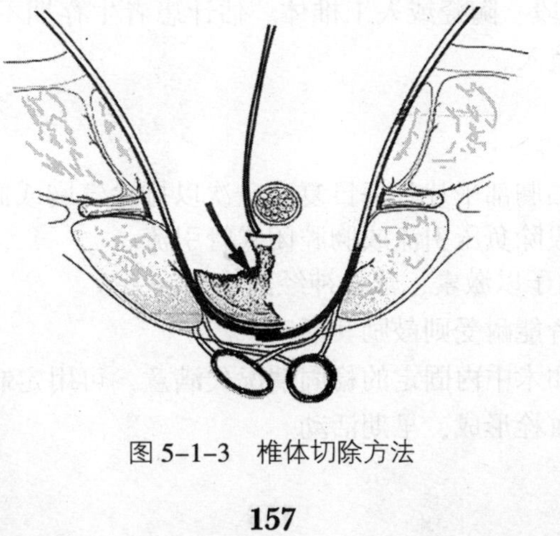

图 5–1–3　椎体切除方法

6. 重建　在尚未安装固定棒侧行椎体重建，椎体重建方法有植入髂骨块、取下的肋骨作支撑植骨、安装钛网植骨支撑（钛网内填充骨质）、异体皮质骨加自体骨（图 5-1-4）。如患者预期寿命在 1~2 年内，可考虑骨水泥重建椎体。骨水泥重建方法是在相邻椎体终板的适当位置开两孔，并取适合长度斯氏钉预弯 20°，凹面向上，经预打孔用持棒钳夹住斯氏钉，将其打入近侧椎体，注意控制深度，旋转凸面向上，再反向将斯氏钉打入远侧椎体，可于透视下进行。前方用椎体撬板保护血管，将骨水泥放入椎体切除部位，包绕斯氏钉，并尽量向上下椎体方向压紧骨水泥，使骨水泥与骨界面紧密接触。在放置骨水泥时，注意保持硬膜前方与骨水泥间有 0.5cm 的间隙，在其聚合的过程中持续冲洗，防止热损伤脊髓。安装预弯固定棒，并压缩椎弓根钉，使植骨块、钛网或骨水泥固定牢固，重建脊柱矢状面生理曲度及稳定性。切除相邻脊椎小关节突及椎板的皮质骨，在其间桥式植入髂骨或肋骨。用骨水泥重建椎体，一般不做后路植骨，但患者预期寿命大于 1 年的，也可考虑。

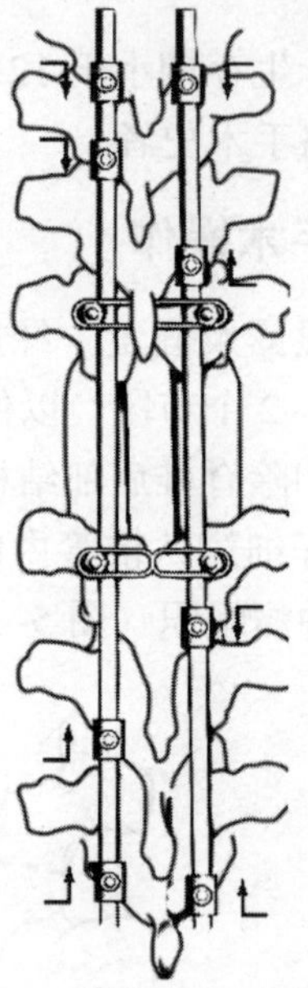

图 5-1-4　后路固定，前路重建椎体

7. 关闭切口　若创面渗出血较多，放置一根伤口引流管经皮下隧道引出，分别在皮肤上缝线固定引流管，关闭切口（术中侵入胸腔者留置胸腔引流管）。

（五）手术难点和注意事项

1. 减少出血　术中可采用控制性降压。血供丰富的肿瘤应做血管造影和栓塞，否则不宜施行此手术。

2. 暴露要充分　切口应至少包括病变部位上下各 1~2 节脊椎，病椎及头、尾侧邻近脊椎相应肋骨近端切除不少于 5cm 。

3. 内固定要足够和充分　一期后路全脊椎切除术由于难以同时在前方进行固定，在病椎全切前应先置钉并与预弯棒连接、固定，以保持病变椎体切除时的局部稳定，同时，最好安置多组螺钉以确保稳定。

4. 肋间血管的结扎和椎体的暴露　应从病椎头、尾侧正常椎体开始，然后逐步至病椎处。

5. 操作宜仔细　暴露椎体侧前方及前方时勿撕裂胸膜，如撕裂者应予以修补。在肿瘤与大血管粘连时，剥离困难，易引起血管损伤甚或致命性大出血。

6. 重建材料的选择　首选自体髂骨、肋骨或腓骨段，其次可用钛网、异体骨笼填充自体碎骨（Cage）、同种异体股骨段、陶瓷或人工椎体。估计患者生存期不长或恶性肿瘤一般状况欠佳者，椎体间亦可用骨水泥植入。

（六）术后处理

1. 术后即刻在手术室拍胸部平片且每日复查一次以排除气胸或血气胸。

2. 静脉给抗生素直至拔除负压引流或胸腔闭式管引流。

3.伴有神经系统症状的予以激素、营养神经药物。

4. 术后第一天起，患者能耐受则鼓励其活动。

5. 一般无需外固定，如术中内固定的稳固情况欠满意，可用定制的支具 3~6 个月。

6. 应用机械方法预防血栓形成，早期活动。

7. 视肿瘤的病理性质及患者的全身情况决定行术后辅助治疗与否。

（七）临床结果

郑燕平等先后于 2001、2002、2003 年报道胸椎单脊椎肿瘤 7 例（1997~2001 年）、6 例（2000~2002 年）和 18 例经后路一期全脊椎切除治疗的临床疗效。2002 年报道 6 例手术耗时 110~420min，平均 160min，失血量为 400~2 200mL，平均 900mL，失血主要发生在椎体切除时。2003 年报告对 18 例胸椎单脊椎肿瘤患者行后路一期全脊椎切除、环脊髓减压，同时进行后路单纯植骨融合或椎间钛网支撑植骨，应用后路 CD、TSRH 或 Scofix 椎弓根钉系统内固定。动脉瘤样骨囊肿 4 例，血管瘤 2 例，骨母细胞瘤 2 例，神经鞘瘤 1 例，骨巨细胞瘤 5 例，单发骨髓瘤 1 例，转移瘤 3 例。术前 Frankel 分级：A 级 6 例，B 级 7 例，C 级 3 例，E 级 2 例。术后随访 3 个月~2 年，16 例脊髓功能障碍者，12 例完全恢复，4 例部分恢复，所有患者局部疼痛均消失。1 例术后出现一过性瘫痪加重，1 例出现脊椎滑脱。术后平均植骨融合时间为 3 个月。1 例骨巨细胞瘤患者复发；1 例神经鞘瘤患者 1 年后局部出现包块，取活检报告为恶性肿瘤（未报组织学类型），4 个月后死亡；1 例肺癌转移患者术后 6 个月死亡；其余病例存活。

盛伟斌、刘忠军等人对 11 例累及胸椎 (按改良 Tomita 分期为 4 期和 5 期) 的肿瘤患者采取一期后路全脊椎切除、环脊髓减压、植骨及内固定术，其中大块自体髂骨植骨 9 例，异体皮质骨笼加自体松质骨椎体间植骨 2 例；脊柱内固定应用 CD 2 例、TSRH 8 例、AXIS 1 例。手术时间 225~425min，平均 285min，术中出血 750~3 200mL，平均 1 650mL。边缘或整块切除 3 例，病灶内分块加边缘切除 8 例。术后经 8~36 个月 (平均 18.3 个月) 随访。2 例甲状腺癌转移患者中，1 例于术后 8 个月发生多处转移、器官衰竭而死；另 1 例于术后 14 个月局部软组织内肿瘤复发及其他部位转移而放弃治疗，术后 21 个月死亡；1 例滑膜软骨肉瘤于术后 10 个月发现肺部多处转移，术后 17 个月死亡；余 8 例存活，随访中无局部复发、转移或内固定失效等。7 例术前伴脊髓神经功能损害，术后 6 例获显著改善。

（八）并发症

可能的并发症包括脊髓神经损伤、硬膜撕裂、大出血、DIC；侵入胸腔的并发症：气胸、血胸或血气胸，肺不张，肺炎；内固定松动、脱出、断裂，不稳定；植骨块或重建材料移位、椎管占位。

（九）评价

脊椎肿瘤手术要求既彻底切除肿瘤侵蚀的脊椎，充分地环脊髓减压，并能重建坚实可靠的脊柱稳定性。胸段脊柱呈生理后凸，胸腔内有许多重要器官与其毗邻，解剖结构比较复杂，前路手术显露椎体部位深在，手术具有较大的风险及难度。如果是椎体肿瘤，可行前路切除、植骨、内固定或人工椎体置换，保留后部结构；如果是附件受侵蚀，则行后路手术切除、植骨融合、内固定，保留前方椎体。前路虽然可清楚显露椎体，并进行植骨融合及前路固定，但是对于累及椎体和后部附件的全脊椎肿瘤不能自前路行全脊椎切除。一期后路全脊椎切除治疗胸椎肿瘤最符合肿瘤的外科治疗原则，但因技术要求高而应用有限。自 1971 年 Stener 初步报道通过单一后路将受累的病椎切除以来，相继报道并不多，国内的起步始于 20 世纪 90 年代。脊柱外科技术和相关器械的发展为这种手术的应用提供了强有力的基础和保障，解决了此手术的关键——重建脊柱稳定性。

一期全脊椎切除治疗胸椎肿瘤的优点：①通过单一的后路即可行全脊椎切除，达到环脊髓减压，而且得到可靠的内固定重建脊柱稳定性。②避免了单纯前路、前后路联合或分期手术的不足。③具有一期完成手术、避免开胸的优点，同时避免和减少了前路手术的并发症。④对于不能切除的肿瘤，达到椎管减压，减少肿瘤体积，稳定脊柱，确定肿瘤诊断与分期。⑤能切除孤立甚至是连续达 3 个节段的肿瘤。⑥随着内固定植入器械的发展，重建切除病椎后的缺损变得相对容易，后路椎弓根内固定重建脊柱稳定性技术安全、成熟，效果可靠。

采用一期后路全脊椎切除术治疗胸椎肿瘤，技术要求高。在选择病例时应着重考虑以下几个方面：①病理类型和预后。良性肿瘤、原发性恶性肿瘤未发生转移及转移性肿瘤但原发灶已得到有效控制或分化较好、恶性程度较低者。估计患者生存期较长，达到肿瘤彻底切除、减压和稳定的目的。②外科分期。Tomita 分期的 3 型、4 型和 5 型肿瘤可选择全切。对于 5 型肿瘤，若有周围重要结构粘连和侵蚀，不应作为该手术的适应证。如肿瘤较大，且又在一侧明显偏离中线向胸壁或胸腔侵蚀性生长，则宜选择前后路联合手术。部分 6 型肿瘤也可做到全切。③受累部位。后路脊椎全切适用于 T_2~L_5 的各椎节。Abe 等认为原则上局限于椎体内的肿瘤病灶，T_1~L_2 的单节段脊椎肿瘤均可后路行脊椎全切除术。④受累节段。单节段病变是进行后路脊椎全切的主要类型，也有对病变累及连续 3 个节段的胸段肿瘤行后路全切的报道，但对超过 3 节段或跳跃性病变应视为禁忌。

该术式是经肿瘤组织操作，手术难以做到彻底，无可避免地增加了局部复发的机会。肿瘤边缘或广泛的全椎节整块切除是努力的方向。但与非全切的囊内肿瘤切除相比，全脊椎切除术也可显著减少局部复发率，是有效的手术方式。如果病例选择合适，全脊椎切除术可提高患者生活质量，改善神经功能。

（黄　霖　沈慧勇）

二、后入路胸椎全脊椎整块切除重建术

（一）设计思路

与其他部位恶性肿瘤一样，脊柱原发性恶性肿瘤的生存率是由手术能否获得完全的肿瘤切除以及手术前后的辅助性化疗或放疗决定的。脊柱位置深在，结构与形态复杂，椎管内有脊髓、神经根与马尾神经，周围紧贴大血管，手术切除有特殊困难，难以做到像四肢骨肿瘤一样的彻底性。目前在脊柱肿瘤的手术治疗中，常用的仍是刮除或经肿瘤病灶的切除，即使是全椎体或全脊椎切除，大多数也是分块的经肿瘤切除，并非肿瘤学意义上的广泛或根治性切除。这种经肿瘤组织操作，容易造成肿瘤细胞的二次种植污染，术中也难以真正辨别正常与非正常组织的分界，所以手术难以做到彻底，无可避免地增加了局部复发的机会。脊柱肿瘤的疗效远不及四肢骨肿瘤那样令人鼓舞。因此，肿瘤外科意义上的整块切除是我们追求的目标。早在 1989 年，Stener 就报道了整块切除技术切除脊柱肿瘤，以后 Roy-Camille 等也报道了整块切除技术，经后路切除胸椎肿瘤及经前后联合入路切除腰椎肿瘤。随后 Tomita 与 Boriani 都报道了全脊椎整块切除术，取得了很好的临床效果。

（二）适应证

较大的良性侵袭性肿瘤、原发性恶性肿瘤和脊柱转移瘤，符合下列标准：肿瘤未蔓延或侵犯临近内脏；肿瘤与腔静脉或主动脉无粘连或少许粘连；无转移；连续病变不超过 3 个脊椎。脊柱转移瘤还需包括原发灶已被控制或原发灶无法找到，不伴其他系统或脏器转移。

（三）禁忌证

患者不能耐受手术。相对禁忌证为超过 3 个脊椎病变或预期寿命少于半年。

（四）手术操作

1. 气管内插管全麻，取俯卧位。

2. 后正中切口，以病椎为中心上下各 2~3 个节段，椎旁肌向两侧分离显露达横突外，如果术前已活检，其通道应与四肢保肢手术一样处理，将其切除。牵开器牵开椎旁肌。于病椎肋横突关节外 3~4cm 切断肋骨，结扎肋间血管，必要时包括神经根。将胸膜自椎体上剥离。

3. 椎弓切除　椎弓切除方法有 2 种：分块切除和整块切除。当肿瘤局限于椎体时，可分块切除或整块切除；当肿瘤侵犯后柱结构时，为减少肿瘤污染，须行整块切除，分块切除可用骨刀、椎板咬骨钳等切除病椎棘突、椎板、上下关节突、椎弓根和横突（图 5-1-5）。椎弓整块切除方法是：切除与病椎相邻的正常椎节的部分棘突和椎板，切除黄韧带进入椎管，向外用骨刀切除上位脊椎的下关节突，分离硬膜和神经根，双极电凝止血（图 5-1-6）。保护下用骨刀将两侧椎弓根切断，则可将病椎整个后柱结构（棘突、椎板、上下关节突、椎弓根、横突及肋骨）取出（图 5-1-7）。骨蜡封闭椎弓根髓腔，减少出血和肿瘤细胞污染。也可用特制的细小线锯将椎弓根切断，方法是沿上下椎间孔头尾方向绕椎弓根内经椎管穿一条 C 形中空的线锯导管，沿导管内引出线锯，取出导管，向外保持线锯张力，将椎弓根切断，这种方法可减少出血。

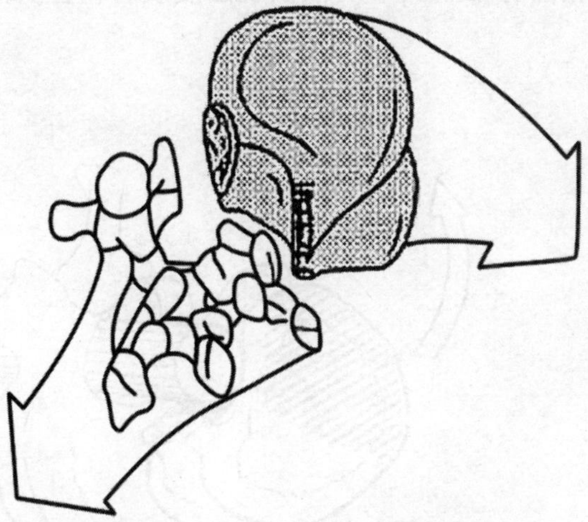

图 5-1-5　分块切除后弓

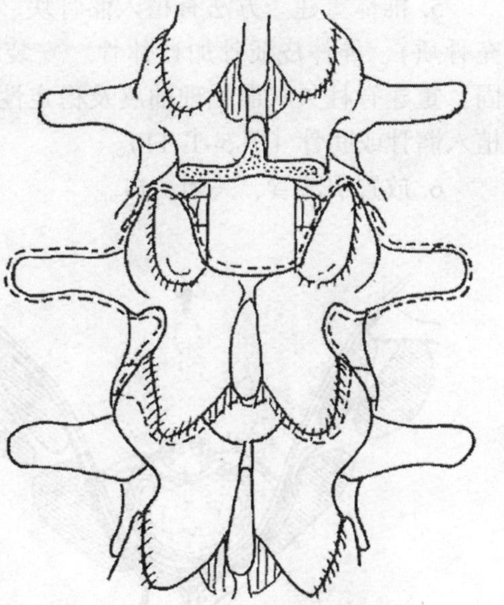

图 5-1-6　整块切除后弓的范围

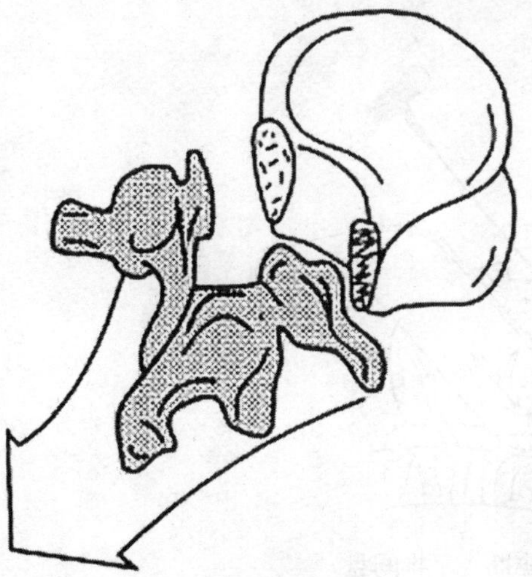

图 5-1-7　整块切除后弓

4. 椎体整块切除　向椎体两侧钝性解剖分离，分离前结扎两侧的节段血管。可切断神经根，利于操作。继续向前分离，在胸膜与椎体间隙并紧贴椎体进行，紧靠椎体侧方的节段血管仔细解剖，防止损伤后大出血，用剥离器、椎体撬板或手指在椎体前方与大血管的后方分离解剖，使两侧手在椎体前方相会，并向上下分离，完全分离出病椎椎体及上下椎间盘的前方，两把宽的椎体撬板插入椎体与大血管之间进行保护，防止损伤周围组织与血管，并使切除前方的椎体有足够的视野（图 5–1–8）。分离硬膜与后纵韧带间隙，椎管静脉丛双极电凝止血。椎弓根钉系统固定上下各两个节段，先安装一侧固定棒，防止因脊椎截断产生移位损伤脊髓。在病椎上下椎间盘平面切断后纵韧带及后方的纤维环，用骨刀将上下椎间盘在椎间盘与正常椎体终板之间切断，切断前纵韧带。内固定影响截骨，可在对侧完成截骨后固定，拆除同侧固定，再截骨。至此，椎体完全游离，旋转取出（图 5–1–9）。椎体的截断还可以用线锯，但应特别注意保护好脊髓，以免损伤。方法是于上下正常椎体终板与椎间盘之间用骨刀开一 V 形槽，线锯由一侧引向对侧，使线锯正好卡在 V 形槽内，上下各一条，脊髓前方用器械保护，线锯锯断上下椎间盘（图 5–1–10）。

5. 椎体重建　方法有植入髂骨块、取下的肋骨作支撑植骨、安装钛网植骨支撑（钛网内填充骨质）、异体皮质骨加自体骨。安装预弯固定棒，并压缩椎弓根钉，使植骨块或钛网固定牢固，重建脊柱矢状面生理曲度及稳定性。切除相邻脊椎小关节及椎板表面皮质骨，在其间桥式植入髂骨或肋骨（图 5–1–11）。

6. 放置引流管，关闭切口。

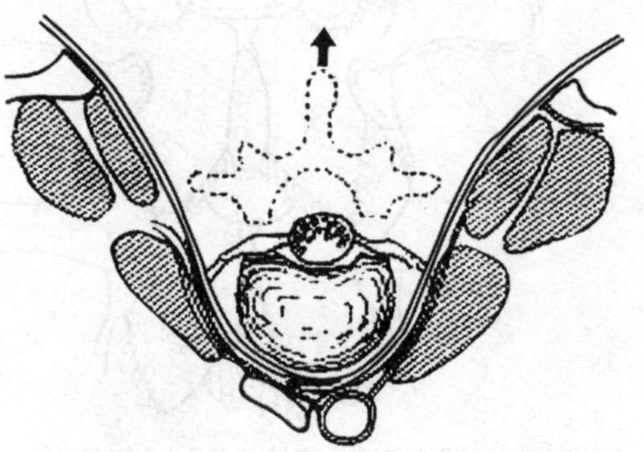

图 5–1–8　两把宽的椎体撬板插入椎体与大血管之间进行保护

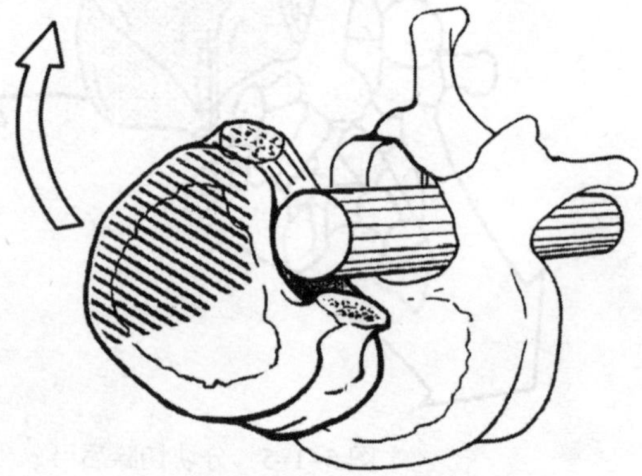

图 5–1–9　椎体完全游离，旋转取出

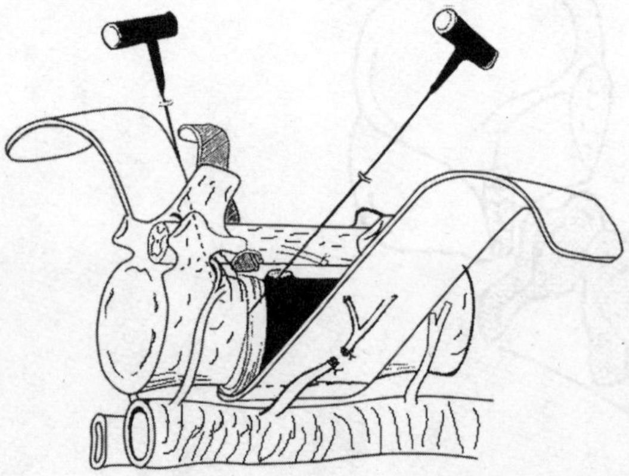

图 5–1–10　线锯锯断上下椎间盘

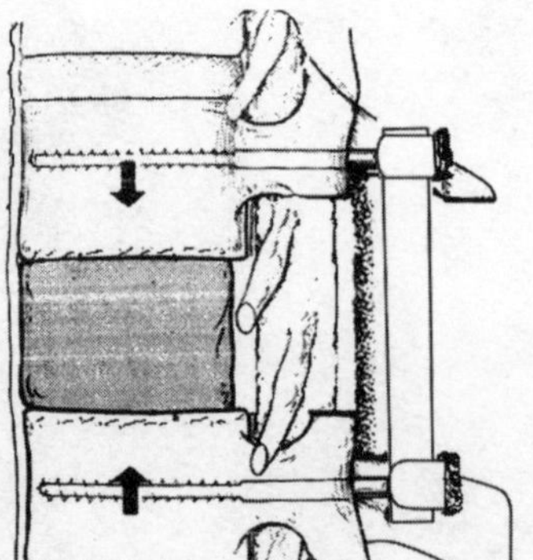

图 5–1–11　椎体重建及固定

（五）手术难点和注意事项

手术难点在于由前向后囊外分离出肿瘤侵犯的椎体，使椎体与胸膜及前方的大血管分开。Tomita 指出，用手指在椎体前方钝性分离并用手指感觉血管的搏动，这种分离方式较为安全。手术另一个困难是如何控制出血，出血影响手术操作，也危及患者生命。术中因大出血终止手术或死亡者不乏报道，应慎重对待。脊柱肿瘤术前应对术中出血量有一足够的估计，并采取一些必要的防范措施。对于估计术中出血量较多的脊柱肿瘤，通常采取以下措施。

1. 肿瘤动脉栓塞　脊柱肿瘤术前动脉栓塞不仅能大大减少术中出血，降低手术危险性，并且能使肿瘤发生缺血、坏死，术中易于剥离，有利于肿瘤完全切除，为根治手术创造了条件，已作为脊柱恶性肿瘤和巨大良性肿瘤的术前主要辅助治疗手段。目前认为术中出血量多少主要与术前栓塞是否彻底、使用的栓塞剂及手术间隔的时间长短有关。明胶海绵栓塞后，血管内血栓在 24h 内就开始溶解，所以最好在栓塞后 1 天内手术。PVA 栓塞后的手术时机也不宜超过 1 周，以尽可能避免侧支循环的形成。

2. 控制性低血压　术中切除瘤体时采取低温控制性低血压可减少术中出血量，对于血管瘤和动脉瘤样骨囊肿，本法多可奏效。

3. 低温冷冻法　术中在体感诱发电位（SEP）监护下用液氮将瘤体局部温度降至-6~-20℃，切除瘤体。冷冻时一定要控制好冷冻范围与深度，以免椎体后方的脊髓冻伤。

4. 大血管的临时阻断　对术中出现难以控制的大出血，可临时阻断供血的大血管止血，但时间不能太长，每次不得超过 20min，并用 SEP 监护脊髓功能，但也有报道 SEP 对缺血性脊髓损伤并不敏感。

由于需结扎节段血管，对有根大动脉的患者，结扎后可能会出现脊髓的缺血损害。但 Tomita 的临床经验及实验证实，尽管结扎 3 个节段的节段血管，短期内会减少脊髓的血运，但不会影响脊髓的功能。他认为行 3 个节段内的切除是安全的。尽管如此，我们建议行多节血管结扎时，最好在结扎前阻断血管，观察诱发电位的变化，以避免脊髓的缺血损害。

如肿瘤与周围软组织粘连，单纯后路手术分离解剖困难，应选择前后联合入路。

（六）术后处理

监护病房观察 24h，常规抗生素应用，根据引流量拔除引流管，一般术后 48~72h 可拔除，卧床 2 周后带支具下地。继续佩带支具直到植骨基本愈合，一般为 2~3 个月。

（七）临床结果

1996 年，Boriani 等最早报道一组胸腰椎肿瘤整块切除的病例，25 例为原发性恶性肿瘤或侵袭性良性肿瘤，4 例为孤立转移瘤，根据 Enneking 外科分期，ⅠA 3 例，ⅠB 6 例，ⅡB 8 例，9 例为Ⅲ期。20 例得到广泛边缘切除，8 例边缘切除，1 例囊内切除，7 例肿瘤边缘污染。手术时间为 3~21h，没有患者死于手术及手术并发症。3 例因内固定松动需再次手术，1 例深部感染，只有 1 例因术中切除侵犯的神经根出现该神经根支配肌的功能问题。平均 30 个月随访，未见肿瘤复发。2002 年 Krepler 等报道采用肿瘤椎整块切除治疗 7 例胸腰椎原发性肿瘤患者，5 例获得广泛切除。平均随访 52 个月，无永久性神经并发症及感染。

（八）并发症

潜在的并发症有脊髓、神经根损伤；周围的血管（胸主动脉、腹主动脉、腔静脉）损伤；椎管内静脉丛大量出血；损害手术水平脊髓的血运，特别是 T_4、T_{10} 平面；椎弓根切断时可能造成肿瘤细胞污染。

（九）评价

将外科分期系统引入原发性脊柱肿瘤的治疗，对确定手术方式与范围，判断预后具有重要指导作用。

1. 术语解释

(1) 刮除　肿瘤分块切除，为病损内手术。

(2) 整块切除　肿瘤与其周围连带的健康组织整块地被切除。整块切除并不一定是将肿瘤完全切除，应根据大体标本和病理学检查做出界定：①在瘤内完成的手术，称为病损内切除；②沿假囊 (肿瘤周围组织的反应层) 切除，称为边缘切除；③肿瘤连同周围薄层健康组织一并切除，称为广泛切除。

(3) 根治性切除　整块切除肿瘤与肿瘤起源的间室。这对肢体肿瘤可能做到，但对脊柱肿瘤几乎是不可能的，即使肿瘤上下的脊髓切断，硬膜外腔自颅内到尾椎也代表一个间室。

(4) 减轻病状　为功能目的进行的操作（椎管减压、病理骨折稳定等）。肿瘤切除与否不是主要目的，旨在明确诊断、减轻痛苦、改善功能。

(5) 全脊椎切除 (切除一个脊椎的所有部分) 和椎体切除 (切除椎体)　属于切除技术的解剖学概念，是对切除量的描述。至于肿瘤是否切除干净，除非给予明确解释和限定（如病损内、边缘、广泛等），否则无肿瘤外科学意义。

2. Enneking 外科分期　Enneking 于 20 世纪 80 年代初提出了四肢骨与软组织肿瘤的外科分期，这一分期对指导肢体肿瘤的治疗决策、评价治疗效果、判断预后等很有价值，按照这一原则实施的手术计划取得了明显的疗效。随着脊柱外科技术的进展，Enneking 分期系统被引入了原发性脊柱肿瘤的治疗（图 5-1-12）。实践证明，Enneking 外科分期在脊柱肿瘤外科治疗中具有一定的指导作用，由于局部解剖的复杂性，要真正实施这一分期原则确有一定困难。

3. WBB 脊柱肿瘤外科分期　由于 Enneking 外科分期在指导脊柱肿瘤外科治疗中的缺陷，针对良性侵袭性肿瘤与恶性肿瘤，1997 年一种新的分期方法——Weinstein Boriani Biagini（WBB）外科分期被提出（图 5-1-13）。WBB 分期的指导思想是建立在诊断基本明确，Enneking 分期已确立的基础上。基于术前对脊柱肿瘤的 CT 及 MRI 等影像学依据，判断肿瘤的侵袭范围。该系统包括 3 部分内容：①脊椎横断面上按顺时针方向呈辐射状分 12 个扇区，其中 4~9 区为前部结构，1~3 区和 10~12 区为后部结构；②组织层次从椎旁至椎管内共分成 A~E 5 层：A 为骨外软组织，B 为骨性结构浅层，C 为骨性结构深层，D 为椎管内硬膜外部分，E 为椎管内硬膜内部分；③肿瘤涉及的纵向范围（节段）。每例分期记录其肿瘤的扇形区位置、侵犯组织层次及受累椎体。这一分期方法力求兼顾脊柱肿瘤总体切除的同时保留脊髓这一重要结构。WBB 外科分期方法的优点是对良性侵袭性肿瘤和恶性肿瘤所出现的部位及涉及的范围制定出相适宜的手术计划，即较彻底地切除肿瘤，又可避免无原则的手术扩大化；另一优点是有利于手术疗效评估与对比研究。当然，WBB 外科分期和手术策划亦有较多的缺陷。首先，分区分层是建立在 CT、MRI 水平影像学上，而涉及 2 个椎体以上多节病损尚无界定；其次，对肿瘤累及全脊椎（即 1~12 区）时的手术策划未提出明确的方案；第三，大部分良性肿瘤未包括在分期中。

Boriani 等报道 43 例根据 WBB 分期行脊椎切除术，术后平均随访 30 个月，其中 33 例均无瘤生存。他们认为 WBB 分期基本能反映肿瘤分级、外科技术以及肿瘤治疗结果之间的关系。应当说 WBB 分期方法是迄今为止较为完善的一种指导脊柱肿瘤外科治疗的分类方法。但这一分期系统的确切临床意义，还有待于更广泛地推广及评估。

上述两个外科分期系统的着重点不同，相互补充。对脊柱肿瘤的合理外科治疗，必须考虑 3 方面的问题，即诊断、肿瘤边缘的确定和分期、严密的手术方案。解决这 3 方面的问题，至少需要 2 个系统：Enneking 分期对肿瘤的病理生物学行为和临床过程的侵犯性做出分期；WBB 分

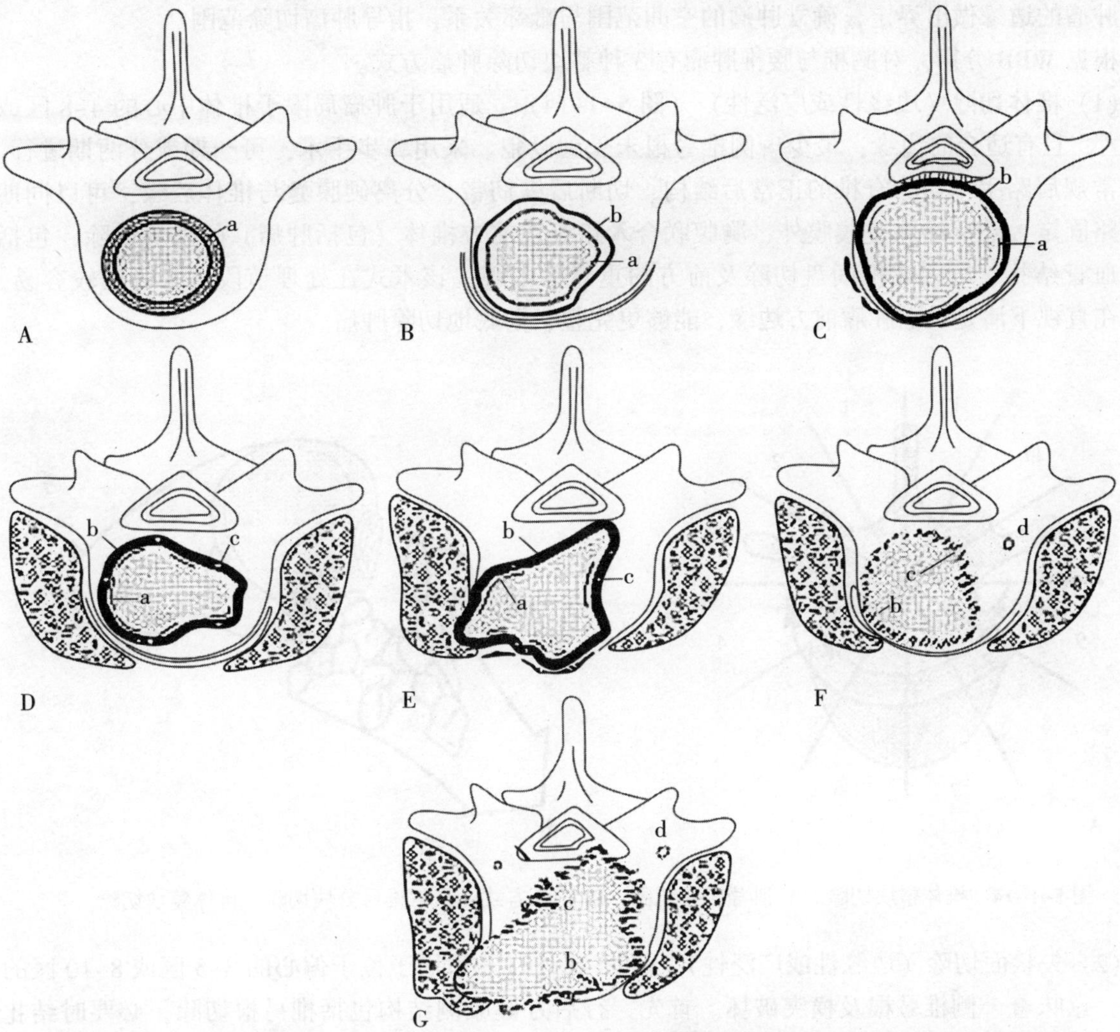

图 5-1-12 脊椎肿瘤的 Enneking 外科分期。A. Ⅰ期良性肿瘤：肿瘤生长不活跃，肿瘤包膜完整（a）。B. Ⅱ期良性肿瘤：肿瘤表现出一定的生长活性，肿瘤包膜较薄（a），有假包膜（b）。C. Ⅲ期良性肿瘤：肿瘤生长活跃，呈侵袭性。肿瘤无包膜或包膜非常不完整（a），宽的正常组织反应带（b），肿瘤侵袭至间室外。D. ⅠA 期恶性肿瘤：低度恶性的肿瘤，肿瘤局限于椎体（ⅠA），肿瘤组织包膜不完整或极菲薄（a），瘤旁组织形成较厚的假包膜（b），假包膜内肿瘤灶（c）。E. ⅠB 期恶性肿瘤，低度恶性的肿瘤，肿瘤组织包膜不完整或极菲薄（a），瘤旁组织形成较厚的假包膜（b），假包膜内肿瘤灶（c），侵入椎旁间室。F. ⅡA 期恶性肿瘤：肿瘤生长较迅速，肿瘤可局限于椎体，肿瘤缺乏连续的假包膜（b）并被肿瘤侵犯（c），瘤周存在卫星病灶或跳跃转移（d）。G. ⅡB 期恶性肿瘤，侵及间室外，肿瘤缺乏连续的假包膜（b）并被肿瘤侵犯（c），瘤周存在卫星病灶或跳跃转移（d）。

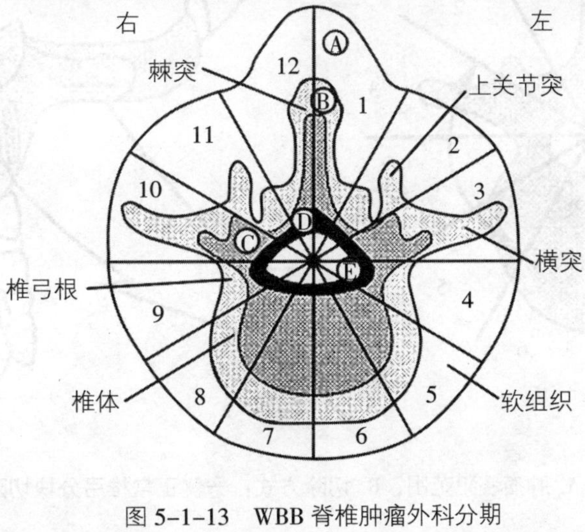

图 5-1-13 WBB 脊椎肿瘤外科分期

期对肿瘤的边缘做出界定，确立肿瘤的空间范围与毗邻关系，指导肿瘤切除范围。

根据 WBB 分期，对胸椎与腰椎肿瘤有 3 种整块切除肿瘤方式。

（1）椎体切除（边缘性或广泛性）（图 5–1–14） 适用于肿瘤局限于椎体中心的 4~8 区或 5~9 区，且有适合的边缘，最少一侧椎弓根未受到侵犯。采用二步手术，可一期或分两期进行。首先常规后路手术切除脊椎的正常后结构、切断后纵韧带、分离硬膜囊与椎体后缘，可以同期行后路固定；然后经胸、腹膜外、胸腹联合入路等作前方椎体（包括肿瘤）的整块切除，包括节段血管结扎、远近端椎间盘切除及前方的重建手术等。该术式在处理节段血管时比较容易，可以在直视下清楚辨别肿瘤前方边缘，能够更完整、彻底地切除肿瘤。

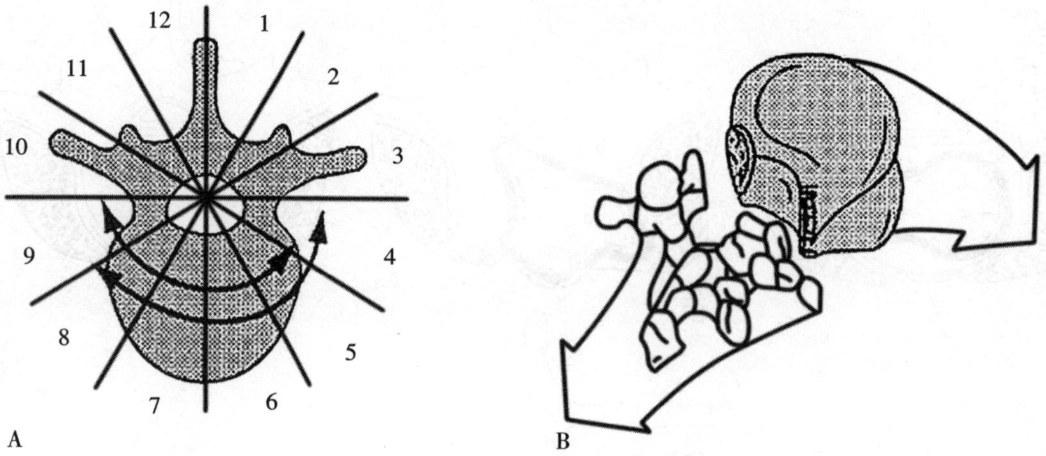

图 5–1–14 椎体整块切除。A. 肿瘤侵犯范围；B. 切除方式：正常椎弓分块切除，椎体整块切除。

（2）矢状面切除（边缘性或广泛性）（图 5–1–15） 适用于位于偏心的 3~5 区或 8~10 区的肿瘤，意味着一侧椎弓根及横突破坏。首先，行后方健康侧结构包括椎弓根切除，必要时结扎神经根，使脊髓有游离空间；然后患者取健侧卧位，对于胸椎病变采取“T”形切口，即沿病椎的肋骨开胸与后方正中切口相连；对于腰椎或胸腰段病变则采用经典的腹膜外切口。手术中要保护主要血管，然后自远离肿瘤部位由后向前截断椎体。

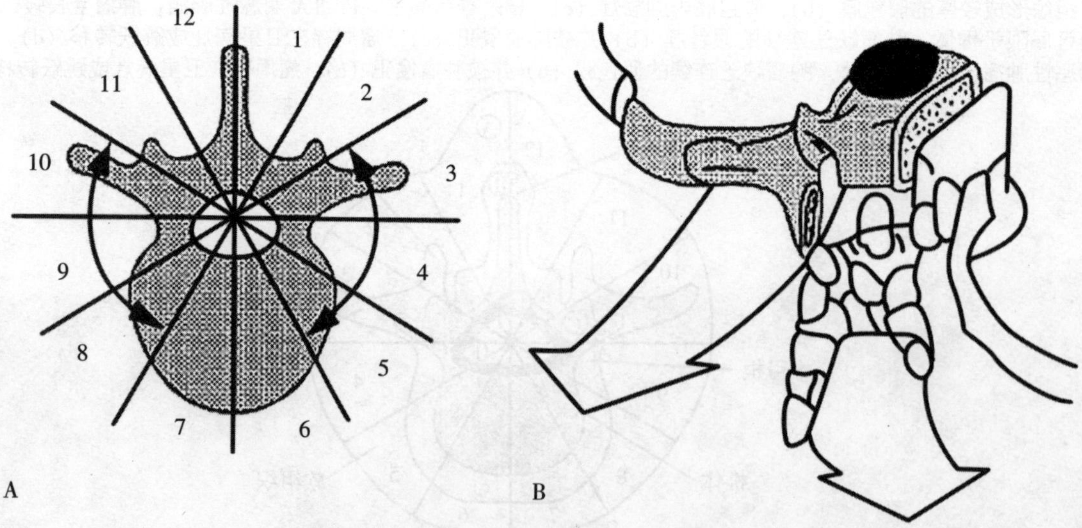

图 5–1–15 矢状面切除。A. 肿瘤侵犯范围；B. 切除方式：一侧正常椎弓分块切除，另一侧椎弓与椎体同时整块切除。

(3) 椎弓切除（边缘性或广泛性）（图 5-1-16）　适用于肿瘤位于 10~3 区。采取后路手术，广泛切除肿瘤上下的椎板，显露硬膜囊。侧方显露至椎弓根，骨刀或线锯切断椎弓根，完整切除后结构。

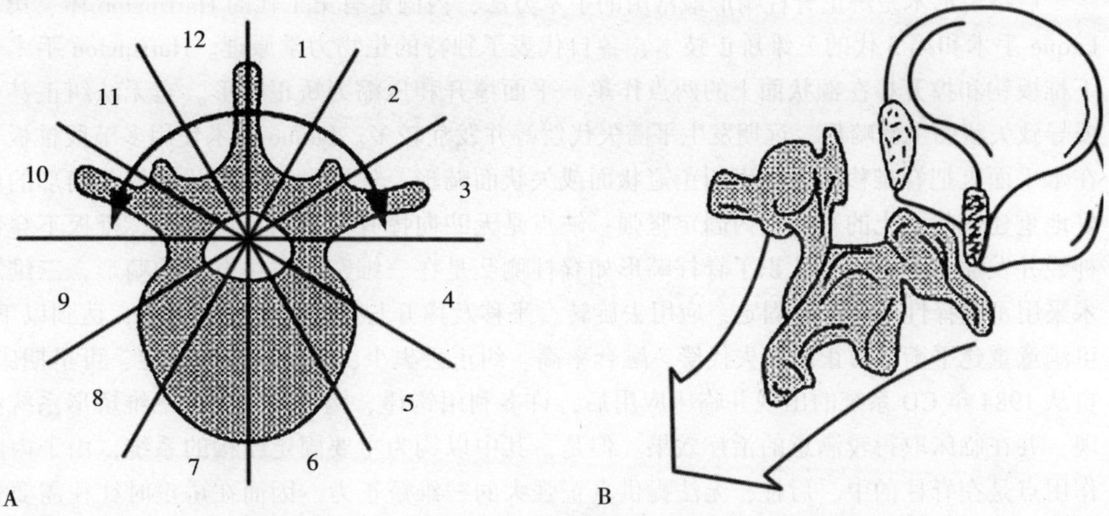

图 5-1-16　椎弓切除。A. 肿瘤侵犯范围；B. 切除方式：椎弓整块切除保留椎体。

脊柱肿瘤的手术切除仍是目前最基本、最重要的临床治疗手段，围绕着脊柱肿瘤的治疗而产生的各种现代理念，不管是肿瘤学分期还是各种外科分期，其目的都是将肿瘤治疗的观念贯彻到脊柱肿瘤手术中来，以便科学地计划手术达到广泛切除的目的——整块切除。如果脊柱原发恶性肿瘤的首次手术没能达到应该实现的局部控制效果，可能这次机会就永远地失去了。由于脊髓结构的限制，脊柱手术时不可能将整节脊椎完整取下，所以必须将环状的脊椎结构打断。Tomita 和 Boriani 都选择了椎弓根作为截骨点，从解剖学角度讲，椎弓根处是最合适的截骨部位。它是连接前方椎体和后方附件最小部位，截骨量最小，不容易损伤神经根及脊髓。应用骨凿截骨则骨损失量明显要大。Tomita 等设计了一种特殊的线锯，用微型不锈钢金属线制成，表面光滑，韧性好，直径仅 0.54mm，骨损失量小，这样就更容易实现肿瘤的广泛切除（如果截骨线邻近肿瘤细胞）。截骨时应根据病变区别对待，双侧椎弓根均未受累者，最适于截骨。一侧椎弓根受累，应行对侧椎弓根截骨、同侧椎板截骨，以实现广泛或者是边缘性切除。若双侧椎弓根、椎板等后方结构全部受累，椎弓根仍是最好的截骨点，因为即便椎弓根已受累，由于其狭小，也能将瘤细胞污染的机会降到最低。然而，就是提出全脊椎整块切除术的 Tomita 等也认为，脊椎是中间包有脊髓的环形结构，紧靠脊椎的重要血管、内脏器官，妨碍了手术的广泛切除，所以对于脊柱恶性肿瘤，从严格的肿瘤切除的意义上讲，广泛切除是不可能的。全脊椎整块切除术也不能保证在椎弓根处实现肿瘤外操作，所以只能努力做到大部分区域的广泛切除，使边缘切除或囊内切除的区域降到最小。

根据手术入路，全脊椎切除术可分为单纯后路和前后联合入路。两者各有优缺点，单纯后路优点是手术创伤相对小，一个切口解决；缺点是在分离前方结构时不能在直视下进行，损伤前方大血管及内脏的可能性较大，特别肿瘤较大，突破椎体时，这种损伤的机会更大，并且分离过程容易突破肿瘤，失去边缘或广泛的整块切除意义。前后联合入路手术又可分为一期完成和两期完成。相对来说后入路手术有更高的技术要求。

（彭新生）

三、脊柱侧凸椎弓根钉矫正固定术

（一）设计思路

后路矫形术是矫正脊柱畸形最常用的手术方法，内固定有第1代的Harrington棒、第2代的Luque手术和第3代的三维矫正技术，各自代表了独特的生物力学原理。Harrington手术使用上下椎板钩和撑开棒在额状面上的两点作单一平面撑开和压缩力矫正畸形。它无法纠正甚至加重或导致矢状面上的畸形，远期发生平衡失代偿等并发症较多。Luque手术使用多节段椎板下钢丝在水平面上把脊椎移向中线而纠正冠状面或矢状面畸形，优点是可在额状面侧凸畸形的同时较好地重建矢状面上的平衡，内固定坚强；缺点是无凹向撑开力而纠正度数小，椎板下穿钢丝有神经并发症可能。由于认识了脊柱畸形如脊柱侧凸是在三维空间发生发展的畸形，三维矫正技术采用了选择性的多节段固定，应用去旋转、平移及撑开与压缩等多种矫正力，达到以下效果：可满意重建平衡、防止术后失代偿、融合率高、纠正丢失少、术后不需外固定、可早期康复等。自从1984年CD系统的出现并临床应用后，许多利用钩棒、钩钉棒结构的三维矫形系统相继出现，并在临床取得较满意的治疗效果。但是，其中以钩为主要固定结构的系统，由于内固定的作用点是在脊柱的中、后柱，无法提供真正强大的三维矫正力。因而在矫正时往往需要使用较多的撑开和加压装置，有可能导致手术后矢状面的失代偿。而且由于钩与脊柱之间的连接是非固定性的连接，手术中在进行去旋转操作时，固定钩有可能出现移动，有时甚至会滑入椎管内而导致脊髓损伤。手术后由于钩有可能发生移动，从而使矫正发生丢失。近几年椎弓根螺钉技术在治疗脊柱侧凸中的应用逐年增多。

（二）适应证

1. 特发性脊柱侧凸　未发育成熟，进行性侧凸，侧凸35°~50°；侧凸>50°；明显的躯干失代偿。

2. 先天性脊柱侧凸　随访中进展≥5°；已经确认其自然病程会不可避免地加重，如一侧分隔不全伴对侧半椎体，多发的单侧半椎体。

3. 麻痹性脊柱侧凸。

4. 与综合征相关的侧凸，畸形进行性加重，如神经纤维瘤病与马方综合征。

（三）禁忌证

无绝对禁忌证，相对禁忌证为严重的椎弓根发育不良。

（四）手术操作

1. 确定融合水平　使用站立位正侧位、卧位前后及侧屈位X线片进行分析，判断融合水平。下方融合节段尽量不超过L_3。

2. 术中神经功能监护　体感诱发电位（SSEP），运动诱发电位（MEP）。

3. 切口和显露　标准后正中切口，以最上1个安放椎弓根螺钉的脊椎上方2个脊椎的棘突作为起点，达最下1个安放螺钉脊椎的椎板处。切口近端要足够长，允许安放最上一个椎弓根螺钉。按标准方法显露，在骨膜下分离，以减少出血。在胸椎和腰椎，要把安置内固定物脊椎的双侧横突尖显露出来。暴露过程中，注意不要破坏最上一个安放螺钉的脊椎的小关节，否则会引起不稳定和过早退变。

4. 小关节切除　切除融合节段范围内的下关节突5mm，以便去除上关节突的软骨面，促进关节融合。

5. 确定椎弓根入钉点　先确定入钉点，用咬骨钳去掉皮质骨，以便插入导针。在胸椎，入钉点位于横突上缘与上关节突中外 1/3 交界处。在腰椎则位于“人字嵴”顶点。将导针沿椎弓根轴向插入选定的入钉点，术中透视拍片确定椎弓根及入钉点的位置是否准确，据此可作相应调整。正位 X 线片上，如果椎体无旋转，理想的入钉点应位于椎弓根投影圈外缘与经过椎弓根中点并平行椎体终板的直线的交点处。如果椎体旋转，在旋转侧（凸侧）理想的入钉点明显向内偏移，而另一侧（凹侧）则随旋转程度增加明显向外偏移。侧位 X 线片上，理想的入钉点应位于椎弓根轴线与小关节后界的交点处（图 5-1-17）。

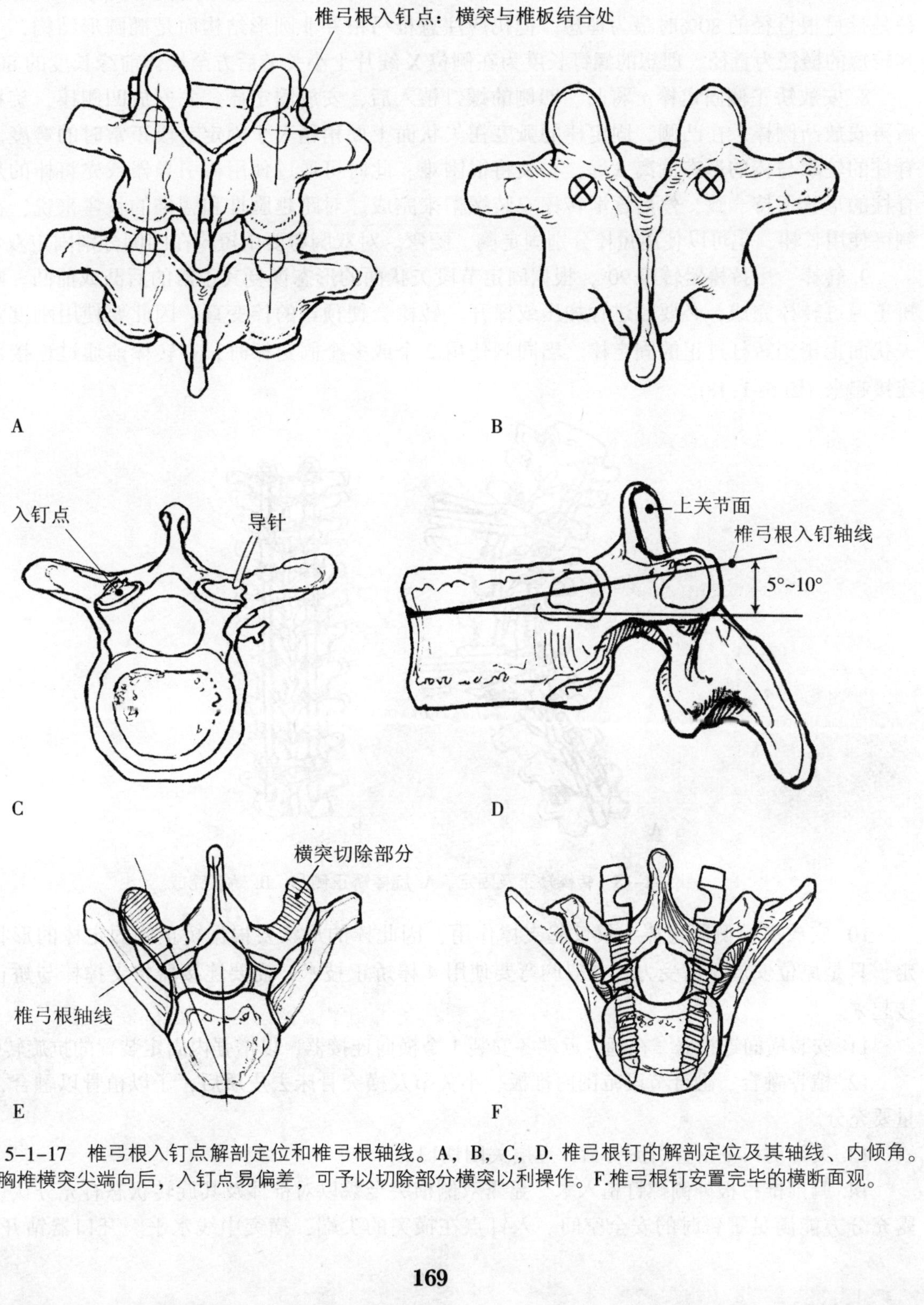

图 5-1-17　椎弓根入钉点解剖定位和椎弓根轴线。A，B，C，D. 椎弓根钉的解剖定位及其轴线、内倾角。E.个别胸椎横突尖端向后，入钉点易偏差，可予以切除部分横突以利操作。F.椎弓根钉安置完毕的横断面观。

6. 探查椎弓根钉道　沿理想的入钉点以尖锥或磨钻在皮质上开口 4~5mm，再以低速电钻或特制的手锥沿椎弓根轴线缓缓插入直至椎体。注意椎弓根的水平面内倾角为 5°~20°，矢状面向尾侧倾斜 5°~10°，避免形成不正确的假道和穿破前方骨皮质。从椎板皮质开始的 10mm 是防止穿破椎弓根内壁的关键。手锥进入 20~25mm 后，需拔出手锥将尖端转向内侧，再继续钻入至接近所需螺钉的长度。钝头弹性探子检查孔道的 5 壁（内、外、上、下和底部)，若探子在各个方向均碰到骨性阻挡，说明孔道周围都是骨质，无穿破皮质，尤其是内壁和内下壁。

7. 植入椎弓根螺钉　丝锥攻丝后再次用探子探查，确认孔道在骨内后，选用直径合适的椎弓根螺钉顺着预定孔道拧入。孔道的直径是螺钉外径的 60%时，螺钉的附着力最大，螺钉的直径是椎弓根直径的 80%时最为理想。但仍应注意椎弓根并非圆形结构而是椭圆形结构，一般以其较短的横径为直径。理想的螺钉长度为在侧位 X 线片上小关节后方至椎体前缘长度的 80%。

8. 安放矫正侧固定棒　将凸、凹侧的螺钉植入后，安放固定棒。先安放凹侧棒，旋棒矫形后再安放凸侧棒。在凸侧，固定棒的弧度在矢状面上要稍稍大于固定节段正常时的弯度。如果脊柱的轮廓与棒的形态偏离太远，安装将很困难。此时可通过使用棒引导器或先将棒的形状与脊柱的形状保持一致，然后逐渐转棒安装螺帽来完成。对跨越胸椎和腰椎的长弯来说，在矫正侧可使用长棒，也可以使用短棒分别固定胸、腰弯。对双胸弯要用短棒在凹侧分别固定双弯。

9. 转棒　用持棒器转棒 90°，根据固定节段矢状面的形态恢复其正常的后凸或前凸。畸形的矫正通过转棒完成，必要时进行加压或撑开。转棒会使预弯的棒变直，因此要使用刚度强并在矢状面上稍稍矫枉过正的固定棒。当同侧使用 2 个或多个固定棒时，在转棒前通过连接器将之连接起来 (图 5–1–18)。

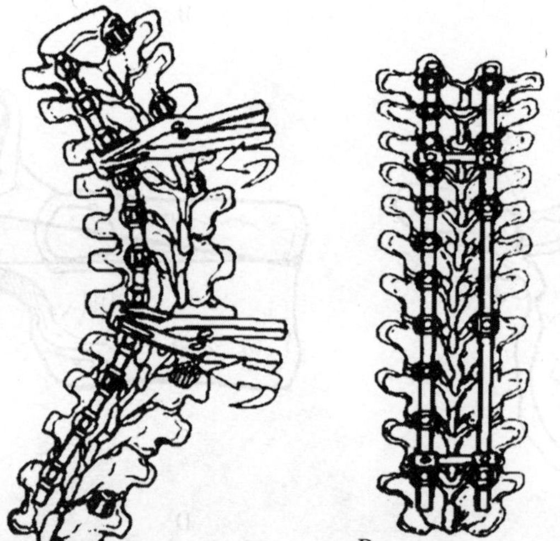

A　　B

图 5–1–18　转棒矫正及固定。A. 旋棒矫正侧凸；B. 矫正完成。

10. 安放支撑侧固定棒　仅仅起支撑作用，因此棒的形状要根据矫正侧固定棒的形状来决定，只是原位安放不需受力。在双胸弯要使用 4 棒矫正技术，需要连接器将支撑棒与矫正棒连接起来。

11. 安装横向连接器　在远、近端各安装 1 个横向连接器，以增强内固定装置的抗旋转强度。

12. 植骨融合　融合节段范围内椎板、小关节及横突骨床去皮质后，予以植骨以融合，植骨量要充分。

13. 关闭切口　留置引流管后，逐层关闭切口。

14. 胸椎椎弓根外侧螺钉植入术　显露双侧横突全貌以对椎体及其旋转状态有充分认识，暴露充分方能满足置钉时的安全空间。入钉点在横突的尖端，横突中线水平。开口器钻开皮质。

水平面上胸椎椎弓根外侧螺钉较椎弓根钉有更大范围的安全植入角度（20°~45°），这个插入角自 T_{12} 向上逐渐增大。改用手锥相继穿过横突、部分肋横突及肋椎关节，继而进入椎体侧壁到达椎弓根基底部。安放棒时注意避免螺钉拔出（图 5-1-19）。

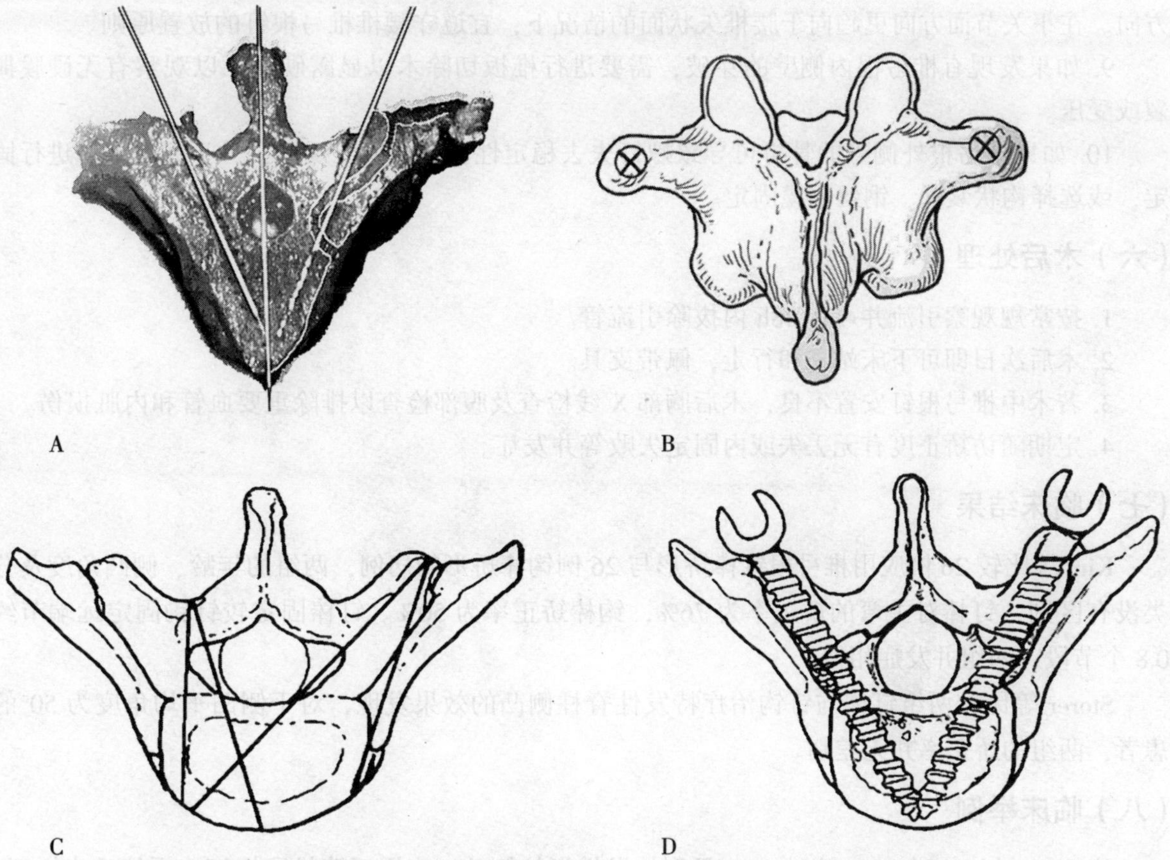

图 5-1-19 椎弓根外侧螺钉置钉技术路径。A. 尸体标本上显示椎弓根外侧螺钉置钉路径，可见肋横突及肋椎关节。B. 入钉点的解剖定位在横突尖端、横突中线水平。C. 椎弓根外侧螺钉与椎弓根钉入路的内倾角安全范围不同，前者较后者大。D. 植入椎弓根外侧螺钉的横断面观。

（五）手术难点和注意事项

1. 双胸弯　内固定矫形后，上胸弯可以引起术后肩、颈部的不对称。当使用椎弓根钉时，无论上胸弯凸侧的肩膀与对侧相平还是高于对侧，若上胸弯>25°，都应行融合术。

2. 胸腰段侧弯　胸腰段是胸后凸和腰前凸的连接处，在矫正侧弯的过程中，由于转棒方向的不同，会引起胸椎或腰椎在矢状面上曲度方向的异常。此时，棒在矢状面的形状要符合脊柱正常矢状面形态，使用悬臂力使螺钉和棒连接在一起后再转棒。

3. 胸椎过度后凸　若同时存在胸椎过度后凸，会减小通过转棒技术取得的矫正效果。此时，宜通过椎–棒技术将脊柱拉向固定棒。

4. 固定棒的预弯　转棒会使预弯的棒变直，因此，预弯时必须稍稍矫枉过正，尤其是矫正胸椎后凸不足时。

5. 额外的加压或撑开　尽量不附加额外加压或撑开。如果在转棒前给予额外的加压或撑开，会增加椎间盘的预应力，并妨碍转棒矫形。如在转棒固定完毕后进行额外加压或撑开，会使邻近节段的椎间盘楔形变。

6. 椎弓根钉的数目　根据侧凸的类型、角度及僵硬程度等决定螺钉的数量及节段。矫正侧螺钉数量要求多（胸椎的凹侧，腰椎的凸侧），而在支撑侧则可减少螺钉。

7. 椎弓根钉的安置　确定入钉点最重要，尤其在上胸椎，依据解剖和导针经术中拍片证实。注意特殊椎体的椎弓根角度，使用探子仔细探查椎弓根孔道骨壁完整性很重要。

8. T_{12}常发生小关节及横突的变异，通常其横突较短，小关节面的方向是典型的胸椎冠状面方向。在小关节面方向更趋向于腰椎矢状面的情况下，宜遵守腰椎椎弓根钉的放置原则。

9. 如果发现有椎弓根内侧壁的穿破，需要进行椎板切除术以显露硬膜，以观察有无硬膜撕裂或受压。

10. 如果椎弓根外侧缘的骨折可导致螺钉失去稳定性，应取出此螺钉，另于邻近椎体进行固定，或选择钩状装置、钢丝钢缆固定。

（六）术后处理

1. 按常规观察引流并可在48h内拔除引流管。
2. 术后次日即可下床站立和行走，佩带支具。
3. 若术中椎弓根钉安置不良，术后胸部X线检查及腹部检查以排除重要血管和内脏损伤。
4. 定期随访矫正度有无丢失或内固定失败等并发症。

（七）临床结果

Kim等比较26例应用椎弓根钉棒矫形与26例钩棒矫形的病例，两组的年龄、侧凸角度及分类没有区别，钉棒对主弯的矫正率为76%，钩棒矫正率为50%。钉棒固定较钉钩固定远端节约0.8个节段。两组并发症相似。

Storer等比较两组钉棒与钉钩治疗特发性脊柱侧凸的效果发现，对于侧凸平均角度为50°的患者，两组的矫正率并无差别。

（八）临床举例

病例1：赵×，女，12岁。King Ⅲ型特发性脊柱侧凸，应用后路椎弓根钉棒系统手术矫形，后路融合T_2~T_{12}，术后矫正效果满意，冠状面上脊柱侧凸由术前48°矫正到0°（图5-1-20）。

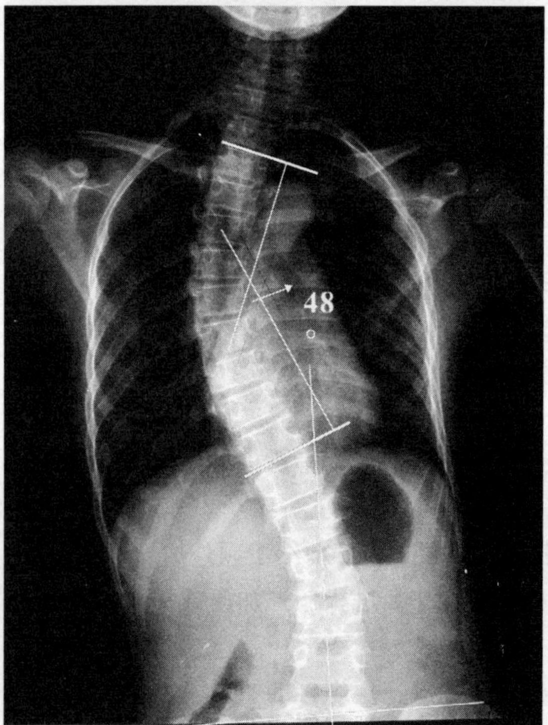

A

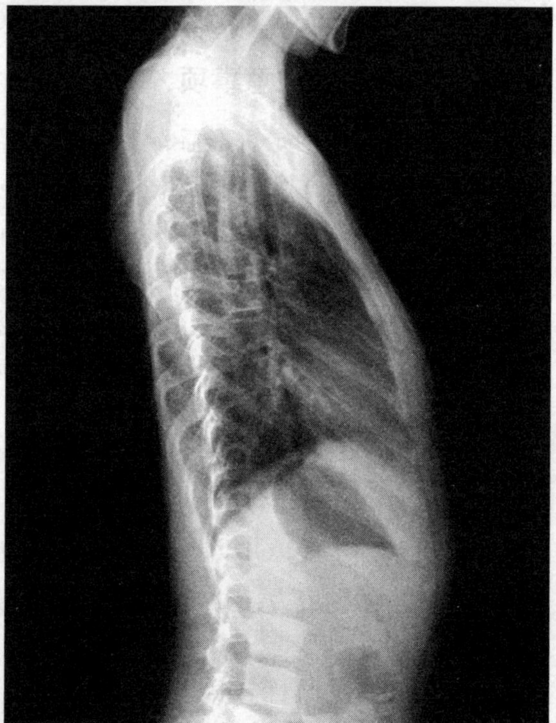
B

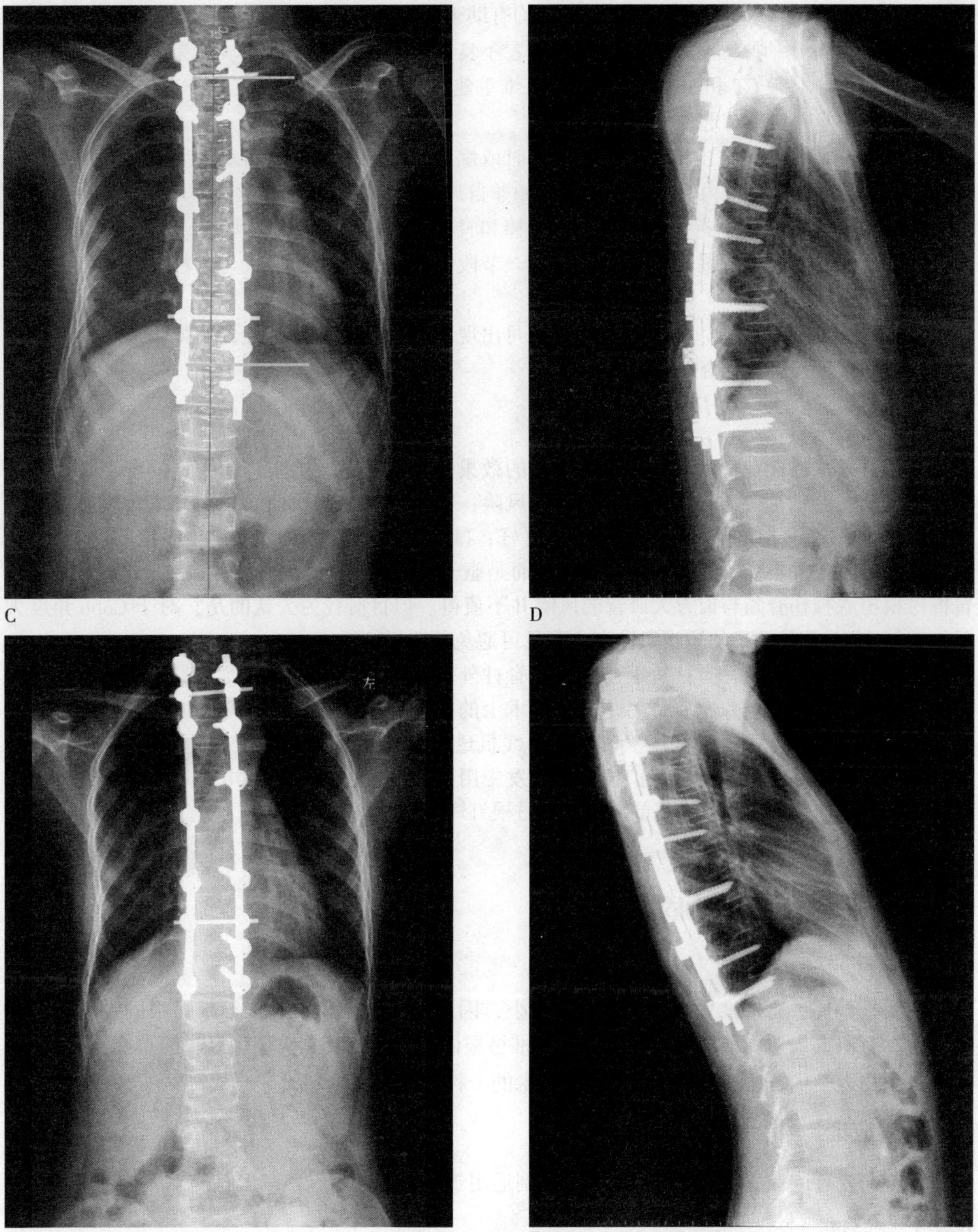

C　D　E　F

图 5-1-20　King Ⅲ型特发性脊柱侧凸，后路椎弓根钉棒系统矫形。A. 术前正位；B. 术前侧位；C. 术后正位示侧凸矫正良好；D. 术后侧位；E. 术后 1 年正位矫正维持，无丢失；F. 术后 1 年侧位。

（九）并发症

1. 螺钉位置不良　螺钉查位置不良可引起神经血管或重要脏器损伤和撕裂硬膜及迟发性硬膜外血肿。严格遵守用探子探查再拧入螺钉的技术可避免这些并发症，注意在椎体发生旋转时，确定入钉点的方法。术中拍片、神经监护等均有助于准确置钉，减少此类并发症。

2. 神经并发症　原因有多个，如螺钉位置不良、迟发性硬膜外血肿。如果术后出现神经功能障碍表现，必须行 CT 和 MRI 检查。CT 三维重建可显示螺钉安置情况。MRI 能提供软组织和神经结构的信息，应为首选。

3. 椎弓根骨折　往往由椎弓根手锥钻孔时或螺钉不匹配所致。选用螺钉要与椎弓根最小直径相匹配，年轻人椎弓根内松质骨亦较硬，如非自攻螺钉，则需先行攻丝。

4. 螺钉拔出或椎体骨折　较常见，固定棒和脊柱之间的环形不能相匹配，在螺钉数目不足时过分追求畸形的矫正更易出现。矫正侧每一节段安放螺钉及棒的形状与脊柱生理曲度相符很重要。

5. 钉、棒断裂及脱落　如果在术后 6 个月出现，说明存在植骨不融合。如果原始矫正出现丢失，最好重新翻修、融合。

（十）评价

关于钉棒与钩棒在特发性脊柱侧凸治疗的效果仍存在争论。主张钉棒固定的学者认为，钉棒矫形具有更强的把持力；无钩进入椎管的风险；更好地恢复矢状曲线；部分大角度患者可避免前路松解；矫正丢失少；畸形矫正效果更好；减少融合节段。而主张钩棒固定的学者认为，脊柱侧凸的矫正并不是单纯看矫正的角度，而是躯干的整体平衡，钩棒固定能达到矫正的要求，冒椎弓根植入损伤脊髓与前方大血管的风险并不值得。但目前较为公认的是，对于 Cobb 角度大于 80°的侧凸，钩棒矫形的矫正率较高，而且可避免前路松解手术。

应用椎弓根钉固定行脊柱矫形已为很多脊柱外科接受，但在胸段，尤其是上胸椎，由于解剖结构的特殊性，如何安全置钉仍是一个技术上的挑战。除了置钉技术中强调的解剖标志定位入钉点结合胸椎的椎弓根角度并经 C 型臂 X 线机透视确认，以及椎弓根孔道的探查技术外，随着脊柱手术导航系统以及各种监护技术的研发应用，如触发性腹直肌肌电图进行监测胸椎椎弓根置钉的安全性，结合椎板构成单纯应用椎弓根钉矫治脊柱侧凸会越来越广泛。

（沈慧勇　黄　霖）

四、胸椎椎弓根外螺钉内固定术

（一）设计思路

与腰椎相比，胸椎椎弓根的解剖形态狭小，因此在上胸椎和中胸椎行椎弓根固定存在一定的风险。有研究表明胸椎椎弓根外内固定与椎弓根内固定相比具有安全可靠、简单实用等优点，并具有生物力学优越性，是胸椎后路内固定术的一种良好选择。

（二）适应证

所有需要行胸椎后路内固定手术者，特别适用于脊柱侧弯等脊柱畸形时。

（三）禁忌证

严重骨质疏松症者。

（四）手术操作

1. 气管插管全麻后俯卧位。

2. 后路显露达胸椎横突外缘。

3. 椎弓根钉入点为横突尖，进钉方向为平均向头侧倾斜 10°~20°，与中线成角 30°~40°（图 5-1-21），轻轻转动穿透器手柄，穿透横突前方皮质，顺椎弓根外侧皮质进入椎体。C 型臂 X 线

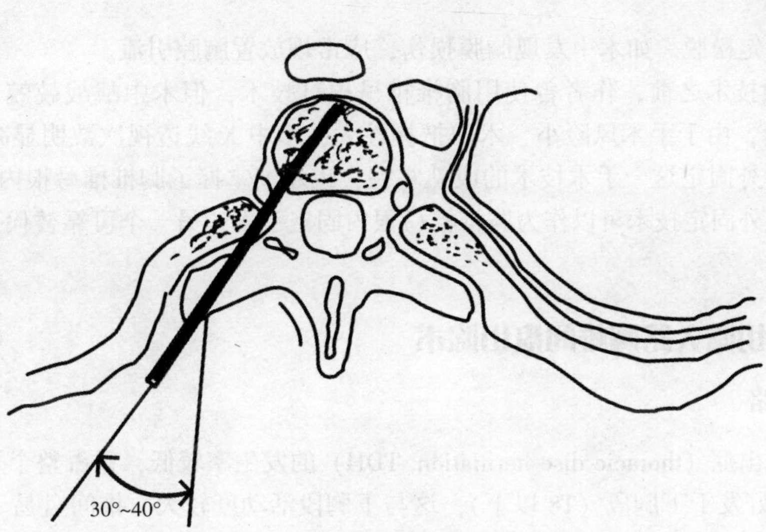

图 5-1-21 胸椎椎弓根根外进钉方向

机定位证实后拧入螺钉。

4. 根据需要固定的节段分别拧入螺钉后，置入固定棒固定。

5. 骨凿或微动力磨头形成椎板粗糙面，植入火柴棒状骨条。对于脊柱侧弯患者，于凹侧植入更多骨条。

（五）手术难点和注意事项

1. 进钉时把握好外倾角度，建议术前仔细分析手术节段椎体的 CT 片，通常 T_4 节段外倾角多在 40°左右，T_{12} 节段多在 30°左右。

2. 从椎弓根尖端进入穿透器，关键是要感觉穿透横突前方皮质，外倾角度不宜太小，否则有穿破胸膜进入胸腔的可能或不能固定到椎体。

（六）术后处理

1. 术后第 2 天视引流量拔出引流管。

2. 对于脊柱侧弯患者，术后 3 天即可下地行走；单纯爆裂性骨折行后路复位或胸椎体肿瘤后路固定前路切除重建者，建议佩带外支具下地活动。

（七）临床结果

作者将胸椎椎弓根外内固定术用于脊柱侧弯后路矫形、胸椎爆裂骨折后路复位、脊柱结核以及脊柱肿瘤前路手术的后路辅助固定等，共采用该项技术 34 例，其中脊柱侧弯 9 例，胸椎爆裂性骨折 17 例，胸椎结核 3 例，胸椎椎体肿瘤前路切除重建后路固定 5 例。3 例出现胸膜损伤，出现在该技术开展早期，不敢内聚太多导致术中进钉角度过小，也由于同样原因出现 1 例 2 处内固定松脱。无神经损伤并发症出现。

（八）并发症

1. 内固定未固定到椎体，固定钉松脱。主要原因是进钉外倾角度不够大。

2. 胸膜损伤，由于手术操作粗暴。

（九）评价

生物力学研究显示应用胸椎椎弓根外内固定可达到与椎弓根内固定相同的效果，但却具有更小的手术风险，且容易。与椎弓根钉技术最关键的区别是进钉点在横突尖端，在手术过程中以穿透器开路时不宜反复穿透，争取一次成功，反复穿透会造成感觉不灵敏，易于引起胸膜损伤或后续的内固定松脱。如术中发现胸膜损伤，应常规放置胸腔引流。

在采用该项技术之前，作者曾使用胸椎椎弓根钉技术，但术中战战兢兢，反复 X 线透视；采用这一技术后，由于手术风险小、术中把握性大，术中 X 线透视次数明显减少，手术时间缩短。随着椎弓根外固定这一手术技术的成熟掌握，也逐渐掌握了胸椎椎弓根内固定的手术操作。作者认为椎弓根外固定技术可以作为胸椎椎弓根内固定手术的另一个可靠替代手术方式。

（戎利民）

五、经肋横突切除入路胸椎间盘切除术

（一）设计思路

胸椎间盘突出症（thoracic disc herniation, TDH）的发生率较低，只占整个脊柱椎间盘突出的 0.25%~0.75%，好发于下胸段（T8 以下），这与下胸段活动度较大、椎间盘易于遭受急慢性机械性损伤相关。胸椎间盘突出症的早期临床症状、体征不典型，容易延误诊断。近年来，随着影像诊断技术的发展，尤其是 MRI 广泛应用于临床,胸椎间盘突出症的临床检出率不断增高，胸椎间盘突出症的治疗也日益受到人们的重视。

胸段为脊髓，当受到压迫后，特别是前方压迫引起脊髓血管及脊髓本身受压，容易引起脊髓缺血及功能障碍。因此，胸椎间盘突出症一旦临床症状、体征明显，诊断明确，应尽早手术。胸椎管段为脊髓，脊髓不能牵拉，胸椎间盘突出症的手术方式与腰椎间盘突出症明显不同。

传统的后路椎板切除减压椎间盘切除术，虽然方法简单，但因脊髓不能牵拉，单纯切除椎板不能解除脊髓前方的压迫及后方的张力，临床疗效不佳，且并发症较多，目前已不单独应用，常与其他手术方式联合用于同时伴有后方压迫的胸椎间盘突出症患者。

经胸前外侧入路胸椎间盘切除术，能够充分显露椎间盘一侧，直接解除脊髓前方的压迫，不易损伤脊髓，且可同时处理多节段病变及融合，目前多用于有巨大的椎间盘钙化灶和中央型的胸椎间盘突出患者。但该术式损伤较大，可导致开胸的并发症，对下胸段椎间盘突出则需切开膈肌，而且对伴有脊髓后方压迫的病例不能通过一个切口同时行后路椎板减压。

鉴于后路椎板切除减压胸椎间盘切除术的弊端，侧后方经肋横突切除入路用于胸椎间盘切除，通过切除一侧横突、椎弓根及部分肋骨，可良好显露椎间盘及椎体，能够比较彻底减压及进行融合，并可同时行后路椎板减压和处理多节段病变，目前多用于旁中央型和外侧型胸椎间盘突出的患者。

（二）适应证

旁中央型和外侧型椎间盘突出，且突出的髓核组织没有形成较大的钙化灶（硬突出）；神经功能障碍，如下肢轻瘫；疼痛，特别是放射性神经根痛；有严重神经功能障碍，而胸椎间盘突出很小，需排除多发性硬化、运动神经元病和胸脊髓动静脉畸形。

（三）禁忌证

巨大的中央型椎间盘突出，突出的髓核组织形成较大的钙化灶，引起明显脊髓压迫，导致严重神经功能障碍。

（四）手术操作

1. 预防性应用抗生素。
2. 术中用体感诱发电位监测，并在手术开始前调好基线参数。
3. 患者取俯卧位，气管插管麻醉。用 C 型臂 X 线机定位手术的椎间隙。以手术的椎间隙为中心，作长约 10cm 的后正中切口。

4. 在骨膜下水平将椎间盘突出一侧的椎旁肌剥离，外侧至显露部分肋骨，并切除病变节段的肋骨 5~7.5cm，避免损伤肋间神经和肋间动脉。如合并胸椎 OLP 或 OPLL，切除部分椎板。

5. 当椎弓根、椎间孔和神经血管束辨认清楚后，由椎弓根到椎体向前直接显露，需要时可以切除横突、椎弓根和小关节，增加显露范围。

6. 充分显露脊髓和硬膜，探查突出椎间盘的部位、范围以及与硬膜的粘连情况。用神经剥离子轻轻将硬膜与突出到椎管内的椎间盘进行分离，切除突出的椎间盘组织。必要时行椎间隙 Cage 植入融合。如同时行椎板切除，考虑到稳定性破坏，椎弓根钉固定融合。

7. 充分止血，椎旁肌和腰背筋膜缝合，皮肤常规缝合。

（五）手术难点和注意事项

1. 术前要有良好的影像学资料，能够清晰显示胸椎间盘突出的位置，以及有无钙化。
2. 术中有良好的 C 型臂 X 线机。
3. 手术显微镜、锋利刀片和小刮匙是必备的工具。
4. 牵拉脊髓，必要时可以切除骨结构，改善显露范围。
5. 肥胖和肌肉发达者术野显露有一定难度。
6. 切除椎间盘时，注意避免损伤硬膜。
7. 手术操作一定要轻柔，不要将腰椎间盘切除技术用于胸椎间盘。
8. 关闭切口前要注意检查有无脑脊液漏，特别是神经根的腋部。

（六）术后处理

此术式仅切除一个节段的一侧骨结构，不需要术后支具。允许术后活动，但应避免剧烈运动，直至伤口完全愈合。术后 6 周 MRI 复查了解椎间盘切除处有无残留碎片，以及脊髓减压情况。

（七）临床结果

1993 年美国 Thomas Jefferson 大学医院 Simpson 等报道对 19 例患者的 21 个突出的胸椎间盘采用经肋骨横突切除入路胸椎间盘切除术进行切除，病例随访结果显示，16 例患者术后功能改善非常满意，3 例患者可以接受，所有的患者疼痛均有所缓解，而且所有患者均没有出现神经损伤并发症。

（八）并发症

1. 神经功能损害加重　导致术后神经功能损害加重的因素有以下几方面：老年患者；术前严重脊髓病变；术前 MRI 显示在病变水平有不正常的脊髓信号，表明存在脊髓水肿或软化；糖尿病患者；严重高血压或脊髓血管病变导致脊髓血供障碍；术中低血氧或低血压。

2. 脑脊液漏

3. 伤口感染　伤口感染应该积极切开、清创、充分引流，并给予应用抗生素。

（九）评价

目前，切除胸椎间盘、解除脊髓压迫的手术入路大致有以下几种：

1. 后路椎板切除减压及椎间盘切除术（图 5–1–22）　这是最早采用的胸椎间盘切除手术方式，但因脊髓不能牵拉，临床疗效不佳，且并发症较多，目前已不单独应用，常与其他手术方式联合用于同时伴有后方压迫的胸椎间盘突出症患者。

2. 侧后路经椎弓根胸椎间盘切除术（图 5–1–23）　该手术切除一侧椎弓根后，摘除椎间盘。优点是损伤小，出血少，如伴有后压迫可同时减压。缺点是显露不全，易损伤脊髓，特别在摘

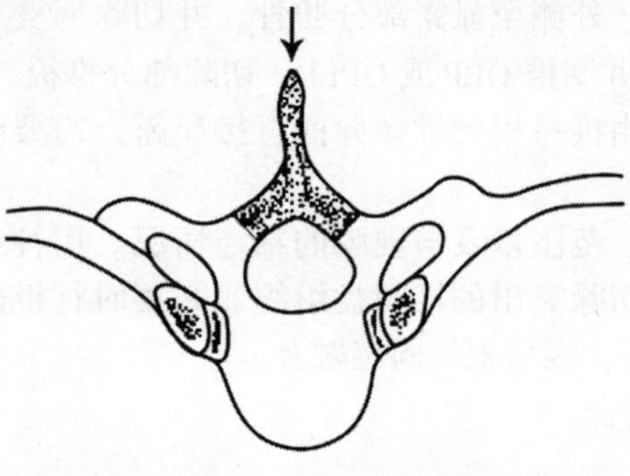

图 5-1-22　后路椎板切除减压及椎间盘切除入路

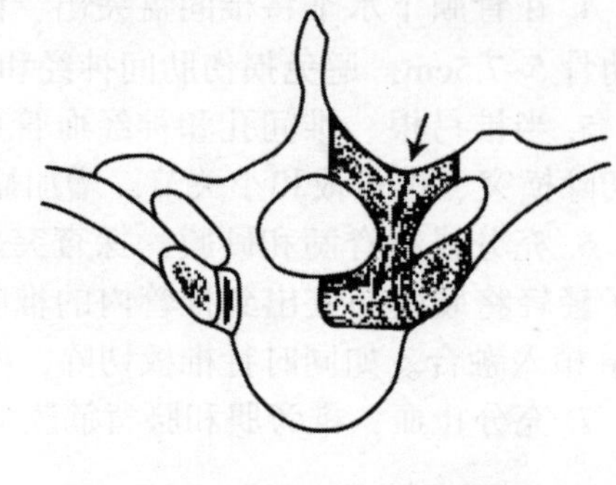

图 5-1-23　侧后路经椎弓根胸椎间盘切除入路

除硬突出时危险更大，且不易行植骨融合。

3. 侧后方经肋横突切除入路胸椎间盘切除术（图 5-1-24）　该术式较经椎弓根胸椎间盘切除术显露术野更广泛，通过切除一侧横突、椎弓根及部分肋骨，可良好显露椎间盘及椎体，能够比较彻底地减压及进行融合，目前多用于旁中央型和外侧型胸椎间盘突出的患者。但该术式损伤较大，易引起术后腰背痛。且摘除巨大的中央型椎间盘突出和较大的硬突出时有一定的困难。

4. 经胸前外侧入路胸椎间盘切除术（图 5-1-25）　能够充分显露椎间盘一侧，直接解除脊髓前方的压迫，且可同时处理多节段病变及融合。该术式视野清晰，于脊髓的腹侧进行减压对脊髓的干扰较小,相对安全，目前多用于中央型和有巨大的椎间盘钙化灶的胸椎间盘突出患者。但该术式损伤较大，可导致开胸的并发症，对下胸段椎间盘突出则需切开膈肌，而且对伴有脊髓后方压迫的病例不能通过一个切口同时行后路椎板减压。

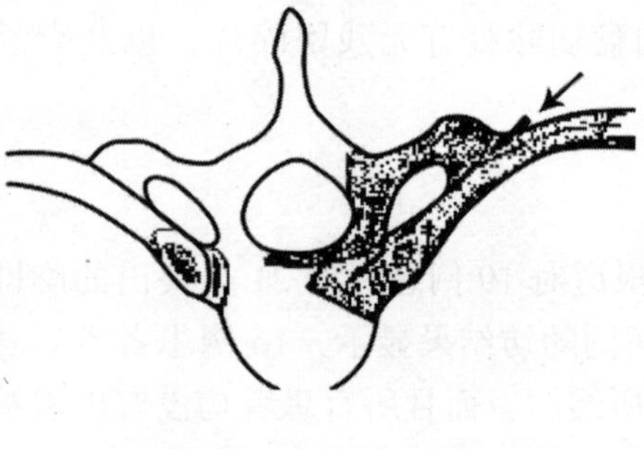

图 5-1-24　侧后方经肋横突切除入路胸椎间盘切除入路

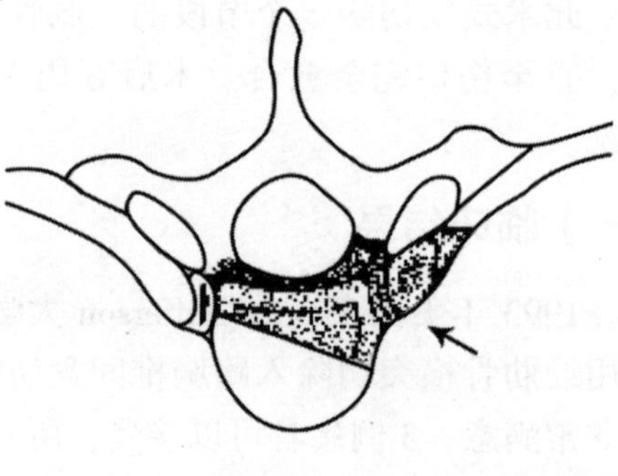

图 5-1-25　经胸前外侧入路胸椎间盘切除入路

5. 经小关节保留椎弓根胸椎间盘切除术　创伤小，保留了稳定结构，适合偏一侧的椎间盘突出的切除。

6. 胸腔镜下胸椎间盘切除术　是近年来发展的一种新手术，该术式损伤小，同时可做融合，但需特殊的设备及操作人员熟练掌握。

胸椎管段为脊髓，脊髓不能牵拉，因此，胸椎间盘突出症的手术方式与腰椎间盘突出症明显不同。胸椎间盘切除手术方式的选择要根据椎间盘突出的节段、性质、伴发病变、患者的状况及术者熟练程度来考虑。胸椎间盘摘除后是否需要融合，需根据情况而定，一般不做融合，但以胸痛为主的患者需融合，一般也不需要内固定。

（朱晋军　廖威明）

第二节　胸椎前后联合手术

一、前后联合入路胸椎肿瘤椎全脊椎切除术

（一）设计思路

胸椎肿瘤包括良性肿瘤和恶性肿瘤，恶性肿瘤又包括原发性肿瘤和转移性肿瘤。根据胸椎肿瘤的性质、大小、部位和对胸椎的破坏程度等情况，临床采取的治疗方法各不相同，具体到外科手术干预所采用的手术方式亦不相同。对于小的肿瘤或完全在骨内的肿瘤，可使用由 Roy-Camille 介绍的后入路环形切除法。对于较大的肿瘤病灶、侵犯广泛的患者，前后联合入路手术可能更为安全和彻底。先做后路切除后侧部分，并使用后路内固定器械稳定脊柱的后柱；这样相对安全地保证了其后的行前路手术可以在直视下切除其余部分。

对侵犯了全脊椎的肿瘤行前后联合入路全脊椎环形切除，椎体间植骨（或人工椎体）及前(后) 路内固定重建脊柱稳定性。从生物力学角度来说，在脊柱后侧不稳时，仅从前路固定是不完善的，因病人存在水平移位的危险性，所以此时应考虑补充后路固定。

（二）适应证

设计全脊椎切除术是为了达到肿瘤学上的彻底切除肿瘤（包括主瘤和微型灶），尽可能避免复发。首先，确定肿瘤的性质，对于原发性恶性肿瘤、高侵袭性的良性肿瘤和孤立的预计生存期较长的转移瘤方可考虑行全脊椎切除术。根据脊柱肿瘤的外科分类（图 5–2–1），3 型、4 型和 5 型的损害是该术式的直接适应证；1 型、2 型和 6 型是相对适应证。当然，1 型和 2 型还可以采用其他术式。

前–后入路即先行前路切除再后路补充切除，适用于涉及到主要静脉和节段动脉的 5 型和 6 型肿瘤。

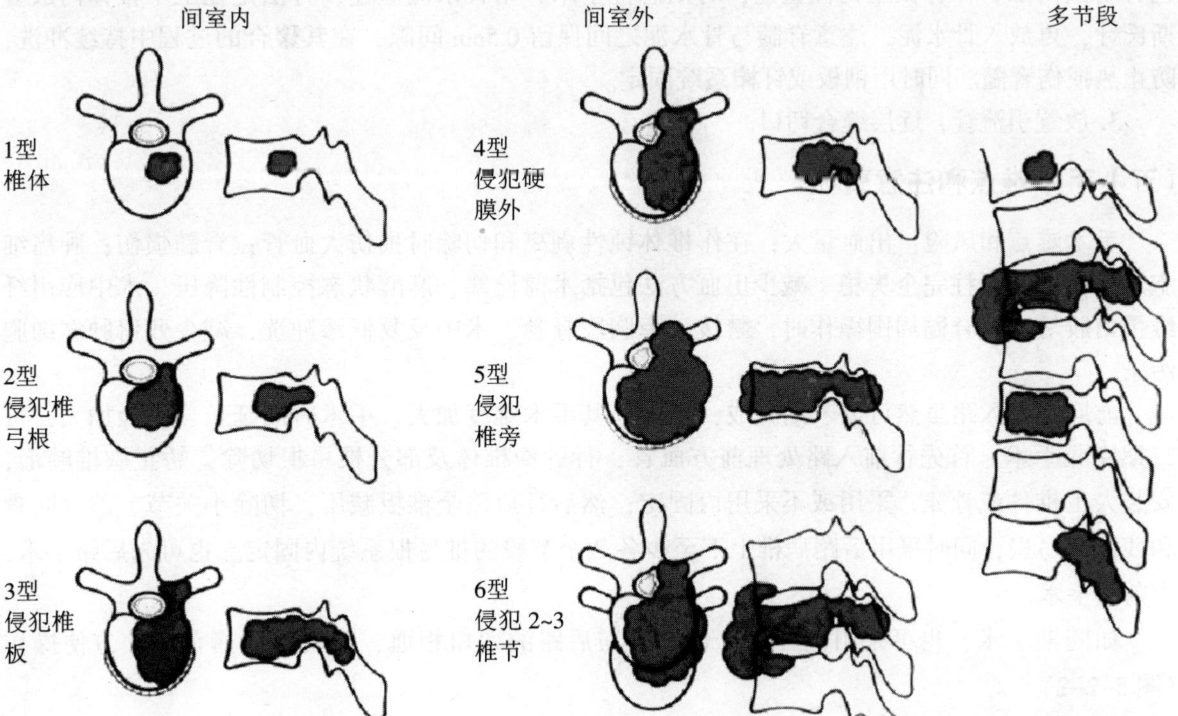

图 5–2–1　Tomita 外科分期

（三）禁忌证

全身情况差，心肺功能不能耐受手术和麻醉列为禁忌证；预计生存期 < 3 个月；7 型是相对禁忌证。上述情况应该进行全身治疗、疗养和相应的临终关怀。

（四）手术操作

1. 后路手术　气管内全麻，取俯卧位，后正中切口，以病椎为中心上下各 2~3 个节段，椎旁肌向两侧分离显露达横突外，充分显露病椎及相邻脊椎的棘突、椎板、横突，切除横突和病椎两侧的肋骨各 5~6cm，病椎两侧肋间神经和血管结扎切断，钝性分开胸膜并向前推移部分，待后完全分离。切除病椎上相邻椎板和棘突下部分及下关节突，切除病椎的棘突、椎板、椎弓根及下位脊椎上关节突，如脊髓明显受压，切除椎板时可用磨钻，减少器械进入椎管，损伤脊髓。分离硬膜与前方肿瘤粘连，使硬膜前方与前面椎体与椎间盘完全分离。椎管静脉丛双极电凝止血。椎弓根钉棒固定。

2. 前路手术　取侧卧位，通常左侧在上，如肿瘤向外生长部分主要在右侧，为分离肿瘤方便及切除彻底，选右侧入路。高于病椎 1~2 节段的肋骨做切口，常规经胸腔入路。如为 T_{11} 以下肿瘤，可切除第 10 肋，常规胸膜外腹膜后入路。分离椎体表面胸膜，结扎肿瘤椎体和上下各一个节段的血管。将大血管自椎体前方分离，特别在分离对侧血管时要非常小心。分离完成后，牵开大血管。

椎体切除：确定椎体后缘的位置，自椎间盘开始切除上下椎间盘大部分，接近椎体后缘，用骨刀大块切除椎体前 3/4，这样操作可减少出血。再逐渐向后方薄层切除椎体，直到椎管，接近椎体后缘时，应非常小心，以免损伤脊髓。也可用磨钻去除薄层的椎体后方骨质，进入椎管。找到脊髓平面后，用刮匙或椎板咬骨钳切除后方肿瘤或骨质完成减压及椎体全切除。

椎体重建与固定：根据肿瘤性质、肿瘤切除的彻底性、患者情况选择椎体重建方式，对于手术的目标是治愈性的，用自体髂骨植骨，取下的肋骨作支撑植骨，或用异体皮质骨加自体骨，也可用钛网加自体骨做生物性重建；对姑息性手术，用骨水泥重建，方法是在上下椎体内放置斯氏针，再放入骨水泥，注意脊髓与骨水泥之间保留 0.5cm 间隙，在其聚合的过程中持续冲洗，防止热损伤脊髓。同时用钢板或钉棒系统固定。

3. 放置引流管，逐层缝合切口。

（五）手术难点和注意事项

手术难点和风险：出血量大；在作椎体钝性剥离和切除时损伤大血管；脊髓损伤；肿瘤细胞污染播散；脊柱完全失稳。减少出血方法包括术前栓塞、麻醉状态控制性降压、术中应用纤维蛋白胶等。在脊髓周围操作时，禁拨、牵胸段脊髓。术中反复低渗冲洗，减少残留肿瘤细胞污染。

前后联合入路虽然可以一期完成，但因为其手术难度加大、手术时间延长、风险加大，可二期完成手术，首先行前入路处理前方血管，行肿瘤椎体及部分椎弓根切除，矫正胸椎畸形，安装人工椎体或骨笼，采用或不采用内固定；然后行后路全椎板减压，切除小关节、部分肋骨和残留椎弓根，同时采用后路病椎上下至少各 2 个节段的椎弓根系统内固定。也可先后路手术，再前路手术。

如同期手术，也可采用侧卧位，使前路与后路的切口相通，可增加显露范围，方便操作(图 5–2–2)。

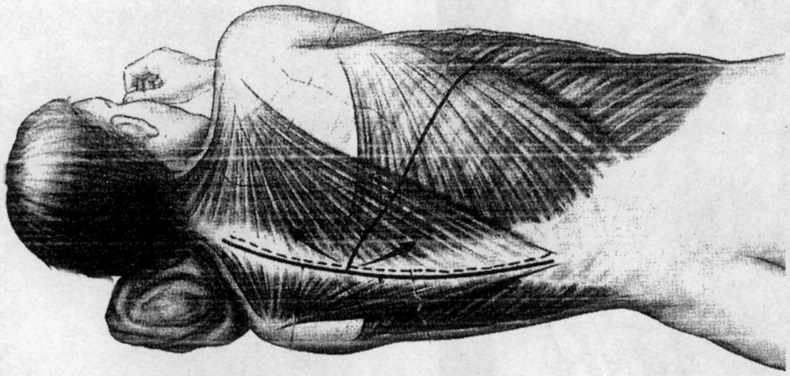

图 5-2-2　侧卧位前后联合手术切口

（六）术后处理

1. 术后胸腔放置闭式管引流，后侧放置引流管，48~72h 拔除背部引流管，1 周左右复查胸椎正侧位片及胸片，当胸腔引流量小于 50mL/d 时拔除闭式引流管。

2. 鼓励患者早期活动，四肢主被动活动，深呼吸等。

3. 出现脊髓损伤表现，应用甲基泼尼松龙冲击疗法；激素常规应用 3 天，并根据实际情况加用神经营养、脱水、改善微循环等药物。

4. 静脉给抗生素直至拔除引流管。

5. 一般无需外固定，亦可用定制的支具，早期坐起或行走。

6. 预防血栓形成。

7. 根据肿瘤的病理性质决定下一步综合治疗方案。

（七）临床结果

对于该术式的临床结果，国内仅有少量报道。肖建如等报告了 81 例胸椎肿瘤的外科治疗情况，其中 26 例行前后路联合入路全胸椎节切除术，术后效果较为满意，并指出该术式适用于胸椎椎体及附件肿瘤切除术，在术前准备充分和患者全身情况允许的前提下可考虑一次性前后联合入路手术，有利于肿瘤病灶一次性切除，以减少二次前后联合入路手术间隔时间所致的肿瘤复发、扩散。夏虹等报道了 4 例涉及椎体及其后部结构的全椎骨肿瘤的前后路联合治疗，介绍了全椎骨切除术的手术方法及手术注意事项，并指出该手术难度大、出血多、危险性高，术中采用控制性低血压，可减少出血，临床初步效果满意。

（八）临床举例

病例 1：女性，50 岁，进行性双下肢无力 1 个月入院。经 CT 引导下穿刺活检确诊为 T_7~T_9 恶性血管内皮细胞瘤。术前 1 天行 DSA 检查，了解肿瘤血供情况，并经肋间动脉行瘤体血管明胶海绵栓塞，以减少术中出血。手术方式：全麻，首先右侧位，常规前方入路，切除第 8、9 左侧肋骨，粉碎成骨粒植骨，切除包括肿瘤在内的第 7、8、9 椎体和椎弓根，硬膜囊显露见脑脊液搏动波，采用可撑开式骨笼撑开置入，矫正后凸畸形；患者转俯卧位，常规后路，全椎板减压，切除 3 节椎的剩余部分，T_4~T_6 和 T_{10}~T_{12} 分别打入椎弓根钉，上棒加压固定。留置一条胸腔引流管和一条伤口引流管。手术时间 8h，术中估计出血 4 000mL。10 天后，患者佩带 TLSO 支具活动。术后 2 周出院，双下肢肌力基本恢复，无其他神经功能障碍（图 5-2-3）。

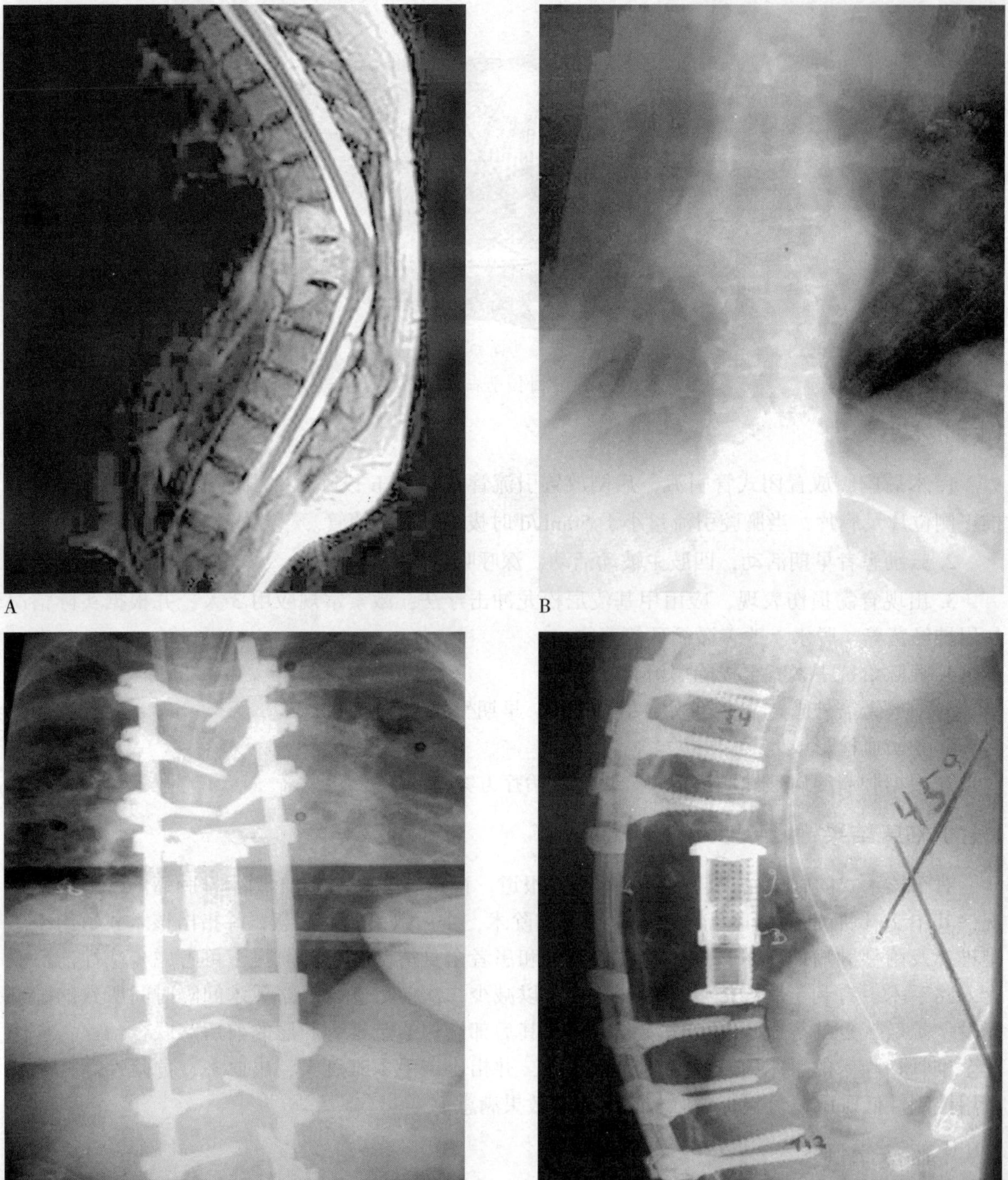

图 5-2-3　前后路联合入路全胸椎节切除术。A. MRI 示 T_7~T_9 肿瘤；B. 术前正位片；C，D. 术后肿瘤切除椎弓根钉固定椎体重建。

（九）并发症

大出血休克；脊髓神经损伤、硬膜撕裂、脑脊液漏；肺不张；内固定失败松动、脱出、断裂、不稳定；人工椎体移位；假关节形成；临近节段退变加速。

（十）评价

该手术的理念基于生物力学实验以及实现肿瘤全切除两方面的考虑。与单纯前路或后路手术相比，尤其是累及脊柱椎体及附件的肿瘤患者，前后联合入路手术能实现完整切除肿瘤、椎管减压更加彻底和恢复脊柱稳定性。Harms 建议在所有肿瘤病例采用前后联合内固定，因为70%~90%的轴向负荷通过椎体，前路重建必须有足够的强度承受轴向负荷和扭转应力，后方拉伸力较为突出，应采用短节段加压内固定。Sundaresan 等认为，积极的前后联合入路手术对孤立的转移瘤患者也有明显的疗效，对于经选择的患者，脊柱孤立转移瘤的切除应被视为与以标准肿瘤理念切除其他部位如肺部、肝脏转移性肿瘤相类似的肿瘤治疗方法。前后联合入路手术并发症发生率较高，但大多数并发症是可以成功控制的。合理的围手术期处理可减少并发症发生率，通过缩短手术时间，可降低感染及脓毒血症的发生率。在患者全身情况允许的前提下可考虑一次性前后联合入路手术，前后路同期手术较分期手术有以下优点：可减少因两次手术所造成的肿瘤细胞播散种植的机会；由于截瘫的恢复与脊髓压迫时间密切相关，尤其是恶性肿瘤引起的截瘫，因此必须尽早、彻底地进行椎管减压；一次手术可减少患者痛苦，可降低医疗费用，缩短住院时间。

（杨　睿　沈慧勇）

二、前后联合入路肿瘤椎全脊椎整块切除术

（一）设计思路

后路肿瘤椎全椎节整块切除术优点是手术创伤相对小，一个切口解决。但是在分离前方结构时不能在直视下进行，损伤前方大血管及内脏的可能性较大，特别肿瘤较大，突破椎体时，这种损伤的机会更大，并且分离过程容易突破肿瘤，失去边缘或广泛的整块切除意义。单纯后路技术要求很高。对肿瘤大、侵犯广泛的患者，前后联合入路手术，可能更为安全和彻底，而前后联合手术又可采用一期或二期。

（二）适应证

较大的良性侵袭性肿瘤、原发性恶性肿瘤和脊柱转移瘤，符合下列标准：肿瘤未蔓延或侵犯临近内脏；肿瘤与腔静脉或主动脉无粘连或少许粘连；无转移；连续病变不超过 3 个脊椎。脊柱转移瘤还需包括原发灶已被控制或原发灶无法找到，不伴其他系统或脏器转移。

（三）禁忌证

患者不能耐受手术。相对禁忌证为超过 3 个脊椎病变或预期寿命少于半年。

（四）手术步骤

1. 后路椎弓切除术　气管内插管全麻。取俯卧位，后正中切口，以病椎为中心上下各 2~3 个节段，椎旁肌向两侧分离显露达横突外，如果术前已活检，其通道应与四肢保肢手术一样处理，将其切除。牵开器牵开椎旁肌。于病椎肋横突关节外 3~4cm 切断肋骨，结扎肋间血管，必要时包括神经根。将胸膜自椎体上剥离。

2. 椎弓切除　椎弓切除方法有 2 种：分块切除和整块切除。当肿瘤局限于椎体时，可分块切除或整块切除；当肿瘤侵犯后柱结构时，为减少肿瘤污染，须行整块切除，当肿瘤只侵犯单侧椎弓根，则保留患侧椎弓根，与椎体同时在前方切除。分块切除可用骨刀、椎板咬骨钳等切除病椎棘突、椎板、上下关节突、椎弓根和横突。椎弓整块切除方法是：切除与病椎相邻的正常椎节的部分棘突和椎板，切除黄韧带进入椎管，向外用骨刀切除上位脊椎的下关节突，分离硬膜和神经根，双极电凝止血。保护下用骨刀将两侧椎弓根切断，则可将病椎整个后柱结构（棘突、椎板、上下关节突、椎弓根、横突及肋骨）取出。用骨蜡封闭椎弓根髓腔，减少出血和肿瘤细胞污染。也可用特制的细小线锯将椎弓根切断，方法是沿上下椎间孔头尾方向绕椎弓根

内经椎管穿一条 C 形中空的线锯导管，沿导管内引出线锯，取出导管，向外保持线锯张力，将椎弓根切断，这种方法可减少出血（图 5-2-4，图 5-2-5）。

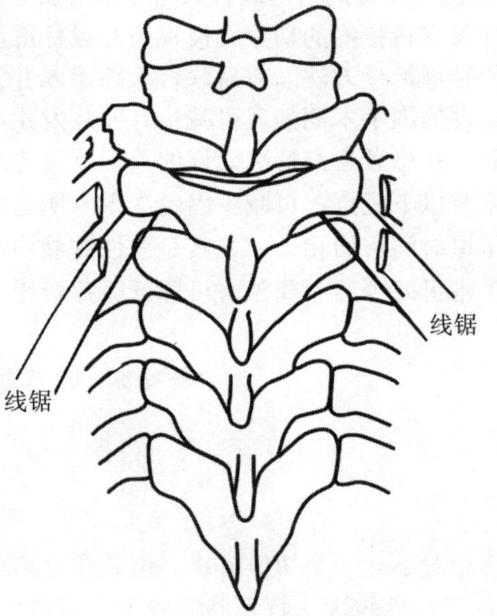

图 5-2-4 特制的细小线锯将椎弓根切断

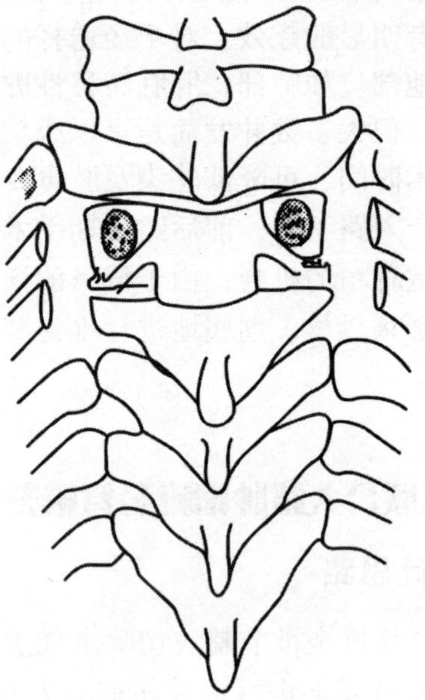

图 5-2-5 取出后弓

3. 后方椎间盘切除 显露出病椎上下的椎间盘，在后方将后纵韧带、后方纤维环切除，尽量向前与两侧分离切除椎间盘，特别是前入路的对侧，更应分离，因前路手术时，对侧解剖很困难，这样做可减少前路的操作困难。于硬膜与椎体之间放置一硅胶膜，便于前路手术时辨认椎管，保护神经，如二期手术，该膜还有防止粘连的作用。

4. 后路固定和融合 如前方同时使用内固定加强，可用椎弓根钉系统固定上下各一个节段；如前路不内固定，上下固定各 2 个节段（图 5-2-6）。拟用生物性重建，相邻正常脊椎的小关节外与横突打成粗糙面，取髂骨植骨。

如继续进行前路手术，简单关闭伤口，无菌敷料覆盖伤口，取侧卧位；如前路手术延迟进行则放置引流管，仔细关闭伤口。

5. 前路椎体整块切除 侧卧位，通常左侧在上，如肿瘤向外生长部分主要在右侧，为分离肿瘤方便及切除彻底，选右侧入路。后方原切口必须在消毒范围内，以备协助前方手术用。对于同期手术者，有 2 种方法行前方显露。第一种是从后方切口入，沿病椎平面的肋骨做切口，使前后两个切口相通；另一种是选择高于病椎 1~2 个节段的肋骨做切口，常规经胸腔入路。如为 T_{11} 以下肿瘤，可切除第 10 肋，常规胸膜外腹膜后入路。分离椎体表面胸膜，结扎肿瘤椎体和上下各一个节段的血管。前方切口已与后方相通。将大血管自椎体前方分离，特别在分离对侧血管时要非常小心，前后切口同时进行分离比较容易。分离完成后，在椎体撬板的保护下，切断上下椎间盘，此时椎体已完全游离，将其整块取出。反复冲洗伤口后止血。

6. 椎体重建与固定 根据肿瘤性质、肿瘤切除的彻底性、患者情况选择椎体重建方式，用自体髂骨植骨，或用异体股骨加自体骨，也可用钛网加自体骨。因手术的目标是治愈性的，不推荐用骨水泥，除非因各种原因术中无法做到边缘或广泛的整块切除，复发的可能性很大。患者预期寿命少于 2 年时，可考虑用骨水泥重建。前路可同时用钢板或钉棒系统加强固定（图 5-2-7）。放置引流管，逐层缝合两处切口。

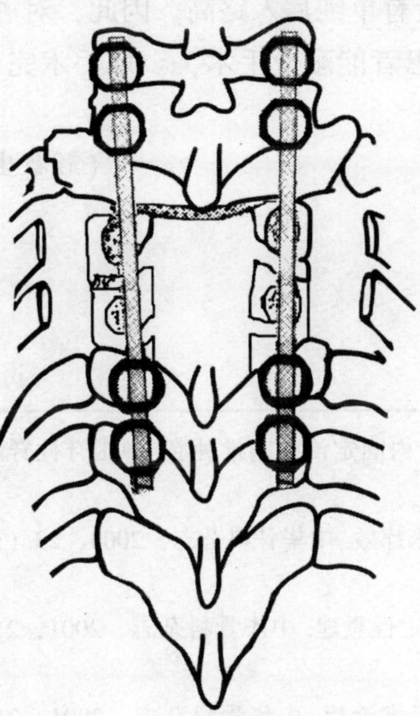

图 5-2-6　后路椎弓根钉固定

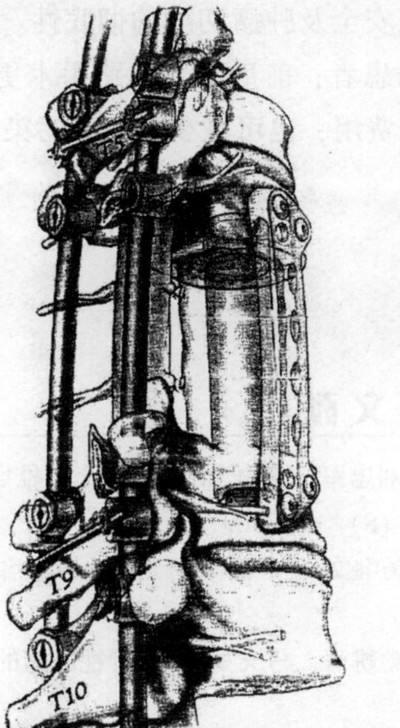

图 5-2-7　前路椎体重建，同时钢板加强固定

（五）手术难点和注意事项

手术分前后两步进行，如患者一般情况好，可同期完成，否则分期进行。先进行后路手术，前路手术可在 3~7 天内进行，但尽可能同期手术，以减少肿瘤的污染。参考“后入路胸椎全脊椎整块切除重建术”。

（六）术后处理

监护病房观察 24h，常规应用抗生素，根据引流量拔除引流管，一般术后 48~72h 可拔除，卧床 2 周后带支具下地。继续佩带支具直到植骨基本愈合，一般为 2~3 个月。

（七）临床结果

2000 年，Abe 报道 6 例肿瘤椎全椎节整块切除，3 例采用单纯后路手术，3 例为　期前后联合入路手术（其中 1 例为胸椎肿瘤）。手术无并发症。随访 2~4.8 年，除 1 例囊内切除患者复发外，其他患者无复发。2005 年，Samartzis 等报道 1 例前后联合入路整块切除 T_8~T_9 Ewing 肉瘤侵犯胸壁与椎旁的患者，无手术并发症，完全切除肿瘤，随访肿瘤无转移与复发。

（八）并发症

潜在的并发症有损伤脊髓、神经根；损伤周围的血管（胸主动脉、腹主动脉、腔静脉）；椎管内静脉丛大量出血；损害手术水平脊髓的血运，特别是 T_4、T_{10} 平面；椎弓根切断时可能造成肿瘤细胞污染。

（九）评价

与后路肿瘤椎全椎节整块切除术一样，手术目的是边缘或广泛整块切除肿瘤，防止肿瘤复发。但对于突破椎体的肿瘤，如肿瘤与大血管很近或与大血管及肺粘连时，单纯后路很难做到边缘或广泛整块切除肿瘤，而且手术损伤大血管及肺的风险很大，并且分离过程容易突破肿瘤，失去边缘或广泛的整块切除意义。在这些情况下，尽管前后联合手术创伤较大，但直视下分离肿瘤能保证安全及肿瘤切除的彻底性。其手术技术要求也没有单纯后入路高。因此，对肿瘤大、侵犯广泛的患者，前后联合入路手术更为安全和彻底。如患者能耐受手术，一期手术完成不单可减少手术费用，也可减少肿瘤的污染。

（彭新生）

参考文献

1 盛伟斌，刘忠军，曹力. 一期后路全脊椎切除、环脊髓减压、植骨内固定治疗胸椎肿瘤. 中国脊柱脊髓杂志，2004，14（8）：465~469

2 郑燕平，汤继文. 经后路一期全脊柱切除治疗胸椎单脊椎肿瘤的临床疗效. 中华骨科杂志，2003，23（1）：23~27

3 刘忠军，党耕町，马庆军，等. 脊柱肿瘤的全脊椎切除术及脊柱稳定性重建. 中华骨科杂志，2001，21（11）：646~649

4 肖建如，贾连顺，袁文，等. 颈椎原发性骨肿瘤的外科分期及其手术治疗. 中华骨科杂志，2001，21（11）：673~675

5 杨兴海，肖建如. 颈胸段脊柱肿瘤的外科治疗进展. 中国矫形外科杂志，2003，11（13）：919~922

6 阮狄克，何勍，侯黎升，等. 原发脊柱肿瘤的外科分区与手术治疗. 中国脊柱脊髓杂志，2001，11：326~329

7 肖建如，袁文，陈华江，等. 胸椎骨肿瘤的手术治疗（附 81 例报告）. 中国脊柱脊髓杂志，2004，14：454~457

8 叶招明，严世贵，杨迪生，等. 颈胸段脊柱肿瘤的外科治疗. 中华骨科杂志，2000，20：261~264

9 夏虹，刘景发，徐国洲，等. 涉及全椎骨之脊柱肿瘤的外科治疗. 中国矫形外科杂志，1997，4：106~107

10 Stener B. Complete removal of vertebrae for extirpation of tumors. A 20-year experience. Clin Orthop, 1989,（245）：72~82

11 Samartzis D, Marco RA, Benjamin R, et al. Multilevel en bloc spondylectomy and chest wall excision via a simultaneous anterior and posterior approach for Ewing sarcoma. Spine, 2005，30（7）：831~837

12 Abe E, Sato K, Tazawa H, et al. Total spondylectomy for primary tumor of the thoracolumbar spine. Spinal Cord, 2000，38（3）：146~152

13 Roy-Camille R, Mazle C. Vertebrectomy through an enlarged posterior approach for tumor and malunion. In Bridwell K, DeWald R（eds). Textbook of spine surgery. Philadephia：JB Lippincott，1991

14 Abe E, Sato K, Murai H, et al. Total spondylectomy for solitary spinal metastasis of the thoracolumbar spine：a preliminary report. Tohoku J Exp Med, 2000，190（1）：33~49

15 Tomita K, Kawahara N, Murakami H, et al. Total en bloc spondylectomy for spinal tumors: improvement of the technique and its associated basic background. J Orthop Sci, 2006，11（1）：3~12

16 Sundaresan N, Steinberger AA, Moore F, et al. Indications and results of combined anterior-posterior approaches for spine tumor surgery. J Neurosurg, 1996，85（3）：438~446

17 Kim YJ, Lenke LG, Cho SK, et al. Comparative analysis of pedicle screw versus hook instrumentation in posterior spinal fusion of adolescent idiopathic scoliosis. Spine, 2004，29（18）：2040~2048

18 Storer SK, Vitale MG, Hyman JE, et al. Correction of adolescent idiopathic scoliosis using thoracic pedicle screw fixation versus hook constructs. J Pediatr Orthop, 2005，25（4）：415~419

19 Muschik M, Schlenzka D, Robinson PN, et al. Dorsal instrumentation for idiopathic adolescent thoracic scoliosis: rod rotation versus translation. Eur Spine J, 1999，8（2）：93~99

20 Lenke LG. Lenke classification system of adolescent idiopathic scoliosis: treatment recommendations. Instr Course Lect, 2005，54：537~542

21 Potter BK, Kuklo TR, Lenke LG. Radiographic outcomes of anterior spinal fusion versus posterior spinal fusion with

thoracic pedicle screws for treatment of Lenke Type I adolescent idiopathic scoliosis curves. Spine, 2005, 30 (16): 1859~1866

22 Abe E, Kobayashi T, Murai H, et al. Total spondylectomy for primary malignant, aggressive benign, and solitary metastatic bone tumors of the thoracolumbar spine. J Spinal Disord, 2001, 14 (3): 237~246

23 Bell GR. Surgical treatment of spinal tumors. Clin Orthop, 1997, 335: 54~63

24 Boriani S, Weinstein JND, Biagini R. Primary bone tumors of the spine: terminology and surgical staging. Spine, 1997, 22 (9): 1036~1044

25 Boriani S, Bandiera S, Biagini R, et al. Staging and treatment of primary tumors of the spine. Current Opinion in Orthopedics, 1999, 10 (2): 93~100

26 Tomita K, Kawahara N, Baba H, et al. Total en bloc spondylectomy: A new surgical technique for primary malignant vertebral tumors. Spine, 1997, 22 (3): 324~333

27 Fujita T, Kawahara N, Matsumoto T, et al. Chordoma in the cervical spine managed with en bloc excision. Spine, 1999, 24 (17): 1848

28 Stener B. Total spondylectomy in chondrosarcoma arising from the seventh thoracic vertebra. JBJS, 1971, 53B (2): 288~295

29 Stener B, Johnsen OE. Complete removal of three vertebrae for giant-cell tumour. JBJS, 1971, 53B (2): 278~287

30 Hardes J, Gosheger G, Halm H, et al. Three-level en bloc spondylectomy for desmoplastic fibroma of the thoracic spine: a case report. Spine, 2003, 28 (9): 169~172

31 Tomita K, Toribatake Y, Kawahara N, et al. Total en bloc spondylectomy and circumspinal decompression for solitary spinal metastasis. Paraplegia, 1994, 32 (1): 36~46

32 Heary RF, Vaccaro AR, Benevenia J, et al. "En-bloc" vertebrectomy in the mobile lumbar spine. Surg Neurol, 1998, 50 (6): 548~556

33 Cahill DW, Kumar R. Palliative subtotal vertebrectomy with anterior and posterior reconstruction via a single posterior approach. J Neurosurg, 1999, 90 (S1): 42~47

34 Akeyson EW, McCutcheon IE. Single-stage posterior vertebrectomy and replacement combined with posterior instrumentation for spinal metastasis. J Neurosurg, 1996, 85 (2): 211~220

35 Simpson JM, Silveri CP, Simeone FA, et al. Thoracic disc herniation. Re-evaluation of the posterior approach using a modified costotransversectomy. Spine, 1993, 18 (13): 1872~1877

36 Fessler RG, Sturgill M. Review complications of surgery for thoracic disc disease. Surg Neurol, 1998, 49 (6): 609~618

37 Ohnishi K, Miyamoto K, Kanamori Y, et al. Anterior decompression and fusion for multiple thoracic discherniation. JBJS, 2005, 87B (3): 356~360

38 Belmont PJ, Klemme WR, Robinson M, et al. Accuracy of thoracic pedicle screws in patients with and without coronal plane spinal deformities. Spine, 2002, 27: 1558~1566

39 Kothe R, Matthias Strauss J, Deuretzbacher G, et al. Computer navigation of parapedicular screw fixation in the thoracic spine: a cadaver study. Spine, 2001, 26 (21): 496~501

40 Vougioukas VI, Weber J, Scheufler KM. Clinical and radiological results after parapedicular screw fixation of the thoracic spine. J Neurosurg Spine, 2005, 3 (4): 283~287

第六章　胸腰段手术

第一节　胸腰段前路手术

一、经 11 肋胸膜外腹膜后入路减压重建固定术

（一）设计思路

胸腰交界 (T_{11}~L_1) 是骨折、肿瘤、感染及畸形发生的常见部位，由于膈肌的存在，对很多医生来说，该部位的显露具有挑战性。标准的胸腰段前入路是通过第 9 肋或第 10 肋肋床切口，经胸腔与腹膜外入路，能很好地显露近该区域。经胸最大的缺点是与肺相关的并发症较高，所有患者术后必须放置胸腔引流管，导致疼痛、卧床时间长及感染的可能。如果能经胸膜外入路显露胸腰段，则可避免经胸产生的不良结果。因此，设计出经 11 肋胸膜外腹膜后入路显露该部位。但也有医生反对该入路，他们认为经胸膜外入路显露较差、手术时间延长及技术要求高。事实上，这些医生的观点是没有根据的，相反很多临床证据显示，该入路操作并不复杂，可显露 T_{11}~L_1。

（二）适应证

T_{11}~L_2 疾患。包括新鲜骨折伴脊髓损伤，CT 或 MRI 提示脊髓前方严重受压；陈旧性爆裂性骨折伴不全瘫；后路手术后前方致压物未能解除以及胸腰段脊柱结核、肿瘤伴或不伴脊髓受累。另外脊柱侧凸前路矫正也是理想的适应证。

（三）禁忌证

不能耐受手术的患者。

（四）手术操作

1. 采用气管插管麻醉。取左侧卧位，右侧腰部垫高，利于左侧的显露。

2. 自腋后线沿第 11 肋作切口（图 6–1–1），至第 11 肋与 12 肋之间向前下，根据远侧显露的需要，超过肋尖 4~8cm。顺次切开皮肤、皮下，切开第 11 肋骨膜，分离并切除远侧 2/3 肋骨（图 6–1–2），保留肋软骨部分以作标记。将肋软骨沿中线剖开后找到腹膜后间隙，从膈肌下将腹膜连同腹腔内容物向中线方向推开，并依次切开腹外斜肌、腹内斜肌和腹横肌，注意防止损伤腹膜（图 6–1–3）。

3. 自第 11 肋床分离出壁层胸膜，在胸膜反折处将胸膜从膈肌上分离，从而显露出胸膜外腔，与膈肌在胸壁起点 1.5cm 处结扎切断膈肌（图 6–1–4），至内外侧弓状韧带，使胸膜外腔与腹膜后腔隙相通，继续向后分离，将腹膜与深部肌筋膜从腰方肌和腰大肌上分离，在腰大肌前缘向后钝性分开腰大肌显露 L_1~L_3，将膈肌脚切断（L_1 椎体侧面）并结扎标记，待修复用。继续将胸膜从脊柱上分离，根据需要可显露至 $T_{10/11}$ 椎间盘。

4. 结扎病变节段及上下各 1 个或 2 个节段的节段血管，将其与 L_1 椎体侧面的腰大肌从椎体侧面向后分离，至椎弓根平面，然后可从腰大肌前缘把肌肉向后外侧拉开，将大血管向前牵开，显露出病变椎体及其上下椎间盘。切除上下椎间盘，为椎骨融合做好准备（图 6–1–5）。

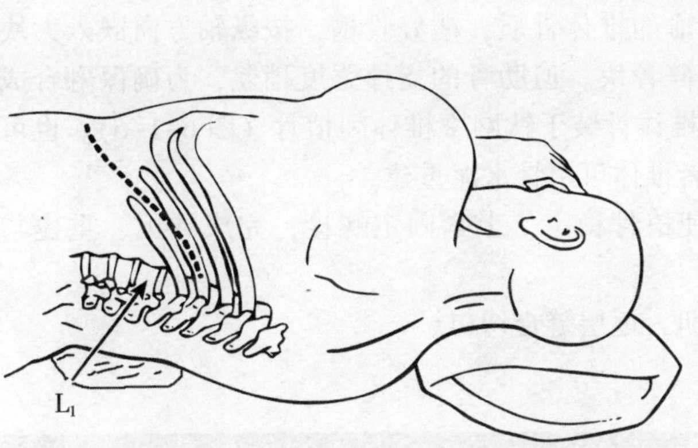

图 6–1–1　沿第 11 肋作切口

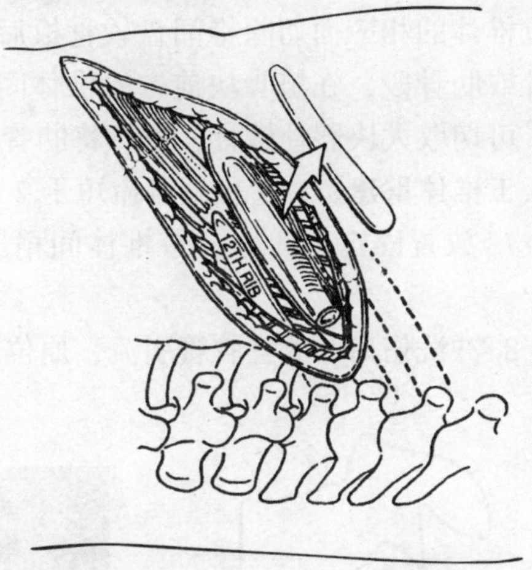

图 6–1–2　切除远侧 2/3 的 11 肋

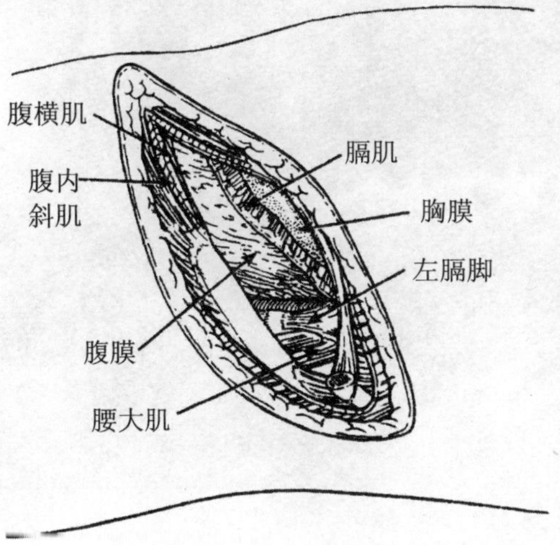

图 6–1–3　分离出腹膜后间隙

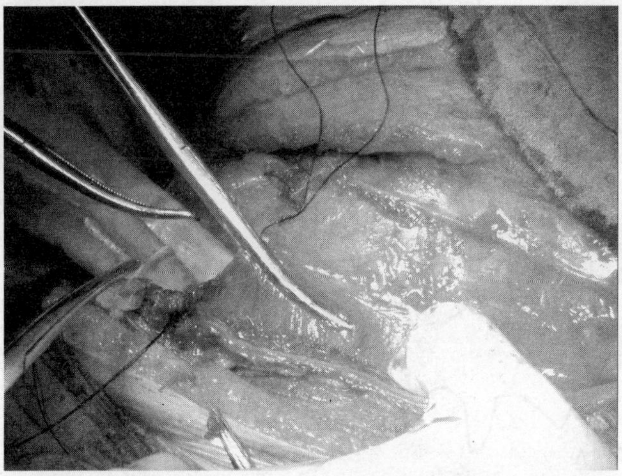

图 6–1–4　膈肌在胸壁起点 1.5cm 处结扎切断膈肌

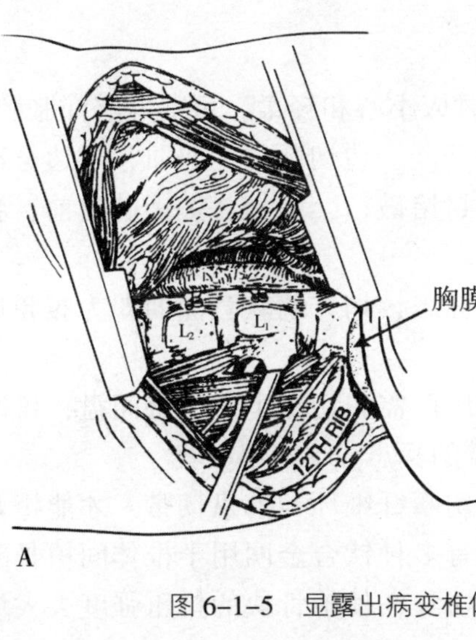

A

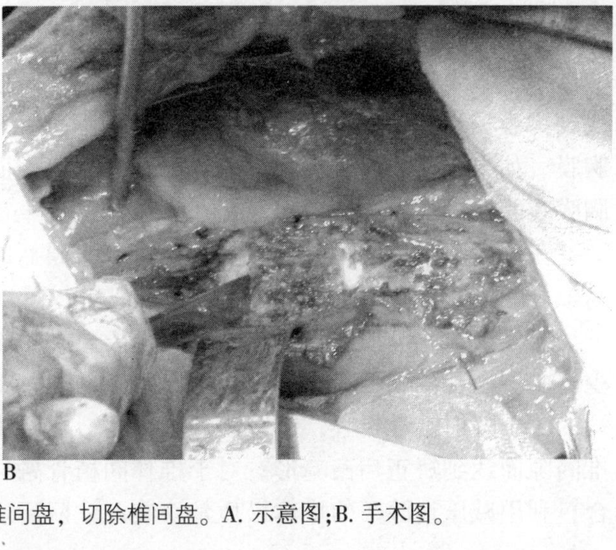

B

图 6–1–5　显露出病变椎体及其上下椎间盘，切除椎间盘。A. 示意图；B. 手术图。

5. 在直视下进行病变椎体的处理，如切除病变椎体、硬脊膜前方减压等。

6. 于上下椎体各打入椎体固定螺钉，经 C 型臂 X 线机透视证实椎体钉位置良好后，撑开椎间隙，矫正后凸畸形和恢复病椎相应高度，根据需要进行椎体间重建，良性病变或预期寿命长的患者进行生物重建，植骨融合，取的肋骨与减压切除的椎体松质骨常能够供植骨使用，在上下位椎体的相应面切除椎间盘软骨板后露出渗血的椎体骨质，凿好骨槽，按纵轴方向嵌入大块髂骨或肋骨段，在植骨块前方的椎体间隙填塞碎骨块。但肋骨的支撑强度稍差，为确保融合成功，可切取大块髂骨植骨，也可将肋骨、局部椎体骨装于钛网中椎体间植骨（图 6–1–6）。也可用人工椎体重建。对于预期寿命短于 2 年的患者椎体可用骨水泥重建。

7. 放置固定板或棒，将椎体间稍压缩，使植骨稳定，上紧固定螺栓，完成减压、重建与固定。

8. 冲洗伤口，放置胶管引流，原位修复膈肌，逐层缝合切口。

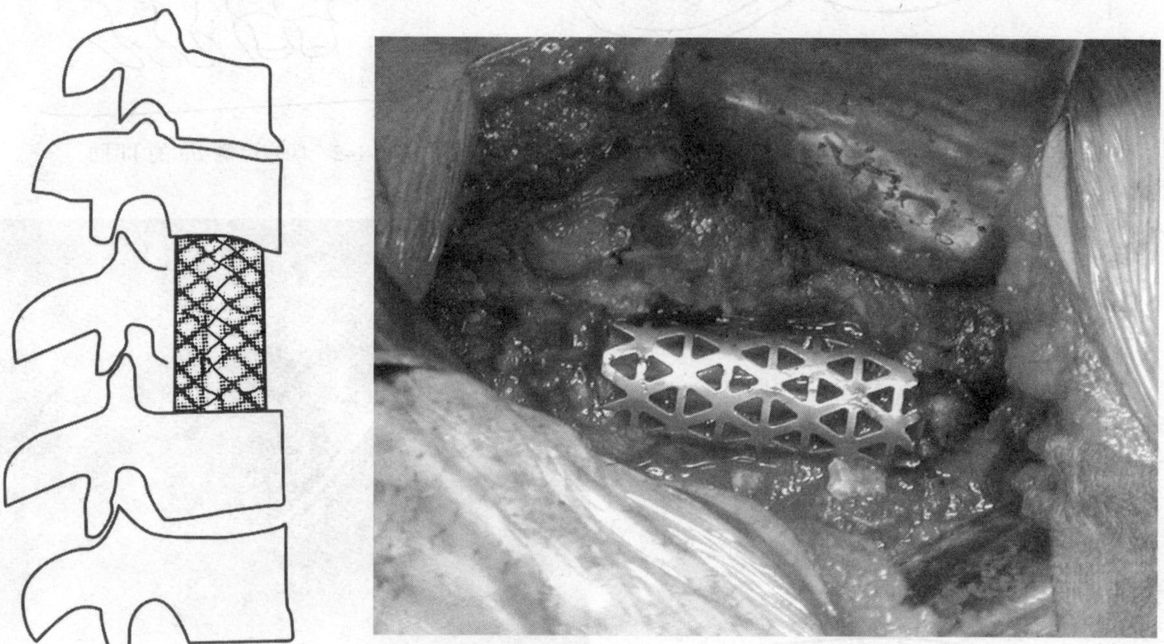

A　　B

图 6–1–6　钛网重建椎体。A. 示意图；B. 术中图。

（五）手术难点和注意事项

本手术难点是分离胸膜和对硬膜进行减压。在分离胸膜时应小心和轻柔，可嘱麻醉师胀肺，找到胸膜反折的位置，轻轻钝性将胸膜从膈肌上及胸壁间分开。一边切断结扎膈肌，一边分离胸膜。如果不小心分破胸膜，应进行修复，可用肌肉或脂肪封堵破口，在结扎关闭破口前，将胸膜腔的气体胀肺驱除。

在分离腹膜后间隙时，肋软骨是进入腹膜后间隙的重要标志，切开肋软骨深面即为腹膜后间隙，能快速分离出腹膜后间隙。

应仔细结扎节段血管，将腰大肌分离至椎弓根部位，减压前需先切除上、下椎间盘，可减少出血，在进行减压时，椎弓根与椎体连接的根部是椎管前壁的标志。

对于陈旧性骨折者，前纵韧带已挛缩，需经椎间盘平面切断纤维环与前纵韧带，才能撑开椎间隙而达到矫正后凸畸形。对于椎体间植骨融合，目前已有多种钛合金网用于椎体间植骨融合，利用减压切除下的椎体松质骨块装入钛网后进行椎体间植骨，使植骨块的抗压强度大大增强，术后患者可更早期坐起和下床活动，利于康复。同时避免取髂骨带来的并发症。植骨时，注意不能在椎体后部与硬脊膜前方放置碎骨片,以防压迫脊髓。

在手术进入侧的选择方面，一般从左侧进入，可避免肝脏的阻挡，而且左侧为动脉，标志清楚，可减少血管损伤的机会。如病变在右侧则从右侧进入。

（六）术后处理

术后常规应用抗生素 3~5 天，腹膜后手术应禁食至肛门通气。术后卧床时间应根据患者脊柱稳定性来决定，一般术后 1 周可佩带支具下地。

（七）临床结果

Kim 等应用该入路治疗各类病变患者 26 例，其中男 13 例，女 13 例，平均年龄 47 岁（16~80 岁），平均出血为 1 600mL，平均手术时间为 4.9h，没有神经加重的病例。只有 1 例需进行胸腔插管。并发症包括 2 例切口疝，其中 1 例需手术治疗，切口浅表感染 2 例，经换药治愈，无肺部相关并发症。

作者应用该入路治疗胸腰段骨折、肿瘤、结核与脊柱侧凸共 25 例，1 例术后第一天发现气胸，经穿刺抽气治愈，1 例出现血气胸需胸腔插管，无其他肺部相关的并发症。

（八）临床举例

病例：吴××，男，46 岁，高处坠落伤 24h 入院。腰背疼痛、畸形，并双下肢不全瘫，Frankel C 级，X 线片示 L_1 爆裂性骨折，CT 示椎管被椎体后移侵占 60%。诊断为 L_1 爆裂性骨折并双下肢不全瘫。入院后急诊行经 11 肋胸膜外腹膜后入路，L_1 椎体次全切除减压，自体肋骨与局部骨重建，钉板固定术（图 6–1–7）。

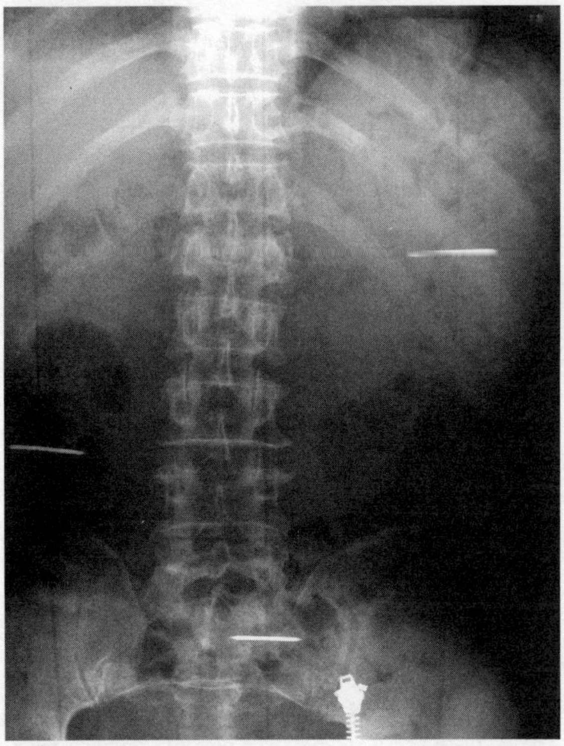

A

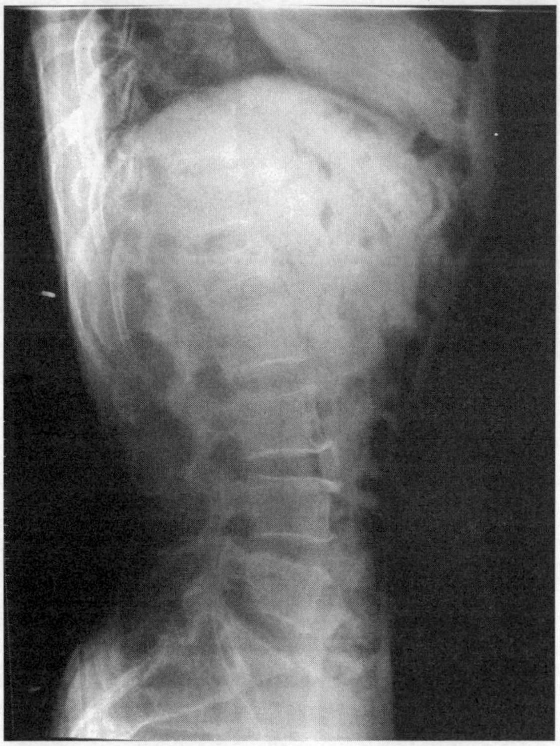

B

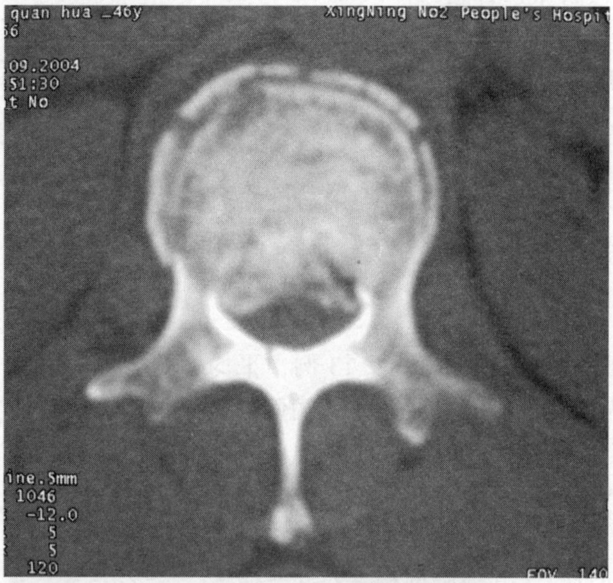

C

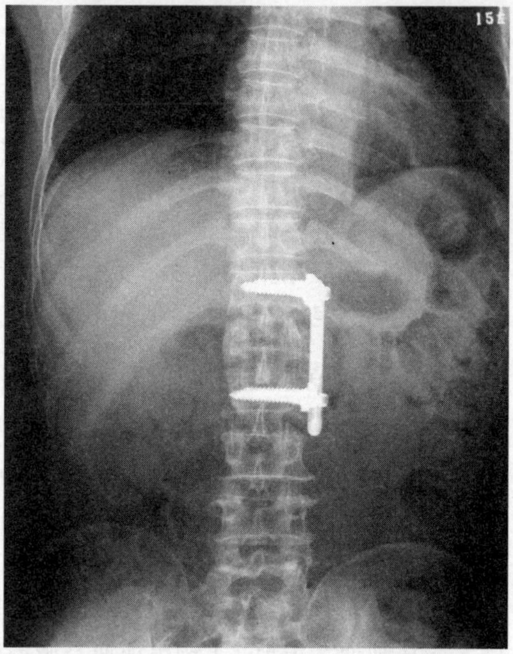

D

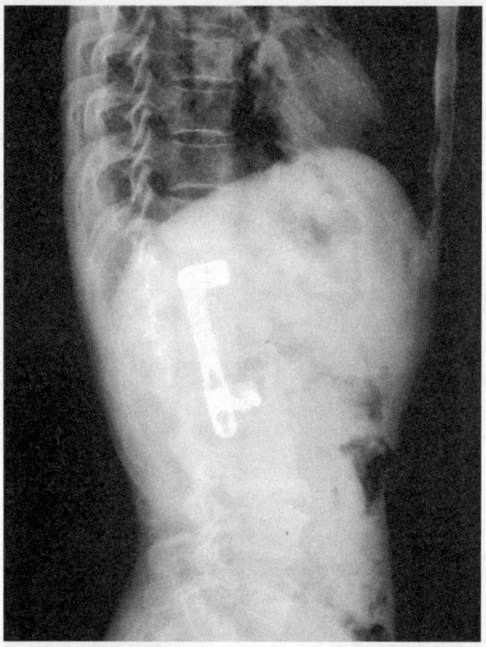

E

图 6-1-7 L_1 爆裂性骨折并双下肢不全瘫，前路减压植骨固定术。A. 术前正位；B. 术前侧位；C. 术前 CT；D. 术后正位；E. 术后侧位。

（九）并发症

潜在的并发症包括胸膜损伤、气胸、血气胸、膈疝、脊髓损伤、植骨不融合及内固定松动等。

（十）评价

胸腰段椎体是各种伤病的多发区，很多需要经前路手术解决问题，前路减压内固定与后路减压内固定相比较其优点为：直视下对椎体病变进行处理；对来自脊髓前方的压迫能在直视下操作，术中不需要牵动硬脊膜，并能保证减压的彻底性；通过椎体重建，恢复脊柱的功能和形态，获得永久性稳定；植骨块和内固定器械所受的力，力臂短，承受的力矩小，有利于脊柱稳定，减少了内固定物松动和疲劳折断的机会；植骨床血运丰富，植骨量充足，植骨块受压应力作用，骨融合快，融合后强度大；不破坏相对完整的后柱结构，保留了后柱的形态和功能。

经典的手术入路是经胸腹膜后入路，显露好，但开胸带来很多并发症。Mcdonnell 等报道，并发症高达 34%。最常见的并发症与肺有关，如肺炎、术后呼吸无力等。而经第 12 肋胸膜外腹膜后入路，对 T_{11} 的显露较差，采用经第 11 肋胸膜外腹膜后入路，能达到胸腰段 T_{10}~L_3 的前路暴露，因为 T_{10}~L_3 节段需要行前路手术的病例种类颇多，如胸腰段屈曲压缩性骨折、爆裂性骨折不稳或伴发完全或不完全截瘫；胸腰段脊柱结核或伴发截瘫；胸腰段脊柱肿瘤或椎体间隙感染及胸腰段脊柱侧凸等均可采用此入路进行手术。只要对局部解剖熟悉，该手术入路操作并不复杂，且对病变椎体显露好，并发症少。作者已将该入路列为胸腰段前路手术的常规方法。

但值得注意的是，尽管该入路能显露到 T_{10}，但由于肋骨的阻挡，往往在 T_{10} 与 T_{11} 椎体上置钉非常困难，解决的办法是在第 9、10 肋之间另开小的切口，通过该小切口进行操作，T_{11} 能达到理想的置钉方向。如果再高的位置需要固定，则需经第 9 肋开胸入路。

（彭新生　万　勇）

二、前路脊柱侧凸矫正椎间重建术

（一）设计思路

后路手术治疗脊柱侧凸是临床上应用有效而且技术成熟的治疗方法之一，从早期的 Harrington 发展至各种椎弓根钉系统，均能较好矫正侧凸所致的冠状面畸形。前路内固定矫形技术也已被公认为矫正胸腰椎和腰椎脊柱侧凸的标准术式之一。早期的前路矫形手术以 Dwyer 手术为经典，但因其假关节发生率高、去旋转能力弱及继发性腰后凸畸形而被少用。后应用 Zielke 手术，明显克服改善了 Dwyer 手术的缺点，但骨科医生们在临床应用中较长期随访发现仍有较大的术后矫形的丢失发生率，因而根据实际情况加以改良，将固定棒由直径 3.5mm 增加为 5~6mm。与后路矫形相比，前路矫正侧凸是通过切除椎间盘缩短脊柱来纠正侧凸，从而减少了脊髓因受牵拉而致神经损害的可能性。切除椎间盘后可松解畸形脊柱，增加其柔韧性，通过预弯和旋转矫形棒可以在纠正脊椎旋转的同时维持矢状面的形态，并可通过在凸侧椎体直接压棒，获得最大程度的冠状面矫正。而且前路手术可节约融合节段，通常固定在 L_3~L_4 以上，这样骨盆上方保留了更多可以活动的椎间盘关节，明显减少了远期下腰部的退变、失代偿以及下腰痛等并发症的发生。但由于前路矫形采用去除椎间盘后在凸侧加压的方法矫正侧凸畸形，椎间隙高度的降低和腰椎后凸的形成趋势仍然是目前存在的主要问题之　。为了更好地维持腰椎生理前凸，椎间植骨曾被认为是维持矢状面形态的有效手段，早期采用同种异体骨植入椎间隙，尤其是结构性同种异体股骨可以起到很好的支持作用。但异体骨存在传播疾病及发生非炎性反应的风险，且血管化生能力较弱，远期随访发现植骨融合时间较长，假关节发生率较高。自体髂骨为松质骨，支撑作用较差，后期骨量的丢失常造成椎间隙的塌陷，形成不同程度的后凸。且取髂骨还可能带来臀上神经、血管损伤及疼痛和髂骨骨折等并发症。由于 Cage 在脊柱椎间融合的有效性，在胸腰段脊柱侧凸前路手术时，加用 Cage 置入椎体间隙可能是解决上述问题的方法。1999 年 Fred 等与 2000 年 Mohammad 等分别报道前路椎体间钛网置入椎间融合的前路钉棒系统矫正青少年特发性脊柱侧凸畸形取得良好效果，证实了其有效性。

（二）适应证

腰段或胸腰段脊柱侧弯，特别是僵硬的侧凸单纯后路矫正难以达到预期目的者，Cobb 角<80°。半椎体或楔形椎致严重侧凸并后凸畸形。

（三）禁忌证

10岁以下儿童由于椎体终板软骨太厚、骨质少不易融合，矫形容易丢失，不宜前路手术。侧凸>90°或后凸>30°是前路手术的相对禁忌证。

（四）手术步骤

1. 取侧卧位，凸侧朝上，根据手术需要的节段决定手术切口位置（胸腰段一般取沿第10~11肋骨切口，腰段一般取第12肋，一般高于固定节段1个节段），如顺第11肋作切口，后方达棘突旁开6cm，前方达肋下缘，根据远端需要向下延长，显露步骤参考“经11肋胸膜外腹膜后入路减压重建固定术”。如自第10肋切口，分离胸膜困难时，则直接切开肋骨床开胸。

2. 根据需要结扎节段血管，切断腰大肌在L_1侧面的起点，向后骨膜下分离并牵开腰大肌，显露手术节段。确认椎间隙，将拟手术椎间隙的纤维环切断，刮除椎间盘髓核组织，切除椎体上下终板软骨，显露出软骨下骨。

3. 用电凝标记各椎体螺钉入钉点，改锥开路，由顶椎向上下端椎逐渐入钉点稍偏前使钉尾排列成凸向后的浅“C”形，与侧弯的轴旋转方向一致，植入垫圈后由后斜向前方钻孔并穿过对侧皮质，近端攻丝后拧入螺钉以外露对侧皮质1~2圈螺纹为宜。钉尾即排列成凸向后的光滑的浅“C”形。

4. 螺钉置入后，从最尾端椎间盘间隙置入高度合适的中央空腔内填塞满术中剪下的肋骨或取自髂骨修剪成的小骨块钛网，置入时用椎体撑开器适度撑开椎体间隙，将钛网置入椎间盘前半部分位置，根据间隙大小每间隙放置1~2个钛网，钛网放置至T_{12}为止。T_{12}以上需融合则椎体间撑开放入自体肋骨或髂骨块即可，这样可避免术后出现胸椎前凸畸形。

5. 根据试模的长度及形状，裁剪相应长度的钛棒，根据冠状面及矢状面预弯角度折弯，置入螺钉槽内，旋入螺帽但不旋紧，描笔标记棒的位置，持棒器夹持棒两端及中部均匀用力将棒旋转，使棒呈凸侧朝前的“C”形，恢复椎体生理前屈，顶椎随旋棒同时前移并部分消除了旋转畸形，自顶椎开始于上下邻椎逐渐互相靠拢后旋紧螺帽矫正侧弯畸形，注意越靠近端椎越小心用力以免螺钉拔出（图6-1-8）。

6. 根据术中透视或拍片调整至畸形矫正满意。若术中胸膜破裂或经胸腔则经第9肋间隙腋中线安放胸腔引流管作闭式引流，原位缝闭膈肌。腹膜外放置引流管，逐层关闭切口。

7. 根据实际情况决定是否行“剃刀背”部分肋骨剪除。最多可剪除3~4根肋骨段。

（五）手术难点及注意事项

钛网放置时大小和位置的选择是关键。钛网过小，起不到有效的支撑作用和理想的矢状面矫形作用；过大则不能合适地放入椎间隙，影响冠状面有效矫形。理论上钛网应放置于椎体的前1/2，但矢状面得到矫正时椎间隙前缘张开，此时钛网过于偏前容易造成钛网不稳和脱出。但钛网偏后则增加了神经并发症发生的可能。由于钛网坚硬的钛合金结构，有时亦发生钛网内陷甚至移位。

椎体螺钉的置入应在顶椎部位靠后，向两端椎逐渐前移以便转棒时良好的去旋转作用。椎体螺钉的置入应在直视下穿透对侧皮质以求尽可能大的拉力及去旋转力，同时避免伤及腹主动脉及下腔静脉等重要组织结构。在剥离椎体前筋膜时注意妥善分离结扎好横穿椎体中央的节段动脉以免引起难以止住的出血。

（六）术后处理

术后24~48h拔除引流管后可佩带支具于床边轻微活动。术后第10~12天拆线，复查X线片。6周后可佩带支具正常行走，重体力及较剧烈活动需待6个月后复查X线片提示椎体完全融合后方可进行。

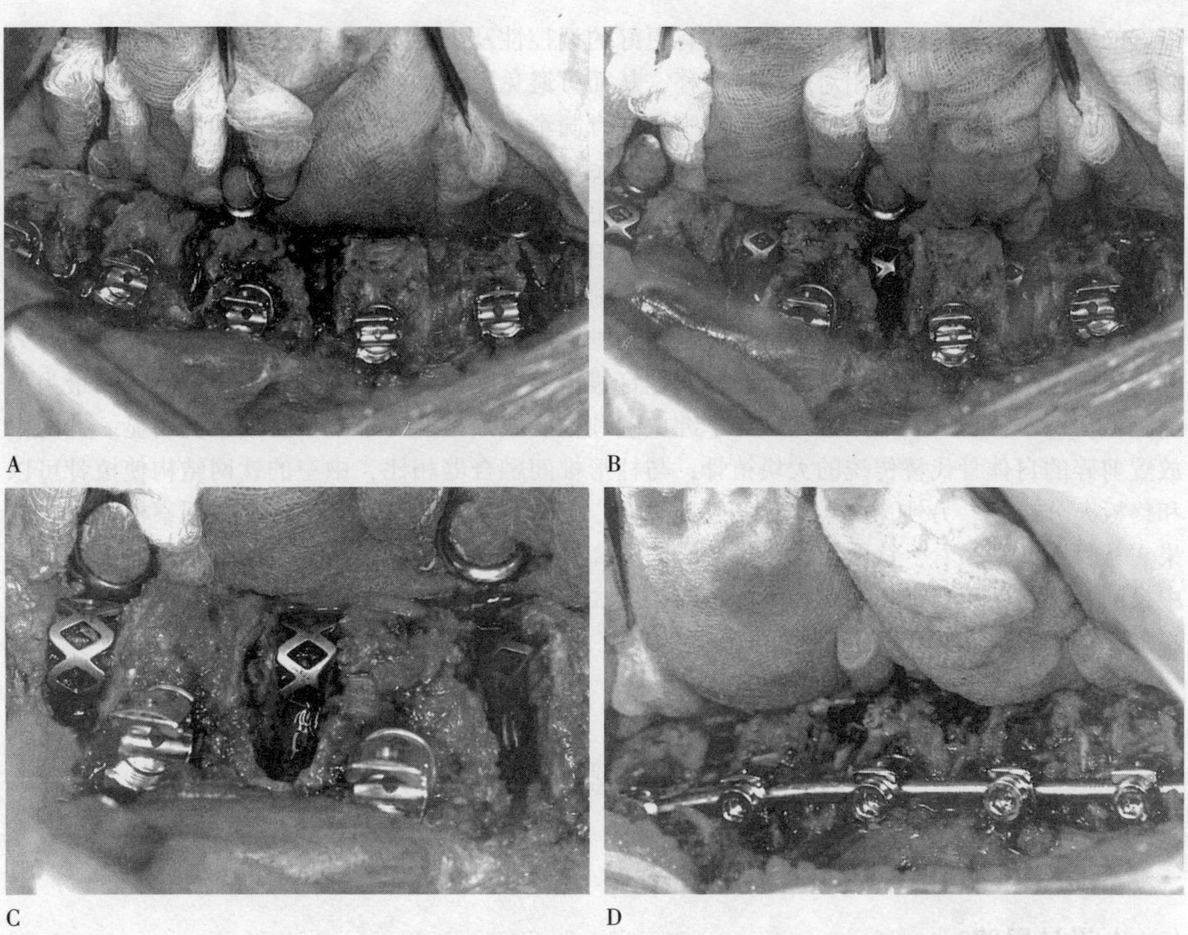

图 6-1-8　前路矫形术。A. 术中椎间盘切除椎体螺钉置入后矢状位观，可见脊椎凸畸形；B. 切除的椎间盘间隙放置由近端向远端逐渐增大的钛网后矢状位后凸改善；C. 可见钛网放置于切除的椎间盘空隙前半部分，后半部分置入肋骨条；D. 应用单根钛棒连接旋转 180°，加压矫形后可见手术节段椎体稍向前凸。

（七）临床结果

1999年，Fred 等报道 20 例使用前路钛网及钉棒系统矫正特发性侧凸，结果冠状面矫正 Cobb 角改善 75°，顶椎偏离中线距离改善 66%，矢状面的腰椎前凸弯曲保持良好。2000 年，Mohammad 等报道 22 例特发性脊柱侧凸前路钛网融合固定矫形术，结果侧凸明显改善，术后冠状面侧凸改善率达 82%以上，矢状面后凸畸形改善 7°，顶椎旋转改善 71%，偏离中线改善 80%；在 2 年以上的随访中，只有 4%侧弯矫正丢失。腰椎的生理前凸未有改变，但仍有 23%左右固定椎的下一椎后滑脱，但无任何临床症状，认为该方法能有效矫正特发性脊柱侧弯并良好地保持矫正效果。邱勇等对 36 例胸腰椎或腰椎特发性脊柱侧凸患者行前路手术，在矫形过程中在固定节段的每个椎间隙分别置入单个钛网椎间融合器。患者术前、术后及术后平均随访 13 个月的侧凸 Cobb 角分别为 56°、15°和 18°，腰椎前凸 Cobb 角分别为 46°、56°和 51°。无死亡，无感染，无椎间隙塌陷。

（八）并发症

可能并发症包括：切口或胸腹腔感染，血气胸，肺不张，断钉、拔钉、断棒；脊髓损伤导致瘫痪，椎体间假关节形成等。

（九）手术评价

与后路手术相比，前入路手术从侧方偏离中央最远处及旋转最明显处着力矫形，因而具有最好的机械力学；前路节段间的固定具有更好的调控性及维持术中形态的能力，同时因其通过转棒去旋转过程中将顶椎相对于端椎前移，从而可避免医源性的腰椎后凸畸形；前入路侧凸矫形手术是缩短而不是延长脊柱，因而术中急性脊髓牵拉损伤及继发性扁平背的发生率就低，同时前路手术对腰背部后肌群损伤小，消除了固定钉棒凸现皮下等缺点；前入路矫形所需要固定融合的节段比后入路手术固定的要短，保留了更大的腰背部活动范围，降低了融合端椎下位椎的退变发生，降低了下腰部疼痛的发生几率。但前路矫形比后路矫形手术技术要求更高，费时更长，出血更多，胸腹部可能并发症更多。在前路椎体间重建方面，与单纯植骨相比较，椎体间植入的钛网能与上下终板更紧密结合，增加椎体的稳定性和保证植骨在位。钛网还可以有效分担内固定矫形所致的应力，减少断棒、螺钉拔出等内固定并发症的发生。顶椎的钛网最为关键，但在每个融合节段都放置钛网比单纯放置顶椎区或顶椎及上下端椎区效果更明显。钛网中放置剪碎的自体骨代替传统的大块植骨，与柱形椎间融合器相比，中空的钛网结构使植骨可以和终板充分接触。另外，由于X线可穿透钛网，可以通过X线和CT扫描有效观察植骨融合效果。从目前的结果看，钛网植入是维持椎间隙高度和防止腰椎后凸的有效的方法。但前路矫形中椎间钛网的使用会延长手术和麻醉时间，增加术中出血量和医疗费用等。因其在临床使用仍不多，需更多的临床研究，特别是随机对照研究去证实其疗效。

（王建云　陈立言）

第二节　胸腰段后路手术

一、后路半椎体切除椎弓根固定矫正术

（一）设计思路

半椎体畸形的手术方法很多，主要包括原位融合、前后路凸侧骨骺阻滞术、前后路凸侧融合加皮下凹侧撑开术、半椎体切除术等。原位融合术是不使用器械的后路融合术，曾被认为是治疗先天性脊柱侧凸的经典方法。但是该术式只进行椎板融合，不能对弯曲有所矫正，实际上也不能控制弯曲的发展，由于疗效差，目前极少采用。前后路凸侧骨骺阻滞术是在凸侧行前路半侧椎体骨骺固定和后路半侧凸间关节融合术，保留凹侧的生长潜能，随着凹侧的生长，使侧凸自发矫正。虽然可阻止多数侧凸的进展，但侧凸的进展还取决于凹侧生长能力，疗效不确定，且矫形能力差、外固定时间长。而且需要前后路手术同期进行，较复杂，不适合严重长节段脊柱侧凸。如果凹侧存在未分节的骨桥，则不会自动矫正。前后路凸侧融合加皮下凹侧撑开术，在凸侧融合的同时于凹侧撑开，该术式的优点是术后可获得即时矫形而不影响凹侧的生长潜能，冠状面矫形率高，较单纯凸侧融合好，但适用于胸腰段和下胸段的完全分节的半椎体畸形所致的脊柱侧凸，并且需多次皮下撑开手术，增加了手术次数和住院费用。

半椎体是先天性脊柱侧凸致畸因素之一，半椎体的存在导致脊柱产生弯曲并进行性加重。许多学者据其经验认识到，不论手术治疗与否，存在半椎体，侧凸可进行性加重。因此，半椎体切除是一种理想的治疗方法，该术式既可控制弯曲发展，又能矫正弯曲。半椎体切除术首先由Royle在1928年描述。1932年，Compere首次报道2例前后路一期半椎体切除病例。手术可通过前后路两次手术完成，一期前路切除半椎体、椎间盘，完成脊柱松解，二期后路器械矫形固定；也可同期前后联合手术。由于前后路手术创伤大，手术过程繁琐，且前路手术后脊柱相对不稳定，改变体位时有损伤脊髓的风险。因此，近年很多医生采用单纯后路半椎体切除固定术。内固定方面，目前常用的是椎板钩和椎弓根钉，椎弓根钉固定牢固，矫正畸形及维持矫正的效果好，是理想的选择。

（二）适应证

半椎体切除术的适应证仍存在争议，并无统一看法，手术医师根据自己的经验对手术适应证的把握也不尽相同。文献报道胸段到腰骶段的半椎体畸形均可行半椎体切除术。对手术适宜年龄也无一致看法，Callahan 认为在 4 岁前行半椎体切除术可获得更好矫形效果。Lazar 等报道一组病例的平均手术年龄为 18 个月，矫形率为 77%，他们认为 3 岁前手术可获更好的矫形效果并可降低神经系统并发症的发生率。患者年龄越小，脊柱柔韧性越好，矫正效果越好，融合范围也相对短。但由于小儿骨质较软且受内固定器械的限制，建议在 2~5 岁时手术较为安全。在继发的代偿性侧凸尚未形成结构性改变之前手术。

（三）禁忌证

半椎体伴对侧分节不良，单纯半椎体切除矫正畸形困难。复杂畸形，单纯半椎体切除不能解决。

（四）手术操作

1. 气管插管全麻。患者俯卧位，以半椎体为中心行后正中切口，融合固定节段远近端椎体。切开皮肤、皮下组织，显露深筋膜。常规骨膜下剥离显露半椎体及双侧椎板至小关节外侧，如病变在胸段，应显露至半椎体凸侧肋骨近端或横突。如患儿年龄小，只行单侧固定时，只显露半椎体侧后弓（图 6–2–1）。

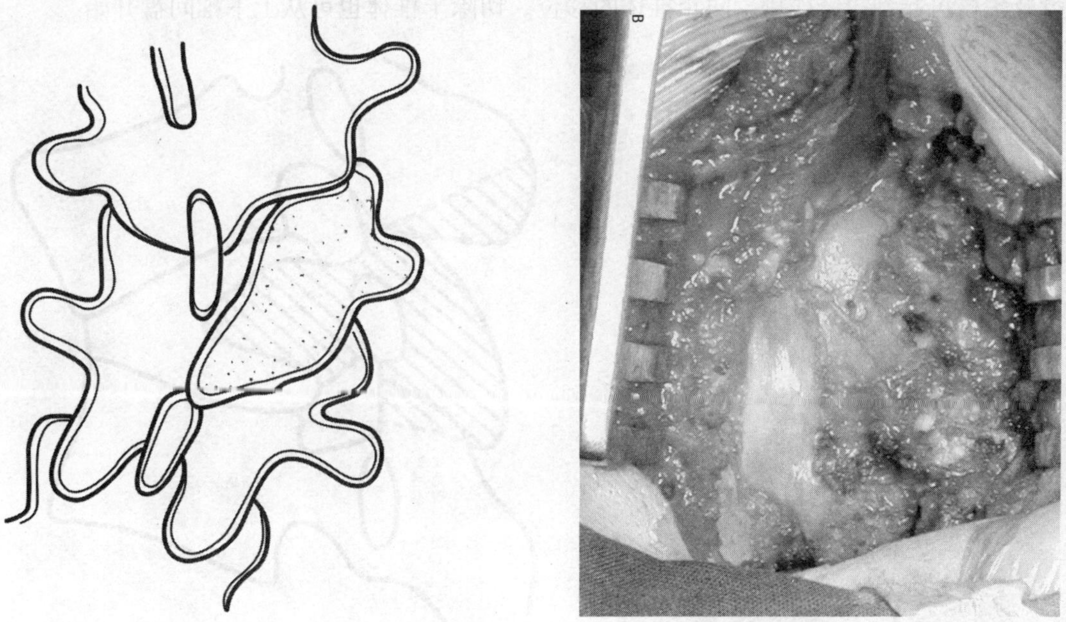

A　　B

图 6–2–1　显露出半椎体后部结构。A. 示意图；B. 术中图。

2. 透视定位半椎体后（图 6–2–2），根据需要于半椎体上、下相邻正常脊椎分别安置椎弓根螺钉。

3. 切除半椎体棘突、椎板、横突及上下关节突（图 6–2–3），在胸段同时切除一段与半椎体同序列凸侧的肋骨。显露硬膜囊和半椎体椎弓根。如在 T_{10} 以上，必要时可切断半椎体椎弓根上、下方的血管、神经束。

4. 半椎体凸侧骨膜下分离，逐步至半椎体侧前方，将撬板拉钩安置于半椎体侧前方。小心将硬膜囊向凹侧挡开（L_2 以上）或牵开保护。

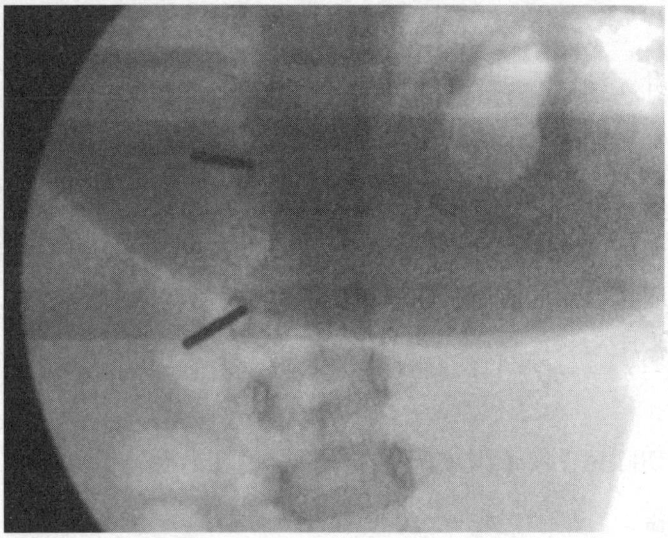

图 6–2–2　透视定位

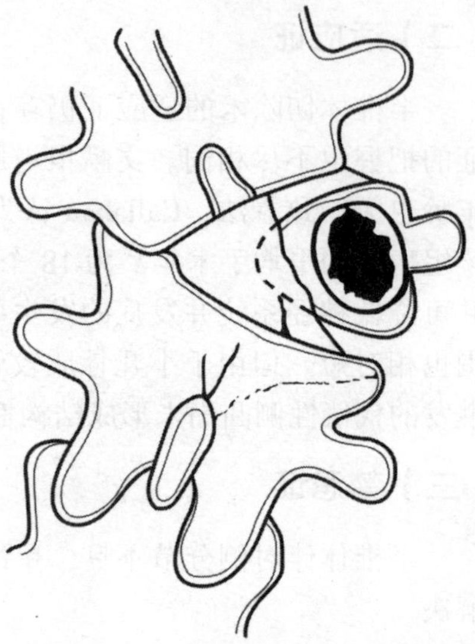

图 6–2–3　切除半椎体后部结构

5. 自椎弓根部位开始，将半椎体切除。尽量用咬骨钳、髓核钳或骨刀切除，以保留骨质植骨用（图 6–2–4）。如切除困难时，用磨钻去除椎体；如切除椎体时出血较多，也可采用“蛋壳”技术，先将松质去除后再切除皮质。用刮匙、髓核钳或骨刀清除半椎体上、下方椎间盘组织及软骨终板，显露软骨下骨质。在很多情况下，对侧椎间盘组织无法切除，矫形时此处未切除的椎间盘及髓核可起到铰链作用，防止椎体的移位。切除半椎体也可从上下椎间盘开始。

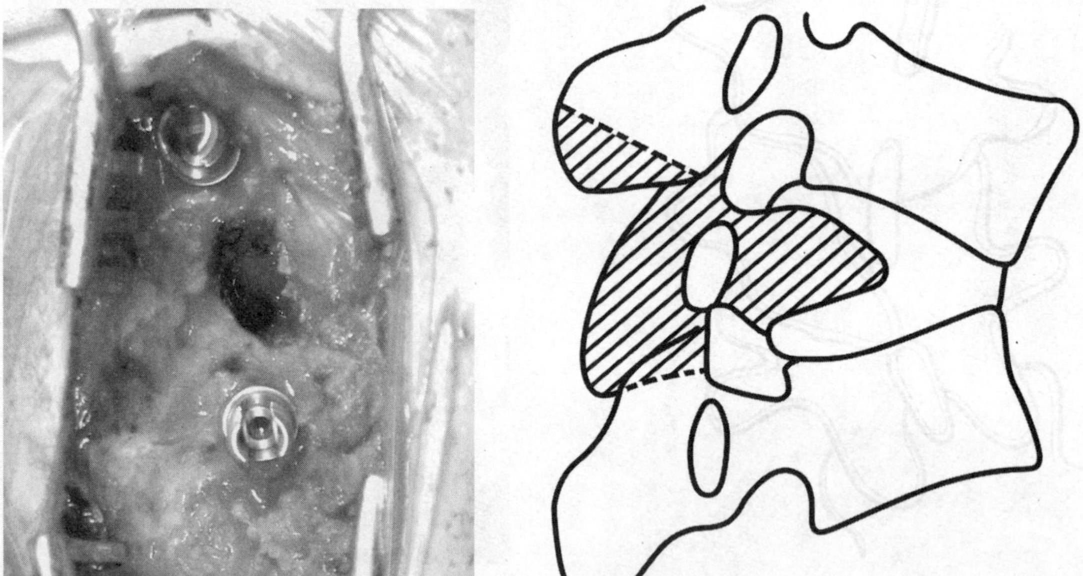

A　　B

图 6–2–4　切除半椎体。A. 术中图；B. 示意图。

6. 将棒预弯至适当矢状面弧度后，安置于椎弓根钉上，在凸侧进行加压，闭合半椎体切除后遗留的间隙，同时矫正侧凸和后凸（图 6–2–5）。如对侧同时固定时，可进行适当撑开，以便更好地矫正畸形。尽量使椎板间隙闭合，但很多情况下，仍保留一定的间隙。后锁紧固定装置。对胸腰段畸形严重需长节段固定者，可先于凸侧连接临时短棒逐步闭合半椎体切除区，然后安置凹侧预弯长棒，待矫形基本满意并固定后，拆除凸侧临时短棒，更换为长棒进一步矫形并调整后锁紧。

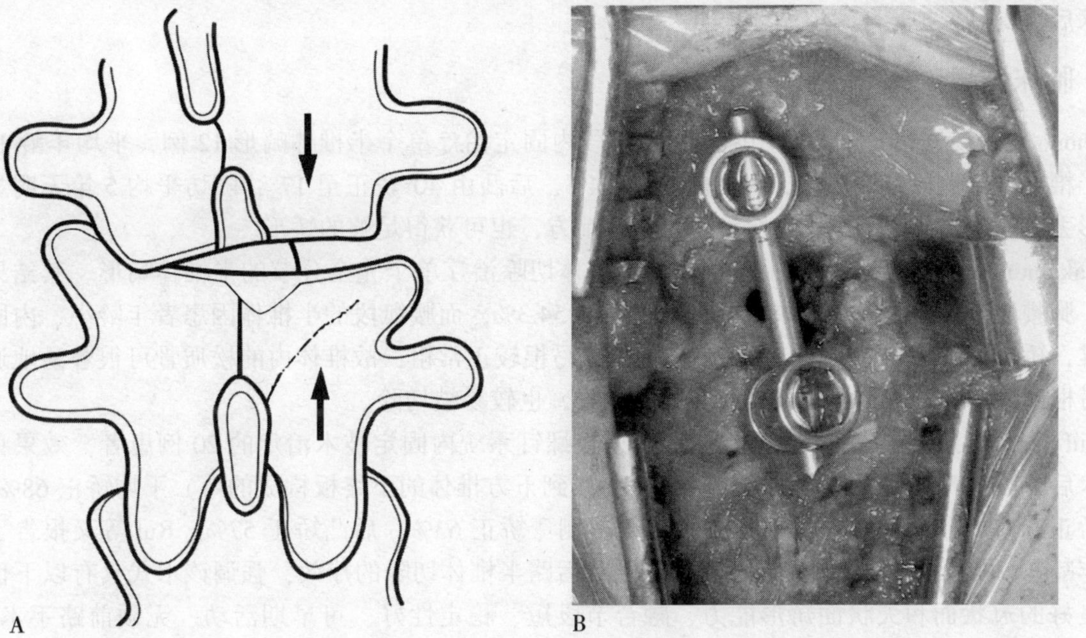

图 6-2-5　矫正侧后凸。A. 示意图；B. 术中图。

7. 将固定区椎板、关节突和横突去皮质，局部骨植骨，包括椎体间隙，骨量不足时可取自体髂骨或加用一些人工骨。留置引流管，逐层关闭切口。

（五）手术难点和注意事项

手术难点在于半椎体的切除，特别是胸段，脊髓不能牵拉，要完全切除半椎体有时困难，椎体出血一般可用骨蜡止血，当用磨钻切除椎体时，可减少出血。大量的出血往往来自于椎管内静脉丛，有时止血困难，可用棉片、明胶海绵及胶原蛋白海绵止血。术中采用控制性降压，可减少出血量，有条件进行自体血回输。

保护好椎前的血管很重要，在切除半椎体前，要将半椎体侧面及前面完全骨膜下剥离并用撬板保护，骨膜下剥离可减少出血。尽可能将半椎体切除不但可获得好的矫形，也可减少复发，如确实困难时，可保留部分椎体，但该侧的上、下椎间盘（包括软骨板）必须切除，显露软骨下骨，只有植骨融合后，畸形才不会继续加重。

选择融合节段非常重要，融合节段错误，术后畸形将加重。先天性脊柱侧凸与特发性不同，融合节段的选择仍没有大家公认的标准，依据患者年龄、畸形类型、侧凸程度、代偿性弯曲结构性改变程度及稳定程度等情况确定，与医生的经验有很大关系，术前应根据全脊柱站立正侧位及仰卧左、右侧屈位 X 线片，确定融合范围及内固定水平。一般说所有的结构性病变节段必须包括在融合的节段内。对于幼儿，融合范围可能只需半椎体的上下各一个节段，甚至只需单侧固定；对较大的儿童需双侧固定，当上下代偿性弯曲形成结构弯时，必须将固定延长至包括所有结构病变的节段，一般远端应固定至稳定椎或稳定区。长节段固定主要用于年龄大，畸形程度重，代偿性弯曲伴有明显结构性改变者。

矫正主要通过第 1 根棒的加压力量来完成，第 2 根棒的撑开矫形力量有限。第 2 根棒可增加脊柱与内固定间的稳定性，保持矫形效果。

术中进行诱发电位监测脊髓功能，减少脊髓损伤的机会。

（六）术后处理

术后常规使用抗生素预防感染，引流管于 24~48h 内拔除。术后 1 周在支具保护下逐步活动。术后需支具保护半年。

（七）临床结果

Shono 等报告采用一期后路切除和后路节段内固定治疗单个半椎体畸形 12 例，平均年龄 14 岁，半椎体位于胸段或胸腰段，术后矫正率 64%，后凸由 40°矫正至 17°，随访平均 5 年无明显的矫形丢失。报告认为即使不完全切除半椎体前方，也可获得足够的矫形。

Nakamura 等报告了 5 例应用一期后路半椎体切除治疗单个完全分节的半椎体畸形。其结果显示，胸腰段半椎体的治疗效果较好，矫正率达 54.3%，而腰骶段的半椎体因患者年龄小、内固定困难，矫正率仅达到 32.5%。指出半椎体的椎弓根较正常粗，故椎体内的松质骨可很容易地通过椎弓根刮除；且幼儿的椎体被软骨和骨膜包裹，也较易被切除。

Ruf 等报告了应用后路半椎体切除、椎弓根螺钉系统内固定技术治疗的 20 例患者，效果良好。术后节段主弯（由半椎体上方椎体的上终板到下方椎体的下终板构成的弯）平均矫正 68%，主弯矫正 66%，代偿头侧弯矫正 66%，代偿尾侧弯矫正 63%，后凸矫正 57%。Ruf 等又报告了平均年龄 3 岁 4 个月的 28 例先天性脊柱侧凸行后路半椎体切除的疗效，强调该术式具有以下优点：良好的冠状面和矢状面矫形能力、融合节段短、稳定性好、可早期活动、无须前路手术、发生神经损害的危险性小、住院时间短、术后无须佩带支具，因此最适合于年龄小的患者。后路椎体切除术的指征为柔韧度小于 25%、僵硬和有固定躯干偏移的先天性脊柱畸形。

作者应用该技术治疗胸腰椎半椎体畸形 12 例，年龄 2 岁 8 个月至 16 岁，胸椎 2 例、胸腰段 6 例、腰椎 4 例。术前 Cobb 角 27°~60°，平均 38°，术后矫正为 16°，随访 1~4 年，1 例畸形加重需再次手术，1 例失访，10 例矫正维持良好。

（八）临床举例

病例 1：陈××，女，3 岁，发现胸背部畸形 2 年，诊断为 T_{12}~L_1 间半椎体畸形，行后入路半椎体切除，单侧椎弓根矫形固定融合术，术后侧后凸矫正良好，随访 1 年矫正维持，畸形无加重（图 6-2-6）。

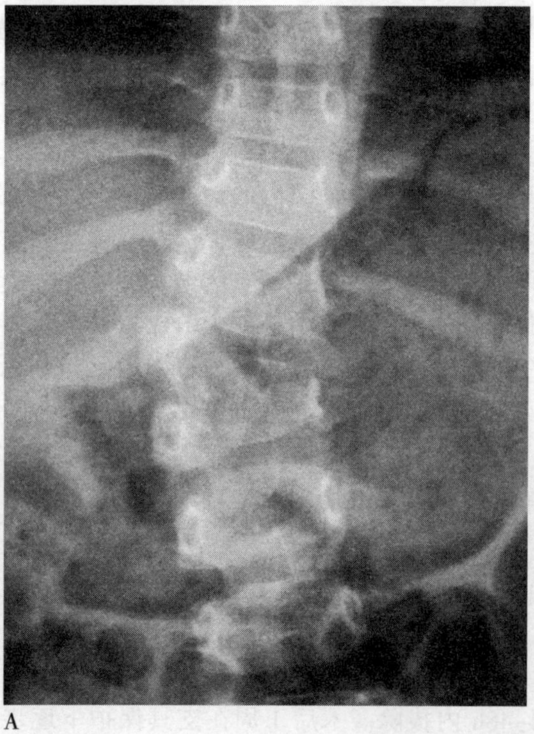

A

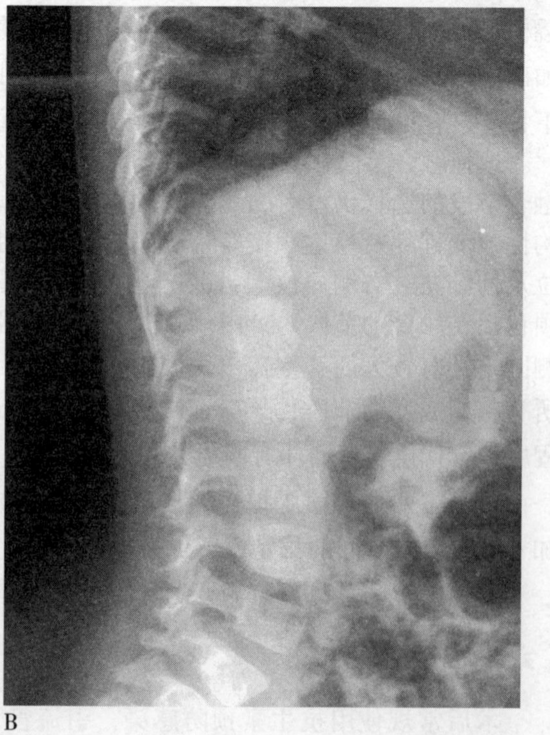

B

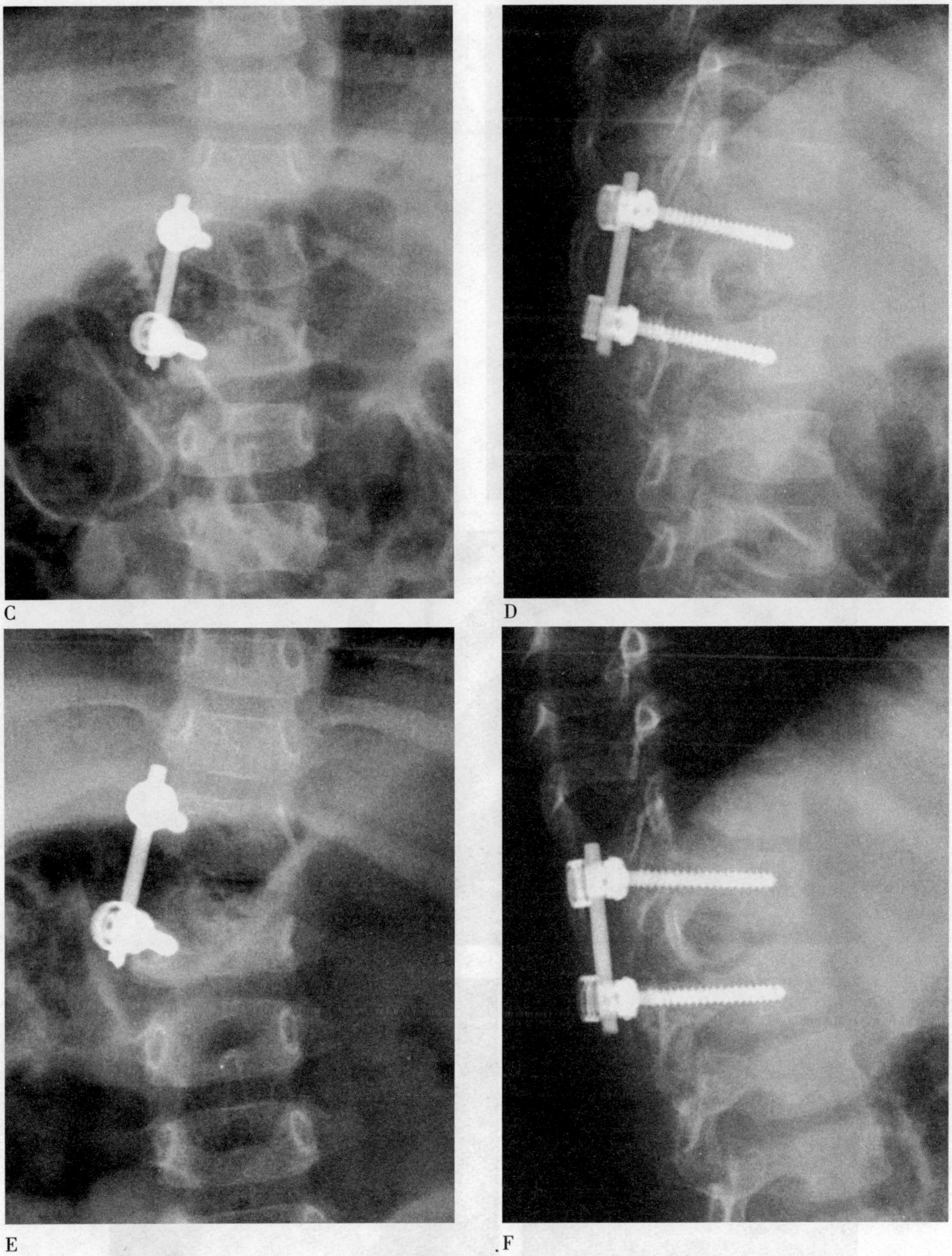

C　D　E　F

图 6-2-6　后入路半椎体切除，单侧椎弓根矫形固定融合术。A. 术前正位；B. 术前侧位；C. 术后正位；D. 术后侧位；E. 术后 1 年正位；F. 术后 1 年侧位。

病例 2：纪××，男，14 岁，发现胸背部畸形 8 年，诊断为 T_{12}~L_1 间半椎体畸形，行后入路半椎体切除，双侧椎弓根矫形固定融合术，术后侧后凸矫正良好（图 6-2-7）。

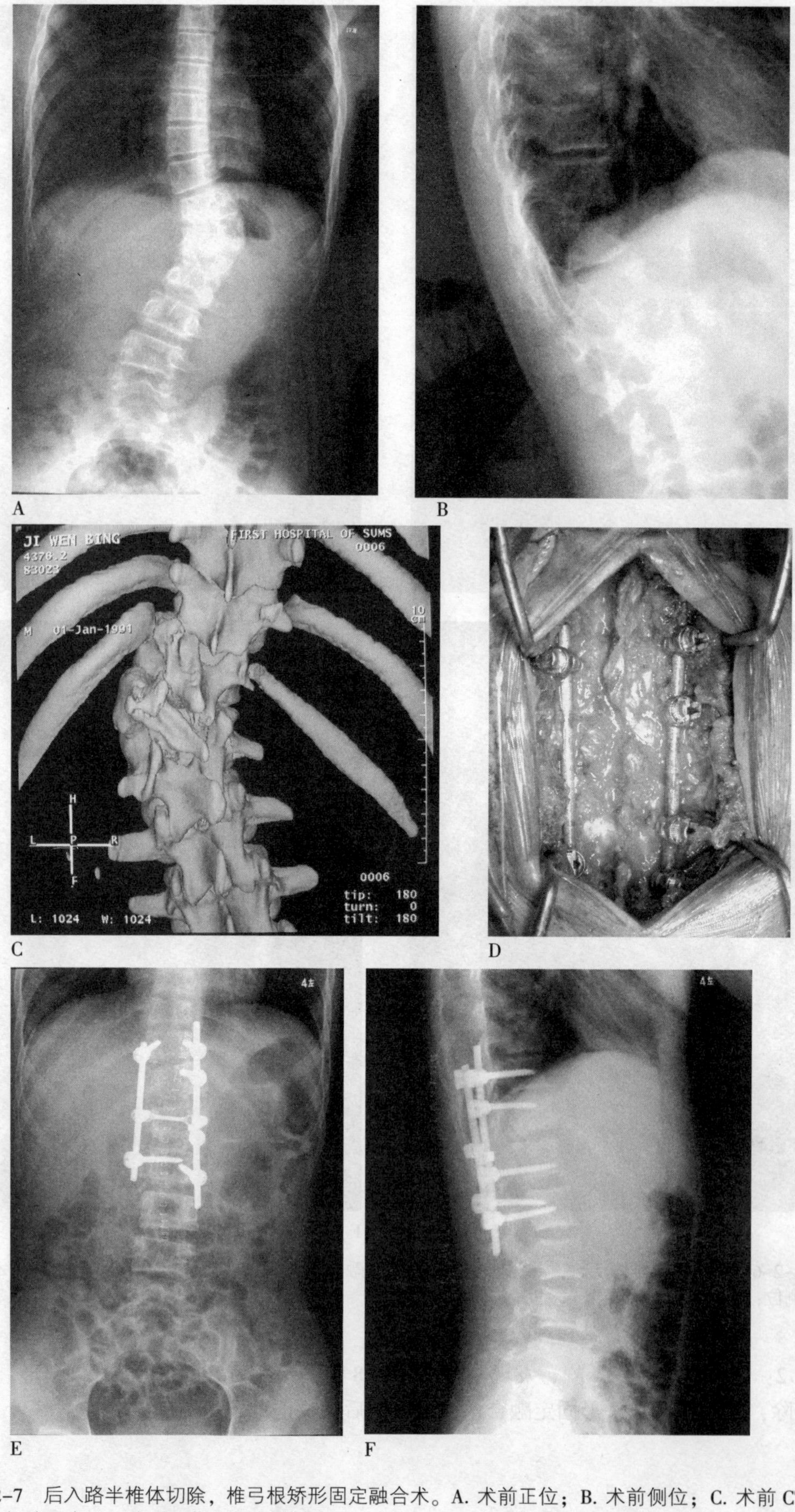

图 6-2-7　后入路半椎体切除，椎弓根矫形固定融合术。A. 术前正位；B. 术前侧位；C. 术前 CT 重建；D. 术中半椎体切除固定；E. 术后正位；F. 术后侧位。

（九）并发症

硬膜、脊髓和神经损伤，内固定松动、椎弓根切割，不融合，畸形加重等。

（十）评价

半椎体畸形为3类，即完全分节的半椎体、部分分节的半椎体和未分节的半椎体。由于完全分节的半椎体上下生长板完整，除双侧对称的半椎体外，大多数侧凸进行性加重。因此，完全分节的半椎体致畸可能性最大。由于缺少胸廓的限制，胸腰段和腰段的半椎体在早期可引起较大的侧凸，需早期手术治疗，而半椎体切除是一种理想的治疗方法。半椎体切除可以直接去除致畸因素，尤其是冠状面失衡的患者可即刻获得良好的矫形。半椎体畸形所致先天性脊柱侧凸的治疗存在许多危险因素，其争论大多围绕手术年龄和术式的选择。以往的手术对象为儿童和青少年患者，由于先天性脊柱侧凸较其他侧凸僵硬，故近几年趋向于尽早手术，在局部畸形加重和代偿弯结构性改变之前行矫形手术。尤其是对可能有进展的畸形，延迟治疗将导致需要融合包括结构性代偿弯在内的较长的节段。虽然脊柱融合能阻滞脊柱的最大生长潜能，但儿童脊柱的生长是一个渐进的过程，短节段的脊柱融合对总体生长影响相对不明显。因此，对于儿童来说，手术的选择不能只考虑脊柱的生长，还应注意到畸形进展带来的并发症。全麻的危险性在1岁以后逐渐下降，所以应尽早手术。其优点首先是手术难度小、侵袭性小、神经损伤的风险小；其次，未发育成熟的先天性侧凸有一定的局部柔韧性，往往没有结构性代偿弯，仅需短节段融合即可；最后，早期手术不仅能取得较好的即刻矫形，而且还能提高近期甚至远期的手术疗效。内固定的发展为早期手术提供稳定的可能，并使畸形得到很好的矫正和维持。

半椎体切除术是高难度手术，只有经过专业训练，又富有经验的外科医师才可能完成手术。因为有脊髓神经损伤的风险，特别是胸段半椎体脊髓损伤的风险更大，手术多局限于腰椎、胸腰段。最容易切除的是单个分节完全的半椎体，因为术中易确定其位置和界限。随着手术技术的提高与成熟，人们不断探索更高位置半椎体的切除。有成功切除T_7、T_8半椎体的报道。

手术入路方面，近年来开始提倡一期后路经椎弓根半椎体切除术式，采用一期后路半椎体切除、内固定矫形，与前后路联合手术相比，主要有以下优点：只有一个切口，手术一次完成，创伤相对较小；适用于各部位半椎体的切除，尤其是部位较高的上胸段及下腰椎的病变；半椎体切除后矫形和固定比较容易，避免了单纯凹侧撑开牵拉脊髓，尤其适于先天性脊柱畸形合并脊髓发育异常者；由于椎管内容物直视可见，从凸侧切除半椎体，且脊髓靠近凹侧，因而切除半椎体时不易损伤脊髓；畸形矫正满意，半椎体切除术的手术矫正率高。一期后路半椎体切除的手术指征取决于患者年龄、畸形位置、进展程度、半椎体的病理形态、是否合并脊髓畸形及结构性代偿等诸多因素。一般来说，若发现半椎体畸形且检查和随访发现畸形有进行性加重的趋势，可尽早手术。对于完全分节、游离的半椎体，由于其生长迅速，可不考虑年龄等因素而早期进行手术，特别是病变位于颈胸段、胸腰段或下腰椎时。对一些生长缓慢的半椎体，可定期随访，必要时进行手术。对半椎体所致脊柱畸形，在观察和随访中综合考虑各种因素，在其未发展至严重畸形、代偿性侧后凸无结构性改变、尚能达到局部短节段矫形和良好效果的前提下，可等待患儿年龄较大时手术，以降低手术风险。因此，建议在2~3岁以上进行手术较为合适。融合固定范围的选择依患者年龄、侧凸程度、是否存在代偿性弯曲及代偿性弯曲是否出现结构性改变等因素来确定。若患儿年龄小，畸形程度轻，无明显代偿性弯曲或代偿性弯曲尚未出现结构性改变，半椎体切除后稳定性较好，可使用单侧或双侧短节段固定；半椎体切除后稳定性较差，应使用双侧短节段固定。若患儿年龄大，畸形程度重，代偿性弯曲伴有明显结构性改变时，通常需进行双侧长节段固定，以达到脊柱的稳定和矫形，其中远端融合固定位置的选择非常关键，即在最小融合固定范围的前提下，维持脊柱矢状面和冠状面的平衡。所以，术前除对全脊柱站立正侧位 X 线片进行仔细观察和评估外，还应拍摄仰卧位左右侧屈 X 线片，以判断融合固定范围。一般来说，其远端融合固定至稳定椎，如明显少于稳定椎，可能会由于融合固定远端出现“附加”现象而导致脊柱失平衡，若明显超过稳定椎，不仅扩大了融合固定范围，丢失活动节段，而且在年龄较小的患儿可能产生“曲轴”现象或前凸。总之，对于先天性脊柱侧凸的治疗，应该慎重，需仔细随访，了解畸形变化的程度，而后选择最佳的治疗方案。对半椎体所致脊柱畸形，我们建议采取积极的治疗方法，即切除致畸的半椎体，再矫正融合，术后疗效满意。

对于小儿脊柱疾患，如脊柱骨折脱位、肿瘤广泛切除后重建、半椎体切除、侧凸矫形后均需要较强的矫正力及稳定牢靠的固定，椎弓根螺钉固定可能达到上述目的。因此，理论上，椎弓根螺钉固定在小儿脊柱的应用较成人更有意义。尽管如此，椎弓根螺钉固定在 10 岁以下的小儿，特别是幼儿脊柱的应用并不普遍，国外报道不多，而国内鲜有报道。这可能与小儿的椎弓根小，技术上难以完成准确的椎弓根固定以及无小型椎弓根钉产品有关。近年来，商品可得到的椎弓根螺钉的直径有 3.5mm、4.0mm、4.3mm、4.5mm、5.0mm。这些直径的螺钉为小儿胸腰椎椎弓根固定提供了可能。Zindrick 等对未成年脊柱标本 T_1~L_5 椎弓根形态进行分析发现，3~5 岁胸腰椎椎弓根横径为 2.8~8.0mm，中胸椎直径最小，T_5、T_6 均<3.0mm。而上下径为 4.9~7.0mm。根据作者的经验及文献结果，认为对于 3 岁以上的小儿，绝大部分胸椎和腰椎椎弓根能容纳 3.5mm 的螺钉。尽管有学者认为，由于小儿的椎弓根弹性好，椎弓根钉的直径可为拟固定椎弓根横径的 115%，即使有螺纹突破椎弓根皮质，也不会造成不良的后果；在胸椎椎弓根侵占椎管<2mm 时，对脊髓不构成有意义的压迫。但通常情况下，椎弓根螺钉直径为拟椎弓根横径的 80%~90%，有时可为 100%，最好不超过椎弓根横径。

关于影响脊椎生长的问题，研究表明，椎管的发育远早于椎体，1 岁时椎管前后径已接近成人，4 岁时椎管的矢状径及椎弓根平面横径与成人相似。而相比较椎体的生长 3~5 岁后至成年将增加 70%。尽管本组观察时间短，难以判断椎弓根钉固定对脊椎生长的影响，但 Ruf 等应用椎弓根固定 1~2 岁的患者 19 例，长期随访未发现椎管狭窄及脊髓神经根功能障碍，也未发现固定节段的椎体生长明显受阻。

与成人椎弓根固定一样，小儿椎弓根固定也存在并发症。如不认真对待，无良好的技术保证，发生并发症的机会较成人高。作者在进行小儿椎弓根钉固定时采取了如前所述的安全措施，保证了椎弓根植入的安全。

（彭新生）

二、经椎弓根椎体楔形截骨后凸矫正术

（一）设计思路

各种不同类型疾病引起的脊柱后凸畸形较常见，手术矫形是唯一有效的治疗方法。随着脊柱外科的迅猛发展，各种内固定材料与方法相继问世，给以矫正畸形为目的的手术治疗方法提出了新课题。手术不仅为矫正脊柱畸形，更应考虑如何最大程度地减少手术并发症，比如脊髓损伤、神经根损伤、大血管损伤、脊柱不稳滑脱等，以提高病人的生存质量。也就是说在安全的前提下最大程度地、有效地矫正脊柱后凸畸形才是理想的手术方法。

手术矫形虽是比较有效的方法，但因手术难度高、风险大，一直是矫形外科学者比较关注的难题。1945 年 Smith-Petersen 首先设计了腰椎附件“V”形截骨的脊柱截骨术来矫正脊柱后凸畸形。其原理是在脊柱后部截出一楔形骨块，并以椎体后缘作为支点进行两截骨面的对合，人为地增大腰椎前凸，以代偿胸腰段的后凸畸形。当时曾试图以矫正后凸最有效的部位为后凸顶点进行截骨，但因畸形多发生在胸腰段或下胸段，该段为脊柱的脊髓段，Smith 认为该部位是截

骨禁区，只好选在脊髓圆锥以下部位的下腰椎间隙作脊柱后附件1~2个间隙的楔形截骨，然后使截骨面靠拢，而前纵韧带及纤维环则破裂，形成椎体前方张开，加大腰椎的前凸，代偿性竖直后凸的躯干，使脊柱原来的“C”形后凸变成“S”形。开创了强直性脊柱后凸畸形手术治疗的先河，给患者减轻了一定的痛苦。由于其基本原理是腰椎附件截骨代偿性矫正后凸畸形，截骨部位和截骨数目也欠合理，可致腰椎前方大血管局部产生巨大牵拉力，以致血管撕裂，产生危及生命的大出血，且脊柱截骨处两相邻椎间张开而不稳定，易滑脱致脊髓神经损伤。因此，该手术的截骨部位和截骨数目是受到限制的，而腰椎前方大血管会撕裂,并发症多，死亡率高。据 Lichtblau 报道并发症高达60%，死亡率高达30%。针对上述手术危险性，以后许多学者在手术方法上进行了不断改进。直到20世纪80年代才取得显著效果。

根据截骨的程度分：①后柱截骨：附件楔形截骨术；②中后柱截骨：次全脊柱截骨术分为经椎间孔的截骨术和经椎弓根的椎弓椎体截骨术；③三柱截骨：全脊柱截骨术。根据截骨的节段（平面）分：单节段截骨；多节段截骨。根据截取椎管的长度分：短缩截骨；等长截骨；延长截骨。临床上习惯按截骨的程度结合截骨的节段（平面）来分类。

脊柱截骨术近年来的改良主要包括以下方面：

1. 脊柱附件截骨首先由 Smith-Petersen 报道，因合并症多而放弃。目前大体可以分全脊柱截骨术式和次全脊柱截骨术式2类。

（1）次全脊柱截骨术　即附件截骨加椎体后部截骨，是在脊柱后方进行底边向后楔形截骨，一般切除椎体后1/2~2/3部分骨质。此法增加了截骨后骨性接触面和脊柱的稳定性。Thomasen（1985年）最早报道了通过椎弓根做椎体松质骨刮除使椎体后部骨质压缩的手术方法。以后一些学者报道了经椎弓根椎间隙周围椎弓椎体截骨术式，并改进为多节段截骨，使手术效果有较大程度的提高。作者（1991年）从生物力学角度分析并完善了多节段椎弓椎体截骨术式原理，以降低手术中可能的神经根、脊髓损伤几率。

（2）全脊柱截骨术　由 Mcmaster（1988年）和田慧中（1989年）相继报道，其截骨范围包括整个椎弓和椎体，向前至前纵韧带，需切除楔形范围内的全部骨质，使脊柱完全截断，上下波及1~3个椎体，使脊髓神经根游离于截骨面。闭合截骨间隙矫正畸形及术后脊柱稳定均靠内固定器械维持。主要适用于脊柱角状后凸及后侧凸。强直性脊柱炎驼背手术后复发成脊柱后凸及后侧凸亦适用。其优点是单处截骨范围广，矫正角度大，但手术创伤大，有潜在脊髓损伤可能。

2. 截骨节段（平面）增多　单节段截骨，矫正角度受限，且增大到一定程度易产生脊柱滑脱、周围软组织过牵等并发症。单节段矫形效果很少超过60°，故对重度后凸矫形效果差。Wilson（1949年）曾提出多节段截骨，因只限于附件截骨，拍片后显示，只有一处截骨起到矫形效果。近年来，不少学者已做2处、3处椎弓椎体截骨术使多节段截骨起到显著的矫形效果。3节段截骨可矫正 Cobb 角90°以上后凸畸形。

3. 截骨平面的上移　强直性脊柱炎驼背后凸顶点主要在腰部，以胸腰段多见，偶可见于颈及上胸段。截骨部位一般以后凸顶点最好。以往认为脊柱 L_1 以上为截骨禁区，因截骨后易引起截瘫。近年术式经过改进后，已将原来腰段提高到胸段、颈段。对后凸顶点在 T_{10} 以下者均可采用椎弓椎体截骨术；后凸顶点在 T_{10} 以上者，由于胸廓影响截骨面的闭合，因此在 T_{10} 以上采用多节段附件小截骨，而 T_{10} 以下采用椎弓椎体截骨，这样，手术创伤小，胸廓可保护上胸段脊柱不易产生滑脱等并发症。对于颈椎后凸，应考虑到椎动脉行程，目前多数学者主张选择 C_7 截骨比较安全。

4. 多方向截骨　是指在矢状面和冠状面等2个以上平面进行截骨矫形，强直性脊柱炎驼背主要是后凸，部分患者伴有轻度侧凸畸形，椎体截骨时，将楔形底边向最凸方向，楔形尖指向凹侧，也保留少许骨质，保持脊柱连续性，防止脊柱移位。可以取得较好的效果。

5. 内固定方法改进　后凸矫正术中必须内固定，稳定脊柱，提供持续矫形力。内固定器材的问世及发展为驼背矫正固定的多样性提供了可能。最初多用棘突钢丝和钢板，操作简易，曾一度被应用。其作用是对棘突根部产生纵向拉力来抵抗脊柱的前屈，而对脊柱侧弯旋转无固定作用，在附件截骨时抗滑脱能力差。20 世纪 60 年代随着哈氏棒在侧弯矫形中的应用，一些学者试图用于后凸内固定。国内吴之康等认为 Harrington 加压棒具有较好的加压效果,但易脱落、断棒，后来经一些学者改进，加用钢丝或椎弓根螺丝加强固定，提高了单处截骨后的固定强度。Luque 棒可同时固定多个脊椎，适用于多节段截骨，稳定性好。对强直性脊柱炎韧带钙化、结构不清时，采用棘突根部加垫钢丝代替椎板下钢丝，具有减少神经损伤、操作简单的优点。椎弓根钉系列既可以保留更多脊柱活动节段，又可以三维固定手术部位，但要求术前根据 X 线或 CT 检查对椎弓根直径进行了解，术后不需要任何外固定，适应证广，但有一定技术难度。

经椎弓根的椎弓椎体截骨术是目前应用多、效果好的手术方式。

（二）适应证

手术效果是否理想与手术指征的选择有直接关系，若手术指征选择不当，后凸畸形虽被矫正，但会造成工作和生活上新的不便或畸形复发。为取得良好手术效果和防止畸形复发，术前必须全面了解病人职业上和生活上的需要，以及髋关节和膝关节活动和原发病变是否静止等。作者认为，手术指征如下：

1. 后凸 Cobb 角>40°，有功能障碍者，血沉降至 40mm/h 左右进行矫正。

2. 后凸并髋关节强直时，因髋关节屈曲畸形加剧了已重心前移的身体上部，使脊柱、髋关节的应力进一步加大。要想有效、准确地纠正驼背，恢复脊柱正常受力特点，应避免：①因脊柱前倾造成的错觉致纠正后凸过度，引起前凸；②纠正后凸角度不够；③纠正后凸后因脊柱前倾造成复发等并发症。必须对两个部位矫形的，先行髋关节矫形手术，再矫正后凸是合理手术方式。若是髋关节骨性强直，采用人工关节置换术；若是髋关节周围软组织挛缩，则采用关节松解术。

3. 合并腹主动脉钙化的手术　以往认为腹主动脉钙化是手术禁忌。目前的手术避免了脊柱矫形过程中纵向过度牵拉。作者曾对腹主动脉钙化症患者施手术 41 例，未出现大血管破裂并发症的发生。同时对主动脉牵拉后的顺应性与强直性脊柱炎脊柱后凸矫正的关系进行研究，提示腹主动脉钙化是可以由弯曲变伸直的，能进行矫正术。

4. 对青年人后凸畸形患者，手术指征可适当放宽，后凸明显影响外观的可行手术。

5. 脊柱后凸伴有椎管狭窄者，在作脊髓减压同时，可一次性行脊柱截骨矫形术。

6.胸、腰椎后凸畸形已矫正，颈椎屈曲明显，关节、韧带已骨化者应慎行颈椎截骨术。

（三）禁忌证

1. 原发病尚在活动期，不能用药物控制者。
2. 年老体弱，脊柱严重骨质疏松者。
3. 主要脏器如心、肺、肝、肾等功能不全者。
4. 全身状况不佳，如贫血、体温不稳、疼痛严重、血沉较快等。

（四）手术操作

1. 术前准备　对患者充分说明手术要点，术中唤醒，以利合作，训练床上大、小便，术前 24h 开始应用抗生素。备同型全血 1 000~2 000mL。术前准确测量后凸及 X 线片 Cobb 角，必要时 CT、MRI 和造影了解椎管狭窄和脊髓受压情况。因后凸病人大多有心肺功能改变，术中又需大量输血、补液，故心电术中监护是必要的。专用的脊柱后凸矫形床及截骨器械要备齐。术中诱发电位的监测结合唤醒试验基本可以比较准确地反映脊髓牵拉、压迫的情况。准备术中诱发电位监测。

2. 截骨术步骤

（1）截骨平面是根据后凸部位及角度大小，一般底边长度 3.0cm 左右，可矫正 30°左右；后凸 40°以下，可作 1 处楔形截骨，40°~80°者作 2 处截骨，80°以上者作 3 处截骨。楔形截骨底边朝向背侧，尖端朝向椎体中心，以 L_2 脊椎截骨为例，截骨范围包括：L_2~L_3 棘上韧带及棘间韧带，L_2 棘突下方大部，L_3 棘突上方小部，相应椎板及黄韧带，L_2 下关节突全部，L_3 上关节突小部，L_2 弓根，L_2 椎体后 3/4。

（2）俯卧于可调式脊柱骨床架上（图 6–2–8）。全麻或开放硬膜外麻醉。

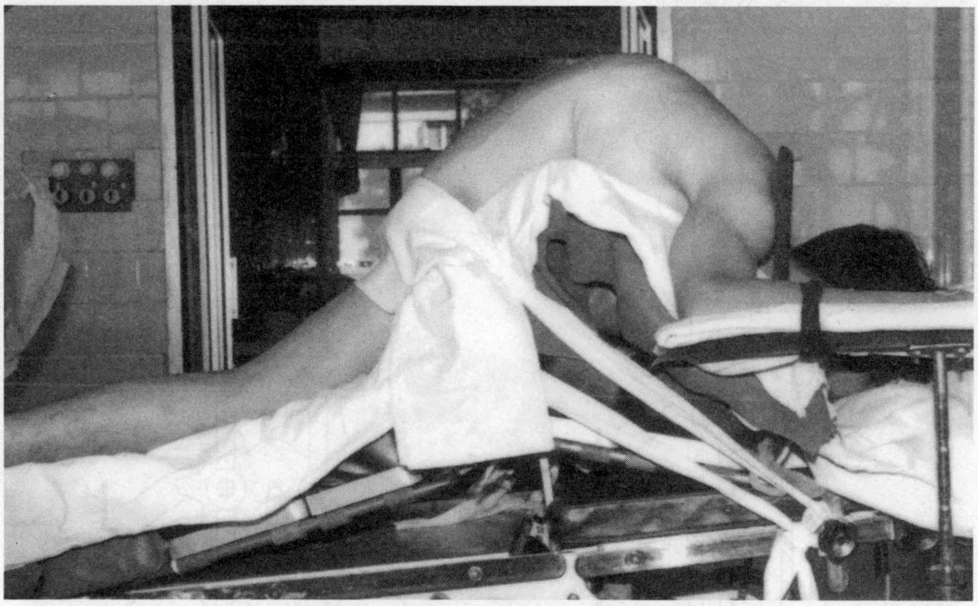

图 6–2–8　体位

（3）后正中切口，逐层打开。

（4）以后凸顶点为中心向上下两侧暴露棘突、椎板两侧关节突。

（5）以 L_2 脊椎楔形截骨为例，暴露 T_{12}~L_4 棘突、椎板小关节突及 L_2 横突后，先截除 L_2~L_3 棘上韧带，中心部对准 L_2 横突连线截除所设计楔形范围内的 L_2 棘突下部、L_3 棘突的上部。用宽骨刀按截骨宽度及倾斜角度，在椎板上作出截骨印痕，然后用电磨或骨刀继续凿入，每次进度不可太深，锤击力量不可过大，以免震动太大。一面凿一面取出碎骨片，保存好，以备植骨用。当凿到一定深度后，可见黄韧带深层组织，此时锤击力量更应轻柔，以免失手伤及脊髓，待黄韧带顶部发现有小裂孔或硬膜外脂肪时，可用锐刮匙扩大刮除，待能用神经剥离器伸入小孔时，即行剥开，游离硬脊膜，逐步用椎板咬骨钳咬除椎板及黄韧带，显露硬膜外腔，在凿除椎弓、小关节突之前，用神经剥离器仔细剥开硬膜外组织，以免损伤椎管内静脉丛。有出血时，双极电凝或可用棉片压迫止血。切忌电灼或盲目钳夹止血。用脊髓拉钩把脊髓轻轻拉向对侧，截除本侧的腰椎弓根、上下关节突、横突及 L_3 上关节突小部，此时于椎弓外侧行骨膜下剥离达椎体侧后部。同时应分离 L_2 神经根管，操作中切勿伤及神经根。椎体后缘即显露清楚，用神经剥离子分离脊髓前部，用椎体剥离器于椎体外缘行骨膜下剥离，达椎体前缘，用脊髓拉钩把脊髓轻轻拉向对侧，再次确定截骨方向及宽度，用椎体截骨凿子小心截除同侧楔形范围内的椎体后 2/3。两侧截骨应保持在同一平面，使截骨平面的宽度和深度一致，截骨面应光滑平整，不遗留骨嵴。截除椎体后缘时，需用特制的“L”形骨凿，把中线外侧骨质完全推断向前，应稳、准、轻，勿伤及脊髓。根据后凸严重程度，可作 2 处或 3 处截骨，如三平面截骨，须截除 T_{11}、L_1、

L_3，截骨完毕后，缓慢放平矫形床，后凸畸形即自行缓慢伸直。如果截骨面对合不严，可持续轻轻按压后凸顶点处，使其尽量对合（图 6-2-9，图 6-2-10，图 6-2-11，图 6-6-12）。

（6）内固定、植骨和缝合　各截骨面对合后，用椎弓根钉系统、Luque 氏棒作内固定。植入碎骨行脊柱融合植骨，逐层缝合切口。

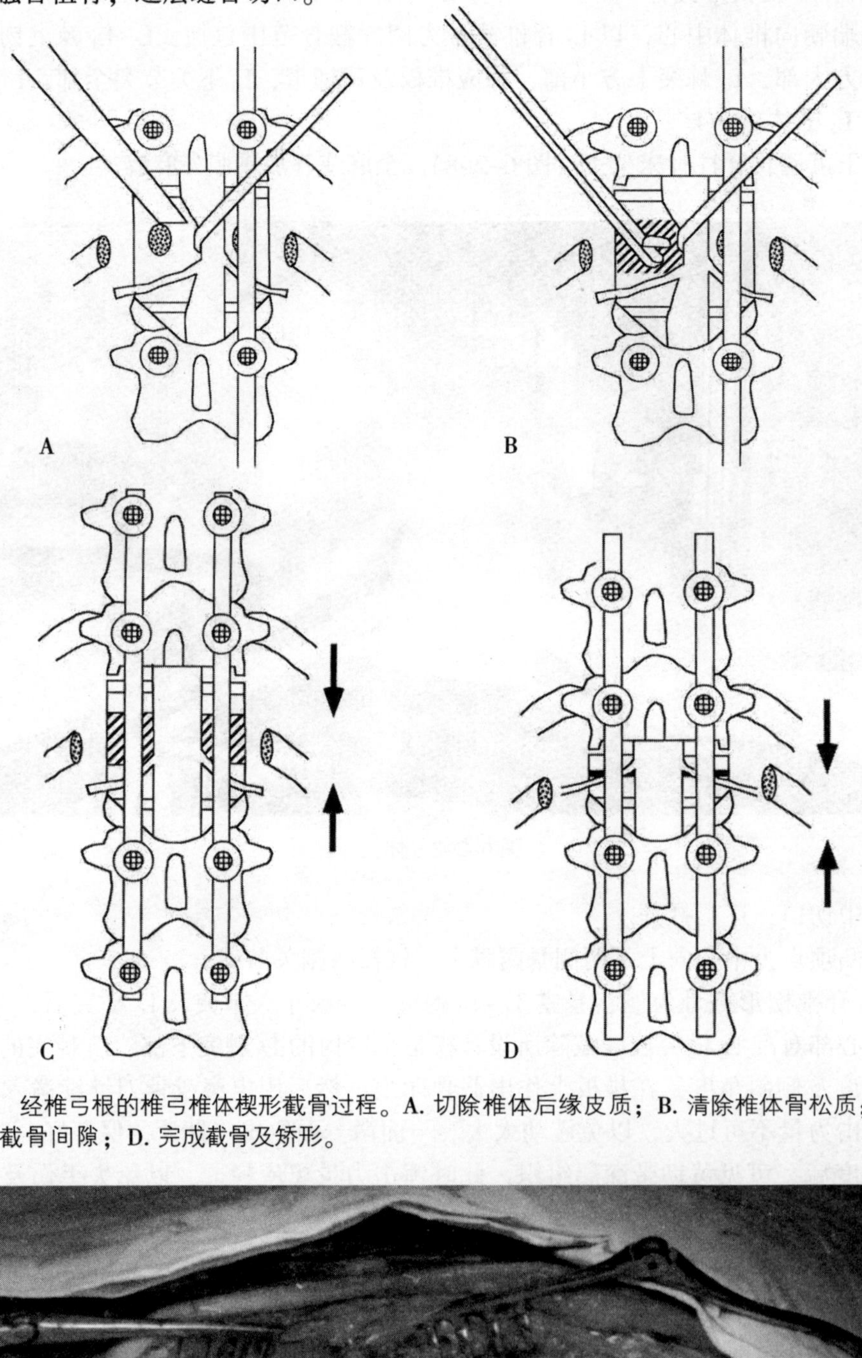

图 6-2-9　经椎弓根的椎弓椎体楔形截骨过程。A. 切除椎体后缘皮质；B. 清除椎体骨松质；C. 椎弓根内固定，压缩闭合截骨间隙；D. 完成截骨及矫形。

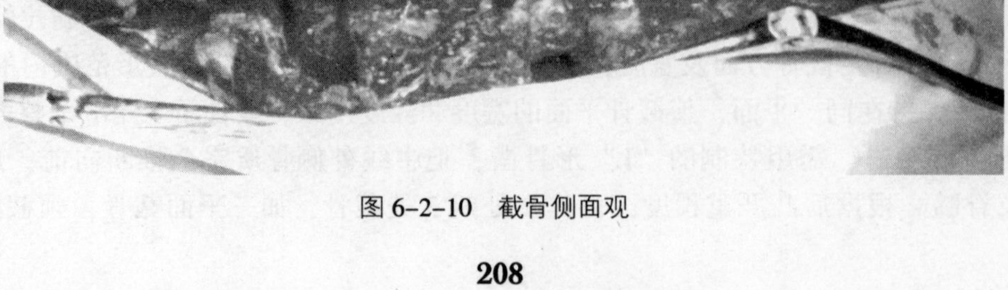

图 6-2-10　截骨侧面观

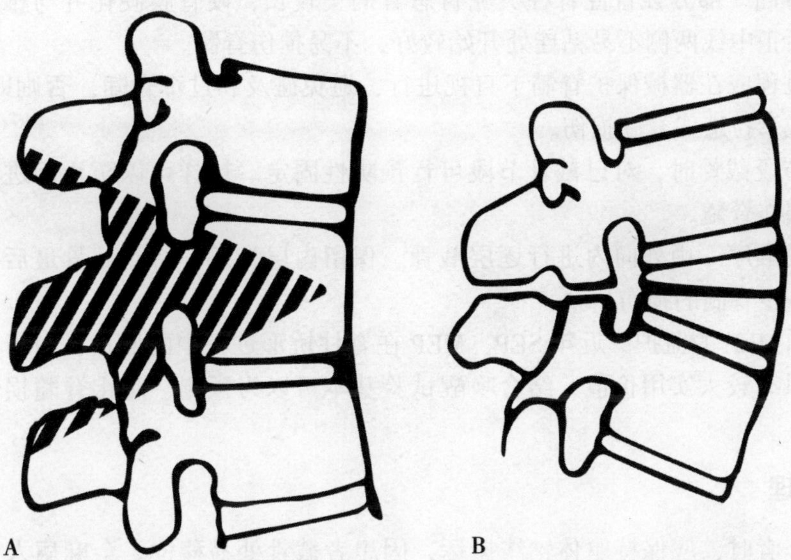

图 6-2-11 术中完成截骨。A. 截骨范围；B. 截骨后矫正后凸。

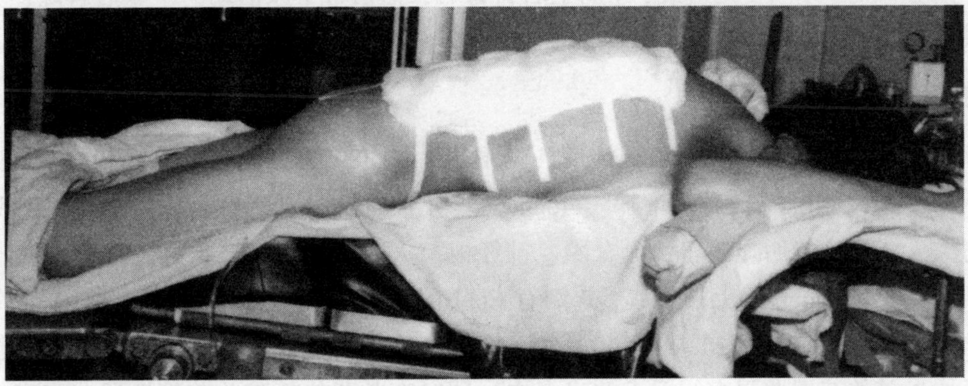

图 6-2-12 矫正后患者外观

(五) 手术难点及注意事项

1. 止血问题 脊柱截骨矫形过程中出血范围广、量大，而且无知名血管可以有效止血。止血工作始终贯穿于手术全过程中，所以止血方法应该是系列性的。

(1) 术前应用提高凝血机制的止血药。

(2) 病人俯卧位时，腹部尽量悬空，使腹压下降以减少伤口出血。

(3) 麻醉时，可以采用控制性低血压（收缩压 10kPa 左右）减少伤口渗血。

(4) 对皮肤、肌肉出血，用 1:1 500 肾上腺素液收缩小血管减少出血。

(5) 多节段分段切口，减少创面广泛长时间暴露而产生的失血。

(6) 对广泛的骨面出血，可以用骨蜡止血。闭合截骨面后，采用凝胶海绵止血较好。

(7) 截骨程序上，可以先保留硬脊膜周围的骨皮质，以防止过早破坏硬膜外静脉丛而出现弥漫性出血。

2. 防止脊髓损伤 脊髓损伤是驼背矫正过程中较严重的并发症之一，许多学者都非常关注如何才能避免脊髓的损伤。主要还是与截骨过程中的方式、方法关系密切。

(1) 截骨范围的确定 人脊柱应该截多大范围才安全，目前尚无确切范围，作者（1992 年）曾通过大鼠试验，得出大鼠的脊柱截骨安全范围。间接推测人脊柱安全截骨范围，在椎弓根处约 22~23mm，临床得到初步应用，效果满意，但是有关人的确切数值尚待进一步临床验证。

(2) 暴露脊髓　部分强直性脊柱炎驼背患者病史较长，硬脊膜硬化并与椎骨粘连，在分离硬脊膜时，从后正中线两侧不易粘连处开始较好，不易损伤脊髓。

(3) 截骨过程应在器械保护脊髓下直视进行，避免碰及和过牵脊髓，否则即使硬脊膜完整，亦可能因碰伤或牵拉造成脊髓损伤。

(4) 在多节段截骨时，对已截骨节段可行预防性固定。这样可以防止因进行其他节段截骨时突然错动而损伤脊髓。

(5) 截骨的顺序　由外向内进行逐层截骨。保留内层骨质，待到截骨最后，向脊髓四周推断内层骨质，减少脊髓的损伤。

(6) SEP 和 MEP 的监护　近年 SEP、MEP 在脊柱矫形过程中的监护，对于早期发现，减少脊髓损伤发生具有较大实用价值，结合唤醒试验基本可以为预测、防止脊髓损伤提供可靠的参考价值。

（六）术后处理

术后搬动患者时，应保持躯体轴线搬运，因患者截骨处易移位。全麻病人须注意保持呼吸道畅通，注意血压及呼吸情况。术后常规禁食，若无胃肠反应，可于第 2、3 天进食。应用广谱抗生素，预防感染。术后 2 周拆线，4 周上石膏背心，然后可下床活动，半年后解除，如为多节段椎弓根钉棒固定，术后 2 周在支具保护下下地。

（七）临床结果

作者 1998~2002 年手术矫正了脊柱后凸畸形患者共 389 例，平均矫正 Cobb 角 56.9°（30°~100°），平均矫正率 76.8%，身高增加 3~40cm，平均 16cm，外观满意。术前限制性呼吸困难症状基本消失，胃肠功能明显改善，无脊髓、神经根及大血管破裂等严重并发症。随访 1~4 年的共有 206 例，2 例 Luque 棒上端撬起，7 例有 Cobb 角丢失，平均 2.6°。随访 4~10 年的共有 56 例，复发 4 例，8 例 Luque 棒上端撬起，17 例有 Cobb 角丢失，平均 4.6°，其余效果满意。48 例强直性脊柱炎髋关节屈曲强直行手术的患者中，同时有驼背伴随髋关节骨性屈曲强直 9 例，先行髋关节置换，然后强直性脊柱炎驼背行经椎弓根一次性多节段脊柱环绕截骨矫正术，生物力学原理设计截骨术。随访 5 年以上，行髋关节置换效果按 Harris 标准结合 X 线片评价，并对脊柱受力进行生物力学分析。结果：优 5 例，良 2 例，一般 1 例，差 1 例。所有病人髋关节活动范围明显增大。多节段椎弓椎体截骨驼背矫正术后，矫正 Cobb 角 56°（40°~88°），后凸矫正率 78%。较好地恢复脊柱的生理曲线和负重特点。术后无神经血管损伤、感染和死亡等并发症。41 例伴有腹主动脉钙化的胸腰段后凸畸形的患者实施过经椎弓根的椎弓椎体楔形截骨术，也都未出现大血管破裂并发症的发生。因此对于胸腰段后凸畸形来说，经椎弓根的椎弓椎体楔形截骨术是一种比较有效而且安全的术式。先行全髋关节置换手术，再行多节段椎弓椎体截骨矫正后凸，是强直性脊柱炎后凸并髋关节骨性屈曲强直的最佳手术方案。

（八）临床举例

病例：男，40 岁，强直性脊柱炎脊柱后凸，行经椎弓根的椎弓椎体楔形截骨术（图 6-2-13）。

（九）并发症

可能的并发症有：腹主动脉撕裂致大出血、脊柱滑脱、脊髓受压瘫痪、神经根性疼痛、脑脊液漏、尿潴留、腹壁疼痛、腹胀、内固定松动并穿破皮肤和截骨角度丢失致后凸复发等。

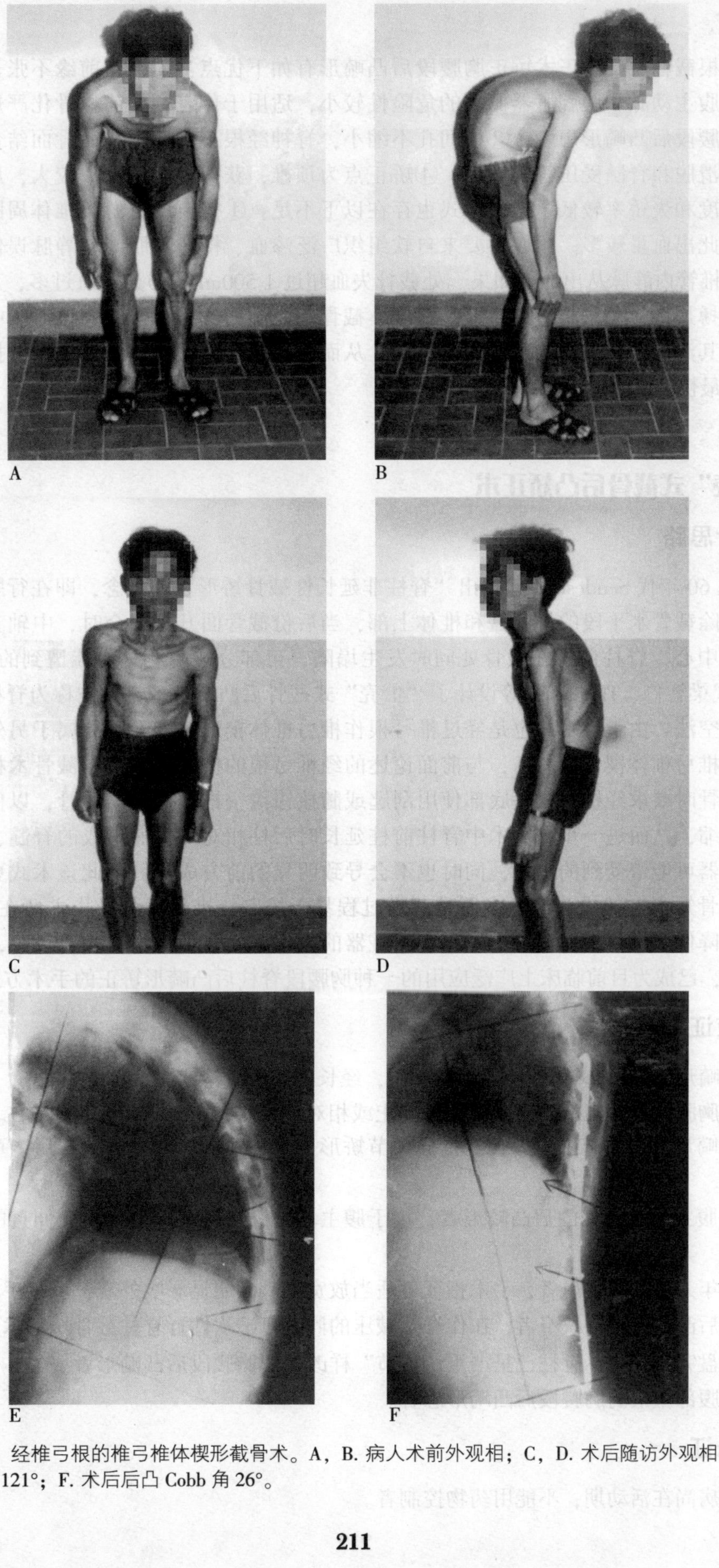

图 6-2-13 经椎弓根的椎弓椎体楔形截骨术。A，B. 病人术前外观相；C，D. 术后随访外观相；E.术前 X 线片后凸 Cobb 角 121°；F. 术后后凸 Cobb 角 26°。

（十）评价

经椎弓根截骨后凸矫正术矫正胸腰段后凸畸形有如下优点：①椎体前缘不张开，因此发生前纵韧带、腹主动脉和腹腔脏器撕裂的危险性较小，适用于伴有脊柱前柱骨化严重者以及主动脉钙化的胸腰段后凸畸形患者；②椎间孔不缩小，脊神经根不受压；③截骨面结合较稳定，较少发生脊柱滑脱和脊髓受压等并发症；④矫正点为顶椎，获得的矫正度数较大，后凸矫正效果较佳，失矫度和失矫率较低。但该术式也存在以下不足：①需要广泛游离椎体周围，并切除部分椎体，因此出血量较多。出血主要来自软组织广泛渗血、椎旁及肋间动静脉误伤、椎体内血管窦渗血及椎管内静脉丛出血。如果一处截骨失血超过 1 500mL，即为失血过多，可导致术中血压下降，脉搏加快，手术将被迫暂停。②椎体截骨渗血凶猛，手术常在“血海”中进行，而且脊柱截断后其活动度加大，均可能误伤脊髓，从而引起或加重截瘫，这要求术者技术熟练，操作快速，以最快速度完成手术。

（高梁斌　袁正兵）

三、“蛋壳”式截骨后凸矫正术

（一）设计思路

20 世纪 60 年代 Scudese 等曾提出“脊柱非延长性截骨矫形”的概念，即在行腰椎后份截骨的同时，切除截骨水平段的椎间盘和椎体上部，当后份截骨面开始闭合时，中轴支点从椎体后缘移至椎体中心，脊柱前份在截骨处同时发生塌陷，可部分缓解脊柱可能遭到的延长牵伸力。据此 70 年代梁智仁、Thomasen 等设计了“蛋壳”式截骨后凸矫正术，又被称为脊柱后柱截骨及椎体中柱掏空法。由于该术式也是经过椎弓根作椎弓椎体楔形截骨，因此属于另外一种形式的经椎弓根的椎弓椎体楔形截骨术，与前面论述的经椎弓根的椎弓椎体楔形截骨术相比，其最大的特点是截骨时要求经椎弓根基底部使用刮匙或髓核钳掏空椎体后部松质骨，以保证在矫形时截骨椎的压缩，从而进一步减少术中脊柱前柱延长时后柱相对缩短而造成的脊髓、神经根、血管和腹腔脏器可能遭受到的牵拉，同时也不会导致明显的前方成角。因此该术式更符合“脊柱非延长性截骨矫形”的设计理念，而且截骨过程易于控制，椎体截骨操作主要在椎体内进行，极大程度地降低了椎体外血管、神经和腹腔脏器的损伤，同时因为出血相对较少，方便了手术的顺利进行，已成为目前临床上广泛应用的一种胸腰段脊柱后凸畸形矫正的手术方式。

（二）适应证

1. 后凸畸形 Cobb 角>40°，出现功能障碍，经长期非手术治疗无效者。
2. 引起胸腰段后凸畸形的原发病处于静止或相对静止状态，血沉 40mm/h 左右。
3. 后凸畸形并髋关节强直者，在行髋关节矫形手术和关节功能显著改善后，可二期行后凸畸形的矫正。
4. 合并腹主动脉钙化的后凸畸形者，由于腹主动脉钙化是可以由弯曲变伸直的，故能进行矫正术。
5. 对青年人后凸畸形患者，手术指征可适当放宽，后凸明显影响外观，可行手术。
6. 脊柱后凸伴有椎管狭窄者，在作脊髓减压的同时可一次性行脊柱截骨矫形术。
7. 椎间盘完全骨化、脊柱已呈严重“竹节”样改变的胸腰段后凸畸形者。
8. 广泛腹部瘢痕的胸腰段后凸畸形患者。

（三）禁忌证

1. 原发病尚在活动期，不能用药物控制者。

2. 年老体弱，脊柱严重骨质疏松者。

3. 主要脏器如心、肺、肝、肾等功能不全者。

4. 髋关节强直虽经手术，但关节功能不能改善者。

5. 全身状况不佳，如贫血、体温不稳、疼痛严重、血沉较快者。

（四）手术步骤

1. 切口局部浸润麻醉或气管插管全麻。

2. 患者俯卧于 Wilson 式手术架上；若脊柱后凸畸形严重而不能平卧时，可将手术枕垫在其身体下方。注意勿使腹部受压以免因腹压增大而致静脉充血并增加术中出血量。

3. 取后正中切口，长度大约跨越 5 个棘突。后方截骨一般选在 L_2 或 L_3 椎体中央水平进行，应尽量避免在 L_1 进行截骨，因脊髓圆锥位于此水平。

4. 采用标准式骨膜下进入进行显露，以 L_2 为例，暴露 L_1~L_5 棘突、椎板、小关节突和 L_2 横突。显露横突至关重要，因其可指示椎弓根的水平。

5.找到 L_2 椎体横突上缘，在椎板的相应水平用骨刀刻上一刀痕，以此作为定位标志，然后由此标志向上 0.5cm、向下 2cm 再次于椎板上各作一标记，两标记之间即为椎弓根的大致位置。

6. 按照预定的设计方案，楔形切除棘突及棘间韧带，切除两标记之间的椎板，暴露硬脊膜。可根据手术要求在截骨部上下再切除部分椎板，最宽可达 3.5cm。

7. 硬膜两侧可以看到 L_2 椎弓根及沿其上下方走行的 L_1 和 L_2 神经根。以骨膜剥离子保护好神经根，然后将两侧椎弓根全部去除，直达椎体后缘（图 6–2–14）。

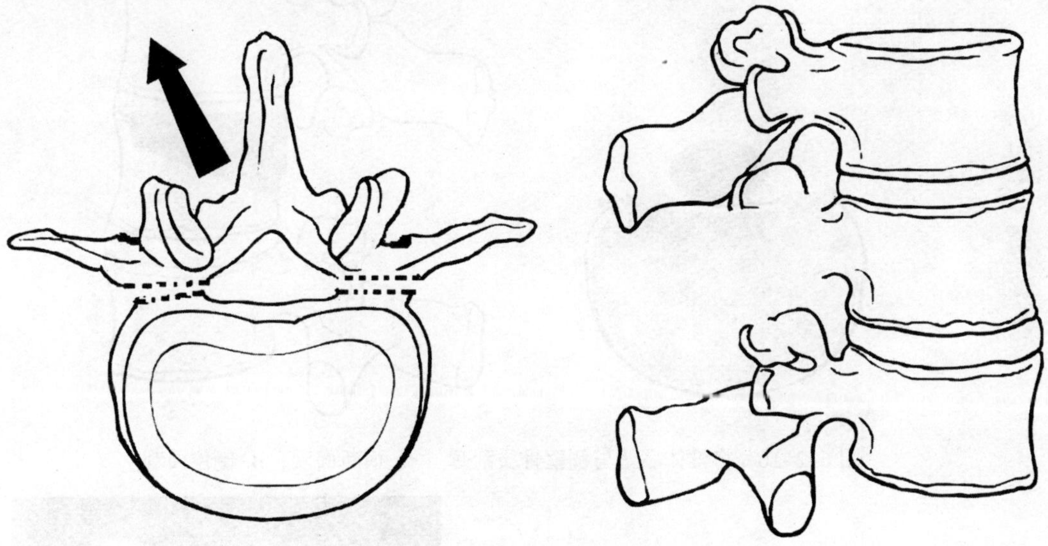

A　　B

图 6–2–14　切除椎弓。A. 横断面观；B. 侧位观。

8. 轻轻牵开神经根，用小尖嘴咬骨钳从椎弓根基底部伸入椎体，咬除部分椎体侧方皮质（或者用骨刀作骨皮质截骨），然后用刮匙或髓核钳掏空椎体后部松质骨，深度可达椎体中、前 1/3 交界处，其上下宽度与椎弓根相同（图 6–2–15）。

9. 用刮匙从椎体内侧将椎体侧壁与后壁尽可能刮薄，使其变弱（图 6–2–16），然后轻轻牵开硬膜囊，用田氏脊柱花刀在骨膜下切除硬膜前方的骨皮质（有些作者认为此步骤可省，并不影响椎体后部塌陷）（图 6–2–17）。椎体内手术时，如有出血，可用骨蜡涂抹截骨面止血，或者用明胶海绵填塞 10min 左右即可止血。

10. 截骨完毕，逐步抽去腹部垫枕，台下助手扶患者肩，握其踝稍作牵引，术者在截骨处轻柔地稍稍加压，截骨处便会逐渐对合（图 6–2–18）。如果畸形矫正不满意，患者腹部皮肤未能触及手术台面时，可再作第 2 个椎体的“蛋壳”式截骨后凸矫正术。

11. 器械内固定　将钩分别置于截骨处上下各一椎板上，然后加压即可达到目的；或椎弓根钉固定，通过椎弓根钉棒进行加压，使截骨闭合矫正后凸畸形。

12. 植入碎骨行脊柱融合植骨，以促进愈合、加强脊柱的稳定，然后逐层缝合。

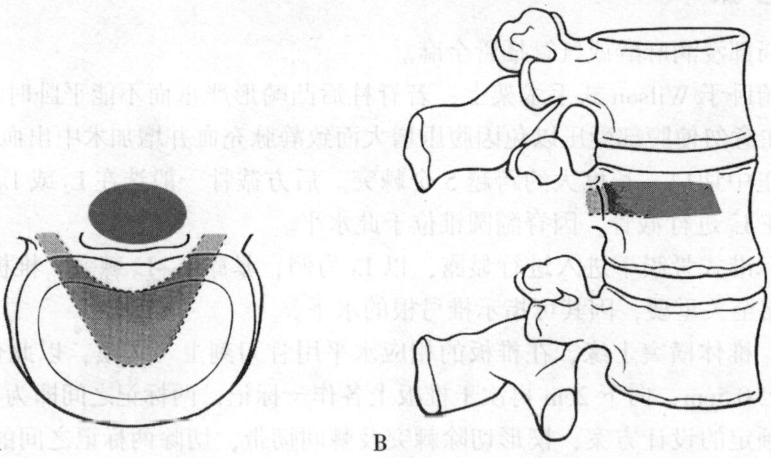

图 6–2–15　经椎弓根髓腔行椎体内去骨质，逐渐去除椎体内骨质。A. 横断面观；B. 侧位观。

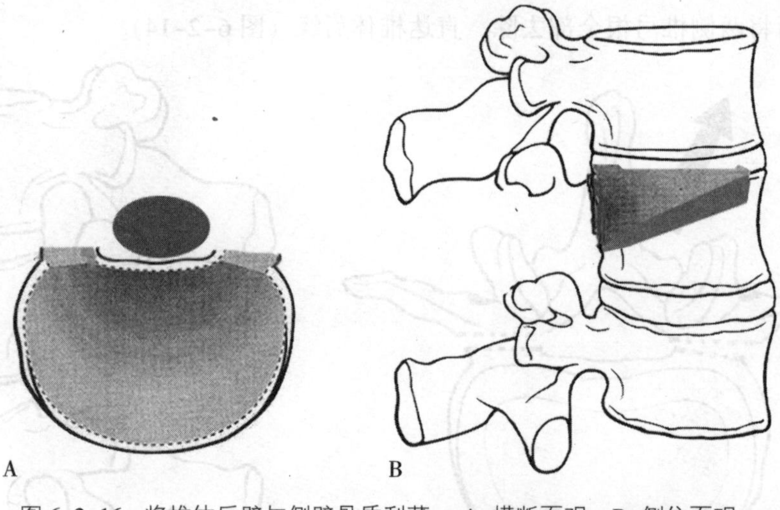

图 6–2–16　将椎体后壁与侧壁骨质刮薄。A. 横断面观；B. 侧位面观。

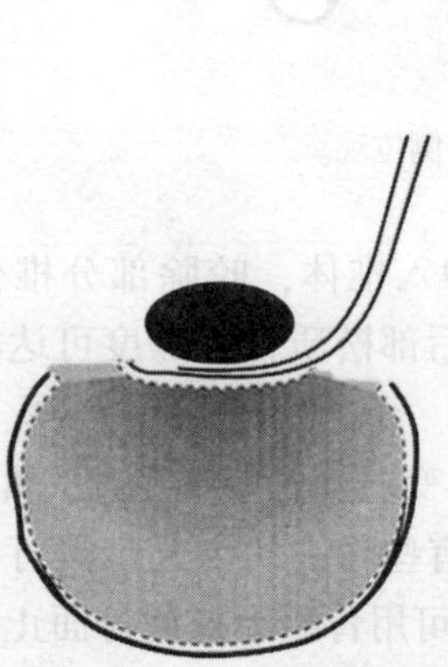

图 6–2–17　将椎体后缘薄的骨皮质打入椎体内

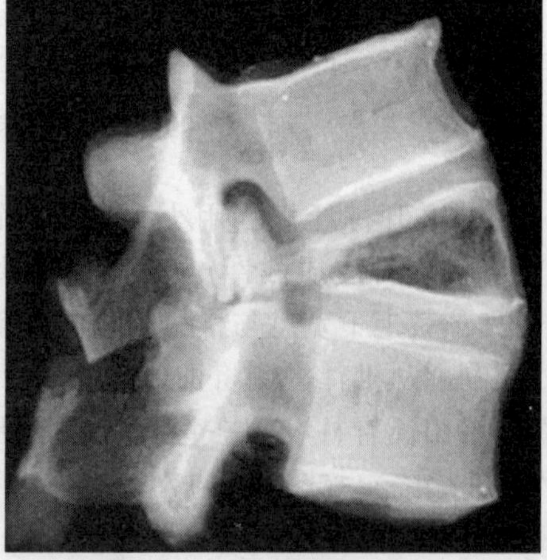

图 6–2–18　截骨间隙闭合后

（五）手术难点和注意事项

1. 作为经椎弓根的椎弓椎体楔形截骨术中的一种，“蛋壳”式截骨后凸矫正术除了会遇到经椎弓根截骨后凸矫正术实施时所要注意的事项外，还有自身需要考虑的问题。

2. 采用田氏脊柱花刀在骨膜下切除硬膜前方的骨皮质，有学者认为省去此一步骤，并不影响脊柱后部塌陷，但是要求应将椎体后壁小心地推向椎体内，以免其突入椎管内，防止硬膜囊损伤和神经根卡压。

3. 应将楔形截骨后的椎板边缘削成斜面，以免其在楔形缺损闭合时刺入硬膜内。

4. 手术过程中，不应牵拉或者硬性牵拉脊膜，以免损伤脊髓或者马尾神经。

5. 由于椎体后半部的后壁及双侧壁也被尽可能地刮薄或去除，在抽去腹部垫枕后，后方的楔形缺损通常会自动、缓慢地闭合。也可由台下助手扶患者肩，握其踝稍作牵引，术者在截骨处轻柔地稍稍加压以促进截骨处对合，但此时截骨面尚不甚稳定，有引起脊髓损伤的可能，因此禁忌使用暴力。

6. 截骨椎体塌陷可能不完全，上下椎间隙前方开口可能加大，特别是脊柱前柱骨化不严重者更容易发生。

7. 由于挖除了椎体内大部分的松质骨，因此存在脊柱不稳，要求有牢固的内固定系统，内固定上下应超越 2 个节段，如果行椎弓根钉固定，要求于截骨之前完成椎弓根钉的摆放，并由助手把持，防止脊髓扭伤。

8. 该术式截骨椎通常在 L_2 和 L_3，在其尾侧的椎体截骨困难，且矫形效果差，而 L_2 头侧的椎体截骨并发症高。

9. 遇有广泛脊柱中、后柱骨化者或椎体间截骨角度较大致神经根孔狭窄者，应先扩大神经根孔，再合拢截骨面，以防神经根嵌压。

（六）术后处理

1. 术后患者平卧，因截骨处易移位，故术后搬动患者时，应保持躯体轴线搬运。
2. 全麻病人须注意保持呼吸道畅通，注意血压及呼吸情况。
3. 术后常规禁食，若无胃肠反应，可于第 2~3 天进食。
4. 应用广谱抗生素，预防感染。
5. 术后 2 周拆线，4 周上石膏背心，然后可下床活动，半年后解除。多节段椎弓根钉棒固定者，2 周后带支具下地。
6. 术后每 2 个月复查 X 线片，观察内固定物位置及融合情况。

（七）临床结果

Chen 等报告单节段“蛋壳”式截骨后凸矫正术的平均矫正度为 34.5° (15°~60°)，患者主观满意率为 98.7%。卢旭华等文献报道 18 例患者，术后 11 例有不同程度的腹痛、腹胀，1 例有双下肢麻木感；胃肠道症状术后短期内消失，下肢麻木感 6 周后可逐渐恢复；无 1 例脊髓损伤，患者对手术效果均感满意；随访时间 1~5 年，平均 3 年，矫正角 30°~45°，平均 36°，矫正角丧失 1°~5°，平均 3°。而国外一些作者报告的平均矫正度为 36.5°，神经系统并发症发生率为 7.8%。

Murrey 等报道“蛋壳”式截骨后凸矫正术治疗 59 例患者，取得了良好的效果，37 例为畸形患者，22 例为肿瘤和感染患者，至少随访 2 年，平均后凸角度矫正 26°，平均出血 2 342mL，并发症发生率为 5%。

（八）并发症

可能的并发症有：腹主动脉撕裂致大出血、脊柱滑脱、脊髓受压瘫痪、神经根性疼痛、脑脊液漏、尿潴留、腹壁疼痛、腹胀、内固定松动并穿破皮肤和截骨角度丢失致驼背复发等。

（九）评价

“蛋壳”式截骨后凸矫正术优点：①更符合“脊柱非延长性截骨矫形”的设计理念，截骨时经椎弓根基底部进行椎体后部松质骨的刮除，保证矫形时截骨椎的压缩，进一步减少术中脊柱前方的牵拉，适用于腹主动脉硬化、椎间盘完全骨化、脊柱严重“竹节”样改变的患者；②椎体截骨操作主要在椎体内进行，截骨过程易于控制，同时也在一定程度上降低了椎体外血管、神经和腹腔脏器的损伤；③避免脊柱延长而脊柱后柱相对缩短所造成的脊髓和神经根牵拉损伤；④避免了椎体周围组织的广泛剥离，因此出血相对较少，方便了手术的顺利进行。该手术方式也存在如下不足之处：①矫正度数有限，一般约为30°~40°，术后背部外形改善相对较差；②通过松质骨的掏空完成椎体的压缩，但塌陷可能不完全，上下椎间隙前方开口可能加大，特别是脊柱前柱骨化不严重者更容易发生；③手术难度高、风险较大，要求术者技术熟练，操作快速，以最快速度完成手术。最后要求截骨之后必须有坚强的内固定，才能保证胸腰段后凸畸形矫形达到良好的效果，而且持久。

（高梁斌　袁正兵）

四、椎体成形术

（一）设计思路

椎体压缩性骨折是骨质疏松症的重要并发症之一。骨质疏松症引起的椎体压缩性骨折往往引起急性或慢性疼痛，由于骨折后椎体变形，脊柱生理曲度发生异常改变，如后凸、侧凸畸形，胸腹腔容积缩小，内脏功能受限，加之疼痛、运动障碍或长期卧床，患者容易出现各种并发症，如精神状况恶化、感染、深静脉血栓，甚至脏器功能衰竭。脊柱骨折的预防及治疗显得极为重要。传统的治疗方式包括药物及手术治疗。因为药物并不能阻止病情的进一步发展，而传统外科手术具有较大的创伤性，骨质疏松椎体内固定不牢靠，即使做内固定，其固定节段要很长，难以接受。脊椎后路截骨矫形术也因其创伤太大而一般不予考虑，使传统的内、外科治疗均受到一定限制。椎体成形术不但可以使椎体稳定从而预防骨折，而且对于已经发生骨折者也可减轻痛苦，加强功能，防止进一步破坏和畸形。椎体成形术用于骨质疏松有2点优势：椎体后壁完整与骨小梁间隙大，注入方便，充盈好；骨质疏松椎体骨折的骨折块后凸程度通常较轻，椎体压缩明显，但极少涉及后结构。

椎体成形术（vertebroplasty, VP），即通过椎弓根或直接向椎体内注入骨水泥或人工骨方法，以达到增强椎体强度和稳定性、防止塌陷、缓解腰背疼痛，甚至部分恢复椎体高度的目的。其最初源于通过开放手术，用骨移植或骨水泥增强椎体生物力学强度，已有数十年的历史。经皮椎体成形术（percutaneouse vertebroplasty, PVP）是在影像增强装置监视下，经皮穿刺向椎体内注射骨水泥或其他替代物，治疗脊柱溶骨性破坏及钙缺失病变的一种新技术。于1984年法国Deramond首先应用该方法成功地治疗了1例长期疼痛的C_2血管瘤患者。此后不久，PVP开始用于骨质疏松症。1994年PVP开始在美国应用，近年来逐渐推广用于脊椎血管瘤、骨髓瘤、溶骨性转移瘤、骨质疏松性椎体压缩骨折合并顽固性疼痛的患者，具有增加椎体强度、稳定椎体、止痛作用。

（二）适应证

1. 骨质疏松致压缩性骨折　出现以下情况的骨质疏松患者可行椎体成形术治疗：卧床休息及药物治疗3~4周无效的患者；为防止长期卧床可能引起并发症的患者；不能耐受止痛药物的

患者；超过 2 个相连椎体发生塌陷者；年龄较大（>85 岁）有疼痛症状的患者。

2. 椎体恶性肿瘤致压缩性骨折 PVP 能立即缓解疼痛，增加脊椎的强度和稳定性。其适用情况见于：椎体塌陷程度不能超过原椎体高度的 2/3，对椎体压缩高度超过 70%的患者选择有争议，有椎体压缩超过 70%经改良穿刺方法从远侧面进针，成功施行椎体成形的报道；椎体的后缘不一定要完整，但要没有脊髓压迫和硬膜外侵；疼痛不是主要由神经压迫引起的情况下才可行该手术，若有神经压迫症状时但无疼痛，可行 PVP 治疗，但要注意防止骨水泥渗漏以加重压迫症状。

3. 侵袭性椎体血管瘤 脊柱血管瘤侵袭椎体较严重致椎体微骨折或明显塌陷，引起疼痛或压迫神经或脊髓者，PVP 可增加椎体强度、止痛、栓塞瘤体。有疼痛的临床症状但无 X 线表现的血管瘤，可选择性行椎体成形术，缓解疼痛；既有临床症状又有 X 线表现但无神经痛及神经压迫症状的血管瘤，可经皮穿刺椎体注射酒精入瘤组织配合椎体成形术；无临床症状但 X 线见骨质破坏的血管瘤，可暂时随访观察。

4. 椎体转移瘤 以下情况可进行椎体成形术：转移瘤所致椎体塌陷引起严重的腰背疼痛，需卧床休息和服用止痛药来缓解的病人；放疗前为防止椎体塌陷，可先行 PVP 术；放疗或化疗后疼痛不能缓解者；转移瘤所致脊柱稳定性下降者；有手术禁忌证或不愿手术者；需要手术治疗的患者，术前行 PVP 术可增加椎体的强度，栓塞部分动脉，减少术中出血。

（三）禁忌证

1. 绝对禁忌证 凝血功能障碍者；不能行急诊椎板切除减压术者。

2. 相对禁忌证

（1）椎体骨折线越过椎体后缘或椎体后缘骨质破坏、不完整者。

（2）椎弓根骨折。

（3）严重压缩性骨折 上胸椎压缩比超过 50%，腰椎压缩比超过 75%。

（4）严重心肺疾病、体质极度虚弱、不能耐受手术者。

（5）成骨性转移性肿瘤者。

（6）合并神经损伤、病变已经侵及脊髓造成截瘫无疼痛症状者。

（7）患者存在活动性感染（非原发病引起）。

（8）一次对 3 个以上椎体行 PVP 时，大量被栓塞的髓质有引起肺栓塞的可能，也应被视为相对禁忌。

（四）手术操作

1. 术前准备和手术材料 所有患者于术前常规行正侧位 X 线片和 CT 扫描，脊柱肿瘤患者再行 MRI 检查。MRI 不仅能够反映椎体塌陷的程度，还能排除脊柱的其他疾病如椎间盘突出、椎管狭窄等。术前检查凝血常规，服用阿司匹林不是该手术的禁忌证。当患者有活动性感染时，不建议实施椎体成形术，但由于疾病引起的如骨髓瘤、继发于激素异常等，不是禁忌证。

2. 手术过程

（1）术中透视 由于术中透视是必须的，手术成员中应有专门的熟悉椎体成形术中透视要求的技师。患者俯卧于配有 C 型臂 X 线机平台上。透视定位使病椎显示为标准正位，无“双边影”，即使该椎的终板与 X 线完全平行从而使其终板成像为一线影；同时椎弓根的形态必须对称并与棘突的间距相同。标准的侧位透视也是必需的。

虽然 CT 在少数病例中作为基本或辅助设施，但多数椎体成形术术中仍采用 X 线透视。特别是灌注骨水泥时应用 X 线透视，才能实时监测骨水泥灌注或在可能渗漏时及时提示改变灌注量。

多采用双向透视机，可提供多平面、实时监测穿刺针和骨水泥的位置，并可以快速切换透视平面而无需反复移动设备和调整。术中透视时，侧位相尤其应清晰，因为该位相对于监测骨水泥至关重要。

(2) 术中麻醉　常采用局部或清醒麻醉以利患者舒适和放松，通常不需要静脉麻醉，只要给予适当的局部麻醉，术中仅有轻微不适。无论哪种局部麻醉都应对穿刺点、穿刺途径和骨膜作充分的药物浸润。麻醉充分，穿刺时患者仅会感到轻微不适。

术中监护至少包括心律、血压、心电图及血氧饱和度等。必须有供氧设备。由于术中可能需要清醒麻醉（少数全身麻醉病人），或出现过敏反应（显影剂或骨水泥）等，应配备相应的抢救人员和设备。

(3) 穿刺途径　穿刺途径有以下几种：椎弓根途径、椎弓根外途径、后外侧途径（仅用于腰椎）及前外侧途径（仅用于颈椎）。

多数椎体成形术的经典途径是椎弓根途径。它具有以下优点：①有明确的解剖标志；②可使穿刺器械有效地植入椎体内；③较安全，可避免其他途径可能造成的损伤（如神经根、肺等）。在C型臂X线机透视下，将穿刺针尖置于病椎椎弓根的外上象限（左侧为10点钟位置，右侧为2点钟位置），调整穿刺针方向，缓慢钻入椎弓根，调整C型臂X线机探头显示侧位像，继续钻入至椎体前中1/3交界处，并将针尖斜面朝向对侧，将针芯拔出，注入少量造影剂，观察静脉回流情况。椎弓根途径的缺点是其在冠状面调节范围较小。正位片下胸椎和上腰椎的椎弓根几乎是垂直的，虽然椎弓根较宽大且在L_5允许较倾斜地钻入椎体。这样穿刺较安全但在单侧穿刺灌注时不利于骨水泥到达对侧（图6-2-19）。

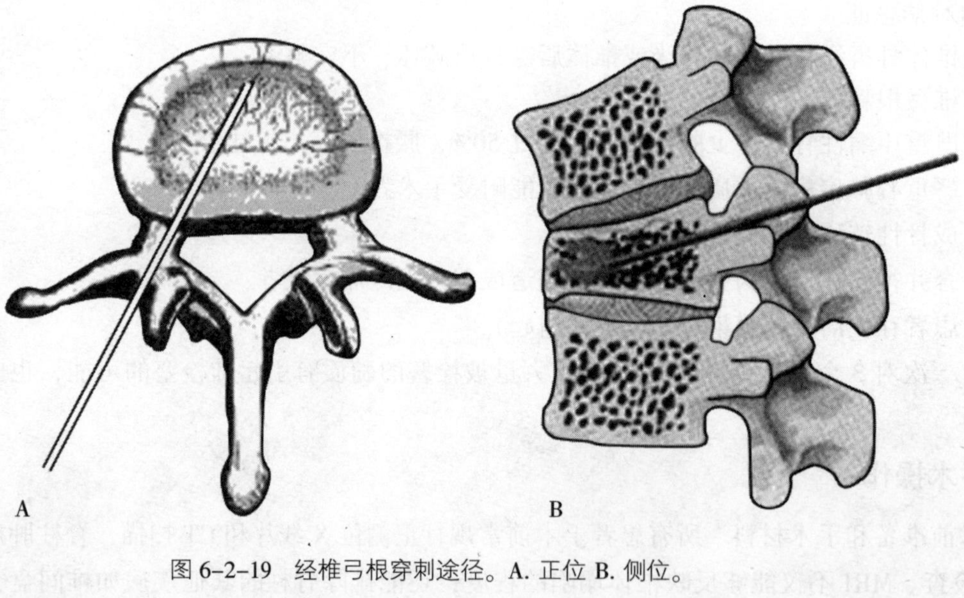

图6-2-19　经椎弓根穿刺途径。A. 正位 B. 侧位。

椎弓根外途径避免了椎弓根途径上述的缺陷。首先由于其通过椎弓根外侧进入椎体，因此允许采用较粗的穿刺针。此外该途径可使穿刺针较椎弓根途径更好地到达椎体中央，至少在理论上允许采用单侧穿刺灌注。其弊端是如果穿刺针靠近椎体后部，可增加骨水泥通过椎体间静脉渗漏入椎管的可能，而降低该危险的一种方法是将穿刺针置于椎体前1/3。椎弓根外途径在胸椎有可能会损伤肺脏导致气胸。还有一种潜在的危险是当穿刺针移走后骨水泥有通过穿刺孔渗漏的可能（在后外侧途径亦有可能）。但这种可能性很低，只要在骨水泥开始固化后再取出穿刺针就可以避免。该途径多采用凝固较快的骨水泥。

后外侧途径与椎弓根外途径较为相似，但穿刺针可更深地进入椎体而且仅通过椎体侧壁。

由于该途径可能造成神经根的永久损伤，故应谨慎使用。

在颈椎，由于椎弓根途径很难操作，因此多采用前外侧途径。穿刺时应尽量避免损伤颈动脉鞘，术中术者可将其推离穿刺途径。由于颈椎发生骨质疏松性骨折的可能较小，因此颈椎的椎体成形术较少，更多的是用于治疗颈椎肿瘤。

无论是椎弓根途径还是椎弓根外途径，在侧位相上针尖均应位于椎体前半部，最好将针尖置于椎体前中 1/3。

与后路椎弓根钉内固定合用时，一般根据椎管有无致压物来决定是否作椎板减压。选择伤椎上下各一节段植入椎弓根钉，安装好椎弓根钉棒系统，撑开受压椎体，按上述方法行伤椎椎弓根穿刺，注入可以吸收的填充物，一般用磷酸钙或硫酸钙骨水泥。

（4）骨水泥、显影剂及其使用　当前，唯一用于 PVP 的骨水泥，是 PMMA 的各种不同类型的化合物。由于多采用 X 线透视，应在骨水泥中加入一定量的显影剂，如骨水泥中常含有一定量的硫酸钡用于显影。

许多医生在行椎体成形术时常改变粉末与液体的比例以降低骨水泥的黏稠度和延长固化时间或称“工作时间”，但这样具有潜在危险。因为改变配比不仅改变了骨水泥的机械特性，且使结合的单体（液体）更容易进入体循环。最后，骨水泥单体的毒性和使用量增加可产生低血压、肺栓塞和/或神经脊髓损伤。所以，术者应尽量减少对骨水泥配比的改变。

注入骨水泥可用 1mL 注射器。灌注应在透视下缓慢进行，快速注入会使患者感到不适。在灌注期间应不断透视，或先在透视下注入少量（0.1~0.2mL）然后再灌注。所有方法都是为了使术者可以观察骨水泥情况，并在必要时停止灌注。侧位相透视可以早期发现任何骨水泥漏入椎管、椎体周围静脉或椎间盘。间断的正位相可以发现侧方的渗漏。

缓解疼痛所需要的骨水泥灌注量尚不清楚，也没有文献报道两者之间存在相关性。一项体外试验提示在椎体内 4~8mL 即可有效恢复其机械性能，具体用量依据所需灌注的椎体而定。这一结论远低于早期患者的灌注量（通常 8~12mL）。现在灌注量较以往减少，但同样有显著的疼痛缓解作用，而且骨水泥的渗漏率较低。需要注意的是每个椎体的骨水泥灌注量是不统一的。这种不统一会使影像显示令人不满意，但其疗效一样满意。

手术时通常先植入 2 根穿刺针，然后调制骨水泥，完成一侧灌注后再进行另一侧。研究表明恢复椎体强度并不需要两侧充分填充。体外试验的数据表明，椎体双侧穿刺填充，以期增强疗效是不必要的。

当骨水泥被注入后，可取出套管。取出套管前应先多旋转，这样可使骨水泥不随套管的取出而被带入软组织。

通常不会因套管的取出而引起活动性出血。即使发生出血，也仅需局部压迫 3~5min 就可控制。穿刺点保持无菌并覆盖包扎即可。

（五）手术难点和注意事项

1. 椎弓根穿刺技术要求高，术者必须有扎实的解剖学基础和开放椎弓根穿刺技术，并了解透视下的解剖结构立体空间特点。

2. 骨水泥技术要熟悉。过早注射骨水泥容易造成渗漏，太迟则需要很大的注射压力，骨水泥扩散不均匀，而且同样会造成渗漏。

3. 生命体征监测。不能因为是局麻手术而不安排麻醉师。

4. X 线实时监测骨水泥的走向。

（六）术后处理

当手术结束后，在第 1h 患者应保持仰卧位，因为含 PMMA 的骨水泥 90%在术后 1h 达到最大强度。在此期间应每隔 15min 检查一次患者生命体征，同时检查患者感觉和运动功能。如感觉改变或疼痛持续加重应早期检查，包括对手术区域行 CT 扫描以观察有无骨水泥的渗漏，如有，应立即手术治疗。如果术后 1h 内没有出现不适，患者可坐起并在 2h 后下地行走，但护理监测仍应继续。如 2h 后未出现异常，可予出院，仍应有人监护其 24h。并追踪随访。

椎体成形术后绝大多数患者的腰背痛症状立刻缓解，可以卧床翻身和下地行走。必须明确一点，骨水泥虽然稳定了伤椎，但是骨水泥并不与松质骨生物结合。在伤椎自然愈合前，骨水泥周围松质骨在应力下仍然可能发生微小骨折，造成椎体塌陷，引发新的症状复发。因此，在这时间段内仍需要多休息，下地行走时佩带腰围保护。另外，多数患者在术后的腰背肌肉力量仍未恢复正常，应该在医师指导下进行腰背肌锻炼，如仰卧挺腹等。腰背肌力量的增强对术后远期疗效的保持起很大作用。

（七）临床结果

从 2001 年至今，我院采用 PMMA 作为填充材料施行椎体成形术约 47 例 61 个椎体，其中骨质疏松性压缩性骨折 40 例，椎体血管瘤 3 例，椎体转移瘤 3 例。单纯使用椎体成形术 44 例，3 例与后路内固定合用。91.9%的术前症状在术后当天获得缓解，3 例患者在术后 3 周缓解，1 例存在持续疼痛。VAS 评分从术前的（7.2±1.4）分下降至术后的（2.7±1.8）分，椎体高度增加约 25%，骨水泥渗漏率约 12%，多为椎体前方渗漏，2 例为后方渗漏，其中 1 例无症状，仅 1 例需要去椎板减压。无肺栓塞等并发症。随访发现 4 例手术椎体再次骨折塌陷，1 例邻近节段压缩骨折。

（八）临床举例

病例 1：78 岁女性，跌倒后腰背痛 1 个月，经过保守治疗后不见好转，无神经症状。X 线显示 L_2 压缩性骨折，MRI 显示椎体内裂隙。椎体成形术后椎体空隙已经填充骨水泥，椎体高度未增加，症状完全消失，术后次日下地行走（图 6-2-20）。

（九）并发症

1. 骨水泥渗漏　与骨水泥技术、注射时间、注射量、注射压力等有关。渗漏到椎管内可引起神经组织烧伤或压迫。进入血管回流到肺可引起肺栓塞。

2. 骨水泥单体毒性反应　极少部分患者对骨水泥单体起反应。表现为注射骨水泥时出现心率加快、血压下降甚至呼吸困难等。报道有引起肺呼吸窘迫而死亡病例。因此注射骨水泥时应该有麻醉医师严密监测生命体征并作相应紧急处理。

3. 手术椎体再塌陷　多发生于骨水泥扩散不理想和骨质疏松程度严重病例，多在术后 1~2 个月内发生。

4. 邻近椎体骨折　由于增加了伤椎的强度，在脊柱活动中邻近节段应力增加，造成邻近椎体压缩骨折。

5. 椎弓根穿刺引起血管和神经损伤　很少见，熟悉解剖结构、掌握穿刺技术、严密的 X 线设备监测可以避免。

（十）评价

椎体成形术的目的是增强椎体的强度，稳定伤椎，从而缓解疼痛。此术对增加椎体高度和恢复脊柱后凸畸形并无明显效果。脊柱骨质疏松性压缩性骨折引起疼痛的原因并未明了。从我院的病例来看，神经末梢的损害作用并不是主要原因，椎体骨质疏松楔性压缩致脊神经后支牵张引起疼痛的解释也很牵强。增加椎体强度，分担部分脊柱应力，稳定伤椎，减少椎体内的神

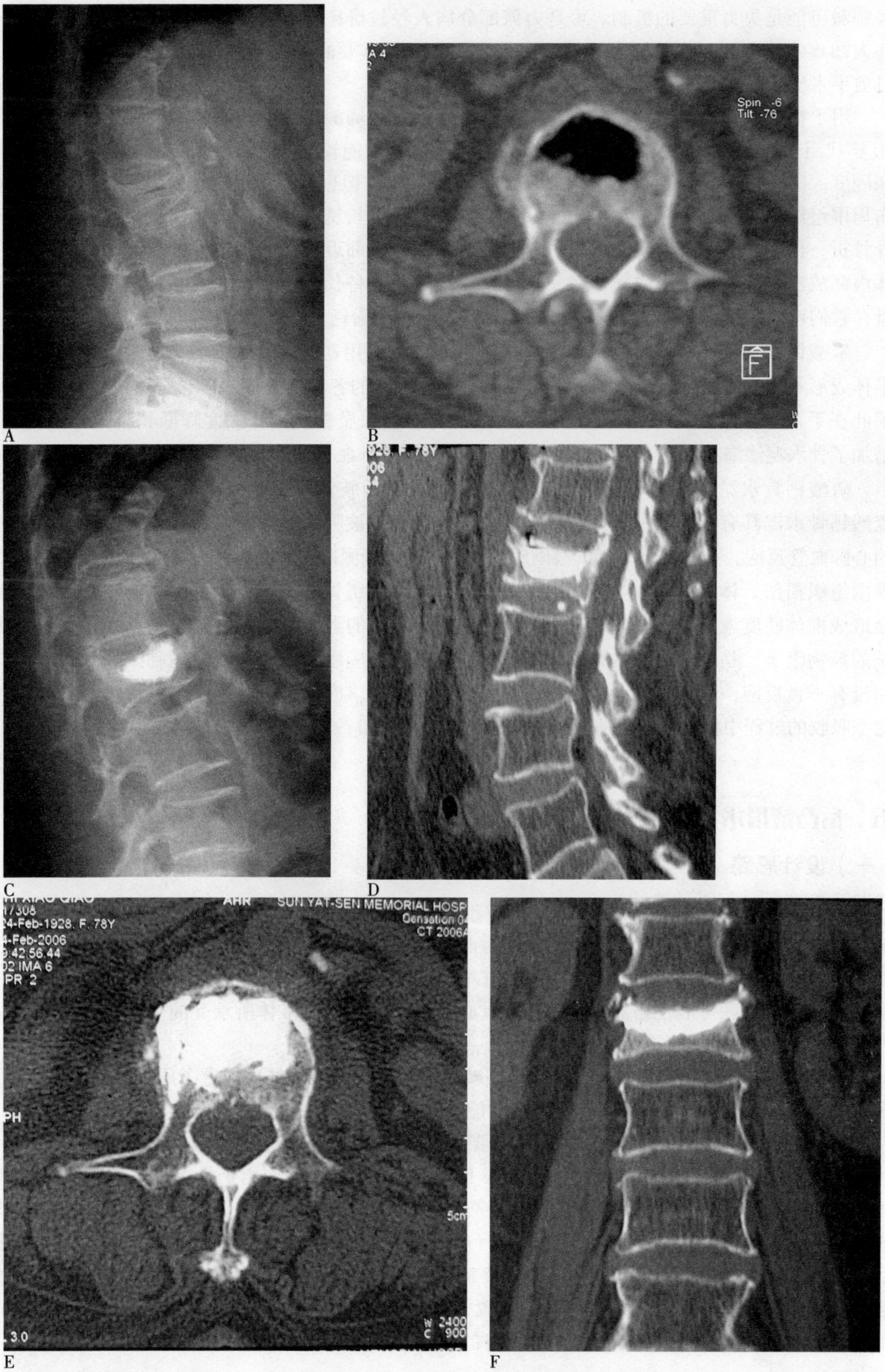

图 6-2-20　椎体成形术。A. 术前 X 线；B. 术前 CT，显示椎体裂隙；C，D，E，F. 术后椎体裂隙被填充。

经刺激可能是更为重要的机制。可是为何部分病人经过卧床休息也可以缓解症状，而仍有部分病人却疼痛依旧呢？伤椎愈合后的稳定是否起着更为重要的作用？这些问题仍需进一步研究。目前手术操作基本成熟，研究的热点是填充物的选择。

用于椎体成形术的材料最早采用 PMMA（聚乙酰丙烯酸甲酯，传统的骨水泥），从 20 世纪 60 年代用于四肢关节置换术以来，多数骨科医生对其性能较为熟悉，使用广泛，有很高的强度和硬度。国外在 90 年代末用于椎体成形术，效果较好，但也存在骨水泥渗漏、聚合温度高而损伤周围组织的危险，而且它不与伤椎骨质结合，无骨生长诱导作用，造成伤椎骨水泥周围松质骨骨折。由于术后的伤椎硬度增高，脊柱应力下降造成邻近椎体的继发性骨折。此外骨水泥在体内释放出毒性单体，造成肺栓塞，常可致命。因此，替代传统骨水泥的各种填充材料相继问世，它们可以减少 PMMA 的上述并发症，目前主要有磷酸钙骨水泥、硫酸钙骨水泥。

磷酸钙骨水泥在骨科的应用历史较短，40 年前开始用在面部骨缺损的修补，近年逐渐用于椎体成形术。然而，磷酸钙骨水泥虽然可以减少 PMMA 的各种并发症，但它是透视下不显影的，因此在手术中很难控制骨水泥注射量。如果在其中加入显影剂，其强度降低和凝固时间延长，增加了骨水泥渗漏的可能。但试验表明它也可以引起心肺血管意外，并不是理想的填充材料。

硫酸钙骨水泥在骨科的应用已近百年，主要用于四肢骨缺损的修补和外固定石膏的生产。硫酸钙骨水泥具有很好的骨生长诱导作用，在体内完全被吸收而被新生骨替代，而且没有上述的心肺血管反应，在透视下显影，凝固时间约 10min，凝固时不发热，即使发生渗漏也不会造成周围组织损伤。体外试验表明，它注入椎体后，有与传统骨水泥相似的强度，而硬度较低，不会造成椎体硬度增高。因此，理论上可以减少邻近椎体的继发骨折，同时它可以携带促进骨生长的药物因子，是理想的椎体成形术填充剂。根据我们应用于四肢骨缺损的临床疗效观察，该品没有不良反应，吸收较快，有很好的骨生长诱导作用，应该是有前途的填充材料。不过，在它重吸收的过程中椎体稳定性是否得到维持现在无法得知。

（李春海　梁安靖）

五、后凸成形术

（一）设计思路

骨质疏松压缩性骨折（VCFs）通过经皮椎体成形术治疗后，70%~90%的病例疼痛获得缓解，但是这种治疗方法并没有针对骨折引起的后凸畸形。脊柱后凸可在许多方面产生负面影响。在生物力学方面，脊柱后凸使患者的负重重心前移，以致患者失去平衡，增加了摔倒的危险性，从而使受伤的潜在可能性增加。患者负重重心的改变也加大了椎体所承受的负荷，使椎体容易发生骨折。

腰椎或胸椎椎体压缩性骨折引起的后凸畸形使肺活量降低，结果加重了原有的限制性肺病。另外，胸椎和腰椎的骨折都可以导致胃肠功能障碍。

目前在临床使用较多的后凸成形术主要有美国的 Kyphon 球囊技术和以色列的 SKy 技术。1998 年，出现一种可膨胀性气囊（inflatable bone tamp, IBT），可应用于骨折复位和/或在松质骨内造成空腔。Garfin 首先提出了经皮椎体后凸成形术（percutaneous kyphoplasty, PKP）的设计构想，Lieberman 和 Dudeney 应用 IBT 在人体行后凸成形术，将 IBT 经皮穿刺植入椎体，充气扩张后再注入骨水泥。PVP 能固定椎体，缓解疼痛，但不能改善椎体畸形；PKP 既恢复压缩椎体的强度和硬度，又可部分恢复压缩椎体的高度，矫正后凸畸形，并且充气后使椎体内压力降低，使骨水泥注入更加安全，取得了较 PVP 更好的治疗效果。

（二）适应证

后凸成形术的手术指征与 PVP 相同。

球囊扩张椎体后凸成形术治疗的排除标准也与 PVP 非常相似：①无痛的 VCFs 或者 VCFs 不是疼痛的主要原因；②骨髓炎或全身性感染的存在、向后方凸出的骨块，或者是位于后方的可能危及椎管的肿瘤团块。

（三）禁忌证

与椎体成形术相似，但不能用于爆裂性骨折。

（四）手术操作

后凸成形术的手术方法与 PVP 非常相似，可单侧或双侧穿刺（图 6–2–21）。

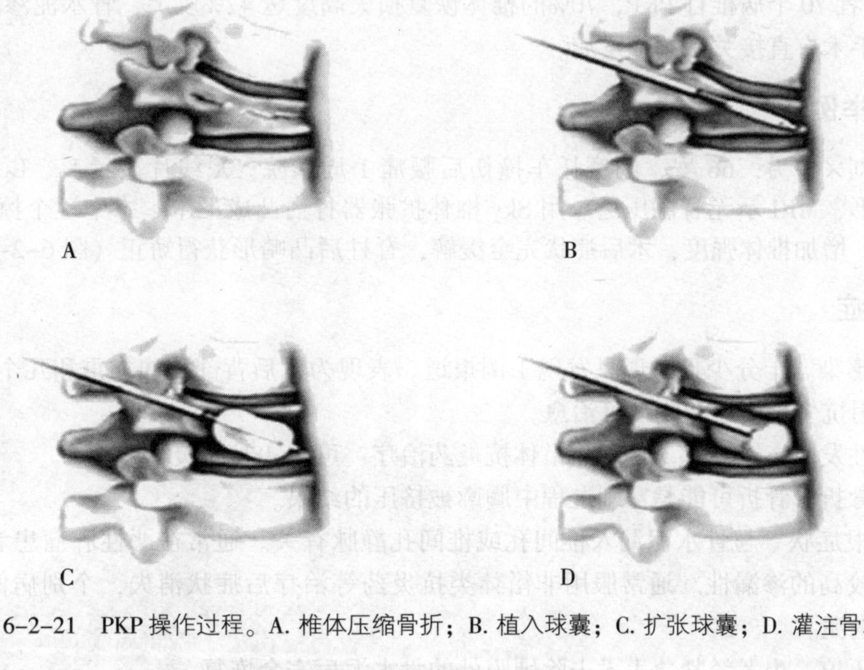

图 6–2–21　PKP 操作过程。A. 椎体压缩骨折；B. 植入球囊；C. 扩张球囊；D. 灌注骨水泥。

1. 进行后凸成形术的操作时必须使用高分辨率的 C 型臂 X 线机或双平面的透视机。通常采用的方法是双椎弓根途径。当椎弓根太小而无法容纳后凸成形术的工具时（通常在胸椎的中上段），则必须采取椎弓根外途径。

2. 与 PVP 不同的是，穿刺成功后需植入球囊进行椎体扩张。有不同规格的可扩张球囊可供选择。在透视下，通过工作套管放入未扩张球囊，到达椎体的最前端。在持续透视下，通过注射装置以显影剂扩张球囊，并测量囊内压。应当缓慢逐步扩张球囊，每次增加 0.5mL。如果球囊破裂，只需从工作套管中取出更换就可以了。

3. 球囊扩张的终点包括椎体高度恢复至正常；虽无高度恢复但球囊已扩张至终板；球囊接触到一侧外侧皮质；扩张时球囊压力不再降低；或者已达到球囊的最大容量或最大压力。到达扩张终点之后，记录扩张球囊所用的液体量，用于估计注入骨水泥的量。

4. 一旦球囊已充分扩张，就可以采用和 PVP 一样的方法混合骨水泥。取出球囊后，用逐步后退的方式向空腔内注入骨水泥，同时持续从椎体侧方透视，监视骨水泥是否向椎管、椎旁静脉、下腔静脉或椎间盘区域内渗漏。其后程序基本与 PVP 相同。

（五）手术难点和注意事项

与椎体成形术同。

（六）术后处理

与椎体成形术同。

（七）临床结果

后凸成形术是一种新型手术，所以报道临床结果的同步综述性文献较少。Stephen M 等对 2 组各 16 例骨质疏松性 VCF 分别施行 PVP 及 PKP，术后统计显示 PKP 对椎体高度损失有显著的恢复作用（97%），而 PVP（30%）明显低于 PKP；二者均显著增加椎体强度；PKP 可恢复椎体的稳定性至初始状态，而 PVP 则否。Wong 等报道，28 例 PKP 术显示术前平均椎体高度损失为 79%±22%，术后平均椎体高度恢复为 99%±13%，效果显著，没有出现 1 例骨水泥渗漏。Lieberman 等对 30 名患者 70 个病椎行 PKP，70%的椎体恢复损失高度达 47%以上，骨水泥渗漏率为 8.6%，没有出现与手术有直接关系的并发症。

（八）临床举例

病例：刘×，男，66 岁，因摩托车撞伤后腰痛 1 周入院。X 线片显示 L_1、L_2 压缩性骨折，脊柱后凸畸形，MRI 示无脊髓压迫。用 Sky 椎体扩张器行后凸成形术。术中逐个撑开压缩椎体，注入骨水泥，增加椎体强度，术后症状完全缓解，脊柱后凸畸形获得矫正（图 6–2–22）。

（九）并发症

1. 脊椎感染　十分少见，现只发现 1 例报道。表现为术后背部疼痛加重和几个星期的发热，经过静脉应用抗生素治疗和制动可治愈。

2. 一过性发热　很少见。使用非甾体抗炎药治疗，可在 48h 内缓解。

3. 肋骨骨折　骨折可能是穿刺过程中胸廓被挤压的结果。

4. 神经根症状　与骨水泥漏入椎间孔或椎间孔静脉有关。通常在恶性肿瘤患者中发生率较高，因其有较高的渗漏性。通常服用非甾体类抗炎药等治疗后症状消失，个别病例需要手术摘除椎间孔骨水泥。

5. 脊髓压迫　患者经紧急手术去除硬膜外的骨水泥后完全恢复。

6. 有症状的肺栓塞　可能由于过多注射骨水泥或骨水泥渗漏入椎旁静脉引起。需要由肺部专科医生进行处理，包括药物治疗和抗凝治疗。

7. 出血　出现在有凝血障碍的患者。应在行 PVP 前纠正凝血功能，否则禁止手术。

8. 死亡　虽然死因不明确，但不能排除同时处理多个椎体会引起潜在的肺部损害的可能。目前建议进行 PVP 时一次不应超过 3 个节段。

（十）评价

PVP 和 PKP 手术适应证相似，对增强椎体强度和稳定性，防止塌陷，缓解腰背疼痛有相似的效果，但恢复椎体损失高度 PKP 可明显优于 PVP，二者术后并发症及骨水泥渗漏的几率也相仿。PKP 的主要目的是获得优于 PVP 的疗效且减少其并发症。但是，到目前为止，还没有一个前瞻性临床随机对照试验，以上结果难以让人信服。此外，还有较多问题亟待解决：作为一种价格昂贵的治疗手段，只应用于经过保守治疗后疼痛持续存在的病例，但此时伤椎是否已经愈合？既然已经愈合，球囊扩张能否增加椎体高度，其价值体现在哪里？因此，PKP 应该在伤后早期进行，而判断伤后症状能否通过保守治疗缓解成为一个困难问题。椎体骨质疏松性骨折影

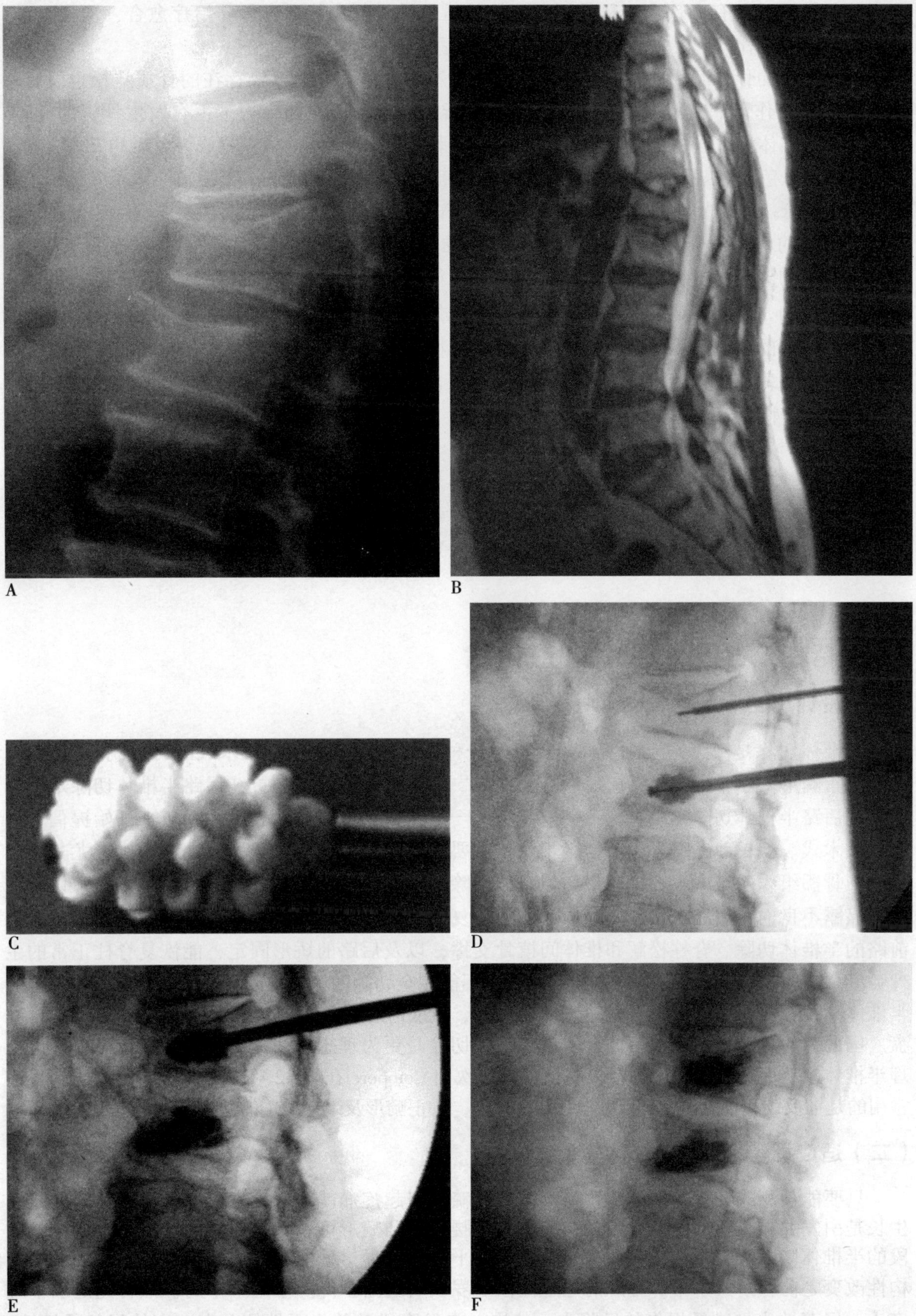

图 6-2-22　Sky 椎体扩张器行后凸成形术。A. L_1，L_2 椎体压缩性骨折，脊柱后凸角度加大；B. MRI 未见脊髓损伤；C. Sky 椎体扩张器；D. Sky 椎体扩张器使用过程；E. 术中逐个撑开椎体高度，注入骨水泥；F. 术后椎体高度增加，脊柱后凸畸形部分矫正。

响脊柱的稳定性，有人认为，只是累及前柱的压缩性骨折可能通过保守治疗愈合，而累及前、中两柱的压缩性骨折，保守治疗难于奏效，PKP 适合于此类病人。

PKP 所用的骨水泥长久滞留椎体内，松质骨不与之结合，对已经存在的骨质疏松也没有治疗作用，应力作用下在其周围容易发生微小骨折，邻近节段在高应力下也有发生骨折的危险。因此选择与椎体相似强度和硬度、可吸收、具有骨生长诱导作用的填充物成为今后的努力方向。

最近，以色列 Disc-O-Tech 公司发明的一种新型后凸成形系统 Sky 膨胀式椎体成形系统已开始应用于临床。Sky 骨扩张器经工作通道插入塌陷的椎体，通过高分子聚合物围绕轴心的皱褶膨出达到扩张的作用，从而复位骨折椎体，并在椎体内扩张出特定直径的空腔，然后回旋装置，使皱褶膨出的聚合物材料恢复为平整状态并从椎体内拔出，然后向椎体内注入骨水泥。类似球囊的作用目的，不同的是利用聚合物皱褶膨出代替球囊膨胀，从而克服了球囊膨胀过程中扩张方向不能控制的不足。不同型号的骨扩张器均以特定的膨胀直径准确膨胀，其膨胀的长度又可通过简单的旋转把手来控制，扩张方向可通过术者手动控制，膨胀后的形态是固定的，可在椎体内产生一个特定形态。

（李春海　梁安靖）

第三节　胸腰段前后路联合手术

一、前后联合入路半椎体切除固定矫正术

（一）设计思路

半椎体切除是治疗先天性半椎体畸形的一种理想的治疗方法，该术式既可控制畸形发展，又能矫正畸形。手术方式包括前后联合一期或二期半椎体切除术和单纯后路半椎体切除术，由于单纯后路半椎体切除术只有一个切口，手术一次完成，创伤相对较小，近年来开始提倡一期完成该术式。但单纯后路手术操作困难，技术要求高，自后向前完全切除椎体困难，尤其是切除上下骨骺组织时难度很大，易损伤神经，切除半椎体时出血不易控制，对复杂半椎体切除可能因显露不良而难以完全切除，造成术后畸形复发。但对于那些伴有后凸畸形的患儿，可通过前路的半椎体切除、脊柱松解和椎体间植骨支撑，以及后路的矫形固定，能恢复脊柱正常的生理弧度。Kaneda 等、Shono 等均发现后路手术不能完全切除凹侧的椎间盘，尤其是对中段腰椎的半椎体，如果想通过短节段融合获得最大的矫形，就应前后路联合切除半椎体和融合范围内的椎间盘。因此，对于某些患者前后联合入路半椎体切除是更为理想的选择，可完全显露与更好地处理半椎体，从而达到最理想的结果。该术式首次由 Compere 在 1932 年报道。内固定方面，目前常用的是椎板钩和椎弓根钉，椎弓根钉固定牢固，矫正畸形及维持矫正的效果好，是理想的选择。

（二）适应证

只要能预测或证明半椎体所致畸形进展或畸形引起疼痛就应行手术治疗。半椎体的存在和生长是引发并加重侧凸的主要因素，成角的胸腰段后凸畸形可以导致迟发的神经并发症，腰骶段的半椎体则因没有下代偿弯而易引起躯干失平衡，应尽早手术，在局部畸形加重和代偿弯结构性改变之前行矫形手术。全麻的危险性在 1 岁以后逐渐下降。早期手术的优点首先是手术难度小、侵袭性小、神经损伤的风险小；其次，未发育成熟的先天性侧凸有一定的局部柔韧性，往往没有结构性代偿弯，仅需短节段融合即可；最后，早期手术不仅能取得较好的即刻矫形，而且还能提高近期甚至远期的手术疗效。对半椎体伴对侧分节不良、复杂畸形，前路手术可同

时处理这些复杂情况，单纯后路手术无法完成。

（三）禁忌证

不能耐受手术的患者。

（四）手术操作

1. 患者侧卧位，气管插管全麻。诱发电位监护。

2. 一般先行后路显露半椎体后部结构。以半椎体为中心行后正中切口，融合固定节段远近端椎体。切开皮肤、皮下组织，显露深筋膜。常规骨膜下剥离显露半椎体及双侧椎板至小关节外侧，如病变在胸段，应显露至半椎体凸侧肋骨近端。如患儿年龄小，只行单侧固定时，只显露半椎体侧（图 6–3–1）。透视定位半椎体后，根据半椎体的位置选择前路切口的位置。

3. 根据半椎体的位置可采用开胸、经第 10 肋的胸腹联合入路、经第 11 肋的胸膜外腹膜后联合入路或腹膜后入路。显露脊柱后结扎半椎体表面的节段血管，充分显露半椎体及其上下椎间盘。将半椎体、上下椎间盘和相邻椎体的软骨终板切除后，用骨刀及刮匙将半椎体切除，后方切至硬膜。将半椎体对侧残余的椎间盘切除，椎弓根尽量向后切除，并将切除后的残留间隙修整为“V”形。

4. 切除半椎体棘突、椎板、横突及上下关节突，在胸段同时切除一段与半椎体同序列凸侧的肋骨。使前后切口相通，将半椎体结构完全切除（图 6–3–2）。如在 T_{10} 以上，必要时可结扎半椎体椎弓根上、下方的血管、神经束。

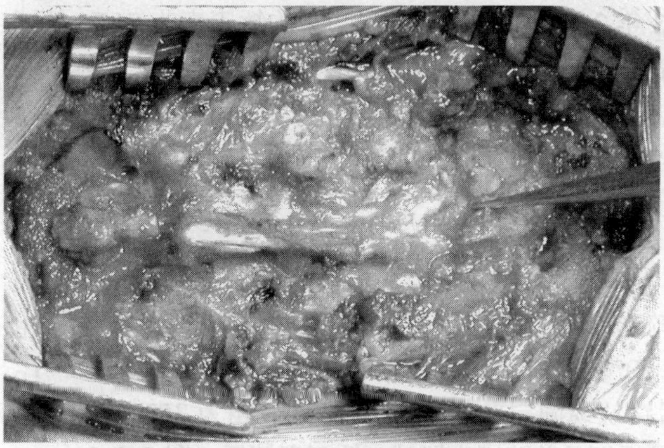

图 6–3–1　显露后方半椎体

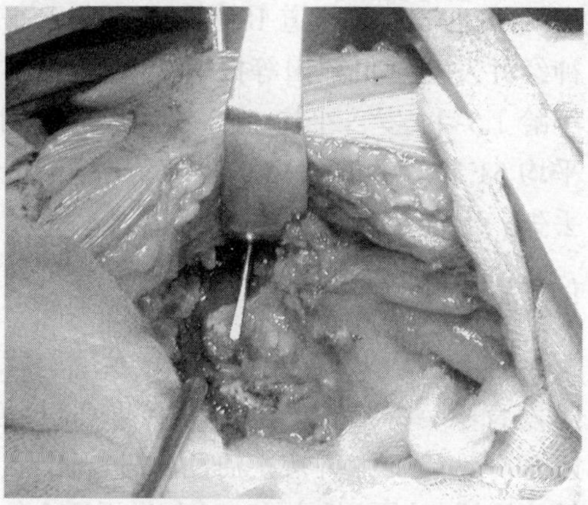

图 6–3–2　半椎体全部切除，前后切口相通

5. 根据术前确定的融合范围从凸侧打入椎弓根钉，将适宜长度的棒预弯后与凸侧钉相连并加压，直至椎板间隙基本闭合。加压过程中应随时观察硬膜有无明显皱褶，产生皱褶时应停止加压，并进一步咬除椎板，以防脊髓损伤。确定脊髓功能无影响后锁定装置。再于凹侧放棒锁定。最后探查硬膜前方有无碎屑骨块后移，有后移的骨块应将其打实。

6. 行椎体间、椎板、关节突关节及横突间植骨。骨量不足时可取自体髂骨或加用一些人工骨。留置引流管，逐层关闭切口。

（五）手术难点和注意事项

在患者选择方面，对胸椎的半椎体，如患者年龄太小，开胸手术创伤很大，手术风险大，尽量采用后路手术。如确需前后联合手术，应充分评价患者的全身情况及手术耐受性。如患者畸形涉及的节段较长，需双侧固定时，因侧卧位行椎弓根置钉困难，手术的体位及手术顺序需要改变。可先侧卧位切除前方半椎体，关闭前方切口后，再俯卧位行后路手术。也可先在俯卧位下显露半椎体，行半椎体后部结构切除与椎弓根钉植入，暂时关闭切口后，取侧卧位，消毒铺巾，行前路手术，切除半椎体，并拆开后路切口缝线，使前后切口相通。矫形时不能片面追求冠状面的矫形度数，先天性脊柱侧凸患儿由于畸形是结构性的，脊柱比较僵硬，即使做了前路松解，对于那些畸形严重的患儿，矫形还是比较困难，若用强力矫正，除易引起椎弓根骨折，还可能会引起脊柱矢状面发生变化，因此矫形时应掌握力度和撑开加压原则。

其他方面参考“后路半椎体切除椎弓根固定矫正术”。

（六）术后处理

术后常规使用抗生素预防感染，引流管于24~48h内拔除。术后第3~5天可在支具的保护下离床活动。一般佩带支具6个月，部分病例视愈合及代偿弯变化情况适当延长外固定时间。

（七）临床结果

Holte等报告了37例前后路切除半椎体治疗的先天性侧凸，指出选择前后路一期或二期手术的关键取决于手术医师的技术熟练程度。Deviren等报告了对10例平均13.4岁的胸椎和胸腰椎半椎体患者的前后路治疗结果，其矫正率达到59%。Lazar等报告了应用一期前后路半椎体切除手术治疗11例平均年龄18个月的先天性半椎体患者，术后矫正率高达77%。Callahan等报告9例半椎体患者行一期前后路半椎体切除术的术后矫正率为67%，并指出如果患者年龄小于4岁，其结果会更好。Klemme等报告了应用一期前后路半椎体切除治疗6例婴幼儿完全分节的半椎体畸形，患者平均年龄19个月，平均矫正率达67%，无并发症发生，随访41个月未发现矫形丢失。Hedequist等报道18例最少2年（平均3年2个月）的随访结果，平均矫正率为71%，没有神经并发症。仉建国等报道15例半椎体患者行前后路一期半椎体切除，后路矫形固定融合术，年龄1.5~16岁，平均11.8岁。全部病例随访6~27个月，平均17个月。冠状面Cobb角由术前平均51.2°，矫正至15.9°，随访中无明显丢失。后凸由术前平均31°矫正至16°，随访中无明显丢失。无神经系统并发症。

（八）临床举例

病例：胡××，男，5岁，发现胸背部畸形5年，逐渐加重。诊断为T_{10}~T_{11}间半椎体，T_{12}、L_1发育不良并后侧凸畸形，后凸Cobb角为60°。行前后联合入路，T_{10}~T_{11}间半椎体切除，T_{12}、L_1部分切除，撑开矫正后凸，融合固定，后路钛缆固定融合术。术后Cobb角为35°，随访1年矫正维持。但因当时（2002年）无适合的椎弓根钉及前路固定器械，矫正率较低（图6-3-3）。

（九）并发症

血气胸，肺不张，硬膜、脊髓和神经损伤，内固定松动，椎弓根切割，不融合，畸形加重。文献报道半椎体切除术后最常见的神经系统并发症为相应水平的神经根受压，表现为一过性的肌力减退。Holte等报告神经系统并发症的发生率为20.5%（8/39），其中1例为永久性损伤。Lazar等报告11例中出现1例一过性的下肢肌力减退。King等也报告7例中出现1例L_5神经根麻痹。

（十）评价

半椎体切除术直接去除了致畸原因，因此应该有较好的矫形效果和更短的融合范围，是治疗半椎体畸形所致侧凸最理想的手术方法。手术入路方面，近年来开始提倡一期后路半椎体切除、内固定矫形，与前后路联合手术相比，主要有以下优点：只有一个切口，手术一次完成，创伤相对较小；适用于各部位半椎体的切除，尤其是部位较高的上胸段及下腰椎的病变；半椎

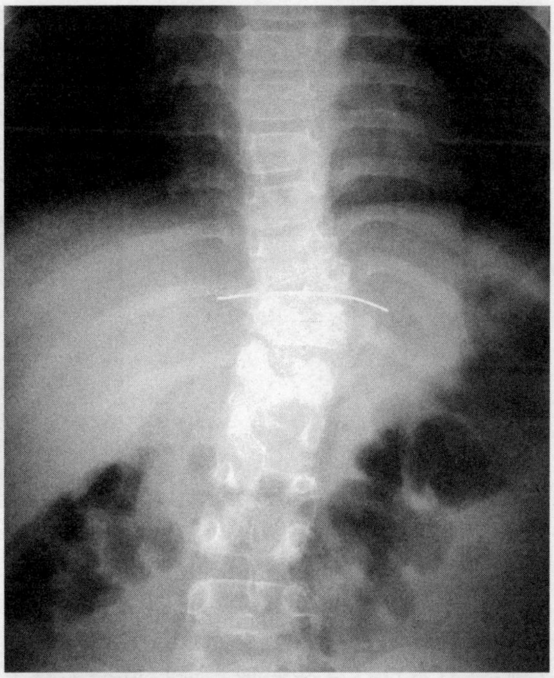
A

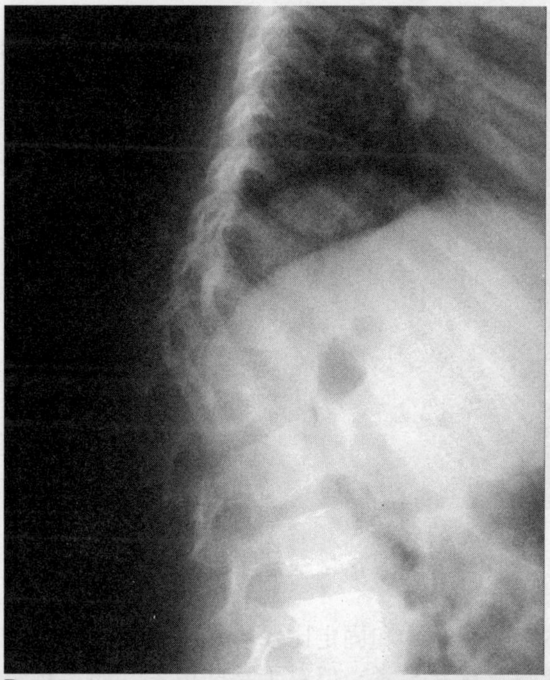
B

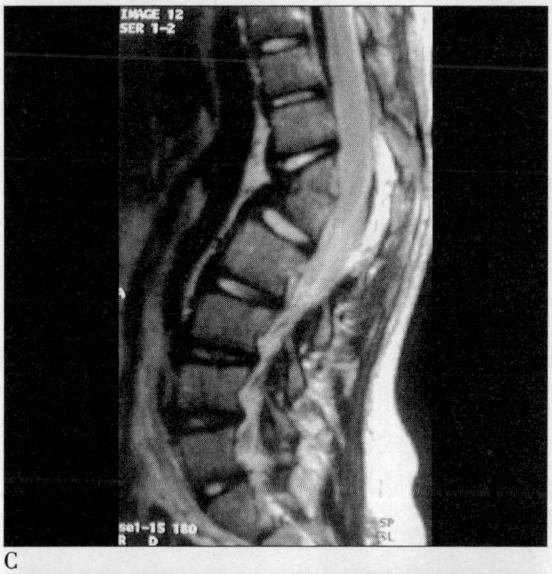

C

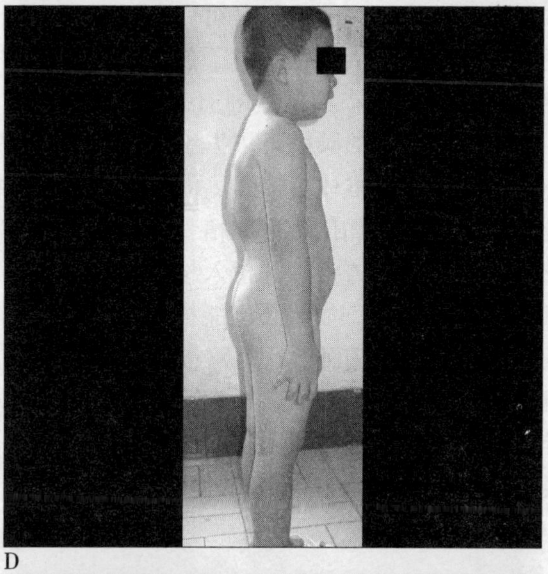
D

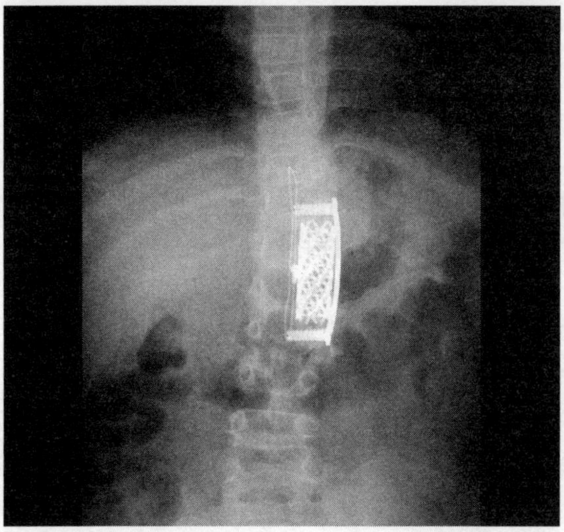
E

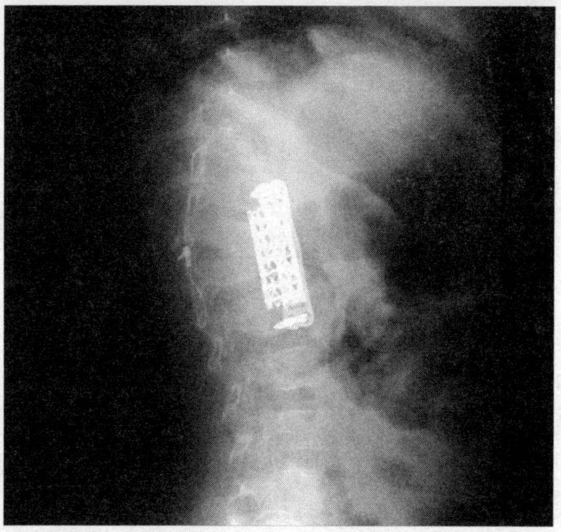
F

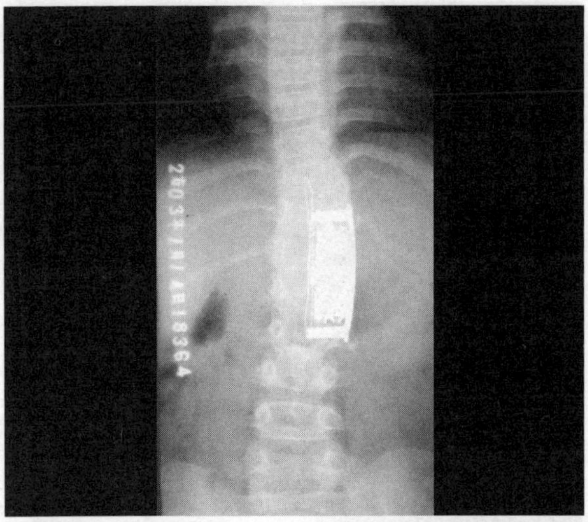
G

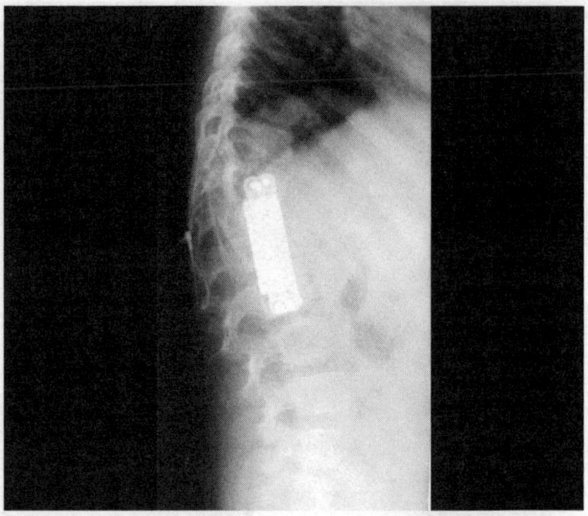
H

图 6-3-3 A，B，C.术前显示胸腰段多发畸形；D.术前外观；E，F.术后矫正情况；G，H.术后 1 年随访。

体切除后矫形和固定比较容易，避免了单纯凹侧撑开牵拉脊髓，尤其适于先天性脊柱畸形合并脊髓发育异常者。但对于某些患者，如半椎体伴对侧分节不良，复杂畸形，前后联合入路半椎体切除是更为理想的选择，可完全显露与更好地处理半椎体及相关病变，从而达到最理想的矫正效果，防止术后复发。由于前后联合手术创伤大，对于单纯半椎体，建议采用后路手术，也能达到理想的效果，以减少损伤。

前后路手术的顺序可依据手术医师的习惯。大多数医生手术体位为侧位，消毒前、后路术野，于前路切除椎体后相同体位再切除后方半椎体结构；也可先切除后方结构再切除前方椎体，最后在直视下做加压矫形和植骨融合。也有前路切除椎体后改俯卧位再切除半椎体的后方结构或先后路切除后方结构并植入椎弓根钉，再采用侧卧位。手术习惯根据手术者的习惯与经验及患者的情况决定。如侧卧位能植入椎弓根钉，则采用侧卧位。作者觉得，对多节段固定，特别是两侧固定，先俯卧位行后路椎弓根钉植入更为确切。有作者认为采用分期手术方法更为安全，但文献结果显示，前后路一期手术较分期手术并未增加手术并发症的发生率，矫形效果也无差异，但住院时间更短、医疗费用更低。不论采用哪种手术方式，最重要的是要确保硬膜和神经根不受植骨块或后方骨结构的压迫，以及重建半椎体完全切除后脊柱的稳定性，以防出现脊髓和神经根的损伤。

（彭新生）

二、前后联合截骨角状后凸矫正术

（一）设计思路

脊柱角状后凸畸形常见于先天性半椎体、脊柱结核椎体破坏、椎体压缩性骨折、椎体肿瘤、畸形性骨炎和医源性后凸等疾病，如果不给予恰当的治疗，病变往往会继续进展，影响心肺功能，产生严重的局部疼痛，甚至导致脊髓成角后凸受压而出现截瘫等严重并发症。李危石等提出要在出现脊髓损害之前积极治疗，防止畸形进一步加重。陈仲强等的研究表明胸腰段角状后凸畸形可导致腰椎代偿性的过度前凸和椎体向后方滑移，同时引起腰背疼痛。截骨矫形治疗可重建脊柱的平衡和稳定，解除脊髓的直接压迫和所受到的过度牵拉，同时减小腰椎的过度前凸和椎体滑移倾向，而明显减轻患者的腰背疼痛。采取单纯前路手术时，能够直接除去致畸因素，减压作用也来得比较直接和充分，而且减少了对神经组织的损伤，但是对于后凸成角过大或脊柱后份牢固融合患者，前柱撑开间隙有限，矫形及恢复脊柱正常系列的能力有限，较难取得预期效果。单纯后路融合术可涉及范围广，手术技术相对较为简单，在矢状面生理曲度的重建上较前路手术容易，截骨面闭合后稳定，易于融合，而且后路在应用节段性椎弓根螺钉固定技术后可获得很大程度的矫形。但是该术式通常不能解除脊柱的致畸因素、达不到理想的减压目的，而且其在脊髓周围的操作多，对于二次手术局部瘢痕粘连重的患者，脊髓损伤风险高，对于较严重的后凸畸形，术中常因担心矫形会造成脊髓过度短缩、堆积，使得矫形程度受到一定限制。

为了更好地矫正后凸畸形、充分地解除脊髓压迫，国内许多学者都开展了技术难度更高、但是效果更好的前后联合截骨角状后凸矫正术。该术式能对脊柱进行充分的松解，在解除脊髓压迫的同时进行前后方的植骨融合，而且不需要之后进行脊髓腹侧的操作，因此该手术具有其他手术不可替代的优势：良好的后凸畸形矫正，脊髓减压，植骨撑开融合，避免术后脊髓堆积、皱褶以及远期矫正角度的过度丢失，减少对脊髓的机械性刺激或手术失误造成的脊髓损伤的机会，减少出血的目的。

（二）适应证

1. 不同程度的角状后凸畸形，特别是 Cobb 角>45°。

2. 角状后凸畸形伴截瘫者。

3. 脊柱前后方不稳，尤其是严重的爆裂性骨折致脊柱后份结构破坏严重者，或初次手术对脊柱后份结构破坏严重致医源性脊柱不稳者，该类患者除了畸形严重（往往呈角状后凸或 Cobb 角>40°）外，尚有不同程度的神经功能损伤，MRI 示脊髓同时存在来自前后方的压迫。

4. 畸形>55°，年龄>5 岁的先天性脊柱后凸患者。

5. 脊柱结核累及 2 个或 2 个以上节段，伴有严重的椎体破坏和后凸畸形者，或者腰骶段脊柱结核，前路固定困难者。

6. 神经纤维瘤病角状后凸畸形者。

（三）禁忌证

1. 原发病尚在活动期，不能用药物控制者。

2. 年老体弱，脊柱严重骨质疏松者。

3. 主要脏器如心、肺、肝、肾等功能不全者。

4. 全身状况不佳，如贫血、体温不稳、疼痛严重、血沉较快者。

（四）手术步骤

1. 采用气管插管全麻。

2. 患者取侧卧位。

3. T_{11} 及以上部位后凸采用经胸腔入路，T_{12} 及以下采用胸腹联合或腹膜后入路。采用比后凸顶椎高 2 个平面的肋骨平面作沿肋骨的切口，骨膜下剥离肋骨并切除之。

4. 根据病变节段推开胸膜或腹膜，或进入胸腔，结扎相应节段血管。

5. 剥离椎前筋膜至椎体对侧，显露后凸椎体及相应椎间隙。

6. 切除畸形椎体上下椎间盘、软骨板以及顶椎前方挛缩的前纵韧带，使椎体之间获得松解，若前方有椎间盘或后凸骨性压迫，则切除压迫组织，解除脊髓前方压迫。

7. 行椎体间自体肋骨或髂骨块植骨融合。

8. 关闭切口后改俯卧位。

9. 行后正中切口，显露并切除相应棘突与椎板。

10. 经关节突楔形切除椎间隙上下部分椎体。

11. 行椎弓根螺钉内固定，闭合截骨面。后外侧行脊柱融合植骨。

12. 逐层缝合切口，开胸组常规放置胸腔闭式引流管。

（五）手术难点和注意事项

1. 对后凸畸形可以手法按压得以矫正，通过椎间盘间隙插入骨条的前路融合来维持矫正。在较大后凸中，要求骨块足够大小，可以前方插入自体或异体腓骨植入以维持矫正。

2. 手术过程中要特别注意止血，预防血肿形成。术中仔细钳夹切断椎体节段血管，并远离椎间孔，这样可减少损伤根动脉的吻合支的可能，避免出现脊髓功能障碍。

3. 加压前适当咬除上下椎体的椎板，以免加压时椎板压迫硬膜和脊髓。加压过程中应随时观察硬膜有无明显皱褶，产生皱褶时应停止加压，并进一步咬除椎板，以防脊髓损伤。行唤醒试验或在加压过程中行脊髓监测，确定脊髓功能无影响后锁定装置。

4. 后路融合在目前通常一期连续完成，加用内固定器械可以减小所需融合植骨量，同时稳定矫正，并增加融合率和矫正率。使用器械固定确实，患者可以早期活动不必制动，如果固定不确切或有疑问，最好加用管型或支具的外固定保护。在年幼患儿如果不能应用器械或没有足够稳定性时，患儿于过伸位石膏管型制动 3~4 个月，然后佩带支具活动 12~18 个月，直至融合牢固。

5. 采用侧卧位前路松解减压椎间植骨融合，然后俯卧位后路松解矫形固定，容易导致椎体间植骨松动，可能导致不融合，或损伤脊髓。所以在转换体位时应力求平稳，改体位为俯卧位时下垫软枕，尽量避免椎体间植骨的松动。而且在后路固定之前，探查硬膜前方有无碎屑骨块后移，有后移的骨块应将其打实。

6. 术者必须熟练掌握各种脊柱前路入路的解剖结构和组织关系，术中操作时应认真仔细，避免损伤脊柱邻近的大血管，切除椎间盘时应尽量切除彻底，并且刮除上下椎体的终板软骨，刮除椎间盘组织时，后缘达后纵韧带，后纵韧带的完整保留对减少脊髓损伤有重大意义。

（六）术后处理

1. 术后 24h 内严密观察血压、心率、呼吸，并观察切口负压引流物的量、色和性质，保持引流管通畅，同时保持呼吸道通畅。

2. 术后去枕平卧，头偏向一侧，禁食，肛门排气后进食清淡、易消化、低脂半流质饮食。

3. 使病人的头颈胸腰保持纵轴一致，轴位翻身，保证脊柱处于伸直位，防止扭曲。

4. 预防感染，术后注意观察体温、血常规、血沉变化以及切口有无红肿热痛和腰痛加剧等症状。

5. 术后疼痛症状减轻即可指导患者恰当地进行被动和主动双直腿抬高训练，术后 1 周后指导患者进行五点式腰背肌功能锻炼。

6. 所有患者术后使用保护性支具或石膏背心固定 3 个月，这段时间内不弯腰且不宜负重。

7. 术后每 2 个月 X 线片复查，观察内固定物位置及融合情况。

（七）临床结果

陈仲强等分别采用前路、后路和前后路联合手术对胸腰段陈旧性骨折继发成角后凸畸形的患者进行矫正治疗，结果显示，前后联合手术时间平均为 5.1h（3~7h），矫正率 82.7%，最大矫正度数为 67°；单纯后路手术时间平均为 4.0h（1.5~5.7h），矫正率为 90.4%，最大矫正度数为 52°；单纯前路手术时间平均为 3.3h（2.5~4h），矫正率为 74.9%，最大矫正度数为 51°。这里前后路手术在手术时间和矫正率上较另外 2 种术式没有明显的优势，但是其最大矫正度数明显高于另外两者，说明在矫正严重的胸腰段角状后凸畸形方面有其不可替代的优势。李危石等对 18 例胸腰段后凸成角畸形的患者实施前后路联合手术，术后统计资料表明，手术时间平均 4.6h，术中出血量 1 505.6mL，Cobb 角由术前的 30°~138°（平均 54.8°），改善为术后的 5°~75°（平均 14.7°），矫正率 41.7%~112.5%，平均 70.6%。而平均 2 年多的随访中，18 例患者均获得骨性愈合，无明显矫正度的丢失，在其括约肌功能部分丧失的 7 例患者中，3 例术后改善，7 例显著腰背部疼痛者术后疼痛缓解或明显减轻。

（八）并发症

胸腰段前后联合截骨角状后凸矫正术可能包括的并发症有：大血管破裂、失血性休克、脊髓功能障碍、神经根牵拉伤、脑脊液漏、胸腹腔脏器的损伤、气胸、胸腔积液、肠系膜上动脉综合征、假关节形成、器械失败、感染和皮肤褥疮等。

（九）评价

前后联合截骨角状后凸矫正术的优点是：①脊柱松解满意，矫正后凸畸形和脊髓减压的效果好，在严重的胸腰段角状后凸畸形矫正中也能够达到较满意的矫正效果，并适用于既往有手术史的患者；②有效松弛脊髓，而不会出现明显的脊髓堆积、皱褶；③在前路进行脊髓腹侧的操作，因而明显减少了对脊髓的机械性刺激或手术失误造成的脊髓损伤的机会，大大提高了安全性；④可进行前后方的植骨，提高植骨融合率，避免远期矫正角度的丢失。但其亦存在缺点：①如前后同时入路，手术创伤大，出血多，手术时间可能延长，术中需改变体位，手术风险加大；②如仅后方固定，局部稳定性稍差，植骨融合可能受到影响；③相应增加前路操作的并发症，如脊柱毗邻脏器的损伤等。因此，要求术者对前路手术的解剖结构和组织关系必须有一个非常全面的认识；④治疗费用相对增加。总之，我们认为前后路联合手术风险高，对患者创伤大，因此，需要高年资的脊柱专科医师来操作，并且接受过专门培训，术前对病人身体状况做认真评估，并严格把握手术指征，术中仔细操作，尽量避免损伤组织，术后仔细观察，认真治疗和护理，可以使患者尽快恢复健康，减少并发症的发生。

（高梁斌　袁正兵）

参考文献

1 陈仲强，党耕町，郭昭庆，等. 胸腰段僵硬性角状后凸畸形对下腰椎的影响及外科治疗. 中华外科杂志，2000，38 (11)：824~826

2 高中玉，张涛，姜文学. 先天性脊柱后凸的手术治疗进展. 中国矫形外科杂志，2005，13 (13)：1015~1017

3 李危石，陈仲强，郭昭庆，等. 前后路联合手术治疗胸腰段后凸成角畸形. 中国脊柱脊髓杂志，2004，14 (11)：645~648

4 陈仲强，李危石，郭昭庆，等. 胸腰段陈旧骨折继发后凸畸形的外科治疗. 中华外科杂志，2005，43 (4)：201~204

5 刘祖德，倪斌，袁文，等. 前后路联合切口治疗脊柱畸形. 中国矫形外科杂志，2001，8 (8)：754~757

6 仉建国，邱贵兴，刘勇，等. 前后路一期半椎体切除术矫治脊柱侧后凸. 中华骨科杂志，2004，24 (5)：257~261

7 丁立祥，邱贵兴，王以朋. 半椎体所致先天性脊柱侧凸的手术治疗. 中华骨科杂志，2004，24 (5)：309~312

8 邓忠良，柯珍勇. Sky 骨扩张器系统在经皮椎体后凸成形术中的初步临床应用. 中国脊柱脊髓杂志，2005，15 (13)：162~165

9 郑召民，邝冠明. 应用 Sky 膨胀式椎体成形器行经皮后凸成形术——介绍一种微创脊柱外科新技术. 中国微创外科杂志，2005，5 (5)：352~354

10 徐皓，陈宗雄，姚晓东，等. 单节段三柱截骨结合内固定治疗强直性脊柱炎后凸畸形. 中国矫形外科杂志，

2003，11（15）：1026~1028
11 张光铂. 截骨术设计与应用研究. 北京：北京出版社，2001. 54~63
12 梁智仁. 经椎弓根截骨术治疗强直性脊椎炎所致脊柱后凸畸形. 中华骨科杂志，1997，17（6）：351~352
13 卢旭华，陈德玉，袁文，等. 经椎弓根椎体截骨技术在腰椎后凸畸形矫正中的应用. 中国矫形外科杂志，2005，13（19）：1453~1455
14 姜洪和，王长纯，张承敏，等. 改进的脊柱楔形截骨矫正脊柱后凸畸形. 解放军医学杂志，1988，13（3）：170
15 田慧中，项泽文，利兴民，等. 椎弓椎体联合截骨术治疗脊柱后凸和后侧凸. 中华骨科杂志，1989，9（5）：320
16 高梁斌，陈立龙，盛选军，等. 脊柱后凸畸形矫正的生物力学分析. 中华外科杂志，1991，29：477
17 高梁斌，李佛保，陈尔喻，等. 主动脉牵拉后的顺应性与强直性脊柱炎脊柱后凸矫正的关系. 中国临床应用解剖学杂志，2000，18（4）：368
18 高梁斌，廖伟宏，胡文辉，等. 脊髓纵向压缩过程中 MEP、SEP、血流量、动态微循环的研究. 中国脊柱脊髓杂志，1992，2：209
19 王亭，沈建雄，邱贵兴. 先天性脊柱畸形的诊治策略. 中华外科杂志，2004，42（21）：1340~1342
20 盛伟斌，华强，艾尔肯，等. 一期后路半椎体切除治疗半椎体所致先天性脊柱畸形. 中华骨科杂志，2004，24（7）：408~413
21 卡内尔. 坎贝尔骨科手术学（英文版）. 第 9 版. 北京：科学出版社，2001. 2694
22 邱勇，贺永雄，王斌，等. 钛网椎间融合器在脊柱侧凸前路矫形矢状面形态维持中作用的初步研究. 中华外科杂志，2005，43（24）：1563~1567
23 Eck KR, Bridwell KH, Ungacta FF. Analysis of titanium mesh cages in adults with minimum two-year follow-up. Spine, 2000，25（18）：2407~2415
24 Mcmaster MJ, Sing H. Natural history of congenital kyphosis and kyphoscolisis. JBJS, 1999, 81A（10）：1367~1383
25 Yu WD, Bernstein RM, Watts HG. Autogenous tibial strut grafts used in anterior spinal fusion for severe kyphosis and kyphoscoliosis. Spine, 2003，28（7）：699~705
26 Lazar RD, Hall JE. Simultaneous anterior and posterior hemivertibaral exciseon. Clin Orthop, 1999, 364: 76~84
27 Perry A, Mahar A, Massie J, et al. Biomechanical evaluation of kyphoplasty with calcium sulfate cement in a cadaveric osteoporotic vertebral compression fracture model. Spine J, 2005，5（5）：489~493
28 Steven R, Garfin, Yuan HA, et al. Kyphoplasty and vertebroplasty for the treatment of painful osteoporotic compression fractures. Spine, 2001，7（26）：1511
29 Lieberman IH. Initial outcome and efficacy of kyphoplasty in the treatment of painful osteoporotic vertebral compression Fractures. Spine, 2001，7（26）：1511
30 Wong W, Mark A, Reiley. Vertebroplasty/Kyphoplasty. J Women Imag, 2000，8（2）：17
31 Mehbod A, Aunoble S. Vertebroplasty for osteoporotic spine fracture prevention and treatment. Eur Spine J, 2003, 12: 155~162
32 Lormeau C, Cotton A, Cortet B. Long-term follow-up of vertebral osteoporotic fractures treated by percutaneous vertebroplasty. Clin Rheumatol, 2004，23: 310~317
33 Berlemann U, Franz T, Orler R. Kyphoplasty for treatment of osteoporotic vertebral fractures: a prospective nonrandomized study. Eur Spine J, 2004，13: 496~501
34 Kobayashi K, Shimoyama K, Nakamura K, et al. Percutaneous vertebroplasty immediately relieves pain of osteoporotic vertebral compression fractures and prevents prolonged immobilization of patients. Eur Radiol, 2005，15: 360~367
35 Silverman SL, Minshall ME, Shen W, et al. The relationship of health-related quality of life to prevalent and incident vertebral fractures in postmenopausal women with osteoporosis: results from the multiple outcomes of raloxifene evaluation study. Arthritis Rheum, 2001，44：2611~2619
36 Belkoff SM, Molloy S. Temperature measurement during polymerization of polymethyl-methacrylate cement used for vertebroplasty. Spine, 2003，28：1555~1559

37 Murrey DB, Brigham CD, Kiebzak GM. Transpedicular decompression and pedicle subtraction os teotomy (eggshell procedure): a retrospective review of 59 patients. Spine, 2002, 27 (21): 2338~2345
38 Chen IH, Chien JT, Yu TC. Transpedicular wedge osteotomy for correction of thoracolumbar kyphosis in ankylosing spondylitis experience with 78 patients. Spine, 2001, 26: 354~360
39 Berven SH, Deviren V, Smith JA, et al. Management of fixed sagittal plane deformity: results of the transpedicular wedge resection osteotomy. Spine, 2001, 26 (18): 2036~2046
40 Danisa OA, Turner D, Richardson WJ. Surgical correction of lumbar kyphotic deformity: posterior reduction eggshell osteotomy. J Neu rosurg Spine, 2000, 92 (1): 50~56
41 Sbimode M, Kojima T, Sowa K. Spinal wedge osteotomy by a single posterior approach for correction of severe and rigid kyphosis or ky-phoscoliosis. Spine, 2002, 27 (20): 2260~2267
42 Thomasen E. Vertebral osteotomy for correction of kyphosis in ankylosing spondylitis. Clin Orthop, 1985, 194: 142~152
43 Ruf M, Harms J. Posterior hemivertebra resection with transpedicular instumentation: early correction in children aged 1 to 6 years. Spine, 2003, 28 (18): 2132~2138
44 Zindrick MR, Knight GW, Sartori MJ, et al. Pedicle morphology of the immature thoracolumbar spine. Spine, 2000, 25 (21): 2726~2735
45 Suk S Ⅱ, Kim WJ, Lee SM, et al. Thoracic pedicle screw fixation in spinal deformities: Are they really safe? Spine, 2001, 26 (18): 2049~2057
46 Polly Dw Jr, Potter BK, Kuklo T, et al. Volumetric spinal canal intrusion: a comparison between thoracic pedicle screws and thoracic hooks. Spine, 2004, 29 (1): 63~69
47 Papp T, Poter RW, Aspden RM. The growth of the lumbar vertebra canal. Spine, 1994, 19 (24): 2770~2773
48 Fred AS, Lawrence GL, Keith HB, et al. Maintaining lumbar lordosis with anteriorsingle solid-rod instrumentation in thoracolumbar and lumbar adolescent idiopathic scoliosis. Spine, 1999, 24 (16): 1655~1662
49 Mohammad EM, Frank PCJ, Richard TH. Anterior fusion for idiopathic scoliosis. Spine, 2000, 25 (6): 696~702
50 Kim M, Nolan P, Finkelstein JA. Evaluation of 11th rib extrapleural-retroperitoneal approach to the thoracolumbar junction. J Neurosurg, 2000, 93 (S1): 168~174

第七章 腰椎手术

第一节 腰椎前路手术

一、小切口腹膜外入路下腰椎椎间盘切除融合术

（一）设计思路

前路椎体间融合的有效性已被广大临床医师认可，随着这项技术的日渐成熟手术创伤也逐渐减少，近年来更有学者采用腹腔镜辅助下前路融合术，但研究表明腹腔镜前路融合术的融合率低，而手术恢复时间并没有明显缩短。目前国外已有专门的前路拉钩用于小切口前路手术，但器械昂贵且手术时拉钩安装复杂费时。我们在既往前路开放手术的基础上缩短手术切口，减少腹壁肌肉的切开，应用常规 Hoffmann 拉钩经腹膜外入路显露手术节段。

（二）适应证

单纯腰椎不稳；椎间盘源性腰痛；腰椎椎间盘炎；作为后路减压固定手术的前路联合手术。

（三）禁忌证

无绝对禁忌证。

1. 未生育青年男性慎用（由于有一定的逆行性射精发生率）。

2. 既往有左下腹腹部手术史者慎用，必要时可采用右下腹切口。

（四）手术操作

1. 患者仰卧位，多采用左侧切口，若既往有左侧手术史改用右侧入路。切口从腋前线平脐水平斜向下到腹直肌鞘外缘（全长约 6~7cm）。

2. 剪开腹外斜肌腱膜（外上方少量肌性部分钝性分离），钝性分离劈开腹内斜肌、腹横肌，进入腹膜外间隙。

3. 如果是 3 个间隙，先从 L_5/S_1 间隙开始，逐次向上，行 L_5/S_1 间隙手术时，经血管分叉的下方，用钳夹住方纱小心钝性分离，结扎骶正中血管，两把 Hoffmann 拉钩分别钉在 S_1 和 L_5 的右侧（将右侧髂血管拉向右侧），一根粗的克氏针钉在 L_5 的左侧（将左侧髂血管拉向左侧），至此，L_5/S_1 间隙被充分显露。

4. 将纤维环翻向右侧（以保护血管），彻底清除髓核组织，包括一部分终板下骨，大量植骨（自体、异体大块骨）或椎间融合器，并可用小型钛板固定。

5. $L_{4/5}$、$L_{3/4}$ 间隙从主动脉的左侧进行。

6. 植骨后局部填入明胶海绵。

7. 置引流管，逐层缝合切口。

（五）手术难点和注意事项

1. 采用腹膜外入路，为了避免撕破腹膜，建议采用腹直肌旁切口，钝性分离腹外斜肌、腹横肌。

2. 手术的关键是显露　显露 L_5/S_1 节段，应以湿纱球小心钝性分离、推拨骶前神经丛，显露并结扎骶正中血管。显露 $L_{4/5}$ 节段，应首先显露结扎髂腰静脉，以免撕破髂静脉造成难以控制的大出血。

（六）术后处理

术后第 2 天视引流量拔出引流管，术后 3 天佩带外支具下地活动，定期复查 X 线，术后 3 个月去除支具。

（七）临床结果

作者有 47 例前路腹膜外椎体间融合术的经验，其中 13 例单纯前路手术，34 例作前后前路联合手术。单间隙融合 18 例，双间隙融合 23 例，3 间隙融合 6 例。手术时间 40~110min（视手术间隙多少），手术出血量平均每间隙 30~50mL。术后 3 个月融合率达 80%以上。术后短暂肠麻痹 1 例，为肝移植术后并发椎间盘炎患者，经注射新斯的明、肛管排气、胃肠减压等处理，术后第 4 天缓解，未出现大血管撕裂、腹膜损伤等并发症，逆行性射精未作特别观察随访。

（八）临床举例

病例 1：45 岁男性患者，肝移植术后半年余，下腰剧痛 1 个月，无下肢症状，血沉升高。诊断为 L_5/S_1 椎间盘炎，行前路小切口腹膜外入路下腰椎椎间盘病灶清除植骨融合固定术（图 7–1–1）。

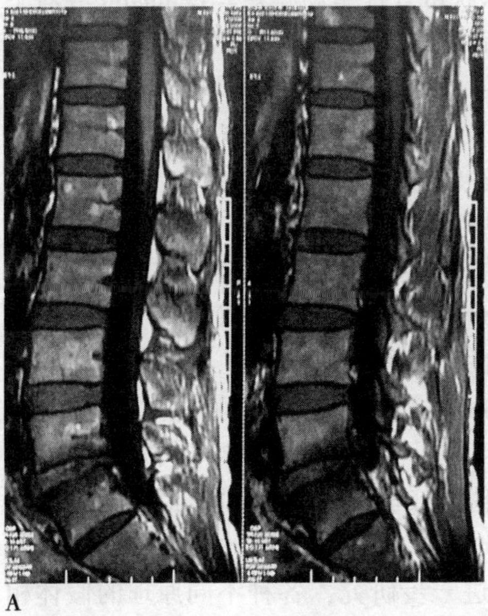

A

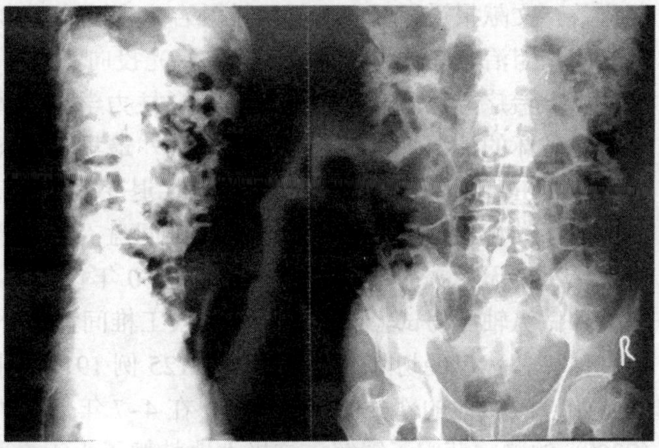

B

图 7–1–1　A.术前 MRI；B.前路病灶清除植骨内固定术后。

（九）并发症

可能的并发症包括术中血管损伤、腹腔内脏损伤，术后肠麻痹、伤口感染、逆行性射精等。

（十）评价

手术的最终目的是远期疗效，尤其是腰椎融合手术，切口长短并不是影响手术疗效的主要因素，因此手术方式的选择不应以切口大小计。但作者通过临床实践，也体会到小切口下腰椎前路腹膜外椎体间融合术有以下优点：与传统前路手术相比，由于切口小，腹壁肌肉仅做钝性分开，术后伤口疼痛情况减轻，可早期下地活动；与后路手术相比，植骨量丰富，远期融合率高。

小切口手术的开展应具有非常熟悉的下腰椎局部解剖学知识，建议在有一定常规手术经验基础上逐步开展。对于青年男性我们建议慎用前路下腰椎手术（特别是 L_5/S_1 节段），对男性患者在采用前路手术时，应以湿纱球谨慎分离血管分叉的下方，减少对上腹下丛的损伤。

该手术显露技术同样适用于腰椎椎体的切除。

（戎利民）

二、人工腰椎间盘置换术

（一）设计思路

退变椎间盘引起的盘源性腰痛乃髓核组织及炎性因子刺激纤维环外层的窦椎神经所致，同时突出的髓核组织刺激硬膜囊也会引起腰痛。治疗的办法是去除引起腰痛的刺激因素。从 1943 年首次以椎间盘髓核摘除术治疗坐骨神经痛开始，到此后的椎间融合术及椎弓根钉内固定后外侧融合术，不管是前方或后方入路的手术，将突出的髓核摘除仍是这一思路的贯彻，对大部分患者来说，短期内的疗效也较为满意。然而，椎间盘髓核摘除术、椎间融合术和椎弓根钉内固定后外侧融合术都将破坏脊柱的生物力学特性，造成手术节段和邻近节段的应力增加，加速其退变，产生新的症状，称为邻近节段病（adjacent segment disease，ASD）。椎间盘切除术失败率为 15%~20%，手术后病人下腰痛达 60%~80%，约 20%~30%的病人再次发生坐骨神经痛，这些病人绝大多数由于继发邻近椎间盘退变、椎间盘突出复发、脊柱不稳和椎管狭窄而引起症状。椎间盘切除术后，98%的病例有一定程度的椎间隙狭窄，严重的狭窄达 11%，容易导致脊柱不稳，产生新的临床症状，常须再次手术作脊柱内固定融合以获得脊柱重新稳定。Lehmann 等对下腰椎融合术后进行长达 21~58 年的随访，发现 45%的患者在融合节段上方出现节段性失稳，42%患者出现腰椎管狭窄，15%为严重狭窄。脊柱固定融合术后 ASD 的发生影响临床治疗的长期疗效，文献报道因退变而行腰椎融合术者，20%~40%远期疗效不良者系 ASD 所致。在椎间盘退变的基因治疗尚未成功时，人们将目光投向了正在蓬勃发展的人工椎间盘置换术。

以上治疗方法所产生的问题乃因脊柱力学特性遭到破坏所致，那么能否在维持脊柱力学特性不受破坏的情况下解决盘源性腰痛呢？最早（1956 年）提出人工椎间盘置换概念的是法国的 Steenbrugghe，他设想用椎间盘假体替代退变的椎间盘，在解除症状的同时，保持手术节段的稳定性和活动性，他的假体属于非金属椎间盘，是一个可塑性的具有不同形状的衬垫，未提及如何植入，也无相关的试验报告。上世纪 60 年代，Nachemson 在人的尸体的椎间盘内注入硫化硅橡胶并做纵轴压力试验，这是最早的人工椎间盘体外实验。稍后 Fernstrom 在腰椎间隙内植入不锈钢球，替代已经切除的椎间盘（共 125 例 191 个间隙），他的实验是临床应用人工椎间盘假体的开始，虽然他的部分假体（88%）在 4~7 年后因为应力过于集中而陷入椎体，但有部分病人（73%）的腰痛获得了缓解。这极大地鼓舞了人工椎间盘的进一步研究，各种不同原理的假体相继设计问世。手术植入均采取前方入路，除脊柱前的大血管可能造成一些阻碍外，只要操作谨慎，手术并无太大困难。

（二）适应证

1. 腰椎间盘退变性疾病（DDD）及其所致的椎间盘源性腰痛。

2. 严重的腰椎间盘突出症。指临床症状严重，且以腰痛为主或腰腿痛并重，并有影像学上椎间隙明显狭窄的腰椎间盘突出症。

3. 脊柱融合术后所致的邻近节段退变不稳。

4. 椎间盘髓核摘除术后所致的节段性腰椎不稳。

（三）禁忌证

1. 手术节段的脊柱畸形。
2. 60岁以上并有中度以上骨质疏松症者或代谢性骨病者。
3. 腰椎感染性病变。
4. Ⅱ度以上的腰椎滑脱症。
5. 骨性腰椎椎管狭窄症。
6. 手术疤痕粘连引起的腰痛。
7. 全身情况不适合手术者。
8. 以前做过脊柱融合手术。
9. 多节段的DDD。
10. L_4、L_5或S_1骨折者。
11. 骨质疏松症或代谢性骨病者。
12. 蛛网膜炎者。
13. 怀孕者。
14. 慢性激素应用者。
15. 患有自身免疫性疾病者。

（四）手术操作

以SB Charite假体为例，说明手术步骤：

1. 切口 左下腹直肌切口（也可行下腹正中切口），长约10cm，腹膜外入路。
2. 显露相应椎间隙 采用C型臂X线机定位。
3. 切除病变椎间盘（图7–1–2）。适当撑开椎间隙，试模（图7–1–3，图7–1–4）。

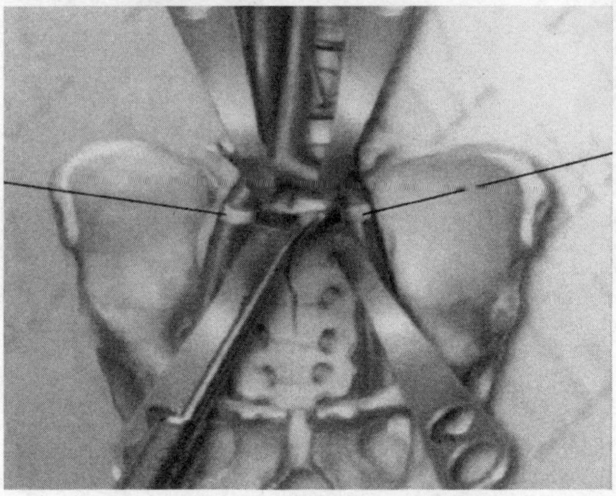

图7–1–2 在拟切除椎间盘的上下椎体各插入2把Hohmann拉钩,在前方纤维环表面行瓣形切开，向两侧形成纤维环瓣，并将相应椎间盘髓核及其纤维环切除干净

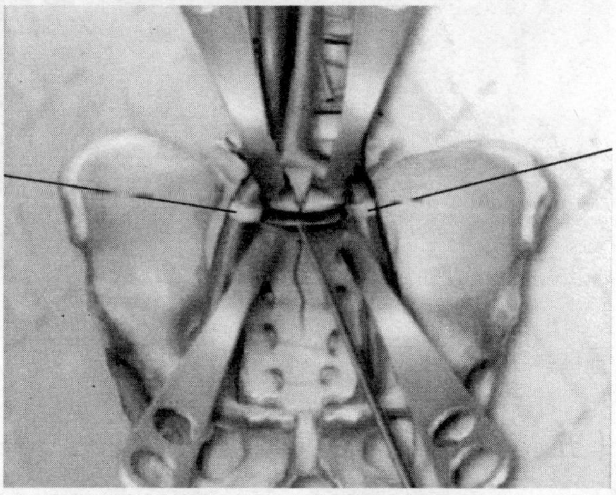

图7–1–3 用尺寸模板测量所需椎间盘假体的大小，注意椎体边缘至少留有3mm的骨质。

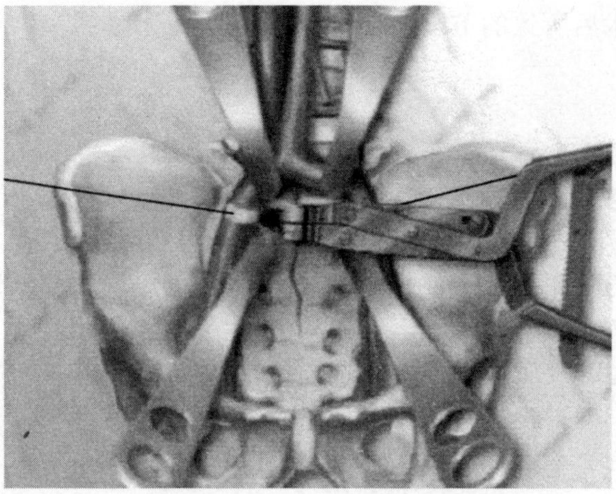

图 7-1-4　将椎间盘假体撑开，植入钳放进椎间隙进行试模

4. 选择合适大小的金属盖板及合适厚度的聚乙烯髓核。
5. 置入椎间盘假体（图 7-1-5，图 7-1-6）。
6. C 型臂 X 线机检查假体在椎间关节的位置。
7. 缝合前方纤维环。
8. 放置引流管，缝合切口。

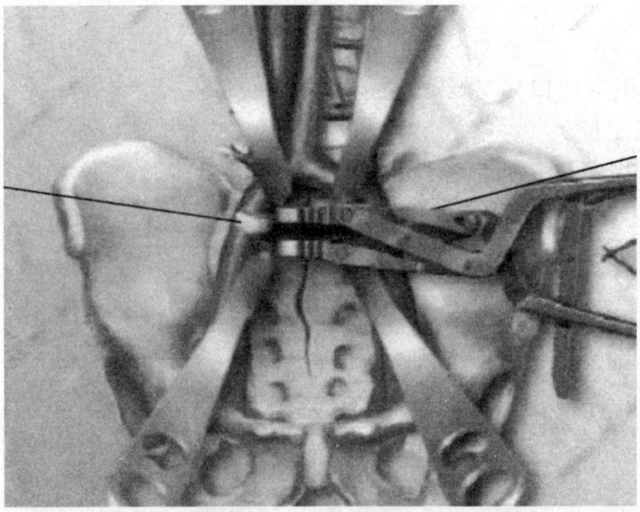

图 7-1-5　将金属盖板放进植入钳并对椎间隙进行适当地撑开

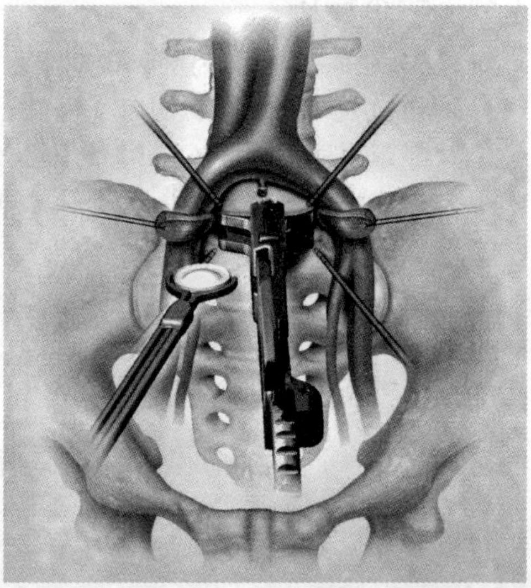

图 7-1-6　将合适的椎间盘假体植入相应的椎间隙

（五）手术难点和注意事项

1. 采用的是左前方入路，手术的所有操作都在腹膜外腔进行，容易撕裂腹膜，在腹直肌后鞘剥离腹膜时，可以先从腹横筋膜的弓状线向下向后分离推开腹膜，然后向左向内剥离后鞘与腹膜。如此解剖结构清晰，容易剥离。本组早期手术经验不足，常造成腹膜撕裂，后期技术改进，再未发生此类并发症。

2. 在直视下切除椎间盘，撑开椎间隙时要边切边缓慢撑开，避免急躁造成椎骨骨折。椎间盘的切除到软骨终板为止，保护好骨性终板。一般情况下后纵韧带无需切开，必要时可以切开，特别是椎间盘髓核向后脱出时，切开后纵韧带可将脱出的髓核取走，而且后纵韧带的切除对中柱的稳定影响并不大。

3. 选择大小合适的金属盖板，在椎体前后留空 2mm 的基础上，原则上选用较大号的假体。因其接触面积大，同等压力下的压强较小，可防止塌陷下沉。

4. 椎间隙撑开的高度，原则上要撑开到正常椎间隙高度，过高将会影响后柱小关节及其韧带的力学稳定。对术前椎间隙已变窄者，可以参考邻近间隙的高度。如 $L_{4/5}$ 一般比 $L_{3/4}$ 高 2mm，据此决定撑开高度。

5. L_5 的腰椎静脉常从 L_5 两侧经过，多变异，管径较粗，影响术野，操作中易损伤引起大量出血，可以结扎后切断。

6. 整个手术过程需要数次调整患者体位。首先是在剥离椎前腹膜时，取过伸位可以使腹膜与椎体贴近，容易剥离暴露，对腹腔神经丛损伤较小；分离椎前大血管时最好改为半屈曲体位，使血管张力降低，不易撕裂。由于解剖的特异性，在将假体打入 L_5/S_1 时，宜先取后伸位，打入 1/2 时，宜改为前屈位，可减少盖板对骨性终板的损伤。

7. 术中定位　通常用 C 型臂 X 线机定位，首先是病变间隙的定位，然后是假体的中心定位。后者难度较大，金属标记物的放置可有助于确定假体位置，尽量将假体安放于理想位置，但不宜反复拆装假体，由此可加重硬终板的损害，易造成术后假体下沉，位置稍许偏差是可以接受的，不必追求 X 线完美而不顾手术远期效果。

8. 术后可以在腰围保护下早期负重行走。

（六）术后处理

1. 术后 24~48h 拔除引流管并复查 X 线片。

2. 假体位置正常，术后 1 周可佩带腰围下地。

3. 术后 1 个月内不要过度活动腰部。

4. 术后第一年，每 3 个月复查一次腰椎正侧位片及功能位片，以后每年复查一次。

（七）临床结果

1. 腰腿痛的缓解情况　SB Charite 第 3 代假体从 1987 年使用至今，已经超过 5 000 例。现有的文献资料表明，经过 18 个月至 5 年的随访，使用该假体行人工腰椎间盘置换术的临床优良率介于 63%~85%，大部分高于 70%。最长的随访报告由 Lemaire 于 2000 年发表，他平均随访了 51 个月，共 105 个病例，优良率达 85%，87%的病例重返工作岗位。最近，美国 FDA 在 SB Charite 第 3 代假体进入美国医疗市场前批准了旨在观察其疗效的临床随机对照实验，276 个病人在 $L_{4/5}$ 或（和）L_5/S_1 节段行人工椎间盘置换术，另外 96 例进行 BAK 椎间融合术。术后的 VAS（visual analog scale）疼痛指数和 ODI（oswestry disfunction index）指数分别改善 52.7%和 39.4%，第 6 周、第 12 周的结果相似，亦即疗效得到保持。Marnay 使用他本人设计的 ProDisc 假体，对 70 例病人进行 8~10 年的随访，优良率为 78%，虽然各有 1 例髂静脉损伤、阑尾炎和上一节段椎间盘突出，却未发现假体失败或需要翻修的病例。Mayer 和 Wiecher 各自发表了关于使用 ProDisc 假体的临床报告，VAS 评分和 ODI 评分都明显改善。最大宗的关于 ProDisc 假体的报道在 2002 年由 Bertagnoli 和 Kumar 发表，他们对 108 例病人跟踪随访 3~24 个月，疗效优 91%，良 8%，尚可 1%。因此，美国 FDA 也批准了 ProDisc 假体进入美国之前的临床随机对照实验，进行了为期 2 年的随访观察。2004 年，这 2 种假体获准进入美国医疗市场。对远期疗效，Lemaire 在 2005 年发表了随访 10 年以上的临床结果，优良率 88%，约 95%恢复工作，且有 63%从事重体力劳动，仅有 5 例翻修，邻近节段并没有退变加重，与融合术后平均 8.5 年出现邻近节段病的报道比较，体现椎间盘置换术的良好效果。

2. 手术节段的活动度　脊柱融合的问题之一是手术节段的运动丧失和继发的邻近节段退变加速。人工椎间盘的设计目的就是维持手术节段的活动度，这样不仅使患者生活方式正常，还可以减缓邻近节段退变引起的远期疼痛。欧洲和国内一些作者分别报道了腰椎间盘置换术后的节段运动情况。Lemaire 和 Cinotti 等的报告结果相似，$L_{4/5}$ 的活动度约为 15°，L_5/S_1 则为 9°。Cinotti 等在研究中认为，手术节段的活动度和某些因素有关。这些因素包括假体大小、假体在椎间隙的位置和患者手术后的护理治疗。他们发现，如果假体占据椎体终板超过 80%，节段活动度就会较大；如果假体位置偏前，活动度就小；假体位置偏后，活动度就大。这个发现也被后来的分析所证实。术后佩带支具 3 个月的患者，其节段活动度就比术后 1 周就开始活动的患者要小。Griffith 等对 93 例患者进行平均 12 个月的随访，发现 82.2%的患者之手术节段活动度比术前增加，7.6%下降，10.2%无变化。David 随访 58 例椎间盘置换的患者，在术后 3 个月、6 个月、1 年、2 年、3 年和 5 年观察其影像照片上的活动度，发现在随访过程中，总活动度和各节段的活动度并没有明显下降或增加。

（八）临床举例

病例：男，48 岁，腰腿痛 2 年。体征不明显，MRI 显示 $L_{4/5}$、L_5/S_1 椎间盘退变，椎间盘造影诱发腰痛，行 $L_{4/5}$、L_5/S_1 人工椎间盘置换术，术后症状完全消失，腰椎活动正常（图 7–1–7）。

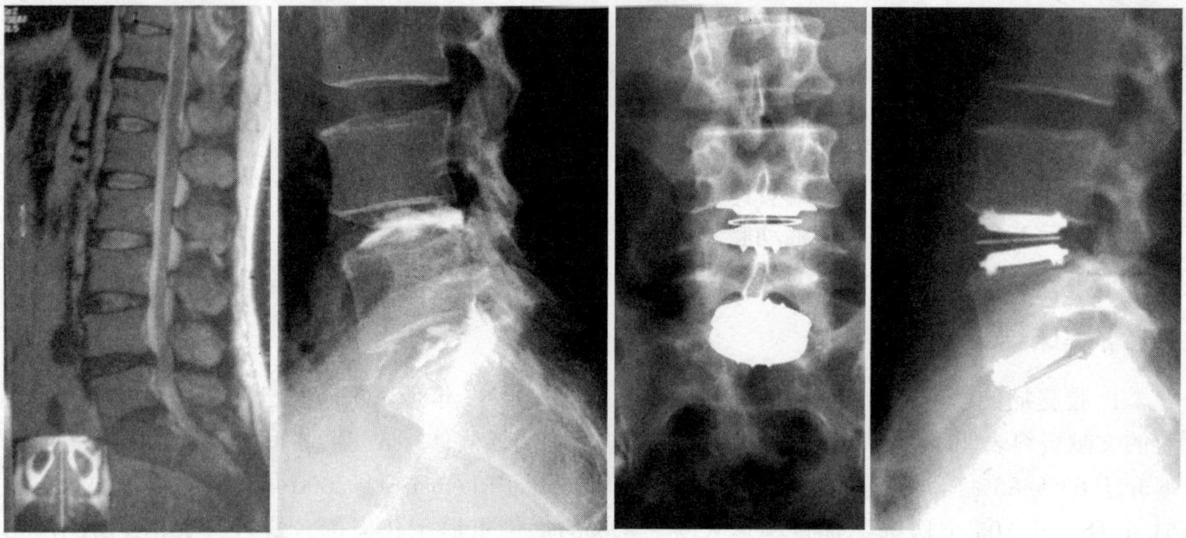

A B C D

图 7–1–7 人工椎间盘置换术。A. 术前 MRI 显示 $L_{4/5}$，L_5/S_1 椎间盘退变；B. 椎间盘造影；C. 术后正位片，假体位置良好；D. 术后腰椎节段生理弯曲度恢复。

（九）并发症

人工腰椎间盘置换术的手术并发症包含 2 个方面：①与手术入路有关的并发症；②与假体有关的并发症。

术中可能发生的主要并发症为：①髂动、静脉损伤。由于血管较大，只要暴露清楚，一般不易损伤，一旦损伤则需马上修补。②交感神经干及盆腔神经丛损伤。可能引起男性勃起功能障碍和相应症状。由于男性性功能障碍原因很复杂，有器质性的因素，也有精神上的因素，腰椎前路手术引起男性性功能障碍虽有报道，但确切机制未明，可能与腹膜损伤有关。因为腰丛与腹膜关系紧密，所以手术中应尽量保护相应的神经组织，避免使用单极电刀。

文献报道的主要术后并发症为假体脱出和金属盖板陷入椎体。Buttner-Janz 报道第 1、2 代假体术后前脱位发生率为 22%，盖板陷进椎体发生率为 32%；第 3 代假体术后脱位发生率为 9%，盖板陷进椎体发生率为 3%。我们自行研制的人工腰椎间盘，在设计上减少了假体的活动范围，使其更符合中国人的解剖生理特点。作者手术的 16 例采用自行研制假体病人，暂未发现同样并发症。如出现上述并发症，处理方法为：①多数原因为假体选择不当，金属盖板太小，或聚乙烯滑动核太薄，这时只需更换大 1 号的金属盖板及厚一点的聚乙烯核则可。②如为严重骨质疏松所致的盖板陷进椎体，估计更换假体不能取得满意效果者，可行前路椎体间植骨融合术。

除此之外，还有和假体本身有关的各种并发症，如假体移位、终板断裂、假体下沉、滑动核破裂、纤维环钙化、椎间隙自动融合等。假体下沉和终板断裂常见于 SB Charite 第 1、2 代假体，经过改进的 SB Charite 第 3 代假体较少发生类似并发症。在椎体骨质疏松的病人，假体下沉发生率较高，与假体–终板界面的压力和支持力有关。假体的移位与手术技术关系较大，初学者常常把假体放置于偏前的位置，容易发生移位。滑动核破裂与终板位置有关，不平衡的假体终板对滑动核局部压力较大，不均衡的应力可以造成破裂。纤维环钙化、椎间隙自动融合的原因还未明了，可能和手术节段的稳定性有关。

（十）评价

目前在临床上使用的人工腰椎假体有 SB Charite 第 3 代假体、ProDisc 假体和 PDN 假体。临床优良率在 70%~88%，并且没有发现假体松动和感染的证据，可以减缓甚至避免邻近节段病的发生。美国 FDA 已经批准了椎间盘置换术在美国的试用，短期的前瞻性临床随机对照试验结果表明，近期疗效和腰椎融合术相似但保留了一定程度的节段活动。在我国，刘尚礼与作者首先开展此项手术，经过 7 年的观察，优良率为 91%，其长期疗效、比较结果如何，有待进一步观察。

脊柱的重要功能之一是保持人直立的支架，脊柱融合对劳动能力影响也不大，但会促进相邻节段椎间盘的变性，所以产生了功能性、动力性固定的概念。然而人工椎间盘置换术尚未发展成熟，难免产生其适应证的激烈讨论。要讨论这个问题，首先应对椎间盘的解剖、发病机制、现有各种治疗办法的优缺点和人工椎间盘的设计思路作全面的认识。

椎间盘的血供很少，是个免疫赦免器官，很容易退变，退变后不易自我修复。退变椎间盘可以引起腰背痛，主要是因为炎性因子刺激窦椎神经所致。在椎间盘突出症中，神经根炎症和髓核机械压迫引起腰背痛和坐骨神经痛。基于以上理论，退变而未引起纤维环破裂的盘源性腰痛，椎间盘置换术是其理想的选择。而对椎间盘突出症，椎间盘置换术是否适用是其适应证讨论的焦点。

椎间盘突出和椎间盘退变其实是一种疾病的两个不同发展阶段。未发生退变的椎间盘，除非暴力损伤，很难造成纤维环破裂、髓核突出。突出后的髓核组织通过多种机制造成腰背痛和坐骨神经痛，其中炎性因子刺激、机械压迫和神经血管长入是主要机制。刺激因素作用于窦椎神经产生腰背痛（盘源性腰痛），而作用于神经根则产生坐骨神经痛（腿痛）。第一篇（1934 年）关于椎间盘髓核切除术文献首先描述了几例突出椎间盘，其压迫神经根或马尾引起腰背痛和坐骨神经痛。在去除硬膜外的髓核后，大多数病人疼痛马上得到完全缓解。在此报道后，大多数研究者注重椎间盘突出作为腰背痛和坐骨神经痛的原因，因此却造成了椎间盘突出症的概念模糊。从其一出现开始，“腰腿痛”这个概念便将下腰痛和坐骨神经痛混为一谈。直到 1982 年，椎间盘和椎管内的神经支配情况才被 Bodguk 揭示，髓核和炎性因子刺激窦椎神经和神经根分别产生腰背痛和坐骨神经痛。然而多年以来，椎间盘突出症被一概施以髓核切除术，这显然不妥。在临床上，某些椎间盘突出病人的症状只有腰背痛而没有坐骨神经痛，或腰背痛重于坐骨神经痛；某些病人却只有坐骨神经痛而无腰痛。另外一个现象，有些椎间盘明显突出的病人对自己的疾病毫无知觉，有些椎间盘突出不甚明显的病人却痛苦万分，这说明单纯机械压迫在产生腰背痛和坐骨神经痛的作用是次要的。当然要区分盘源性腰痛和椎间盘突出引起的腰腿痛是比较困难的，但从疼痛产生的机制分析不难看出，盘源性腰痛只是刺激因素作用于窦椎神经所致，而椎间盘突出的腰腿痛则是盘源性腰痛与神经根受压引起腿痛的总合（暂且称之为混合型椎间盘突出症)。因此，作者认为，对于只有坐骨神经痛而无腰痛的病例（暂且称之为单纯型椎间盘突出症)，如果椎间隙狭窄不明显，微创技术椎间盘摘除可解决压迫，最好不采用根治性的椎间盘置换术，虽然从远期疗效考虑也适用，但总嫌手术过大。但对以腰背痛为主和腰腿痛并重的患者（混合型)，单纯椎间盘切除术值得商榷。因为单纯的髓核摘除术只能部分切除退变的髓核，并不能将刺激窦椎神经的物质完全去除，窦椎神经仍受刺激。另一方面，髓核摘除后的椎间盘变得松弛，特别是伴有椎间隙下降的椎间盘突出症，术后势必造成不同程度的椎间隙狭窄和稳定性下降，引起机械性疼痛。观察发现，椎间盘切除的失败率为15%~20%，手术后病人下腰痛残留率达60%~80%，坐骨神经痛残留率为20%~30%，这也印证了腰背痛和坐骨神经痛的机制是不同的。各种方法切除椎间盘后，98%病例将出现椎间隙下降，部分引起疼痛和脊柱不稳。只有椎间盘置换术可以将刺激窦椎神经的物质完全去除，并能维持椎间隙的高度，维持脊柱的稳定性，不会造成术后椎间隙狭窄。因此作者认为，伴有腰背痛的椎间盘突出症，或严重的椎间盘突出症是人工椎间盘置换术的适应证之一。

那么将椎间盘完全切除后作椎间融合或后外侧融合术能解除患者的腰腿痛吗？答案当然是肯定的，单节段的融合对脊柱的活动功能影响也不大。但是脊柱融合后应力将发生改变，融合节段的邻近节段活动应力增加，椎间盘的退变进一步加速。某些病人在行脊柱融合术后平均8.5年将发生邻近节段症状复发，其原因除假关节形成外，主要是邻近节段病所致。人工椎间盘置换可以将这种术后改变降至最低可能，减小邻近节段的应力集中，延缓邻近节段的退变。

当然，我们并不是将椎间盘置换术的适应证人为扩大化。虽然椎间盘置换术后脊柱的稳定性增加，可以用来提高一些退变性滑脱的术后稳定性，但限于现有椎间盘假体的设计缺陷，对Ⅱ度以上滑脱、后部小关节退变或缺失者，椎间盘置换并不适用。考虑到假体本身的使用寿命和安装后的稳定性，年龄<30岁或严重骨质疏松患者也不适合。

在现有的文献资料中，人们已经注意到人工椎间盘假体还无法完全模拟正常椎间盘的生物力学特性，这些不足将决定现行的人工椎间盘置换术命运。从理论上讲，这一术式提倡将引起下腰痛的病变椎间盘髓核完全切除，替代以人工椎间盘，以避免融合术或单纯摘除术可能引起的远期并发症，其理念是先进而正确的。由于材料和设计的滞后使得目前使用的假体不能完全行使正常椎间盘的功能。比如，正常椎间盘不仅有活动功能，更重要的是对震动的缓冲作用，而目前临床使用的假体都没有这一功能。此缺陷常造成震动直接由金属终板传向椎体骨性终板，可以引起微小骨折和假体下沉松动等。另外，假体植入后的后部小关节应力明显增加，将造成关节增生，引起腰痛再发甚至需要作椎管减压和内固定，似乎与人工椎间盘置换术的初衷背道而驰，从而影响其远期疗效。

因此应该清醒地看到，现有的人工椎间盘包括SB Charite假体在内，所采用的材料与人体椎间盘材料相距甚远，故加紧研制符合人体椎间盘解剖生理和生物力学要求的新型医用生物材料迫在眉睫。

（黄东生　梁安靖）

第二节　腰椎后路手术

一、小关节外入路突出椎间盘摘除术

（一）设计思路

椎间孔内和椎间孔外椎间盘突出占腰椎间盘突出症的8%~10%，该病理状态有多种命名，如 extreme-lateral disc herniation、far lateral disc herniation、extraforaminal disc herniation 等等，目前多使用“极外侧型腰椎间盘突出症”（far lateral lumbar disc herniation）。由于椎弓根的分割，神经根被卡压在椎间孔内或椎间孔外侧，病人常表现为该椎间孔发出的神经根受压症状和相应的感觉运动功能障碍，特别是根性痛明显而腰痛很轻微（大多数背根神经节位于椎间孔处），病因诊断往往较困难，椎间盘造影和 CT 扫描是有效的检查手段，由于前者为有创性检查，近年来 CT 更为常用。对部分此类腰椎间盘突出症的手术治疗可采用关节突-外横突间入路进行。

过去很长一段时间，此类椎间盘突出症的手术治疗一般是通过半椎板-关节突关节切除（hemilaminoarthrectomy）入路进行，此入路虽然可以良好显露椎间孔、神经根和椎间孔外突出的椎间盘组织，但术后常常出现因脊柱失稳导致的下腰痛，过去对此没有引起足够重视，随着时间的推移，这个问题逐渐突出，许多医生开始寻求其他方法，包括椎板成形术（laminoplasty）和各种后外侧入路等。后者通过分离椎旁肌可以显露椎弓峡部、关节突大部和横突，得以暴露椎间孔的后外侧面，以切除极外侧型突出的椎间盘组织。关节突外入路术中出血有时较多，骨切除的范围可以根据术中需要确定。本节介绍的方法是通过椎旁切口-横突间肌入路行椎间孔外突出椎间盘摘除术，这样可以不破坏骨性结构和脊柱稳定性。

（二）适应证

椎间孔外侧型腰椎间盘突出症。

（三）禁忌证

合并椎管狭窄、椎间孔内侧型的腰椎间盘突出症。

（四）手术操作

1. 麻醉和体位　常规应用硬膜外或全身麻醉，局麻较少应用。取俯卧位或膝胸卧位。C 型臂 X 线机透视确定病变节段和水平。

2. 切口　手术节段横突间水平后正中旁纵切口，大约相当于相应关节突峡部外侧 1.5cm。依次切开皮肤、腰背筋膜，确定背最长肌。完成以上步骤一般出血不多。

L_1~L_4 水平显露（图 7-2-1）：应用 Caspar 或 Gelpi 撑开器可以清晰显露横突、横突间肌及其筋膜等结构。用剪刀切开横突间肌筋膜，作者习惯用角度刮匙将横突间筋膜从横突和小关节外侧分离开，此时可以看到腰大肌的背面，然后用 2 个压肠板牵开腰大肌深约 1cm，可以看到较厚一层脂肪组织覆盖的神经根，直视下分离脂肪组织，上下移动拉钩就可以看到该节段上位神经根，被卡压神经根常常被推挤而靠近横突的末端，沿神经根向近端分离即为相应椎间孔，亦即神经根卡压之处，此时应注意保护向椎间孔走行的血管束。轻轻向腹侧或背侧牵开、保护好神经根，取出突出的椎间盘组织。有时突出的椎间盘组织将神经根推挤到更偏侧方，通常显露看不到神经根，这是神经根解剖变异所致。

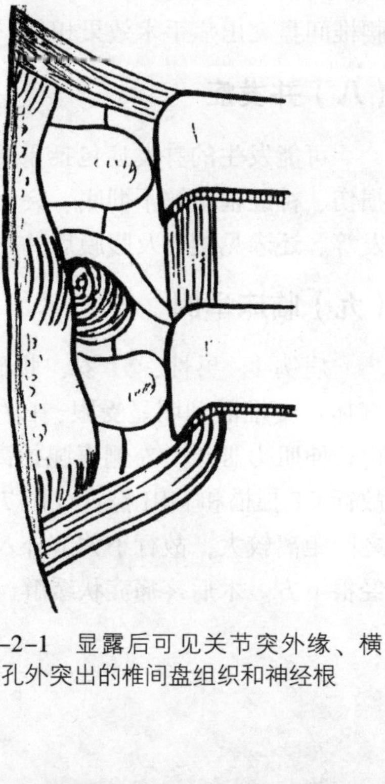

图 7-2-1　显露后可见关节突外缘、横突、椎间孔外突出的椎间盘组织和神经根

L_5/S_1 椎间盘切除：从解剖上讲，后入路 L_5/S_1 椎间盘比较深在，L_5 横突与骶骨翼之间的间隙较小，所以术前应充分评估病人的体形以及 L_5 横突与骶骨翼之间的间隙，此间隙比较大才适合应用这种手术入路。

否则可以做一些调整：操作要达到 L_5 横突与骶骨翼深面 1cm，皮瓣和皮下组织分离好以后，如椎板切除术那样显露 L_5/S_1 椎间盘间隙，切除侧方黄韧带，然后用一个球状探条或神经剥离子探查椎间孔，直达椎间孔的出口。牵开髂肋肌束，然后行如前所述的侧方入路。在球状探条头端的引导和帮助下，就可以显露 L_5 神经根、突出的椎间盘组织。必要时术中可使用头灯和双目镜。

（五）术中难点和注意事项

术中神经根的显露是难点，术前充分影像学评估，术中透视确定节段，利用骨性标志寻找神经根是其关键。有时候容易搞错间隙，特别是 L_5/S_1 节段，作者曾经 2 次把 L_4/L_5 当作 L_5/S_1 术中探查未见突出椎间盘组织，移向下一个水平才完成手术。作者体会，术前标志钉入相应关节突关节透视定位作为术中标记最为确实；另外，手术视野显露很重要，头灯很有价值（或者内镜下），术中出血多、神经损伤大多与视野不佳有关。术中确认突出的椎间盘组织也很重要，要与术前的影像学、临床结合验证。在 L_5/S_1 节段，神经根的深面可能存在粗大的髂腰静脉，如损伤则出血凶猛，应引起注意。

（六）术后处理

根据出血情况可以放置创面引流管一条，术后 24h 拔除。3 天后开始直腿抬高功能锻炼，1 周后开始腰背肌锻炼，并开始下床活动。其他与常规腰椎间盘手术后处理相似。

（七）临床结果

目前有多种手术入路用于处理椎间孔、椎间孔外腰椎间盘突出症，包括经椎间孔切开术（foraminotomy）、关节突切除术（facetectomy）、椎板切除术（laminectomy）、椎旁小关节外入路、内镜下等途径，皮肤切口可以选择后正中、椎旁等。由于该病理类型发生率比较低，大宗病例文献报道较少，Porchet 等报道 202 例极外侧型腰椎间盘突出症手术治疗的长期随访（1~10 年）效果，总体优良率 73%，并发症包括复发 11 例，术后出血、短暂性神经功能障碍等 7 例。对于此类腰椎间盘突出症，手术效果取决于病理类型、病程长短、手术入路及其侵袭性、对脊柱稳定性的影响、操作技术、术后康复治疗内容等因素，各报道之间缺乏可比性。总体来讲，通过术后 JOA、ODI 等评分系统考察手术效果，多数报道平均优良率在 70%~80%，早期随访与普通类型腰椎间盘突出症手术效果相似。

（八）并发症

可能发生的并发症包括手术出血（供应上关节突和神经根的动脉）、手术节段错误、神经根损伤、神经根松解不彻底、突出椎间盘组织切除不彻底特别是游离到椎间孔内的椎间盘碎片、复发等。还未见腹腔及腹膜后并发症报道。

（九）临床举例

病例 1：男性，51 岁，腰痛伴左下肢放射痛 12 个月，近 3 个月来出现进行性左下肢乏力。查体：腰椎活动明显受限，L_5/S_1 椎旁和棘突压痛，并出现向左下肢放射痛达小腿外侧和足背，踇长伸肌力Ⅲ级，左侧直腿抬高试验（+），Kemp 征（+）。因考虑到极外侧型腰椎间盘突出症，故行 CT 扫描和 MRI 检查（图 7-2-2），L_5/S_1 椎间孔外腰椎间盘突出症诊断确立，L_5 横突与髂棘之间距离较大，故行小关节外入路突出椎间盘组织摘除术，术中见较大游离椎间盘碎块卡压在神经根下方。术后疼痛症状缓解，术后 6 个月随访时肌力恢复至Ⅳ~Ⅴ级。

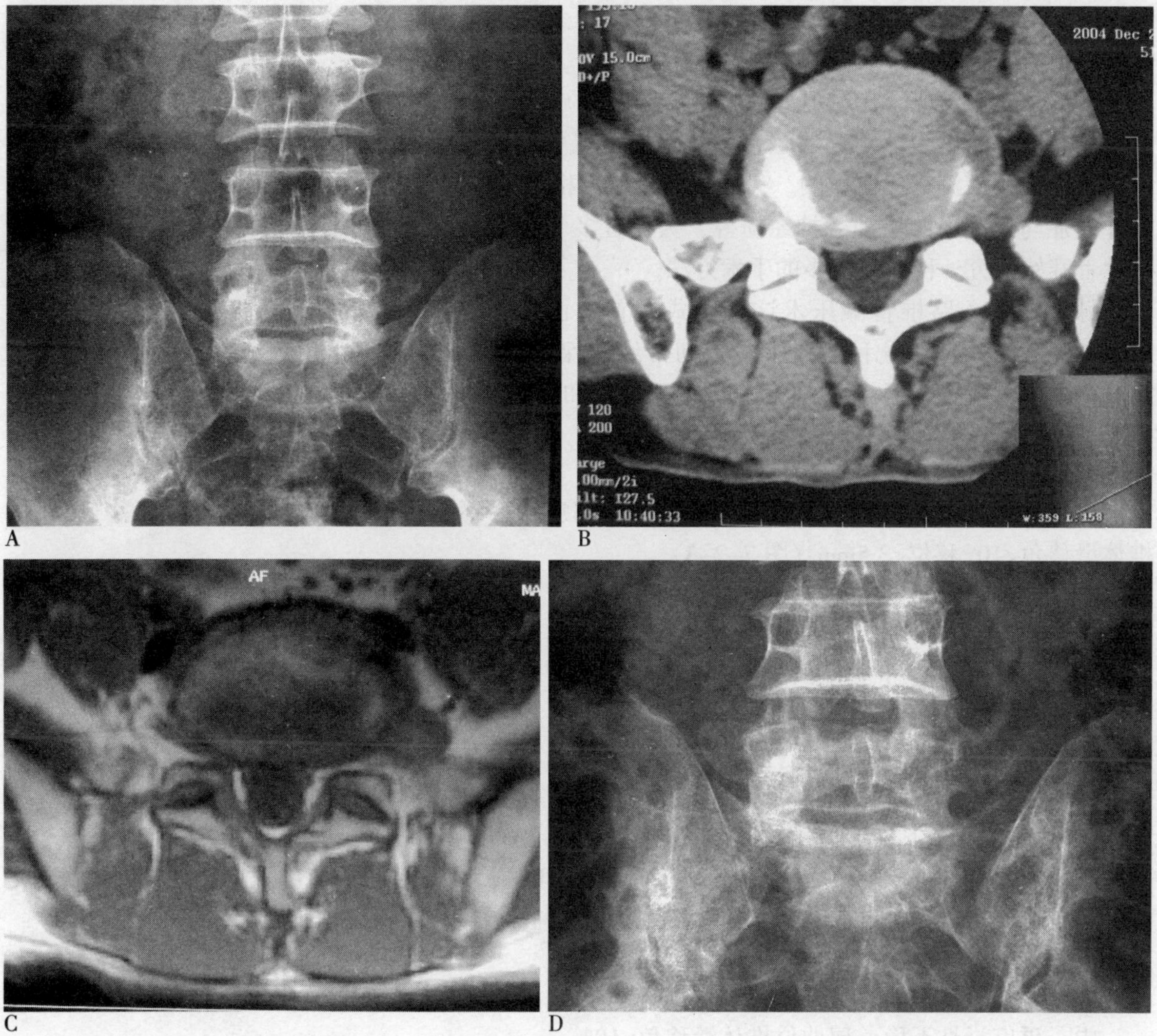

图 7-2-2　A. 术前 X 线正位片。B. CT 显示 L_5/S_1 左侧极外侧型椎间盘突出。C. 术前 MRI 示椎间孔外 L_5/S_1 椎间盘突出。D. 术后 X 线片显示左侧小关节外侧被切除少许。

（十）评价

该手术入路主要是适用于侧方椎间孔外的腰椎间盘突出症，由于该入路不破坏骨性结构，因此不影响脊柱稳定性。另外，通过软组织的分离就可以良好显露上位神经根，术中可以感觉到保护神经根的脂肪等软组织是很容易分离的。神经根显露后就可以清晰辨认动、静脉丛，而且可以避免因使用电凝可能给神经根带来的损伤。侧方-椎间孔外椎间盘突出一般位于神经根参与形成腰丛或腰骶丛的连接点处，然后就很容易寻找到突出椎间盘和椎间孔，这是术中寻找椎间盘-神经根卡压的重要标志。此入路无神经节及其近端操作，减少对神经节的刺激，术后疼痛较轻。与其他入路相比，此术式并发症较少，对神经根和神经节的刺激小，值得选用。

（龙厚清）

二、棘突截骨入路椎管减压术

（一）设计思路

对于腰椎管狭窄，过去单纯全椎板切除不加融合，被认为是标准的减压方式。然而，这种方法会引起术后脊柱不稳以及椎体滑脱。双侧椎板开窗术及椎板切开术，保留了后方的骨韧带结构，与全椎板切除术相比，椎体稳定性要好很多。但是，这种术式不能保证充分的椎管中央部减压，所以不适用于合并严重中央管狭窄的退变性腰椎滑脱治疗。此外，传统手术方式对于脊柱肌肉影响较大，特别是年老的患者。

最近学者们发现，在对退变性腰椎滑脱施行减压手术时加做脊柱融合，显示临床预后较好。越来越多的外科医生由于高的融合率开始使用椎弓根钉系统，但是最近研究显示，椎弓根钉系统对于临床预后没有任何影响。另一方面，使用椎弓根钉系统的脊柱融合，出现一些临床问题，如并发症与病死率的增加、神经损害、失血过多、邻近节段退变，且花费昂贵。这些缺点使一些学者开始研究一种侵袭更小的手术方法。

棘突截骨入路椎管减压术这种术式，首先由日本 Yuki 医院的 Ohki 提出的，于 1987 年 Kinoshita 等首次应用这种后路中线骨韧带结构保留的椎管减压手术治疗退变性腰椎滑脱。于 2001 年报道了施行这种手术 51 例病人的影像学和临床结果。

（二）适应证

退行性腰椎滑脱，特别是腿部症状重于腰部症状，不存在或只有轻微的脊柱不稳，屈曲位椎体滑移角<10°,移位<3.5mm（图 7-2-3）。

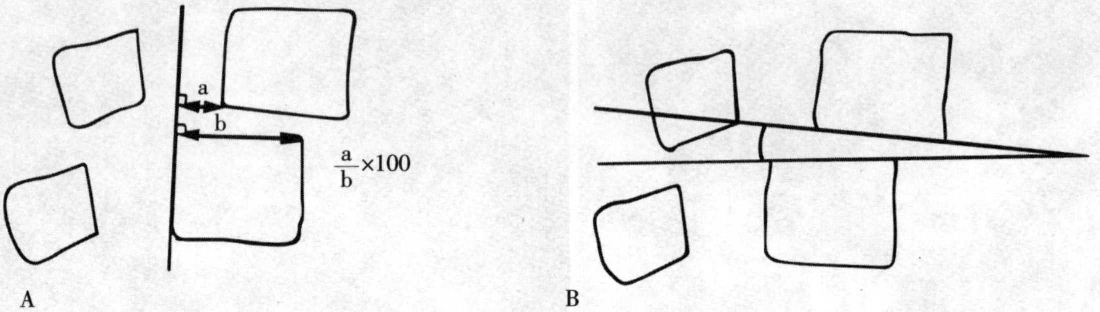

图 7-2-3　脊柱滑脱的放射学测量。A. 椎体滑移比率；B.滑移角度。

（三）禁忌证

中、重度脊柱不稳，屈曲位椎体滑移角>10°。

（四）手术操作

1. 患者取俯卧位，于致病椎间后正中做切口，将下肢症状重侧的深筋膜剥离中线，避免损伤棘上韧带，在骨膜下水平将椎旁肌剥离棘间和椎板间隙（图 7-2-4）。

2. 使用骨凿在冠状面将相关间隙头侧棘突在根部切断。棘突、棘间棘上韧带后路中线复合体向侧方牵开暴露椎板，不切断任何韧带（图 7-2-5）。在单一水平减压手术时，头侧椎板的下部直至黄韧带的起点处，切除椎板，同时切除肥厚的黄韧带，提供椎管中央减压（图 7-2-6）。在 2 个水平减压手术时，行头侧椎板下半切除术，并行 2 个病变椎间中间椎体椎板下部或全椎板切除（例如，L_3~L_4 和 L_4~L_5 减压行 L_4 切除）。如果存在侧隐窝狭窄，应用喇叭形或反转"V"形施行中间部分小关节切除，完成神经根小关节下减压。必要时，使

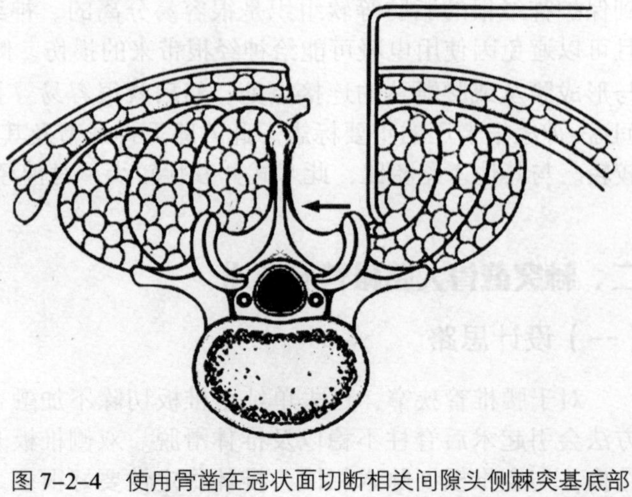

图 7-2-4　使用骨凿在冠状面切断相关间隙头侧棘突基底部

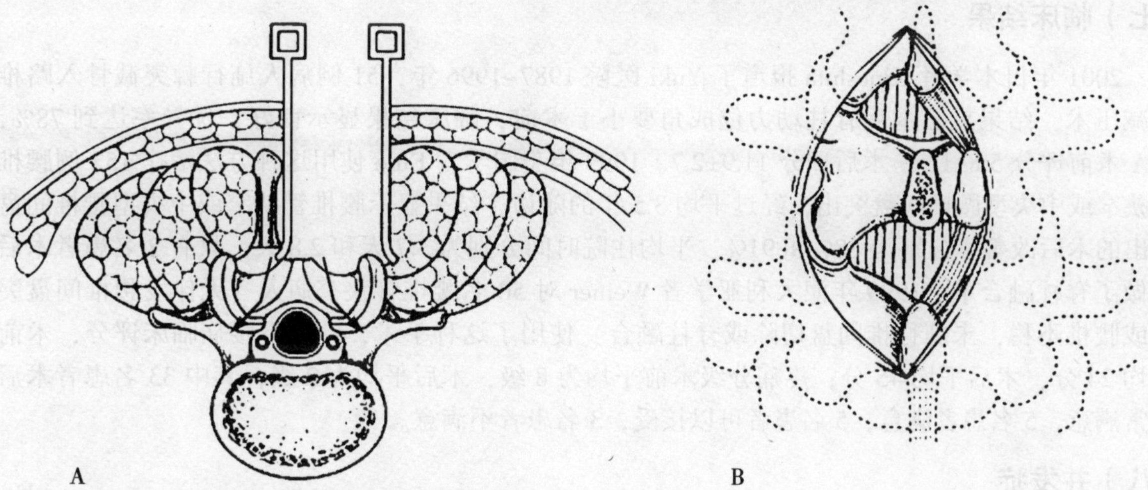

A　　B

图 7-2-5　在不切断任何韧带的前提下，将棘突、棘间棘上韧带向侧方牵开，显露椎板。A. 横断面观；B. 后前位观。

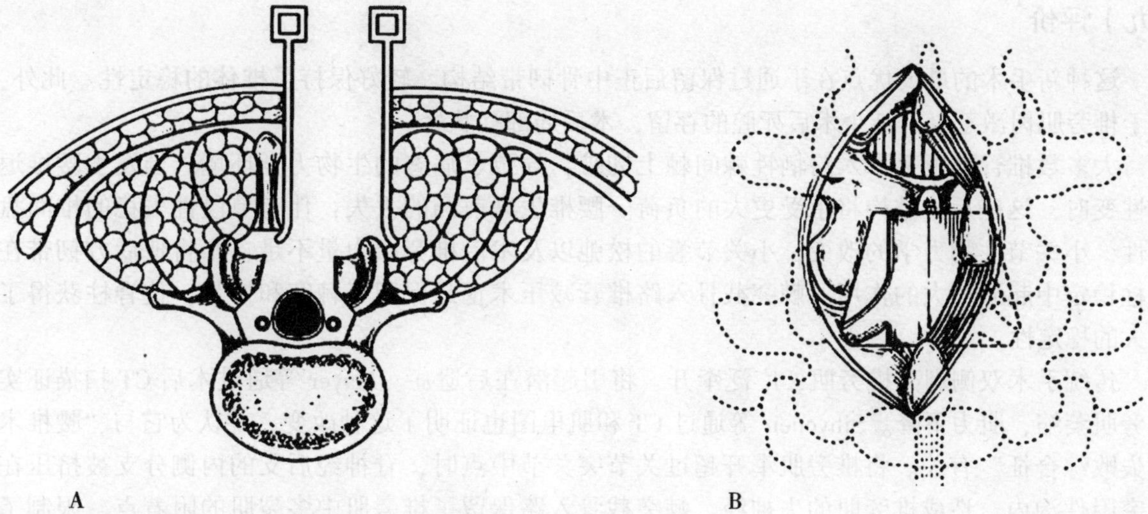

A　　B

图 7 2 6　在单一水平减压时，头侧椎板的下部直至黄韧带的起点处，切除椎板，同时切除肥厚的黄韧带，提供椎管中央减压。A. 横断面观；B. 后前位观。

用探针评估神经根孔减压情况，并施行去顶术。在侧隐窝处完全减压神经根是非常重要的。在任何椎体水平，要非常小心维持椎弓峡部的结构完整性。如在减压对侧侧隐窝很困难时，加做下位棘突切断使减压更为容易。

3. 减压完成，将棘突复位，缝合切口。

（五）手术难点和注意事项

手术本身难度不大，但应用骨凿切断棘突时，注意骨凿的凿入方向和深度，避免损伤硬膜。在病人的选择上遵循以下几点：①滑脱度不超过 10%；②以前未做过腰部手术；③跟踪随访至少 2 年。

（六）术后处理

术后第一天，鼓励患者下地行走，常规进行物理治疗。对术后病人要进行过伸过屈位 X 线检查和 CT 扫描检查减压区，用于术后评估。

（七）临床结果

2001年日本学者Kinoshita报道了Yuki医院1987~1996年，51例病人施行棘突截骨入路椎管减压术，结果显示术后脊柱动力位成角要小于术前，临床结果显示良好，优异率达到78%，JOA术前评分5.8±1.5，术后评分11.9±2.7。1999年美国学者Eule使用这种方法治疗152例腰椎管狭窄或中央型腰椎间盘突出，经过平均3.5年的随访，结果显示腰椎管狭窄或中央型腰椎间盘突出的术后改善率分别为88%和91%，平均住院时间分别为3.7天和2.8天，只有2名患者术后加做了脊柱融合术。1999年澳大利亚学者Weiner对50名腰椎管狭窄病人（无伴发腰椎间盘突出或腰椎不稳，未施行椎间盘切除或脊柱融合）使用了这种手术，结果下腰痛临床评分，术前平均24分，术后平均45分；疼痛分级术前平均为8级，术后平均为2级；其中33名患者术后非常满意，5名患者满意，5名患者可以接受，3名患者不满意。

（八）并发症

术中最常发生的并发症是硬脊膜漏，多是由于使用Kerrison咬骨钳或棘突截骨位置过低损伤硬膜。

（九）评价

这种新手术的最大优点在于通过保留后正中骨韧带结构，较好保持了椎体的稳定性。此外，对于椎旁肌肉激惹少，减少术后死腔的存留，术后局部症状轻。

大多数椎管减压手术入路牺牲棘间棘上韧带，导致了病态的生物力学环境。当发生腰椎退行性变时，这些后路结构将承受更大的负荷。腰椎生理前凸的丢失，伴有节段性失稳的椎间盘变性，小关节生物力学的改变，小关节囊的松弛以及术后椎旁肌力量不足，都将使后方韧带在脊柱稳定中起到更大的作用。棘突截骨入路椎管减压术正是保留了棘突和韧带，使脊柱获得了更大的稳定性。

传统手术双侧剥离椎旁肌，广泛牵开，将引起潜在后遗症。Mayer等通过术后CT扫描证实椎旁肌萎缩，肌力下降。Sihvonen等通过CT和肌电图也证明了这种改变，并认为它与“腰椎术后失败综合征”有关。将椎旁肌牵开超过关节突关节中点时，脊神经后支的内侧分支被挤压在乳突附件沟内，造成椎旁肌的失神经。棘突截骨入路保留了椎旁肌中多裂肌的附着点，限制了椎旁肌的牵开，一般只到关节突关节内侧边。并且棘突、棘上棘间韧带起到机械缓冲作用，能够减少和分散肌肉受到的牵张压力。

传统手术切除后路结构后残留较大的死腔，而死腔被积血填充，增加了感染的机会。整个区域将被瘢痕组织替代，增加了术后合并症。棘突截骨入路椎管减压术保留后路结构，减少了死腔存留。那么棘突截骨术的最终结果又怎样呢？对于单一水平的减压，经术后CT扫描证实，大部分截骨后的棘突都与存留的椎板桥融合。但是，当截骨水平越多，发生骨不愈合的几率就越大。

对于术后局部症状，许多学者发现，由于侵袭小，术后切口疼痛要比传统手术轻。在随访中，无论棘突融合与否，均未发现任何与手术直接相关的并发症。

（潘　滔　汪　宇）

三、腰椎后路360°融合术

（一）设计思路

骨融合术是治疗脊柱失稳或维持畸形矫正的根本手段。若骨融合不能实现，则任何坚强的固定亦终将归于失败。过去人们对骨融合术重视不够，导致术后骨融合不良，假关节形成，或内固定松脱、折断等，给患者造成了严重的后果。至今，随着人们对骨融合术认识的不断加深，强调要同时重视植骨的“质”和“量”的呼声日益高涨。

传统的腰椎融合术主要有 Hibbs 融合术、Albee 融合术、H 形融合术、后外侧植骨融合术（posterolateral fusion, PLF）、后路腰椎椎体间融合术（posterior lumbar interbody fusion, PLIF）、前路融合术等。Hibbs 融合术的原则是棘突、椎板和小关节间的小骨块植骨。Albee 融合术则是通过将数个需融合椎体的棘突劈开，后取长条胫骨块跨椎体植入来完成。H 形融合术由 Gibson 于 1931 年首先报道，是截取髂骨或胫骨平骨板状骨块，并将其上下两端作凹口使成 H 形样，后卡于两棘突之间。H 形融合术在应用于需椎板切除减压或椎板缺如的病例中有其优点。PLF 是椎板、小关节和横突间的植骨融合术，可以根据具体情况在一侧或双侧进行。PLIF 的原则一般是先作后路减压术，再切除椎间盘（包括软骨终板），然后行椎体间植骨或椎间融合器植入术。前路融合术通常是作前路椎体间融合术（anterior lumbar interbody fusion，ALIF）。

上述融合术多数学者报道均有较高的融合率，达 85%以上。Cloward 则提倡 PLIF。他报道了 100 例采用 PLIF 来治疗的腰椎滑脱症患者，椎间融合率达 93%，临床成功率约 90%。其后，一些作者也陆续报道应用 PLIF 来治疗腰椎退变性疾病取得了满意的结果。

因此，近年来，许多学者推崇 PLF+PLIF，即后路 360°融合术，是指单纯通过后路对脊椎的前柱和后柱均作融合的环状融合术（circumferential fusion）。他们认为应用 PLF+PLIF 将使得后路融合术的植骨床面积更大，且能融合负重线经过的脊椎前柱，植骨的“量”和“质”同时提高，能保证很高的融合率和临床成功率。

需要指出，临床上实施的后路 360°融合术不可能达到数字意义上完全的 360°，使用 360°只是为了使该术式的概念显得形象、生动而已。

（二）适应证

1. 各种原因引起的脊柱失稳症或腰椎滑脱症。

2. 前次融合术失败，或伴假关节形成。

3. 需施行融合术的患者存在会引起融合不良的条件，包括糖尿病、嗜烟、肥胖、重体力劳动和需融合 2 个以上节段等。

（三）禁忌证

1. 神经根或硬膜严重粘连。

2. L_2 以上。

（四）操作步骤

1. 硬膜外麻醉或气管内麻，俯卧位。以 $L_{4/5}$ 滑脱症为例。

2. 后正中切口，充分显露 L_4 棘突、L_5 棘突、椎板、关节突和横突，先行 L_4、L_5 双侧椎弓根钉植入术（图 7–2–7）。

3. 作 Gill 减压术，切除 L_4 棘突、椎板，并行双侧神经根减压（图 7–2–8）。手术熟练者，也可根据患者脊椎病变的实际情况，选择保留大部分椎板、棘突、棘上和棘间韧带，而仅作双侧椎板开窗加小关节内侧半切除术，这样也常能够满意减压和显露。接着牵开保护硬膜、神经根，切除 $L_{4/5}$ 椎间盘，裸露骨性终板（图 7–2–9）。

4. 安装双侧纵棒或钢板，利用撑开装置和提吊钉使 L_4 椎体复位并恢复 $L_{4/5}$ 椎间隙高度。应用减压所获骨质或取髂骨（再次手术者需取髂骨）或应用 Cage 作后路腰椎椎体间融合术（posterior lumbar interbody fusion, PLIF）(图 7–2–10)。加压椎间隙，上紧螺母，固定完成（图 7–2–11），然后继行 $L_{4/5}$ 后外侧植骨融合术（posterolateral fusion, PLF），完成 360°植骨融合术（图 7–2–12）。

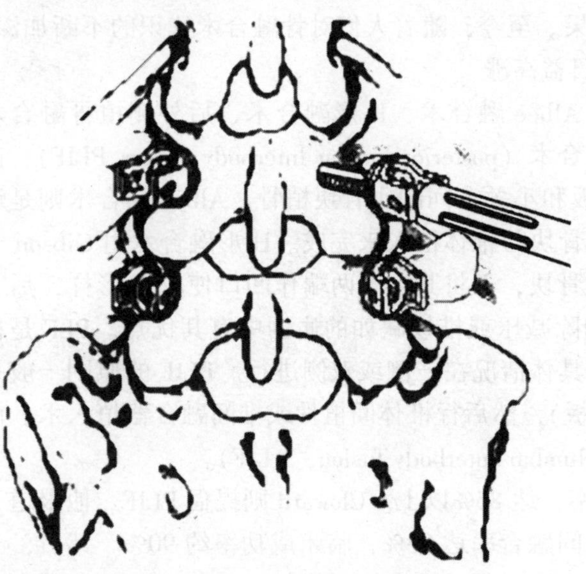

图 7-2-7　双侧椎弓根钉植入

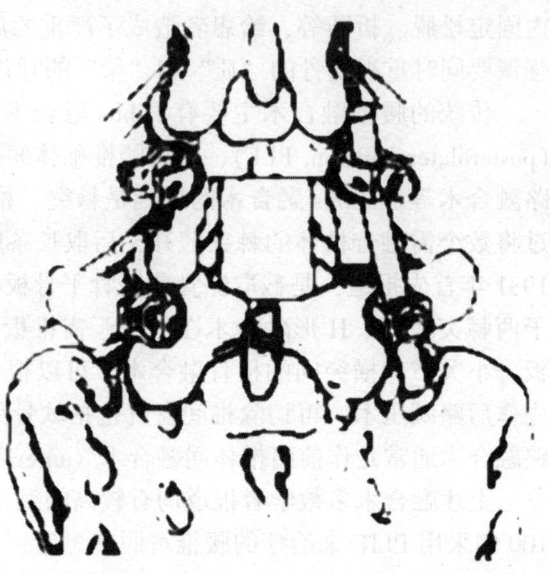

图 7-2-8　双侧神经根减压

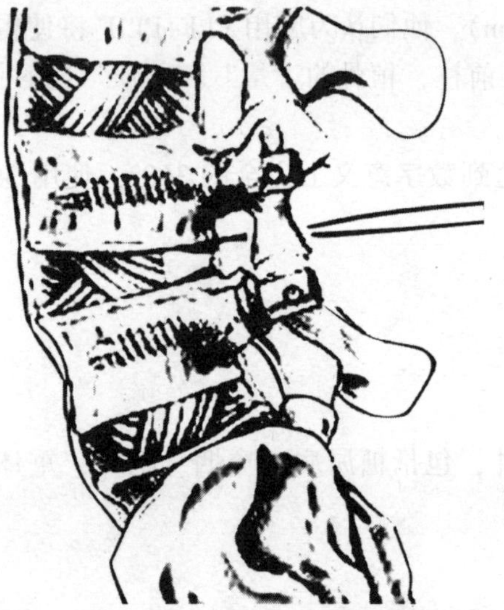

图 7-2-9　切除椎间盘

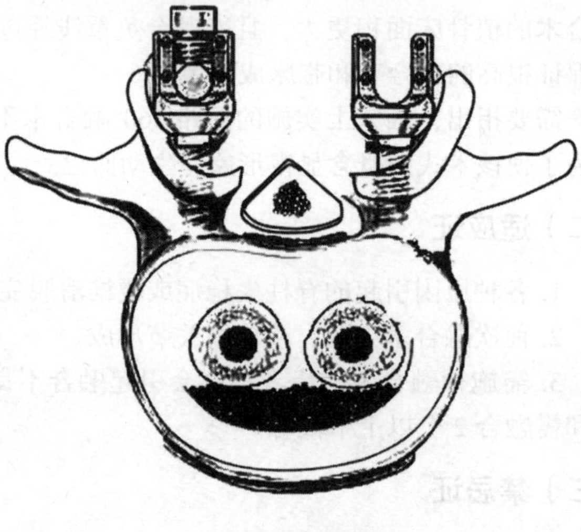

7-2-10　椎间植骨

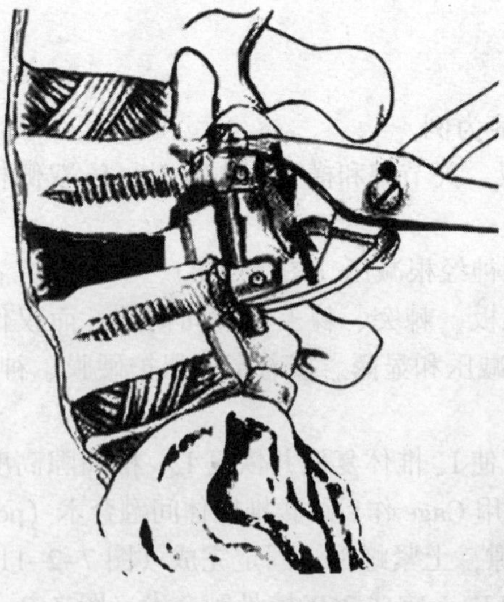

图 7-2-11　椎间隙加压

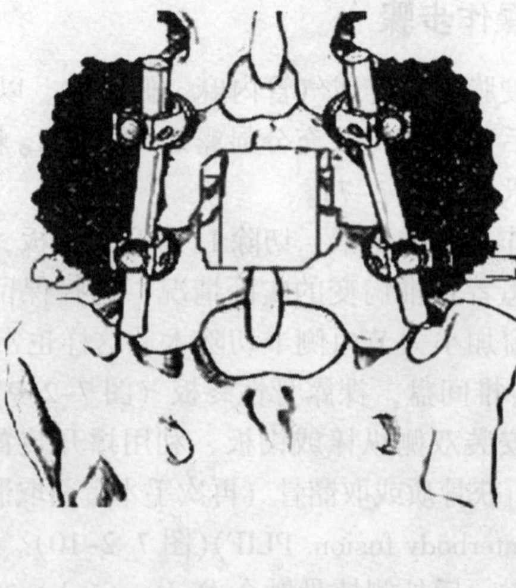

图 7-2-12　后外侧植骨完成

5. 创面放置负压引流管，逐层关闭切口。

（五）手术难点和注意事项

手术难点主要见于再次手术患者，由于解剖关系不清或神经组织粘连，在作减压术和牵开神经组织时，以及在切除椎间盘、准备 PLIF 骨床和植入骨块（或植入 Cage）时，可能会导致神经组织的损伤。因此，必须严格掌握手术指征，神经根或硬膜严重粘连时应放弃该术式。另外，L_2 以上的节段，因椎弓根距离和椎管狭窄，且靠近脊髓圆锥，也应视为禁忌。

（六）术后处理

术后卧硬板床，24~48h 后拔除引流管。一些学者报道 24~48h 后可下床活动，但卧床 2 周后在硬支架保护下下床活动更稳妥。卧床期间注意坠积性肺炎、泌尿系感染、深静脉血栓形成等并发症的预防。定期 X 线检查。

（七）临床结果

Madan 等（2003 年）报道，分别应用 PLF 和后路 360°融合术治疗腰椎退变性疾病患者各 36 例和 35 例，采用 Oswestry 功能障碍问卷评分、患者主观满意度和融合测评来比较其临床效果，结果显示接受 360°融合术者具有更佳的满意度（统计学有显著差异）和工作能力改善力（统计学无显著差异）。Helenius 等（2006 年）报告应用融合术治疗青少年重度腰椎滑脱症 70 例，滑脱度>50%，年龄 8~19.6 岁，21 例采用 PLF，23 例采用 ALIF，26 例采用 360°融合术，随访 10.7~26 年，出现腰骶部后凸角>10°的比例分别为 43%（9），13%（3），12%（3），SRS（Scoliosis Research Society）评分平均值为 89.7，93.2，100.0，Oswestry 功能障碍评分平均值为 9.7，8.9，3.0。接受 360°融合术者较其他 2 组具有更好的腰痛缓解效果和腰部功能，他们认为 360°融合术较 PLF 和 ALIF 能产生更好的远期临床效果和影像学效果。Gertzbein 等（1996 年）报道应用内固定辅助的 360°融合术来治疗"条件不良"的腰椎退变性疾病患者 82 例，其中 62%有过手术史，25%为前次融合术失败者，21.2%伴假关节形成，44.8%需融合 2 个节段，10.4%需融合 3 个节段，43%为嗜烟者（每天一包以上），27%为重体力活动者。67 例获得 2 年以上随访，取得 97%（65 例）的高融合率以及满意的临床效果。

但一些学者报道，应用 360°融合术与单纯应用 PLF 或 ALIF 来治疗腰椎退变性疾病的结果无明显差别，而且应用 360°融合术使得并发症增加了。

作者小组应用后路内固定辅助的 360°融合术（PLIF+PLF）治疗腰椎滑脱症和腰椎失稳症 96 例，其中前次手术失败者 5 例，前次融合术失败者 3 例。63 例获得 1 年以上随访，获得 95%（60 例）融合率及满意的临床效果。

（八）临床举例

病例：女，52 岁，左腰腿痛伴间歇性跛行 3 年，严重影响生活。诊断：腰椎滑脱症（$L_{4/5}$，退变性，Ⅰ度）。行后路减压、360°融合（PLIF+PLF）加椎弓根钉器械固定术。术后恢复佳，无手术并发症。随访 26 个月，骨融合良好，症状恢复良好，Oswestry 功能障碍评分由术前 62.2 改善至 6.6（图 7-2-13）。

（九）并发症

常见并发症有神经组织（神经根、硬膜、马尾神经）损伤，腹部重要血管损伤，出血过多，感染，融合不良，假关节形成，内固定器械松脱或断裂等。

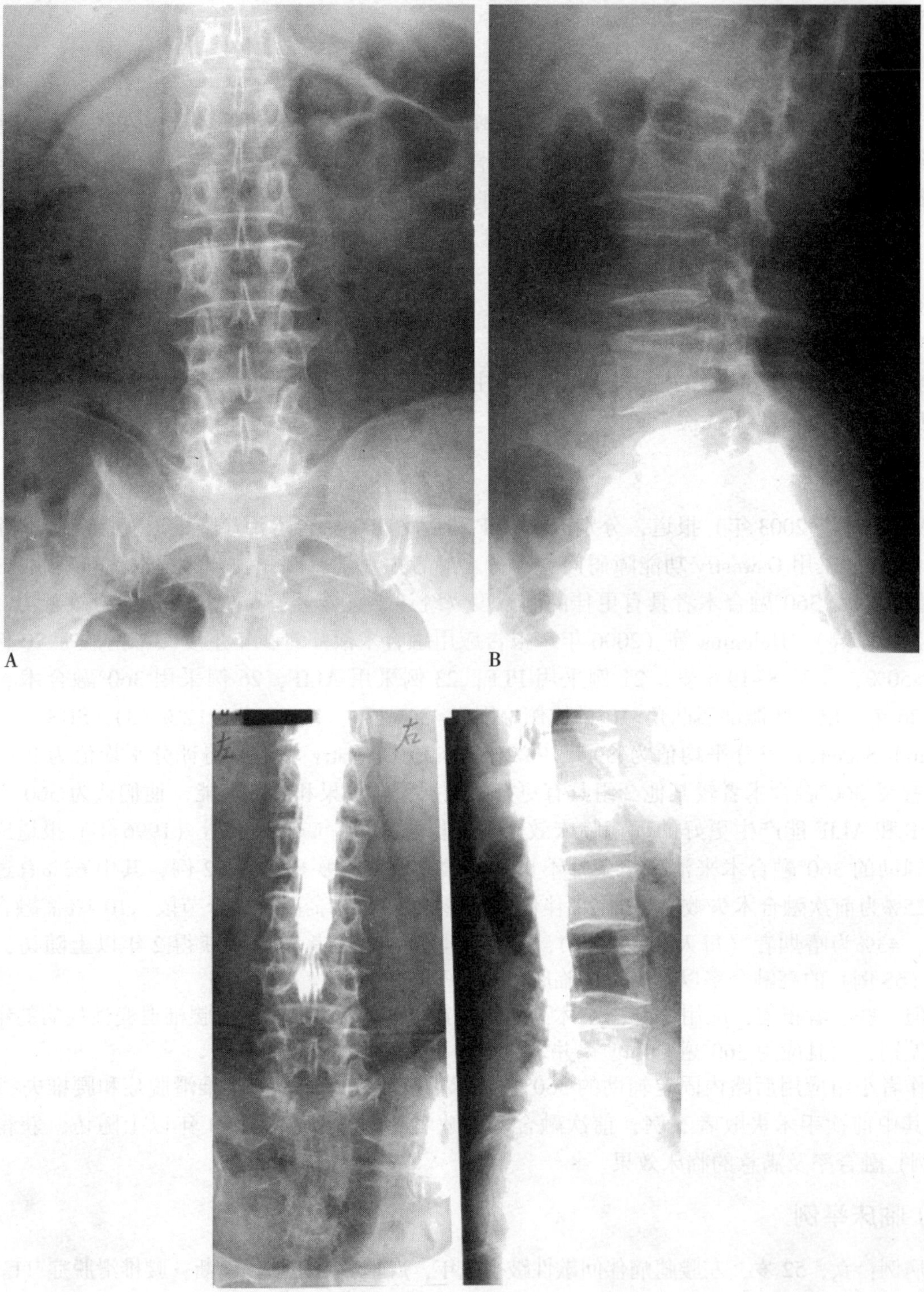

A B C D

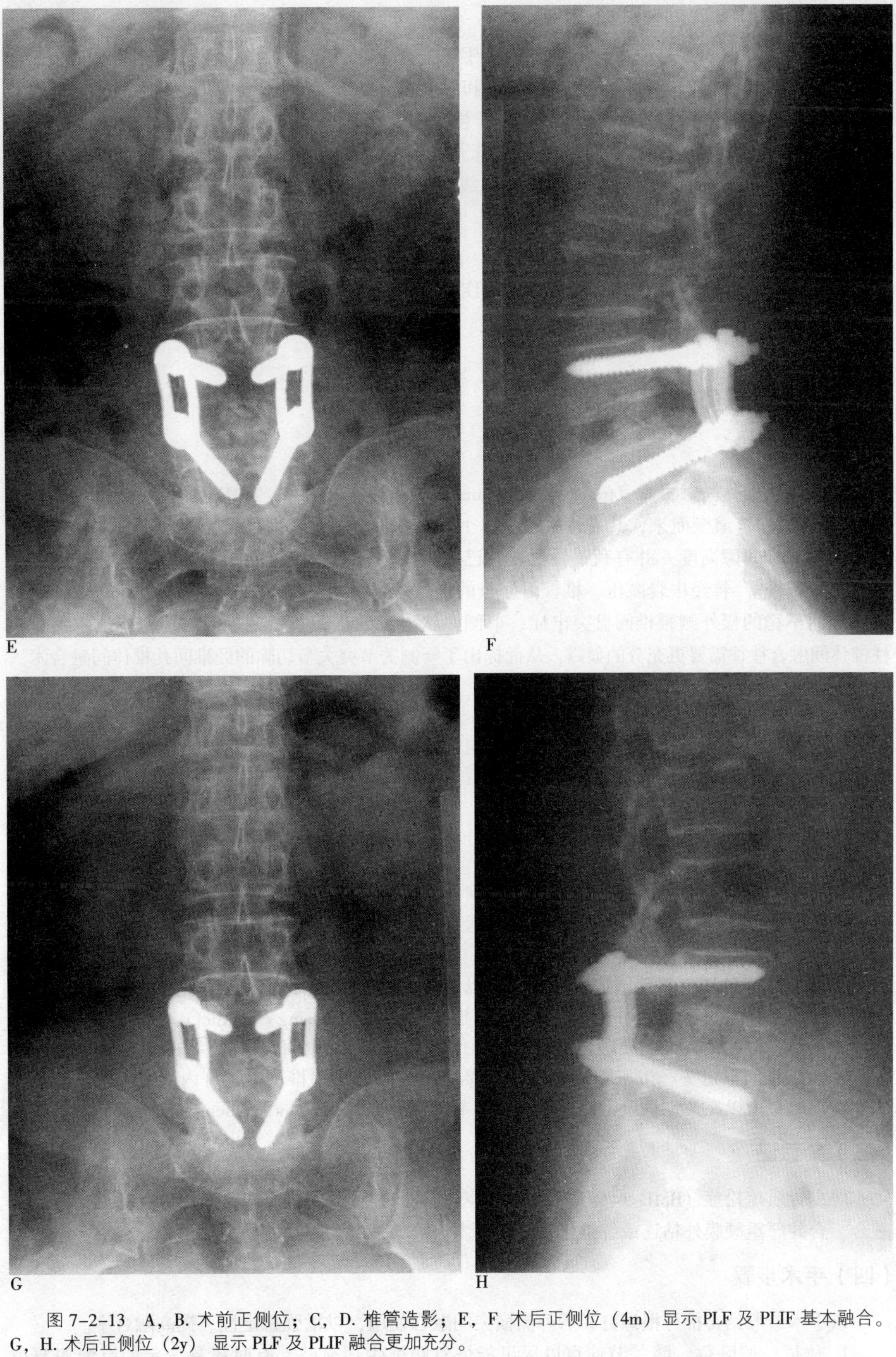

E　F　G　H

图 7–2–13　A，B. 术前正侧位；C，D. 椎管造影；E，F. 术后正侧位（4m）显示 PLF 及 PLIF 基本融合。G，H. 术后正侧位（2y） 显示 PLF 及 PLIF 融合更加充分。

（十）评价

作者认为后路360°融合术是一种积极的手术方式，具有以下优点：①可同时作椎弓根钉系统固定，通过对脊椎的三柱固定提高稳定性和融合率。②避免了前入路可能引起的大血管损伤和泌尿生殖功能障碍。③若单纯作PLF，由于横突间存在宽的间隙，植骨表面欠缺，加上椎弓根钉系统占据了部分植骨有效空间，植骨质量大受影响。同时，腰椎的负重主要在前柱，加作PLIF既增加了植骨床面积，又意味着将负重线经过的腰椎前柱融合，脊柱的稳定性将更好，即PLF+PLIF同时提高了植骨的“量”和“质”，为融合术的成功提供“双保险”。④加作PLIF还能同时解决椎间盘源性疼痛的问题。

应用360°融合术可能使并发症增加，但作者的经验是：只要严格掌握手术指征，认真、细心地进行手术操作，这个问题并不存在。

（陈柏龄）

四、经椎间孔椎体间融合术

（一）设计思路

经椎间孔椎体间融合术（transforaminal lumbar interbody fusion，TLIF）由“后路腰椎椎体间融合术（PLIF）”演变而来，其设计来源于2个认识：①前柱椎体间融合重建能够恢复腰椎生理前凸曲度和椎间隙高度，并有利于骨愈合，已成为广为接受和应用的腰椎融合方法；②对于没有必要双侧椎管–神经根管减压、椎管内探查的椎体间融合术单侧入路具有更大的优越性，例如合并椎间不稳的极外侧腰椎间盘突出症、单侧症状为主的椎管狭窄症等等。但是单侧入路行前柱椎体间融合往往需要更充分的显露，从而提出了一侧关节突关节切除的经椎间孔椎体间融合术。

（二）适应证

1. 脊椎前柱缺损、椎间隙塌陷的椎间盘退性变腰背痛病人。因为前柱支撑植骨融合能够消除椎间微动导致的疼痛。有研究发现仅仅行后方或后外侧融合内固定并不能完全消除椎间隙微动，而这往往成为术后疼痛残留的原因之一。

2. 退行性节段性不稳者。单纯后方或后外侧融合内固定缺乏生物力学上前柱支撑功能，容易出现内固定断裂和假关节形成。

3. 脊柱融合假关节形成高危人群。如吸烟、骨质疏松、长期使用类固醇激素等。TLIF可提供一个更有利于融合的生物学环境：椎间血运好、处于植骨压力区、接触面积大。还可同时行前、后路环状融合以提高融合率。

4. Ⅱ度以下的峡部裂性或退行性滑脱可以通过前柱支撑植骨融合结合后路椎弓根螺钉系统提拉加压作用行滑脱复位，并形成一个负载分担结构（load-sharing construct）。

5. 退行性侧弯病人当需要融合到骶椎时，使用TLIF可以避免再次前路手术。

6. 由于椎间盘退变产生平腰或腰椎后凸者，TLIF结合后路椎弓根螺钉内固定可以恢复腰椎生理性前凸，可以在一定程度上缓解融合毗邻节段综合征（adjacent segment syndrome）的发生。

（三）禁忌证

严重骨质疏松症（BMD<60%）、中央型或双侧神经根管狭窄需要双侧减压者。超过2节段的融合、合并严重硬膜外粘连或纤维化、前路手术失败等情况均不适宜应用该术式。

（四）手术步骤

该手术一般结合椎弓根螺钉和后外侧横突间融合使用，以增强稳定性、提高融合率。

1. 体位　俯卧位。髋关节伸直以尽可能恢复腰椎生理前凸，有时还具一定的有滑脱复位作用。

2. 显露　后正中纵切口，骨膜下剥离椎旁肌，显露手术节段双侧椎板、关节突和横突基底部。通过同一切口显露髂后棘，开窗取髂骨松质骨作植骨材料。

3. 减压　根据术前症状、体征和影像学特点决定减压的范围和程度。至少要切除病变侧椎板和部分关节突，侧方减压需达到可看到硬膜囊的边缘为止。要注意保护神经根出口。

4. 安置椎弓根螺钉　根据需要固定融合的水平安置椎弓根螺钉，并经过术中 X 线透视确定其深度和方向。

5. 一侧椎间孔切开术　选择椎间盘突出侧或椎间孔狭窄侧作椎间孔切开。将棒预弯成腰椎生理前凸，长度要比正常情况下多留出 1cm 以利术中椎间隙撑开，切除部分下关节突下份和部分上关节突上份，此即为椎间孔切开（图 7–2–14）。

6. 显露椎间隙　切除黄韧带外侧份，在相应椎弓根的下、内侧份辨认向外下方走行的神经根（图 7–2–15），在游离神经根与硬膜外脂肪和静脉丛的粘连时会有出血，可用双极电凝止血，也可用明胶海绵和棉片止血。术野清晰后可以看到椎间盘的外侧 1/3、硬膜囊和神经根，术中一般不需要牵拉神经根（有时 L_5、S_1 除外），可用宽神经根拉钩保护硬膜囊。

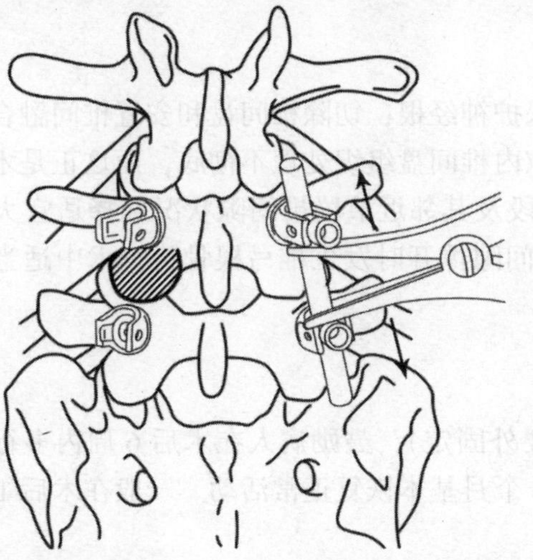

图 7–2–14　切除部分下关节突下份和部分上关节突上份

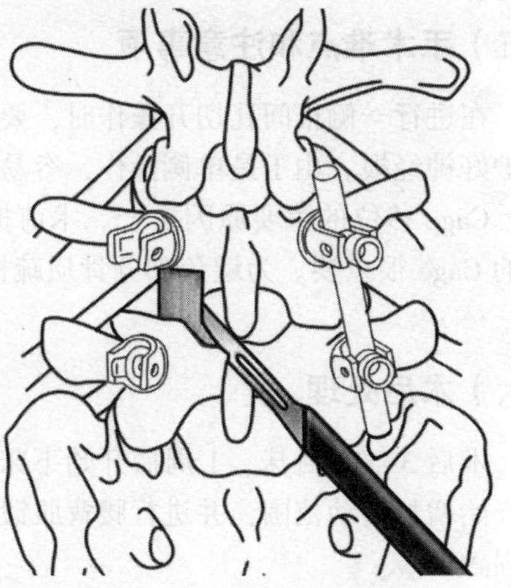

图 7–2–15　切除黄韧带外侧份

7. 切除椎间盘、处理软骨终板　尖刀行椎间盘纤维环开窗，窗口内侧壁靠近硬膜囊外侧壁，外侧达纤维环侧方。然后依次用髓核钳、不同角度骨凿扩大开窗，并用咬骨钳、骨锉、刮匙等去除椎间盘组织和软骨终板。通过椎弓根螺钉进行纵向撑开、恢复其生理曲度和椎间隙高度。用生理盐水冲洗椎间隙，再次检查确认椎间盘组织清理干净（图 7–2–16）。

8. 安置 Cage 并椎间植骨　终板前 1/3 去皮质制作植骨床，后 2/3 保留骨性终板以安置 Cage，将所取髂骨块填充椎间隙的前 1/3 并打击使其充满。适当撑开椎间隙，安置适宜大小和角度的 Cage，然后，松开后方的椎间隙撑开，透视确定 Cage 的位置满意即位于椎间隙的后 1/3，而且其后缘距离椎体后边界 2mm。这个位置位于脊柱运动节段的旋转中心，而且可以便于侧位片观察前柱融合效果。行后方加压以维持腰椎的生理前凸，根据情况选择应用 1 枚或 2 枚椎间融合器（图 7–2–17）。

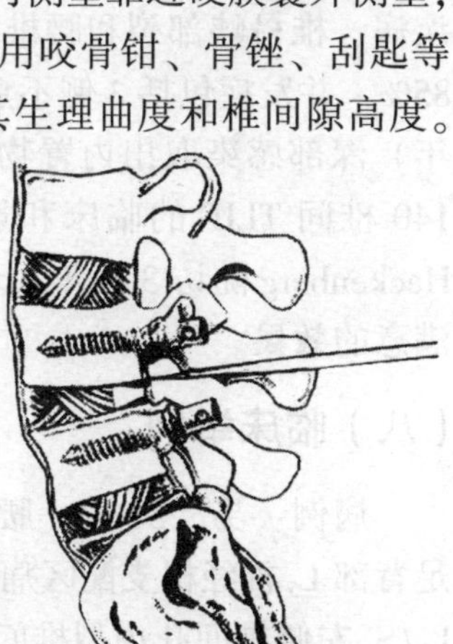

图 7–2–16　切除椎间盘组织，清理干净

9. 双侧行横突间融合，对侧同时行小关节融合（图 7-2-18）。放置引流管，逐层缝合，关闭切口。

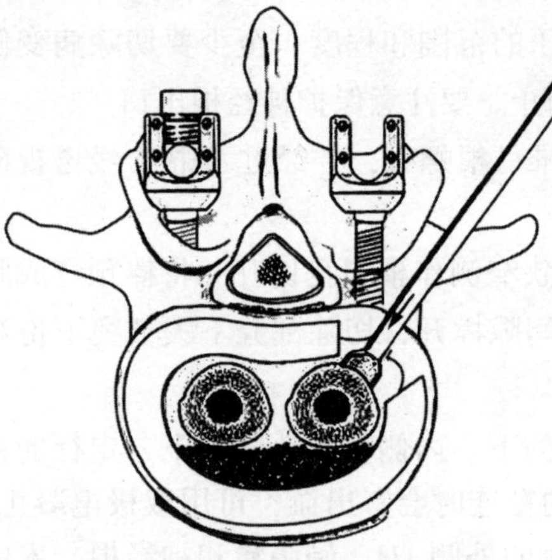

图 7-2-17　椎间植骨及 Cage

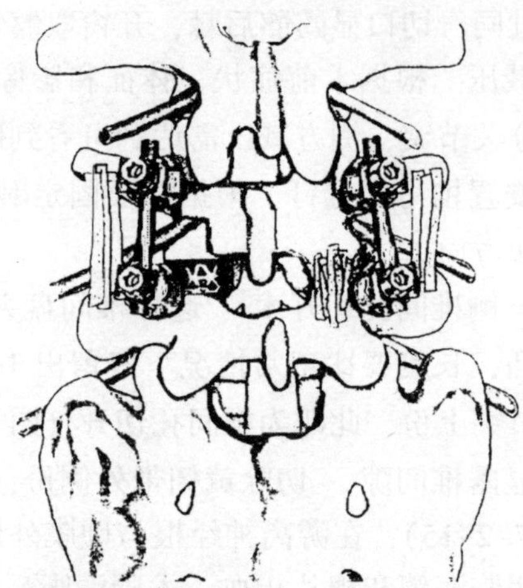

图 7-2-18　双侧行横突间融合，对侧同时行小关节融合

（五）手术难点和注意事项

在进行一侧椎间孔切开操作时，要始终注意保护神经根；切除椎间盘和安置椎间融合器时要保护好神经根。由于是单侧操作，容易发生椎间隙内椎间盘组织处理不彻底，而这正是术后不融合、Cage 移位的重要原因之一。术前根据病变节段及其邻近节段椎间隙状况选择适宜大小和角度的 Cage 很重要。为避免部分骨质疏松病例在椎间隙撑开时发生椎弓根骨折，术中适当撑开为妥。

（六）术后处理

术后 3~5 天卧床，1 周后开始下床行走（不要外固定），鼓励病人在术后 6 周内多行走，逐渐开始增加活动范围，并进行腰背肌锻炼，术后 6 个月基本恢复正常活动。一般在术后 1 年可达坚固融合。

（七）临床结果

Lowe 等报告了 40 例行 TLIF 手术随访至少 2 年、平均 3.4 年的临床结果，包括腰椎退变性疾病、椎弓峡部裂和腰椎滑脱症。融合率为 91%，腰椎生理曲度恢复维持良好，临床优良率为 85%，并发症包括 3 例不愈合、2 例硬膜损伤、1 例短暂性神经根功能障碍、1 例迟发性（术后 2 年）深部感染取出内置物，无其他并发症，也没有与内置物相关的并发症。Potter 回顾 100 例 140 椎间 TLIF 的临床和影像学结果，发现临床总体满意率为 76%，影像学融合率为 93%。Hackenberg 随访 3~5 年发现影像学融合率为 89%，临床随访 VAS 和 ODI 显著优于术前，提示了满意的效果。

（八）临床举例

病例：男，38 岁，腰痛伴进行性左下肢疼痛 6 个月。查体：腰部僵硬，左下肢小腿外侧及足背部 L_5 神经根支配区痛温觉明显减退，左侧直腿抬高 30°（+）、Kemp 征（+）。CT、MRI 证实 L_5/S_1 左侧椎间孔内型椎间盘突出，予以经关节突切除入路突出椎间盘切除减压、TLIF 内固定融合术（图 7-2-19），术后效果满意。

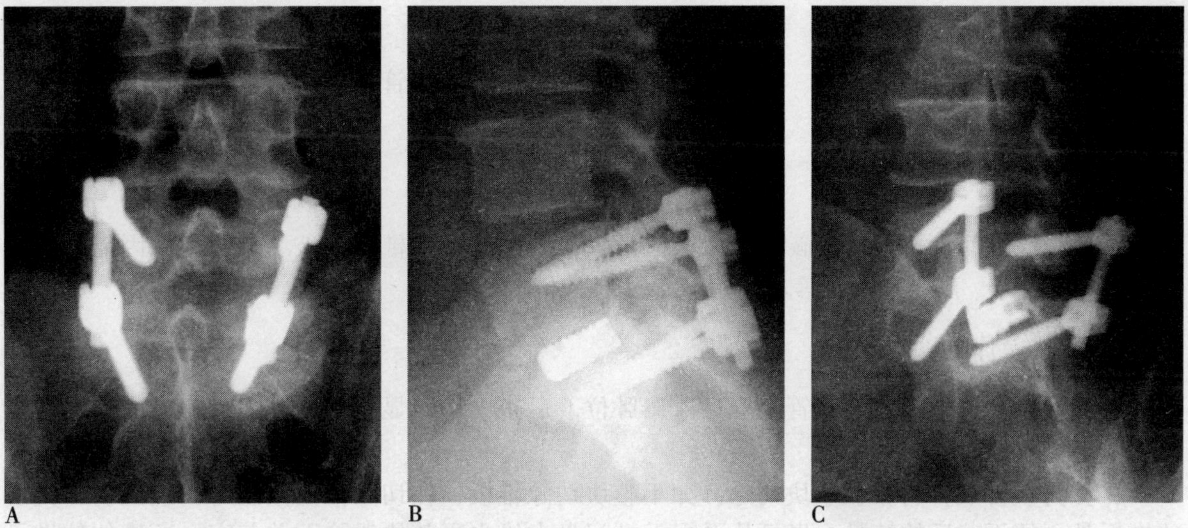

A　　B　　C

图 7-2-19　术后腰椎 X 线片。A. 正位；B. 侧位；C. 斜位。

（九）并发症

可能发生的并发症包括假关节形成、神经根损伤、硬脊膜破裂-脑脊液漏、感染等，与内固定相关的并发症较少。

（十）评价

该术式具有以下特点：一个入路完成前后融合，融合率高；无椎管内操作，减少神经和硬脊膜的牵拉、损伤的机会和术后瘢痕的形成；特别适于曾经行单侧椎板切除、椎间盘切除、一侧神经根管狭窄的患者，可以为术者提供良好的显露和操作空间，达到彻底减压、良好重建和融合，还可进行一定程度的畸形矫正。但要掌握手术指征，应用 2 枚椎间融合器时术中要注意调整其位置。作者体会应用该术式操作相对容易，临床效果满意。

（龙厚清）

五、局部椎板骨椎间植骨融合椎弓根钉固定术

（一）设计思路

对于各种腰椎退变性疾病如腰椎不稳、峡部裂并发腰椎前滑脱等，行后路手术椎板切除减压椎弓根螺钉内固定及椎体后外侧或椎体间植骨融合术，手术效果良好，但仍有待进一步完善。椎体后外侧植骨有相对较高的不融合率及术后原因不明的腰痛等缺点。相对而言，椎体间植骨融合率高，腰痛症状复发率低。但椎体间植骨融合的植骨源多取自于髂骨，而髂骨取骨有关的并发症为 5%~10%，甚至高达 29%，包括：供移植的骨量不足（特别是儿童和患骨质疏松症的成人）；增加手术时间；增加失血量；有骨盆不稳定的可能；疲劳骨折或髂区疝；术后骨供区并发症（即疼痛、血肿、伤口问题、影响美容、感染、神经损伤）；异位骨化；移植物吸收但没有骨形成等。为避免取髂骨的缺点，很多替代材料用于腰椎的后外侧或椎体间融合，如异体骨、生物陶瓷、硫酸钙、脱钙异种骨基质及 BMP 等，这些替代材料取得了一定的疗效，同时也存在缺陷。自 1996 年开始作者应用局部椎板骨椎间植骨替代取髂骨，同时椎弓根钉固定，取得了很好的效果。同时也有不同方式使用局部椎板骨取得良好疗效的报道。2004 年 Kai 等报道后路椎弓根螺钉固定局部关节面关节自体骨椎间植骨融合术，2000 年 Csècsei 等也报道应用大块的椎板骨植于椎间。将局部骨装入 Cage 中植骨的报道更多。

（二）适应证

各种原因所致的腰椎不稳、腰椎滑脱、椎间盘突出合并椎管狭窄须行后路手术，有小关节稳定性破坏者。

（三）禁忌证

腰椎结核椎间盘及椎体都破坏须大块植骨块，各种肿瘤致椎弓根破坏及各种原因需跨椎体固定者，各种心、肺、肝、肾等功能差不能耐受手术者。

（四）手术操作

1. 腰硬联合麻醉或气管插管全麻后取俯卧位。后正中切口显露手术椎间盘相对应的两椎板及关节突关节。

2. 如为峡部裂，将椎板整块切除；如不整块切除椎板，在切除椎板减压时，也应切出大块的椎板骨，便于此后的植骨。也可从平行于椎间盘上缘水平整块凿除下关节突，下椎体的椎弓根上缘位置凿除上关节突，保留棘间韧带及棘上韧带（图 7–2–20）。保留所有切下的骨片。

3. 将椎管及神经根充分减压后（崩裂滑脱注意同序列神经根的减压，其出现症状的往往是同序列的神经根，如 L_4 崩裂滑脱，压迫 L_4 神经根）。置入椎弓根螺钉、上棒撑开椎间隙，复位和恢复椎间高度。

4. 牵开一侧神经根及硬膜囊，显露椎间盘，从后路切除椎间盘及终板，切除切下的骨片上软骨及纤维组织，依实际测量到的椎间隙高度，修剪关节突骨块或椎板棘突骨块成 8~12mm 长条形骨块，如两侧植骨需 2 块。现将其他局部椎板及小关节骨碎片植入椎间隙前部并填塞打压紧。后部间隙内填塞入做好的骨块以维持高度或防止骨块滑入椎管内（图 7–2–21）。

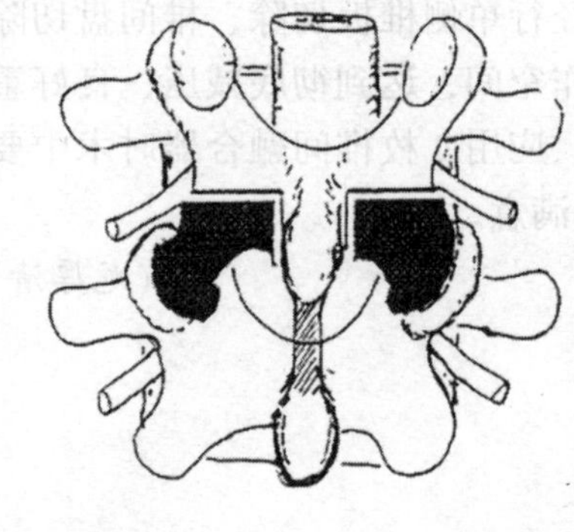

图 7–2–20　将下关节突平行于椎间盘上缘水平整块凿除

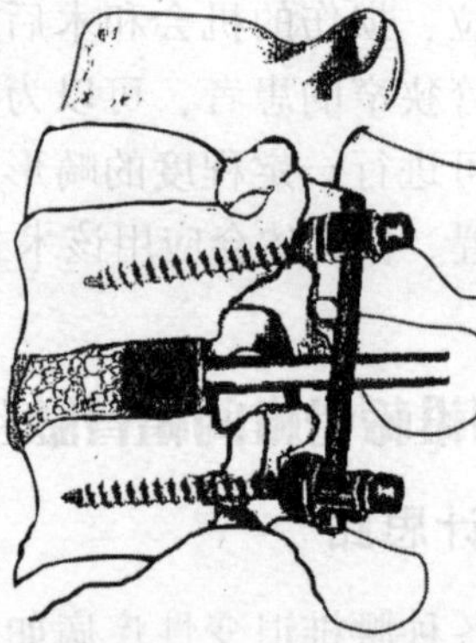

图 7–2–21　骨碎片植入椎间隙，并植入修剪好的条形小骨块

5. 压紧椎间隙，防止骨块脱出及恢复生理前凸（图 7–2–22）。锁紧螺母，完成固定。如剩余骨块，可同时行后外侧植骨（同时添加骨替代材料），形成 360°植骨。

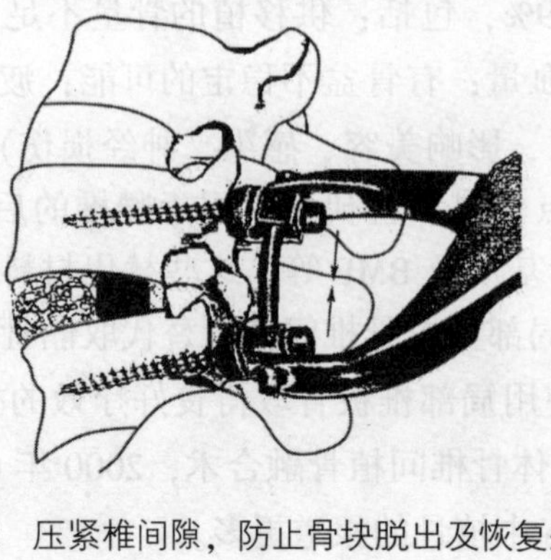

图 7–2–22　压紧椎间隙，防止骨块脱出及恢复生理前凸

6. 放置引流管，逐层关闭切口。

（五）手术难点及注意事项

该手术操作注意事项基本与后路椎间盘切除髂骨取骨椎体间植骨融合术相似。在切除椎间盘过程中特别注意保护好神经根及硬膜囊以免损伤。椎弓根螺钉的置入应根据术前的测量值、术中对椎弓根探测的位置及方向谨慎置入。植骨尽可能填塞紧以免滑入椎管造成医源性椎管狭窄神经根压迫。同时骨片填塞前方时小心避免穿破前方纤维环及前纵韧带损伤椎体前方的大血管。

（六）术后处理

术后 24~48h 拔除引流管，腰围佩带 8~12 周，术后数天可起床活动。逐渐增加活动范围。

（七）临床结果

Kai 等随访 42 例该手术病人，平均随访 8.5 年，影像学显示 39 人融合，融合率 92.9%，未融合 3 人，未融合率 7.1%。其中 1 例是以前曾行两节段手术失败后二次手术；1 例术后感染未再次手术；外固定支具佩带 6~12 周后 2 例延迟融合； 1 例术前严重神经受损不能行走并神经源性膀胱受损，术后神经功能无明显恢复，骨不融合。Csècsei 等治疗 48 例患者，平均随访 27.3 个月，优良率为 87%，融合率为 95.7%，没有严重的并发症。

作者自 1996 年开始应用局部骨椎体间植骨加椎弓根固定治疗 112 例患者，包括椎弓崩裂滑脱、退变滑脱、腰椎不稳及严重椎管狭窄减压后不稳等。在随访的 65 例患者中，随访时间为平均 30 个月，优良率为 86.2%，融合率为 95.4%。

（八）临床举例

病例：梁××，女，42 岁，腰痛 4 年，左下肢疼痛，间歇性跛行半年入院。诊断为 L_4 椎弓崩裂并滑脱。行后路减压，椎体间局部骨植骨，后外侧硫酸钙椎骨加椎弓根钉复位固定术，随访 1 年，术后腰痛及下肢痛完全消失，患者满意，椎体间植骨融合，椎弓根钉位置良好，椎间高度无明显丢失（图 7–2–23）。

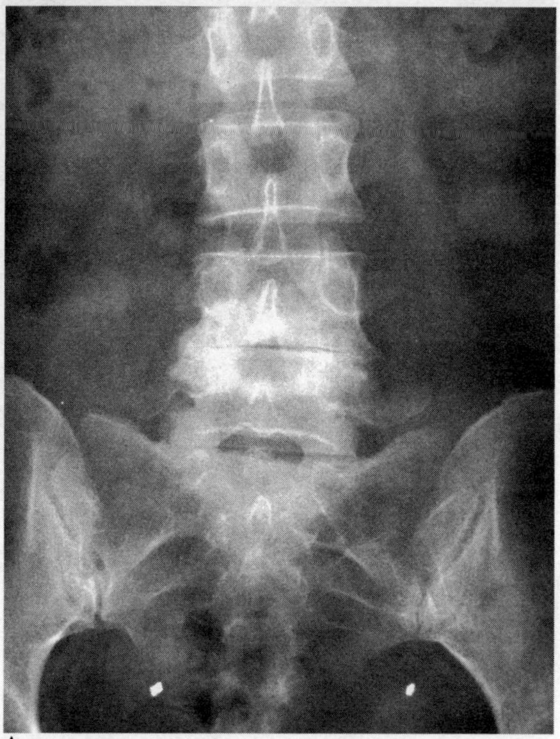

A

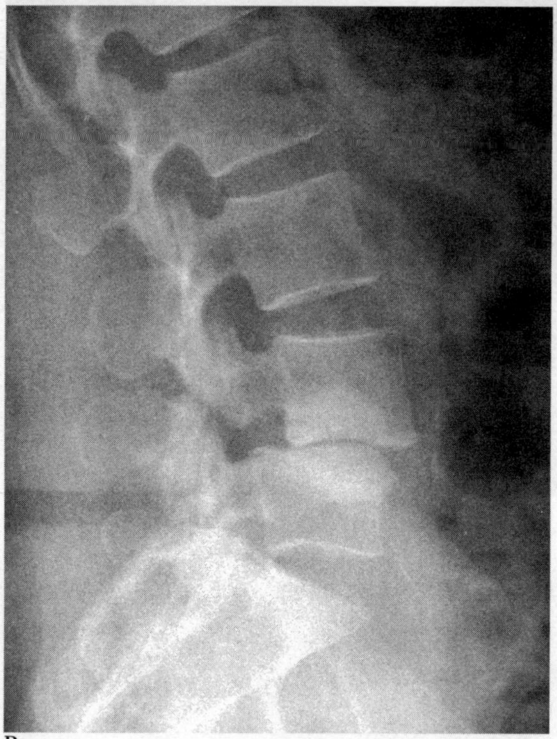

B

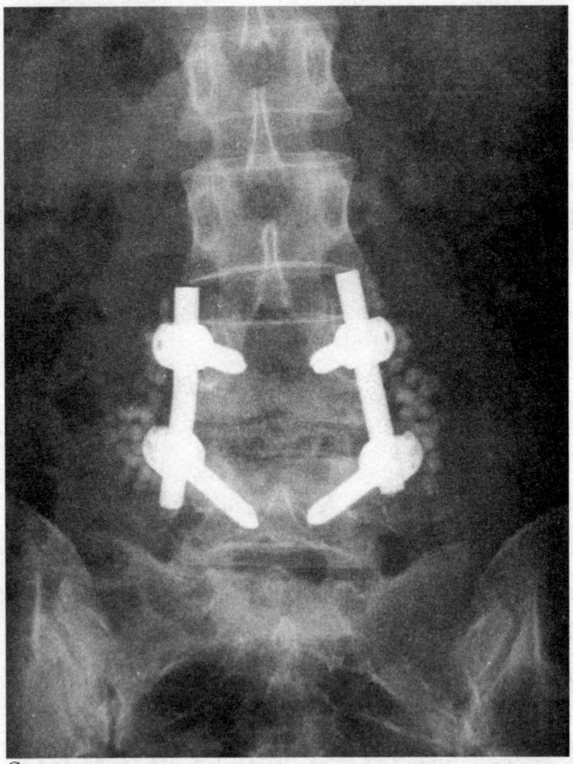
C

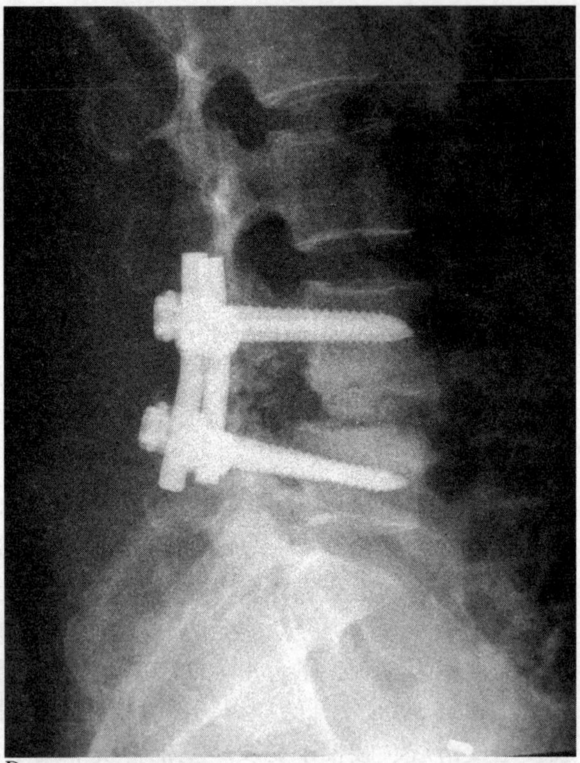
D

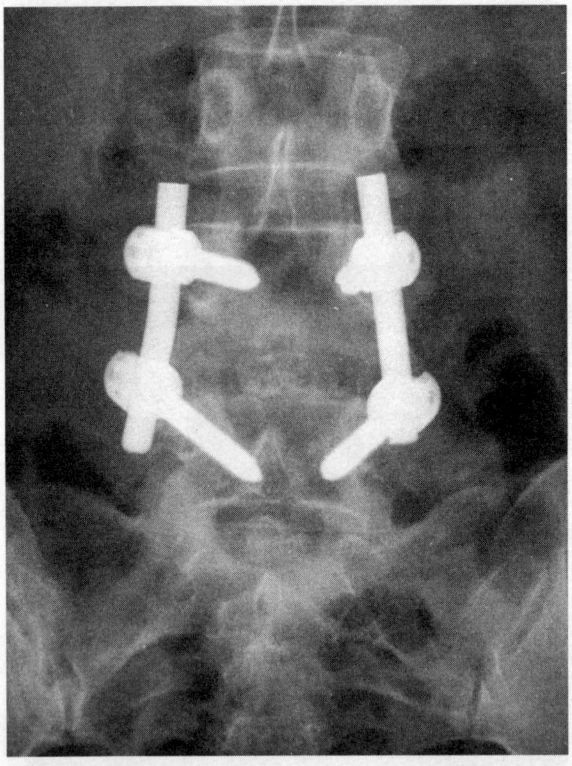
E

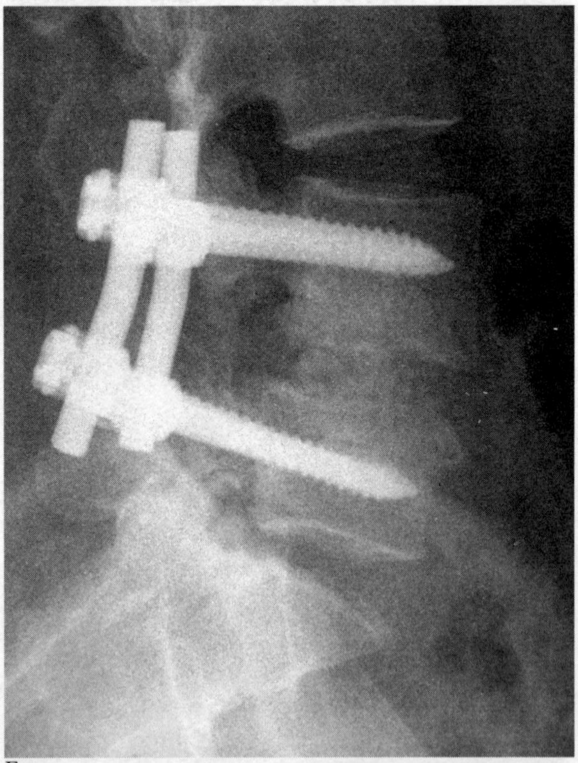
F

图 7-2-23　A，B. 术前 X 线片示 L_4 椎弓崩裂并滑脱，椎间隙消失；C，D. 术后椎间高度恢复，椎体间椎板骨植骨，后外侧硫酸钙植骨；E，F. 术后 1 年椎体间植骨融合，椎弓根钉位置良好，椎间高度无丢失。

（九）并发症

并发症包括神经根及硬膜损伤，内固定松动断裂，感染及植骨不融合等。

（十）评价

椎体间融合比椎体后外侧融合至少具有以下优点：①前柱即时分担应力；②较大的骨接触面以利融合；③恢复脊柱的矢状面生理前凸；④完全取出椎间盘组织，对于椎间盘源性腰痛治疗更有效。

后路腰椎间融合术植骨最常来源于髂骨取骨。但髂骨取骨明显存在一些缺点，甚至影响手术的最终效果。手术时间延长、出血量增加、更广泛的疤痕形成、髂骨骨折、术后髂骨疼痛等是常见髂骨取骨并发症。取骨处疼痛甚至有些疼痛剧烈导致融合失败。而局部椎板骨的应用可避免这些并发症，同时肌肉剥离较少，有利于术后腰痛的缓解。特别是合并有骨质疏松的老年病人，相对脆弱的三面皮质髂骨块易造成植骨块骨折、塌陷、吸收等，可导致椎体间高度丢失及骨融合失败。如用局部小关节骨作为支撑，因其硬化增生反而植骨时避免了这些缺点。

局部骨最大的问题是能否提供结构性支撑，从而分担椎弓根钉所受的应力，减少椎间高度的丢失和内固定失败。从我们的临床结果看，能达到这些要求。特别是在崩裂滑脱的患者，切下的小关节能作为椎间的支撑物。但对于不需切除小关节的患者，如行局部小关节切除，牺牲了椎体的后柱稳定性，从而必须应用内固定。所以有部分学者建议条件允许时可考虑单侧下关节取骨，但注意必须不以牺牲减压的彻底性及融合的可靠性为前提。

因椎体间全部为椎骨块，与 Cage 相比，有更大的融合面积，保证了植骨融合需要的条件，也不会出现 Cage 下沉的问题，融合后也没有 Cage 远期可能带来的问题。目前，很多医生将局部椎板骨填入 Cage 内植骨也取得了很好的临床效果。但由于椎板骨质量不能与自体髂骨相比，填入 Cage 内植骨，减少了植骨面积，其是否影响远期疗效还不清楚，而且增加了患者的费用。

总之，从目前的临床结果看，局部椎板骨椎间植骨融合加椎弓根固定是临床可供选择的方法，有较好的临床疗效，又避免了取骨的并发症。但其确切的疗效还需进一步研究。

（王建云　陈立言　彭新生）

六、椎弓根钉与椎板钩固定峡部裂修复术

（一）设计思路

腰椎椎弓峡部裂也称峡部不连、椎弓崩裂，发育性因素和反复应力是最常见的原因，也是下腰痛的常见原因之一。患者症状、体征轻重取决于年龄、峡部不连的类型、脊椎不稳的状况、是否合并滑脱及其程度等，单纯滑脱者其临床表现无特征性，与非器质性下腰痛者大致相同。保守治疗无效时也可选择手术治疗，常用的包括椎间固定融合术、峡部裂缺损修复固定术、分离椎弓切除术等方法。

腰椎椎弓峡部裂比较常见，但是大多不需要特殊处理，只有少数发生严重椎间盘退变或腰椎滑脱时才考虑手术干预，大约有 10%~20%的患者经正规非手术治疗无效而需要手术治疗，椎间融合术是处理此类病人最常用的方法。有些病人表现为慢性腰背痛合并大腿放射痛（并非真正的坐骨神经痛），病理表现为峡部裂或关节突发育不良、后弓缺损，导致椎间过度活动，刺激此处组织增生和感觉神经，这可能是症状产生的原因。因此，手术去除增生的软组织、缺损处植骨修复峡部裂以重建稳定性是处理此类病人的基本思路。1968 年，Kimura 等首倡单纯峡部或关节突缺损植骨修复术后石膏床固定的方法，以后逐步出现了为尽快下床活动、恢复正常生活而使用各种内固定手术，如 Buck 使用螺钉直接固定峡部裂、Nicol 等应用椎板下-横突间钢丝固定、Salib 等应用椎弓根螺钉结合钢丝固定、Morsher 等设计一种特殊的钉-钩系统进行缺损处的

直接修复，Louis 等设计一种蝶形钢板（butterfly plate）固定，均取得良好的预期效果。Gillet 等设计的 V 形棒结合椎弓根螺钉系统直接固定峡部裂并植骨修复缺损操作起来较为容易，但其稳定性不如椎弓根+椎板钩单椎体峡部裂直接修复术。

（二）适应证

腰椎椎弓峡部裂严重下腰痛，不伴有滑脱、明显不稳、严重椎间盘退变，且保守治疗 6 个月以上无效者。

（三）禁忌证

腰椎椎弓峡部裂合并严重不稳、滑脱和严重椎间盘退变者，还有部分病人一般情况不能耐受手术者。

（四）手术操作

1. 麻醉和体位　全麻或椎管内麻醉，俯卧位于 4 点支架，髋关节屈曲限制在 30°，以免影响腰椎曲度。常规后正中纵切口，骨膜下剥离椎旁肌，显露相应节段，侧方达横突基底部。注意保护关节突关节囊。

2. 显露峡部裂　确认相应节段和峡部裂，用咬骨钳清理峡部裂处的软组织，对于术前没有神经根症状者最好保留此处软组织的底层，以防止植骨块移动进入椎间孔卡压神经（图 7–2–24）；对于有根性症状者要显露神经根，充分减压（图 7–2–25）。然后用咬骨钳咬除椎板上半及其外侧份后方皮质骨。

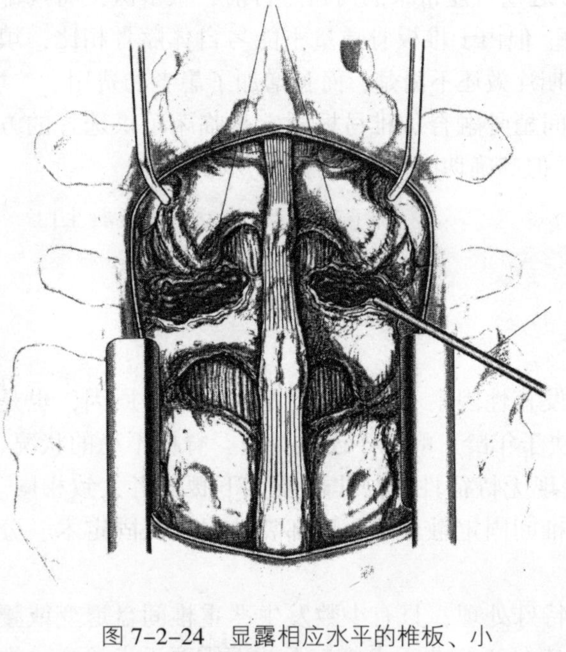

图 7–2–24　显露相应水平的椎板、小关节和峡部裂，并清理增生软组织

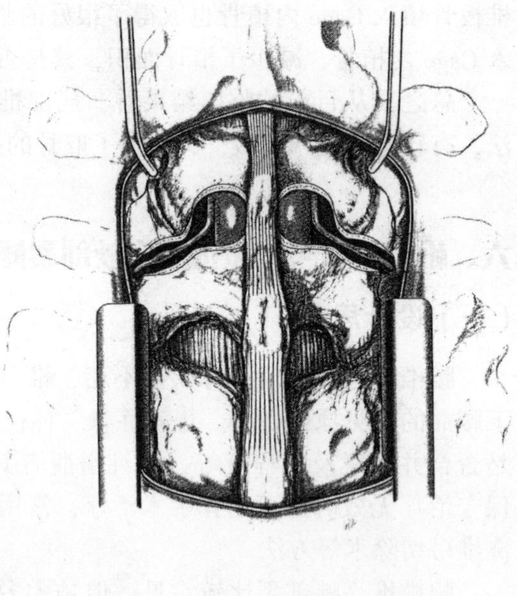

图 7–2–25　对于合并下肢症状者需神经根减压

3. 制备植骨床　清理软组织后，用磨砖或咬骨钳清理后方皮质，在峡部裂处制备方形植骨床，要尽可能宽，使其有尽可能大的植骨块接触面积，可以紧贴椎弓根螺钉下缘，这样还可以增加植骨块的稳定性（图 7–2–26）。

4. 安置椎弓根螺钉　常规方法安置峡部裂病变椎体椎弓根螺钉，并通过术中 X 线透视明确其位置满意。

5. 髂骨取骨　于髂后上棘处取方形单皮质骨块，与植骨床形状相吻合但稍大一些，植骨块至少 7mm 厚，然后取一些碎小松质骨填塞在周围。

6. 安置椎板钩 选择合适大小的椎板钩牢固地安置在椎板尾侧上，通过连接器和棒将椎弓根与椎板钩连接起来，调节棒、钩和连接器的位置，峡部裂处适当加压、旋紧固定螺母（图 7-2-27）。操作过程中注意保护关节突关节。

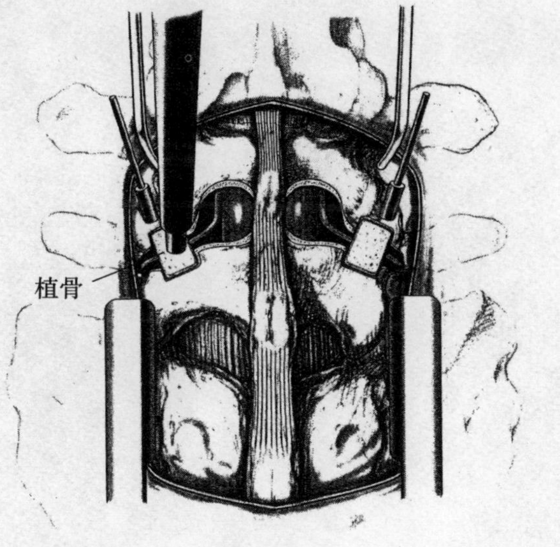

图 7-2-26 制备好植骨床，取合适大小、形状的髂骨块嵌于椎弓裂缺损处

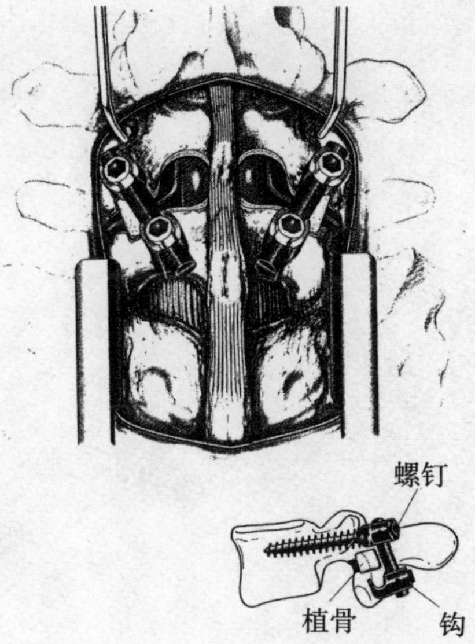

图 7-2-27 安置椎弓根和椎板钩，峡部裂两端加压、锁紧固定

（五）手术难点和注意事项

手术的关键是术中确定椎弓峡部裂部位，清理软组织，神经根管减压时要注意瘢痕组织与神经根的粘连。选择合适大小的椎板钩对于防止术后脱钩、固定不稳很重要。其他如椎弓根螺钉的植入等技术已是常规技术，注意避免损伤神经。

（六）术后处理

术后 24~48h 拔除引流管，术后 1 周佩带腰骶椎支具下床活动，3 个月后开始佩带腰围直至术后 6 个月逐步恢复正常生活。

（七）临床结果

从临床症状看，术后腰背痛、神经根性症状均可获得满意缓解。通过 MacNab's 分类评估临床结果优良率在 90%以上，目前的文献报告也没有严重并发症以及与内置物有关的并发症。术后 5~8 个月可以通过影像学手段评估手术结果，正侧位、双斜位 X 线评估内置物的位置和融合情况，必要时进行腰骶区断层片以评估融合状况，动态侧位片上植骨块与峡部裂缺损之间无透亮间隙是提示融合的前提条件，部分病人也可能出现一侧融合，但不影响临床效果；也可以通过进行沿椎板方向扫描的 CT 及其三维重建清楚显示融合状况。

由于实施该手术方式的病例多为年轻病人，一般具有较为良好的骨愈合条件，作者实施该手术 8 例，操作简单，5 年临床随访结果满意，均获骨性融合。但是目前文献报告随访时间还较短，也缺乏与融合术的长期对照比较研究，其长期临床结果还有待于进一步观察。

（八）临床举例

病例：男，42 岁，反复下腰痛、偶尔伴有左下肢痛 3 年，加重 2 个月。查体：腰椎生理曲度存在，腰部活动受限且伴有明显疼痛，肌力正常，膝踝反射正常，未见病理反射。X 线双斜位

可见 L_4 双侧椎弓峡部裂，轻度滑脱。因腰痛行 X 线检查时发现，曾进行理疗、消炎止痛药、腰围等治疗，效果不稳定，近来出现进行性加重的左下肢症状。手术减压后应用单节段椎弓根-椎板钩内固定系统治疗，术后临床症状缓解，疗效满意（图 7-2-28）。

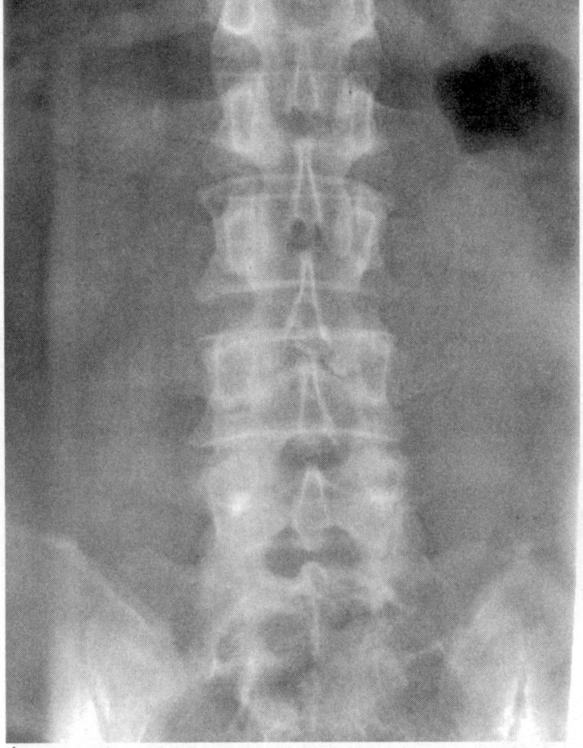
A

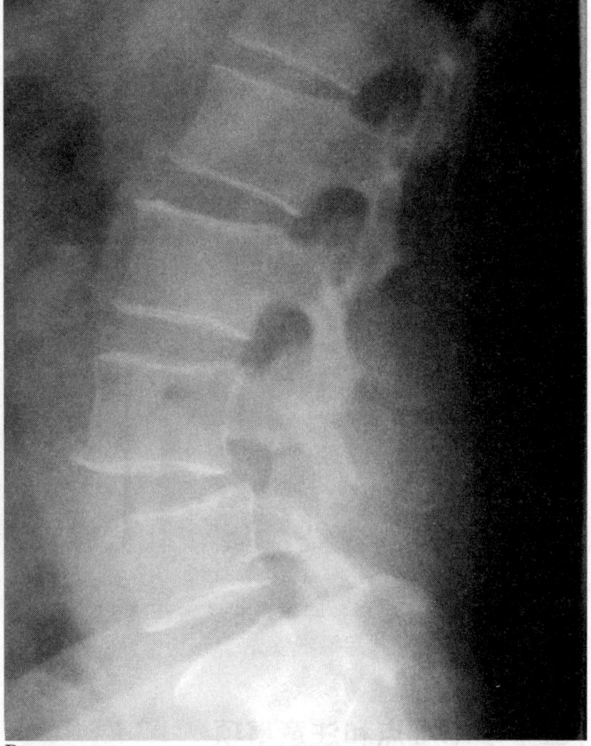
B

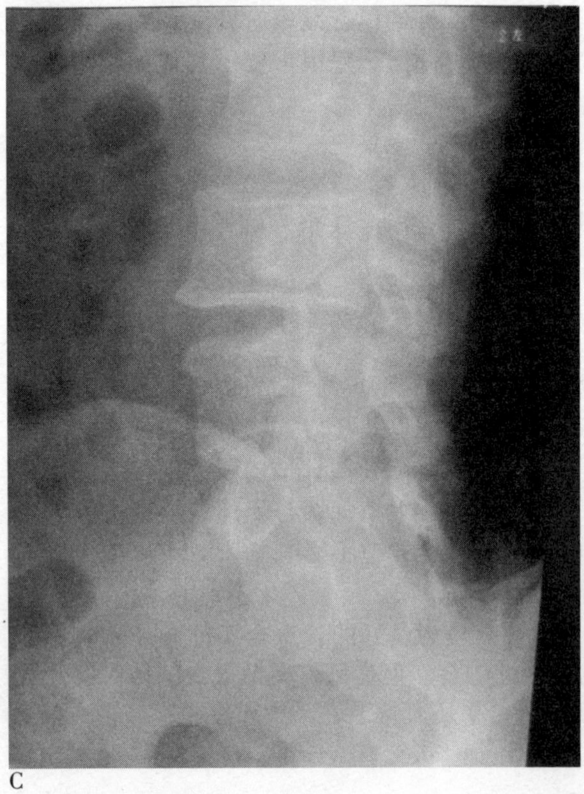
C

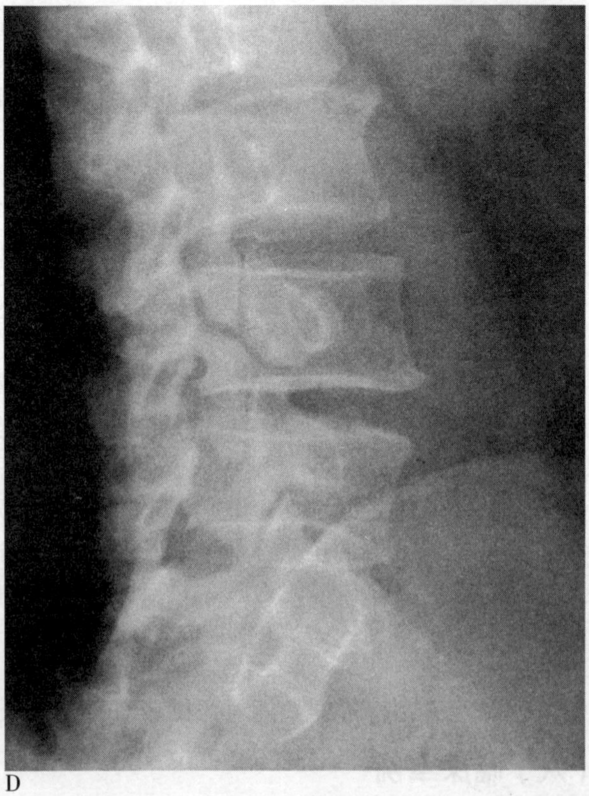
D

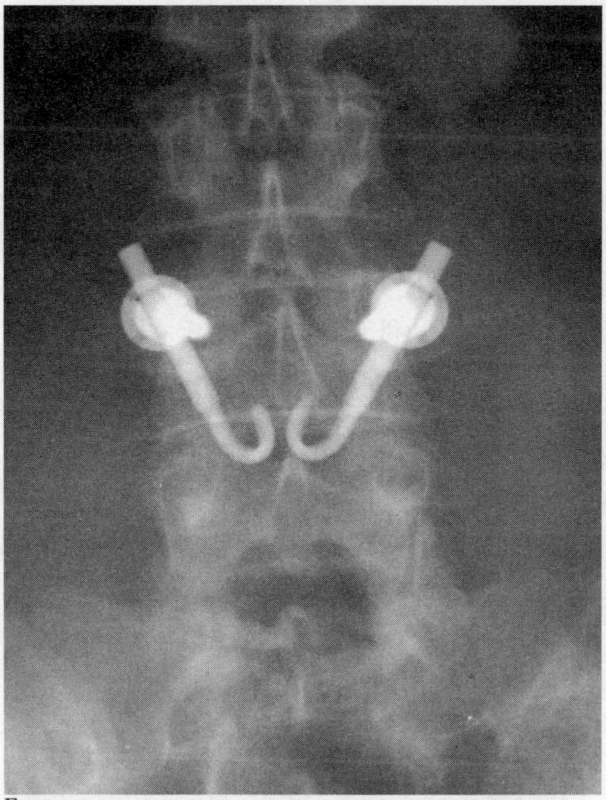
E

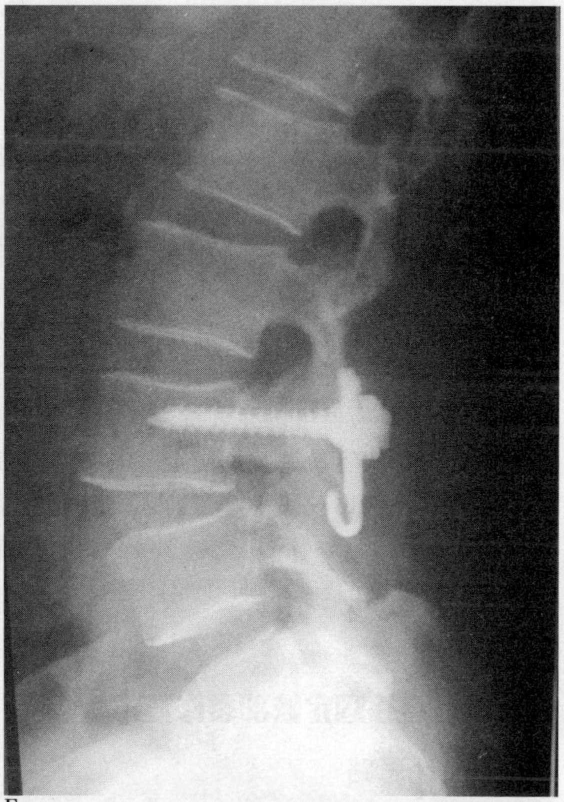
F

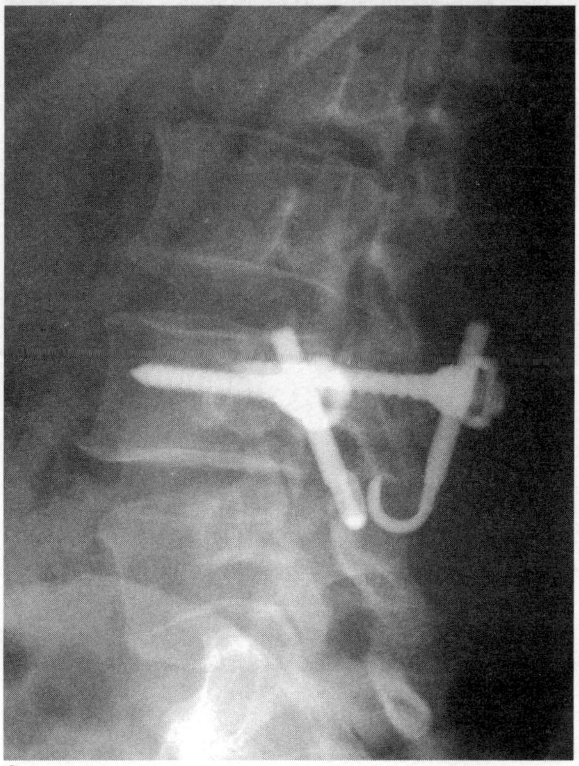
G

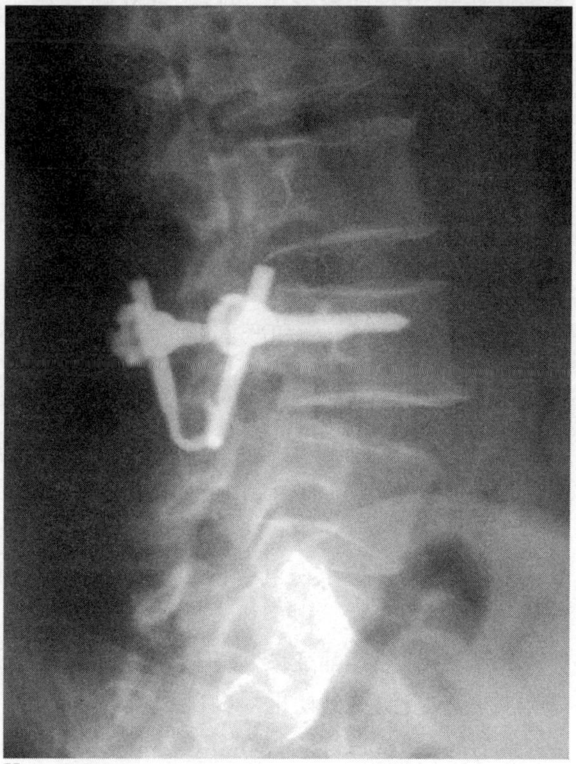
H

图 7-2-28　L_4双侧椎弓峡部裂伴轻度滑脱。行峡部清理，植骨融合，椎弓根钉与椎板钩固定术。A，B.术前X线正侧位；C，D.术前双斜位；E，F.术后正侧位显示螺钉-椎板钩位置满意；G，H. 术前双斜位。

（九）并发症

本术式操作相对简单、安全，可能的并发症包括：内固定松动或断裂、脱钩、不融合、感染等。

（十）评价

单椎体椎弓根钉-椎板钩内固定系统治疗有症状的腰椎椎弓峡部裂，通过沿椎板方向施加作用力和植骨而达到直接修复峡部裂。由于峡部裂断端常常硬化，不利于骨愈合，所以术中可应用较大的植骨块，彻底减压后，尽量制备面积较大的植骨床以利于骨愈合。由于本术式是椎弓峡部裂的直接修复，不影响腰椎节段活动功能，如果指征选择恰当，是目前最合理的手术方式。钉-钩之间的连接器可以允许椎板钩在不同的方向上，这样就可以根据情况调节峡部裂两端的位置关系，植骨块容易调整和固定。其缺点是制备植骨床有时候比较困难，特别是峡部缺损头侧部分常常硬化、比较狭小。目前，凡备有腰椎椎板钩、棒、椎弓根螺钉等内置物的内固定系统均可用于此手术，因 ISOLA 系统备有椎弓根螺钉垫圈（washer），这样可以减少对关节突关节的损伤；各种规格的椎板钩便于牢固握持椎板，可良好控制矢状面上的应力和旋转应力。

（龙厚清）

七、螺钉直接固定峡部裂修复术

（一）设计思路

腰椎椎弓峡部裂多见于 L_5，且双侧多见。腰椎椎弓峡部裂的手术治疗从总体上讲有 3 种基本思路：分离椎弓部分切除或摘除术、峡部裂直接修复固定术、椎间固定术。而峡部裂缺损部的直接修复固定是最合理、简单、侵袭性也比较小的手术方法，在一定意义上说是真正意义上的重建，其他所谓的重建手术都包括 1 个或多个活动节段的融合，正因如此，这是一个值得深入探索的问题。1968 年 Kimura 首倡的椎弓缺损直接植骨法需要较长时间的卧床和石膏外固定。1970 年，Buck 应用螺钉直接穿过峡部固定可以早期活动，操作简单。

（二）适应证

无腰椎滑脱、不稳和严重椎间盘退变，以下腰痛或神经根性痛为主要表现的腰椎椎弓峡部裂。

（三）禁忌证

参考“椎弓根钉与椎板钩固定峡部裂修复术”相关内容。

（四）手术操作

1. 麻醉和体位　在气管内全麻。俯卧位，髋关节屈曲<30°以维持腰椎自然弯曲或适当前凸，术中 X 线透视定位。

2. 显露　显露病变腰椎节段，剥离时注意避免 Cobb 剥离器插入椎弓缺损处损伤神经。清理缺损处的软组织，确认椎弓峡部裂。

3. 置钉　Buck 最初是应用 4.5mm AO 不锈钢皮质骨螺钉，如图（图 7-2-29）所示植入椎板内，植入螺钉之前可以对椎板和横突基底部去皮质，以制备植骨床，然后取髂骨松质骨植骨，缺损处植骨的同时，螺钉旋紧，峡部裂处复位加压。进钉点：关节囊在椎板附着处稍内侧。置钉前以磨砖打磨皮质骨，便于置钉；进钉方向朝向上关节突，在矢状面上与垂线成 50°。为方便进钉现在多使用角度丝攻器完成钉道的准备。

4. 因为操作不方便，现在也有医生应用交叉置钉法，即在棘突基底部分别向上关节突方向

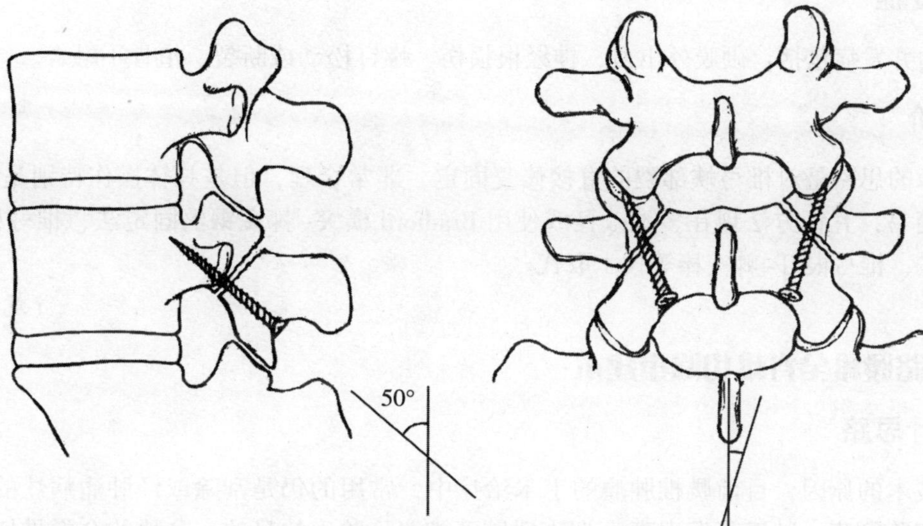

图 7-2-29 Buck's 技术置钉方向和进钉点示意图。A. 侧位；B. 正位。

置钉，跨过椎弓峡部缺损，加压并植骨（图 7-2-30）。

（五）手术难点和注意事项

Buck's 技术主要注意进钉点的选择和处理、进钉方向和深度；术中注意避免损伤关节囊，也可应用如上所述的交叉置钉法。其实，Buck's 技术具体操作上并不容易，现在多被交叉置钉法、Bradford 横突-棘突钢丝固定法、椎弓根钉-椎板钩内固定法等方法所取代。

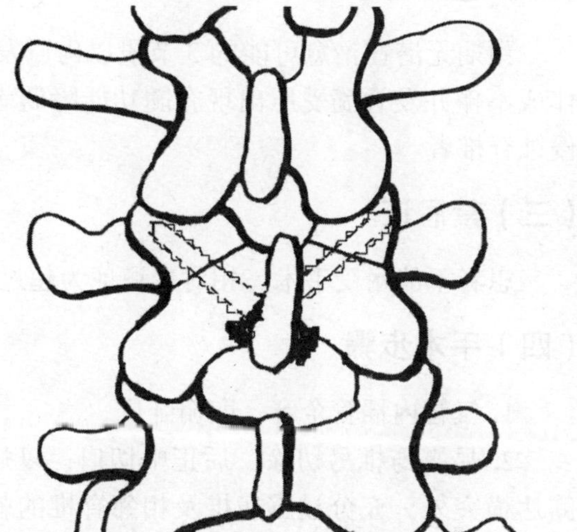

图 7-2-30 棘突基底部交叉置钉法

（六）术后处理

术后 24~48h 拔除引流管，术后 1~2 周戴腰围下床活动，6 周后开始腰部肌肉功能锻炼。定期 X 线复查，包括正侧位、双斜位，必要时进行 CT 扫描，特别是沿椎板方向的扫描或三维重建。

（七）临床结果

自从 1970 年 Buck 描述椎弓峡部裂直接修复固定手术方法并报告其满意临床结果以来，随后的相关临床报告总体优良率在 63%~100%，但是，各报告病例数量差别很大。综合分析可以发现，峡部裂的良好修复并不意味着临床症状的完全缓解，临床与影像学的一致性、影像学评估的可靠性等问题值得进一步了解。生物力学分析发现，峡部裂直接螺钉固定对抗腰椎后伸作用力稳定性良好，任何试图促进狭部裂修复愈合的技术均要求可以对抗通过椎弓峡部的应力。该术式的效果与病人的年龄直接相关，年轻病人特别是 25 岁以下者效果满意，这是因为其椎间盘退变较轻微，另外以术前峡部裂局部封闭试验来了解疼痛的原因也可以预测手术满意度。峡部裂缺损的大小也是重要因素，Buck 认为该术式最佳指征缺损最好不要超过 3~4mm，但是有资料显示超过 4mm 也可获得满意骨愈合。

（八）并发症

可能的并发症包括：硬膜外出血、神经根损伤、螺钉松动或断裂、植骨不融合。

（九）评价

该技术的思路是对椎弓峡部裂的直接修复固定，非常合理，但是具体操作特别是 Buck’s 技术不是很简易，置钉方法现在多被改良或使用 Bradford 横突–棘突钢丝固定法、椎弓根钉–椎板钩内固定法、椎弓根钉–棘突棒等技术取代。

（龙厚清）

八、后入路腰椎全脊椎切除重建术

（一）设计思路

由于技术的原因，目前腰椎肿瘤的手术治疗中，常用的仍是刮除或经肿瘤病灶的切除，难以将肿瘤切除彻底，肿瘤复发率高。为达到尽可能切除肿瘤的目的，分块的全脊椎切除术是有效的手术方式，可显著减少局部复发率。早在 1968 年 Lievrè 第一次报告了脊柱的全椎切除手术。此后，有很多医生采用全脊椎切除治疗恶性肿瘤与良性侵袭性肿瘤，取得了一定的效果。手术可通过单纯后入路进行，也可同期或分期前后联合入路进行。腰椎肿瘤切除与重建的手术适应证、手术方式等与胸椎基本一致。

（二）适应证

预期无潜在治愈可能的 3 节段以内原发性恶性脊椎肿瘤和转移瘤，脊椎前后均被肿瘤侵犯，伴或不伴并发脊髓受压出现脊髓功能障碍者；同时侵犯脊椎前后的良性肿瘤；周围软组织肿瘤侵蚀脊椎者。

（三）禁忌证

患者不能耐受手术。相对禁忌证为超过 3 个脊椎病变或预期寿命少于半年。

（四）手术步骤

1. 气管内插管全麻。取俯卧位。

2. 显露与椎弓切除　后正中切口，以病椎为中心上下各 2~3 个节段，椎旁肌向两侧分离显露达横突外，充分显露病椎及相邻脊椎的棘突、椎板、横突。切除病椎的棘突、椎板、椎弓根及下位脊椎上关节突（图 7–2–31），如脊髓明显受压，切除椎板时可用磨钻，减少器械进入椎管，损伤脊髓。分离硬膜与前方肿瘤粘连，使硬膜前方与前面椎体与椎间盘完全分离。椎管静脉丛双极电凝止血。分离显露病椎椎体侧壁和前方，在分离过程中剥离器始终紧贴椎体，两侧会师后，每侧各插入一椎体撬板，并相互重叠，防止椎体切除时损伤前方血管（图 7–2–32）。

3. 椎体切除　于受累脊椎上、下方脊椎椎弓根安置椎弓根钉。先安装一侧固定棒，防止切除病椎时出现脊椎滑移损伤脊髓。用神经拉钩保护硬膜囊，先用骨刀于病椎上方相邻椎体的下缘和下方相邻椎体的上缘切除对侧受累的部分椎体及上、下方椎间盘和软骨板，以减少出血，再用骨刀纵行切除病椎，尽可能大块切除病椎椎体（图 7–2–33）。切除椎体也可用磨钻。如果肿瘤侵入椎管，在切除肿瘤前用神经剥离子将肿瘤与硬脊膜仔细分离，保护好脊髓，并避免对脊髓过多地刺激，以免影响术后脊髓功能。骨蜡封闭截骨面、止血海绵和纱布填塞创面，这样可以有效地减少术中出血。安装已切除侧的固定棒，拆除未切除侧的固定棒，切除余下的病椎及相邻的椎间盘和软骨板。

4. 重建　在尚未安装固定棒侧行椎体重建，椎体重建方法有植入髂骨块、安装钛网植骨支撑（钛网内填充骨质）、异体皮质骨加自体骨。如患者预期寿命在 1~2 年内，可考虑骨水泥重建椎体。骨水泥重建方法是在相邻椎体终板的适当位置开两孔，并取适合长度斯氏钉预弯 20°，凹面向上，经预打孔用持棒钳夹住斯氏钉，将其打入近侧椎体，注意控制深度，旋转凸面向上，再反向将斯氏钉打入远侧椎体，可透视下进行。前方用椎体撬板保护血管，将骨水泥放入椎体切除部位，包绕斯氏钉，并尽量向上下椎体方向压紧骨水泥，使骨水泥与骨界面紧密接触。在放置骨水泥时，注意保持硬膜前方与骨水泥间有 0.5cm 的间隙，在其聚合的过程中持续冲洗，防止热损伤脊髓。安装预弯固定棒，并压缩椎弓根钉，使植骨块、钛网或骨水泥固定牢固，重建脊柱矢状面生理曲度及稳定性（图 7–2–34）。切除相邻脊椎小关节突及椎板的皮质骨，在其间桥式植入髂骨或肋骨。用骨水泥重建椎体，一般不做后路植骨，但患者预期寿命大于 1 年，也可考虑。

5. 放置引流管，关闭切口。

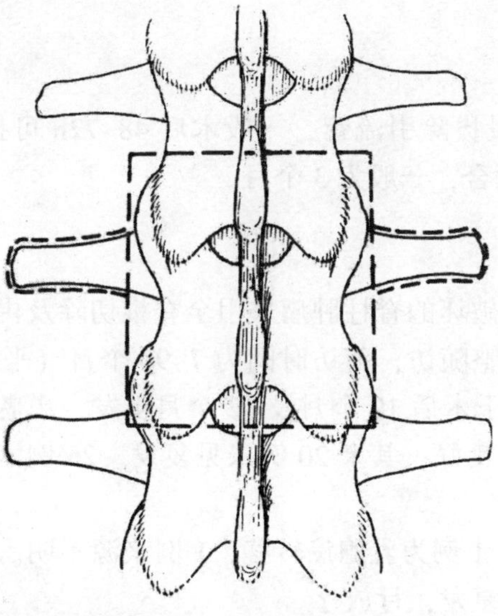

图 7–2–31　切除后弓范围

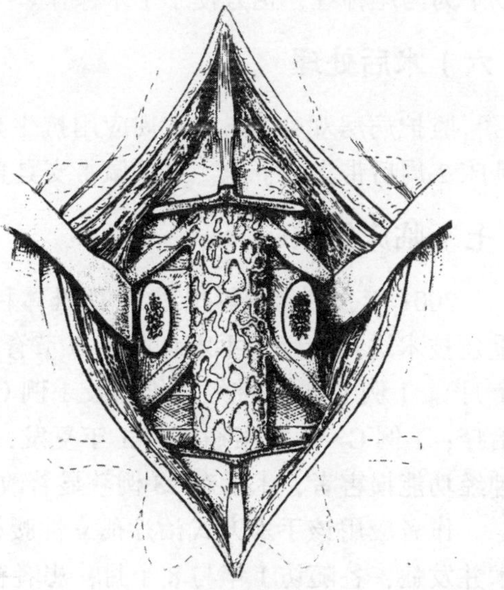

图 7–2–32　椎体撬板保护前方血管

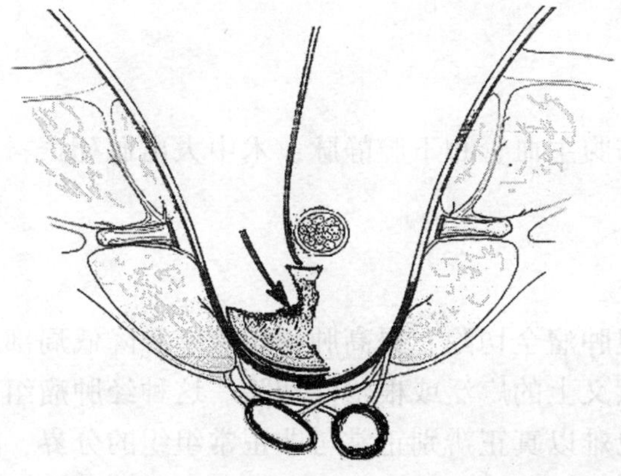

图 7–2–33　后路椎体分块切除，椎体撬板保护前方大血管，神经拉钩挡开硬膜，避免牵拉

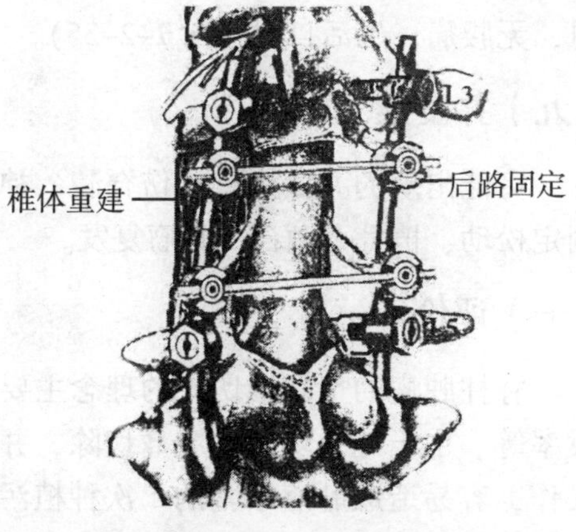

图 7–2–34　前路重建椎体及后路椎弓根钉固定

（五）手术难点和注意事项

手术的难点及关键是控制出血及前方大血管的分离与保护，在后弓切除后，于椎体两侧用弯的骨膜剥离器紧贴病变的椎体向前剥离腰大肌，再向前用剥离器、椎体撬板或手指在椎体前方与大血管的后方分离解剖，使两侧手在椎体前方相会，并向上下分离，完全分离出病椎椎体及上下椎间盘的前方，两把宽的椎体撬板插入椎体与大血管之间保护，防止损伤周围组织与血管，并使切除前方的椎体有足够的视野。

在切除一侧椎体前，对侧棒一定要安装，防止脊椎滑脱与移位损伤脊髓或马尾神经。

术前进行选择性血管造影与栓塞，可减少术中出血。一旦将前方的大血管保护好，在切除肿瘤时，尽可能大块切除，并快速切除肿瘤椎体主体，可减少出血。

一期后路全脊椎切除术由于不能同时在前方进行固定，为保证局部稳定性，后路多组钉较单组钉内固定更可靠。

与胸椎不同，腰椎椎体两侧有腰大肌，且腰神经不能切断，给单纯后路全脊椎切除重建术带来困难，特别在 L_4 和 L_5 前方，有大血管紧贴椎体，单纯后路全脊椎切除手术风险更大。但 L_2 以下为马尾神经，也方便了手术操作。

（六）术后处理

监护病房观察 24h，常规应用抗生素，根据引流量拔除引流管，一般术后 48~72h 可拔除，卧床 2 周后带支具下地。继续佩带支具直到植骨基本愈合，一般为 3 个月。

（七）临床结果

2001 年，刘忠军等报道 27 例椎体和附件结构均遭破坏的脊柱肿瘤采用全脊椎切除及内固定重建技术进行治疗，手术切除 1~3 节脊椎。23 例获完整随访，随访时间为 7~96 个月（平均 25 个月）。1 例 L_5 恶性神经纤维瘤及 1 例 C_6~C_7 巨细胞瘤于术后 10 个月及 12 个月复发，患者放弃治疗；1 例 C_2~C_4 脊索瘤术后 1 年复发，再次手术效果良好；其余 20 例未见复发。25 例术前伴神经功能损害者，术后有 23 例获显著改善。

作者应用该手术方式治疗孤立性腰椎转移癌 2 例，1 例为乳腺癌转移，1 例来源不明。无手术并发症，各随访 1 年与 8 个月，患者存活，1 例局部复发，行放疗。

（八）临床举例

病例：男，56 岁，腰痛 2 个月，加重 5 天入院。经 CT 引导下穿刺活检，诊断为 L_2 转移性腺癌，全身骨扫描无其他骨转移病灶。行后路 L_2 全椎节切除重建术，术后腰痛消失，随访 8 个月，无腰痛，生活自理（图 7–2–35）。

（九）并发症

可能出现的并发症有损伤脊髓、神经根；损伤腹主血管和下腔静脉；术中大出血死亡；内固定松动、植骨不融合；肿瘤复发。

（十）评价

脊柱肿瘤的全脊椎切除的理念主要是基于实现肿瘤全切除、提高肿瘤切除率和降低局部复发率等。由于是分块的经肿瘤切除，并非肿瘤学意义上的广泛或根治性切除。这种经肿瘤组织操作，容易造成肿瘤细胞的二次种植污染，术中也难以真正辨别正常与非正常组织的分界，所以手术难以做到彻底，无可避免地增加了局部复发的机会。因此，肿瘤边缘或广泛的全椎节整块切除是我们努力的方向。但与非全切的囊内肿瘤切除相比，全脊椎切除术也可显著减少局部

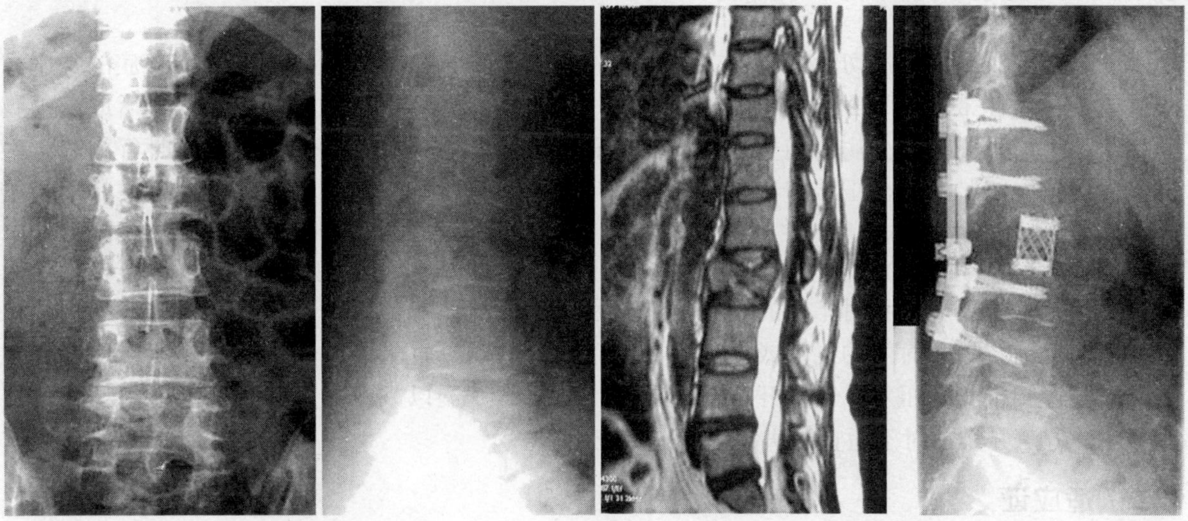

A　B　C　D

图 7-2-35　后路 L_2 全椎节切除重建术。A，B，C. 术前 X 线片及 MRI 示 L_2 椎体破坏病理骨折；D. 椎弓根固定，椎体钛网重建椎体。

复发率，是有效的手术方式。如果病例选择合适，全脊椎切除术可提高患者生活质量，改善神经功能。但应针对每个患者进行综合的个性化治疗，如化疗、放疗及免疫治疗对改善预后有帮助。

从技术角度而言，前后路联合手术降低了手术难度，全切肿瘤的可能性更大，但也存在以下问题：创伤大，耗时长，对高龄或心肺功能不良者具有较大风险；可能会增加肿瘤细胞播散种植的机会，尤其是分期进行肿瘤切除者；增加了患者的痛苦和负担，增大了术后感染等并发症的机会。在没有病椎周围重要软组织粘连和侵蚀的情况下，单一后路途经可以彻底和安全地将病椎全脊椎切除和节段间植骨、固定，避免了前后路联合或分期手术的不足。

（彭新生）

九、后入路腰椎全脊椎整块切除重建术

参考“后入路胸椎全脊椎整块切除重建术”。但手术操作与胸椎有所不同。

腰椎椎体两侧有腰大肌，且腰神经不能切断，给单纯后路全脊椎切除重建术带来困难，特别在 L_4 和 L_5 前方，有大血管紧贴椎体，单纯后路全脊椎切除手术风险更大。但 L_2 以下为马尾神经，也方便了手术操作。椎体整块切除时椎体的显露有所不同，椎弓切除后向椎体两侧钝性解剖分离，在手术开始，两侧的节段血管必须分离出来，并结扎沿神经根走行的脊支。节段血管一般正对椎弓根的外侧。继续向前分离，在腰大肌与椎体的间隙进行，仔细解剖紧靠椎体侧方的节段血管，防止损伤后大出血，用剥离器、椎体撬板或手指在椎体前方与大血管的后方分离解剖，使两侧手在椎体前方相会，并向上下分离，完全分离出病椎椎体及上下椎间盘的前方，两把宽的椎体撬板插入椎体与大血管之间保护，防止损伤周围组织与血管，并使切除前方的椎体的操作有足够的视野。

（彭新生）

十、腰椎管扩大成形术

（一）设计思路

腰椎管狭窄症为临床常见病，椎间盘退变和发育性（或先天性）因素是最常见的原因。由于对其自然史认识还不够，对手术治疗和保守疗法的价值评估还没有结论，目前认为，对于保守治疗 6 个月无效、下肢神经功能障碍进行性加重特别是肌力下降、马尾综合征等情况应及时

手术治疗。

后路腰椎板或半椎板切除减压术、多节段腰椎管开窗术是手术治疗腰椎管狭窄症的常用方法，但是这往往带来以下 2 个问题：①腰椎后柱结构切除术后出现的腰背痛；②术后广泛硬膜外粘连、瘢痕形成。部分病例因全椎板切除会导致术后节段性失稳，所以还需同时行内固定融合。为尽量保留腰椎后柱正常和非致压结构，减少术后节段性失稳、广泛硬膜外瘢痕粘连的发生，20 世纪 80 年代初，一些学者尝试减压后各种形式的椎管扩大椎板成形术（lumbar canal enlargement laminoplasty），以重建脊椎后柱结构的方法。此类方法最初是针对广泛的椎板切除术带来的问题，主要用于相对年轻的病人，但是由于手术操作较为繁琐、术后回植重建的椎板稳定性不够、需要较长时间的制动或外固定，所以该类方法一直未能得到广泛推广和应用，特别是有限开窗腰椎管减压术、一侧开窗双侧减压术等技术开展以来，应用此类手术者更少，本节作为一种方法介绍，对于适宜的病例可以选择应用。

（二）适应证

退变性腰椎管狭窄症保守治疗 6 个月无效，特别是间歇性跛行距离<500m、肌力<Ⅲ级，或者合并马尾综合征等。主要适用于相对年轻、术后对腰椎活动度要求较高的患者。应该注意的是单纯腰痛不能作为腰椎管减压或椎管成形术的指征。

（三）禁忌证

先天性或发育性腰椎管狭窄症。对于高龄者没有必要使用该术式，有限开窗或扩大开窗即可满足需要。

（四）操作步骤

1. 麻醉和体位　全麻、俯卧位，腹部悬空（或使用 Hall 支架），髋关节伸直位可恢复腰椎的生理前凸。

2. 显露　后正中纵切口，骨膜下剥离椎旁肌显露相应节段的棘突、椎板，外侧达小关节。

3. 暂时完整切除椎板　分离拟椎板成形节段上位椎板下方腹侧，Kerrison 椎板咬骨钳咬除部分骨质，去除黄韧带。在椎弓峡部和椎间孔水平保护硬膜和神经根，用薄骨刀横断椎弓峡部，在下位小关节内侧截断椎板，轻轻分离完整取出椎板，在此过程中注意保护关节突关节（图 7-2-36，图 7-2-37）。

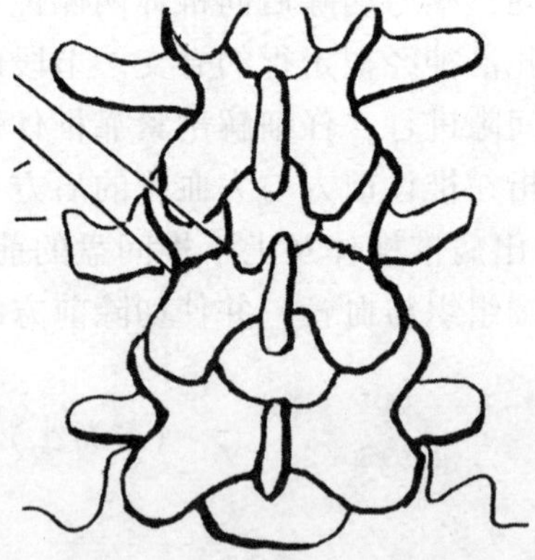

图 7-2-36　椎板截骨部位示意图

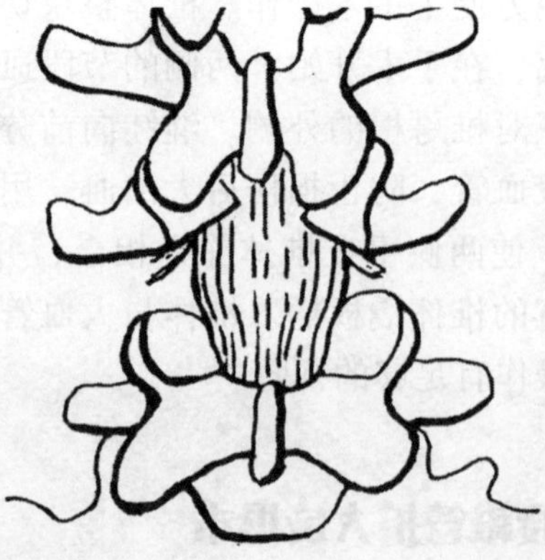

图 7-2-37　椎板完整取出后示意图

4. 减压　潜行对椎管、神经根管进行探查，切除增生的上关节突骨赘、关节囊肥厚部，除非椎间盘突出导致明显压迫，一般不切除椎间盘。

5. 椎管扩大、椎板回植重建　清理椎板腹侧的软组织和增生的骨赘，用磨钻削薄椎板，在椎板下方两侧靠近关节突处打 2 个孔，用 2 枚螺钉将回植的椎板分别固定在双侧小关节上（图 7–2–38，图 7–2–39）。

另外还有一种方法：将椎板从棘突正中劈开，用棘突作为植骨块植入劈开的椎板之间，类似颈椎椎管扩大椎板成形术的方法。

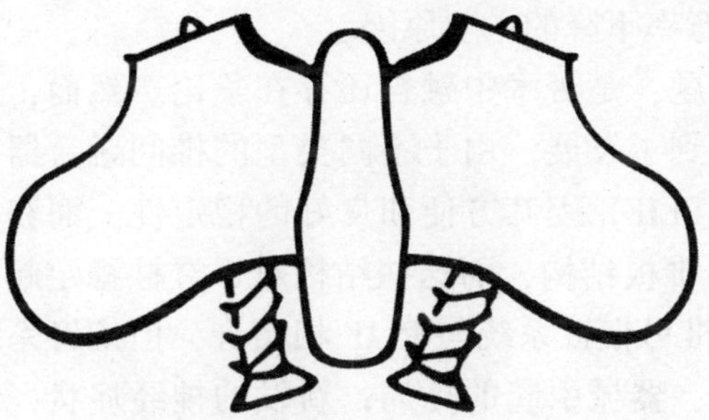

图 7–2–38　取出椎板后处理

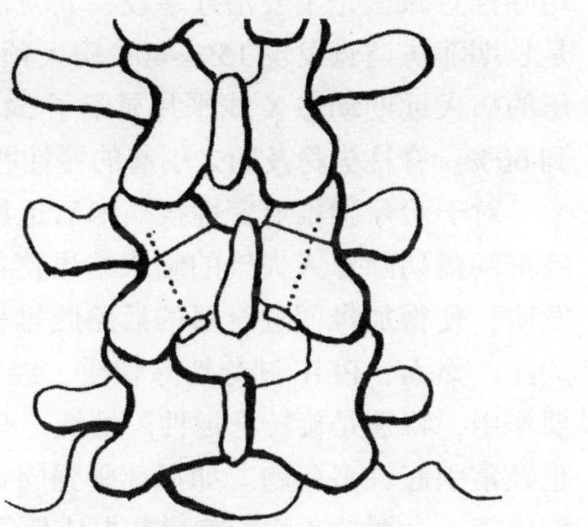

图 7–2–39　用 2 枚螺钉将回植的椎板固定于小关节

（五）手术难点和注意事项

椎弓峡部截骨时要注意保护好硬膜和神经根，完整取出椎板时要注意分离椎板与硬脊膜的粘连，防止硬膜撕裂。

（六）术后处理

术后 24~48h 拔除引流管，卧床 1 周后开始带腰围下床活动，2 个月后开始伏案工作，4 个月后去掉腰围，可逐步开始重体力活动。

（七）临床结果

文献报告随访 3~17 年结果显示，根据术后 JOA 评分总体临床改善率为 76%，日常生活、肌力等均有显著改善；影像学考察发现术后椎间活动度减少，术后 CT 扫描示椎管前后径、横径和椎管面积均明显增大，特别是椎管面积随访发现术后 5 年与术后 3 年相比没有明显变化，认为不会随着时间推移出现再狭窄。而且，对于合并 I 度退变性滑脱的椎管狭窄症，这种椎管扩大椎板成形术（术后至少随访 2 年）也可获得满意疗效。

（八）并发症

可能发生的并发症包括硬脊膜和神经根损伤、椎板骨折、迟发性再狭窄、椎板回植不愈合成为漂浮椎板等等。

（九）评价

该术式最初设计致力于重建腰椎后方骨性、韧带等解剖结构，防止术后多节段减压后失稳，以及因椎板切除带来的硬膜–神经根粘连等问题。根据大多数相关文献报告，其近期效果与常规椎管减压方法相似，远期效果随访文献不多。本手术操作起来繁琐、椎板重建要求高，其优势不多，该思路和方法多为日本医生使用。

（龙厚清）

十一、椎板回植术

（一）设计思路

腰椎管狭窄是一种腰椎管、神经根管、侧隐窝的结构性狭窄。对腰椎管狭窄，传统全椎板切除椎管减压是主要治疗手段，其方法是广泛椎板切除加小关节内侧部切除和椎间孔减压。但是长期随访调查发现15%~40%病人预后不佳。Mullin等经过长期随访，发现那些施行全椎板减压的病人远期动态X线平片显示了54%的失稳率。短期效果是满意的，但长期随访满意率下降到60%。脊柱失稳及随之引起的慢性腰痛综合征是满意率下降的主要原因。

对于治疗腰椎退变性疾病术后远期脊柱失稳的问题，是否术中融合还存在争论。然而，单纯椎间盘切除令人失望的临床结果使各种融合技术得到了发展。由于不同类型的椎间融合器的发明，使得加椎间融合器的后路腰椎椎体间隔合术（PLIF）因其方便和良好的稳定性，而获得关注。然而，PLIF过分切除骨质，经常牺牲小关节、椎板结构，而这些结构对于脊柱稳定起重要作用，特别是旋转稳定性。虽然一些外科医生支持椎弓根钉系统与PLIF相结合，但螺钉系统也经常引起许多问题。如局部坚强固定造成骨质疏松，器械引起的疼痛，新发的神经症状，迟发感染，金属植入物影响磁共振成像等。在从前的PLIF手术中过多地切除骨质，使越来越多的人关注小关节在脊柱生物力学中的重要性。在Abumi的研究中，单侧小关节切除造成屈曲活动增加4.2°，旋转活动增加1.8°，其他方向活动无明显变化。与完整脊柱相比，双侧切除小关节后屈曲活动增加63°，后伸活动增加78°，侧屈增加15°，轴向旋转增加126°。因此小关节在旋转稳定性上起重要作用。

术后满意率下降的另一个因素是椎板切除部位神经组织周围瘢痕的形成。形成的硬膜外粘连限制了神经根的活动，使得椎间盘再次突出以及椎管狭窄。

针对这些因素，许多学者研究将切除的椎板进行回植，恢复后路原有结构。后路结构的整块切除及随后经椎板螺钉固定回植技术，首先是由1981年日本学者Kawai报道的。依据椎管是否扩大，该手术又分为扩大式和非扩大式。2000年，Jun把这种技术发展成为与PLIF相结合的新技术。这种手术的目的不仅为安全、有效的PLIF手术提供宽阔的椎体间隙，可以在不同情况不同部位切除椎间盘，而且保留后路结构，维持力学性能，通过植入椎间融合器和移植骨获得成功的椎间融合，减少神经牵拉。

（二）适应证

腰椎退行性疾病尤其是存在神经根粘连的复发性腰椎间盘突出症，失败腰椎手术综合征以及腰椎管狭窄，硬膜内脊髓肿瘤。

（三）禁忌证

椎板破坏（如脊柱肿瘤）。

（四）手术操作

1. 患者取俯卧位，中线矢状位腰椎切口，显露病变椎体的双侧小关节及双侧椎弓根峡部，将小关节囊切断。

2. 在椎弓根峡部内、外侧部之间切断椎弓根，施行椎板切除术。折叠后的钢丝穿过椎弓根峡部，固定导线，导线另一端连接线锯（T-saw，一种细线锯，常用于颈椎双开门）。线锯通过导线穿过椎弓根峡部。应用这种方法可以使线锯通过更加安全。应用多股线锯在双侧椎弓根峡部处截骨，施行经小关节椎板切除术（图7-2-40）。

3. 切除黄韧带等，对神经根进行减压。

4. 完成减压后，去除小关节表面骨皮质。将取下的椎板植回原处，并使其与去骨皮质的关节表面尽可能紧密接触。用螺钉固定，经椎板及峡部的螺钉进钉点选择在椎板中下边缘，靠近棘突处，或从棘突根部进钉。由进钉点用克氏钉穿过椎板，经过峡部截骨处，进入椎弓根。用直径 3.5mm、长度 36~40mm 的空心螺钉，经过克氏钉拧入。为保证螺钉在椎板中位置正确，不进入椎管，可在椎板植入前打入克氏钉导针，回植后，将导针直接钻入椎弓根。髂骨松质骨被植入去骨皮质的小关节面处，螺钉穿过峡部进入椎弓根，并尽可能拧紧（图 7-2-41）。对合并椎管狭窄病人，可在峡部与小关节处插入髂骨块，施行扩大式椎板成形术。

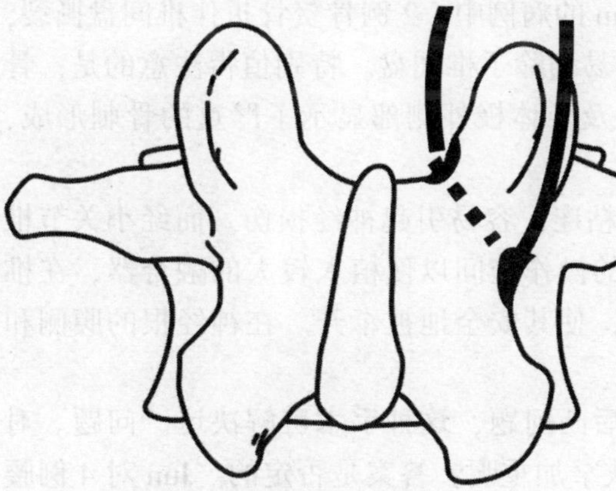

图 7-2-40 经峡部线锯切断椎板

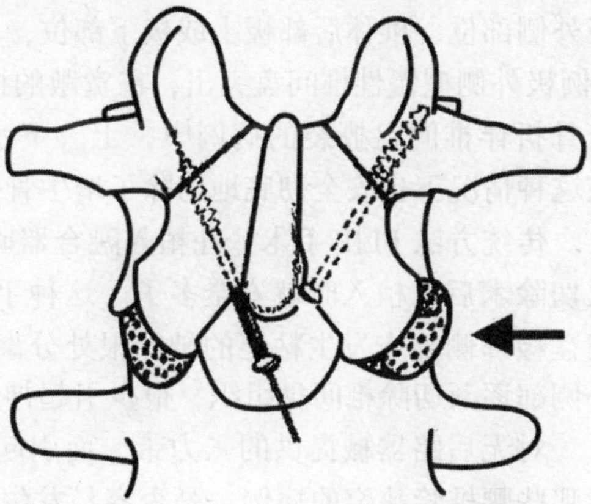

图 7-2-41 空心螺钉固定椎板和小关节融合

（五）手术难点和注意事项

整个手术相对来说是安全的，有人会认为使用线锯比较危险，但依据操作步骤来使用的话，还是安全可靠的，不会引起硬膜撕裂、神经损伤等。尤其对于复发性腰椎间盘突出症及失败腰椎手术综合征的病人，经峡部截骨完整掀开椎板，从而避免了分离神经周围粘连组织的困难和造成神经损伤的后果。

对于小关节融合，软骨和皮质下骨均被磨除直至皮质下出血。对软骨下骨质硬化严重的病人，需要在骨质表面多钻几个孔，增加融合的机会。为获得成功的融合，小关节间间隙填充髂骨骨条压实，并且螺钉方向要调整到 2 个关节面越紧密结合越好。

（六）术后处理

术后卧床 2~3 天，而后佩带腰椎矫形支具下地行走。支具需佩带 3 个月。术后每月通过 X 线片对病人进行评估，包括前后位、侧位、双斜位。去除支具后，拍摄动态前屈后伸位。

（七）临床结果

2000 年韩国学者 Jun 报道了 36 例患者使用后路结构的整块切除及随后经椎板螺钉固定回植技术，27 例为慢性椎间盘突出，4 例为腰椎手术失败综合征，3 例为复发性腰椎间盘突出，2 例为骨赘骨折伴椎间盘撕裂。结果未发生任何并发症，22 个病人术后 6 个月以上随访，其中 18 例影像学证实椎体板和峡部之间融合，4 例单侧峡部不完全融合。2001 年日本学者 Hara 等对 16 例硬膜内脊柱肿瘤患者施行了这种手术，腰椎 5 例（2 例神经瘤、1 例神经纤维瘤、1 例腰骶部脂肪瘤、1 例硬脊膜囊肿），回植时使用 1-0 尼龙缝线固定。这种椎板成形术是安全可靠的，除 1 例在使用 T-saw 时引起胸神经根损伤，其他无任何并发症，无术后脊柱畸形及回植椎板块的下沉。经影像学随访证实，术后平均 1~4 个月实现骨融合。2002 年土耳其学者 Yücesoy 对 15 例腰椎管狭窄病例施行后路结构整块切除后翻转 180°重新植回，应用微型钛板固定。所有患者临床及神经症状均改善，Oswestry 残疾评分术前 38.3 分，术后 7.0 分，术前、术后椎管直径经 CT 扫描证实平均扩大了 77.8%，未发生任何合并症。

（八）并发症

潜在的并发症包括线锯操作不当造成神经组织损伤、椎板截骨处不愈合及小关节植骨不愈合。

（九）评价

针对抵达病灶的容易程度，经小关节椎板切除术提供了宽敞的操作空间，即使是椎间盘在极外侧部位、椎体后部极上或极下部位，均能达到。Jun 的病例中，2 例骨赘骨折伴椎间盘撕裂，5 例极外侧型慢性椎间盘突出，在宽敞的操作空间下容易切除了椎间盘。特别值得注意的是，骨赘骨折伴椎间盘撕裂的病例中，上、下水平椎间盘以及椎体极外侧部显示了严重的骨刺形成，在这种情况下也安全彻底地切除了增生骨赘和椎间盘。

传统方法 PLIF 手术，在植入融合器时由于神经根粘连，容易引起神经损伤。而经小关节椎板切除术后，植入时就安全多了。这种手术提供较大的操作空间以便植入较大的融合器，在椎间盘极外侧部未发生粘连的神经根处分离粘连神经根，使其安全地被牵开。在神经根的腹侧和外侧部逐渐切除椎间盘组织，很少引起神经牵拉伤。

对无后路器械提供的张力带，而引起的术后脊柱后凸问题，这种手术可解决这一问题。对于那些腰椎管狭窄的病例，是否容易发生医源性椎管狭窄加重呢？答案是否定的。Jun 对 4 例腰椎管狭窄的病人施行了扩大式椎板成形术，即在峡部和小关节处填入髂骨块，术后因椎管狭窄引起的间歇性跛行均得到了缓解。同时，这种手术又减少了术后硬膜瘢痕的形成，而这种瘢痕又是引起蛛网膜炎、再狭窄和神经症状加重的罪魁祸首。

对于使用线锯，通过椎弓根峡部狭窄的硬膜外间隙是比较关键的。一旦安全通过，相对于传统方法，应用线锯由内向外截骨远离重要神经组织是相当安全的。这种手术缺点是需相对较长的手术时间及术中硬膜外静脉丛出血。

（潘　滔　汪　宇）

十二、经椎板关节突关节螺钉固定术

（一）设计思路

1944 年，King 就报道将螺钉经关节突关节固定，用于 Hibbs 融合中来提高植骨融合率；而 1959 年 Boucher 改进了 King 的固定方法，用长螺钉经椎板和椎弓根固定；1961 年，Roy-Camille 将椎弓根固定用于胸腰椎骨折；1969 年，Harrington 和 Tullos 首先应用真正意义的椎弓根钉；此后，发展很多椎弓根固定系统。经椎弓根固定成为腰椎及腰骶椎后路固定的主要方法。由于椎弓根固定需较大范围显露，存在软组织损伤大及损伤神经根的风险，1984 年 Magerl 报道了一种以长螺钉穿过一侧棘突基底、对侧椎板、关节突关节和横突基底的辅助性固定方法，即经椎板关节突关节螺钉固定术。其与椎弓根固定相比，具有操作简单、安全、费用较低等优点。该固定方式作为一种独立的后路内固定方法在国外获得广泛应用。而在我国，该术式的报道并不多。

（二）适应证

1. Ⅰ度退变性腰椎前滑脱或后移位。
2. 退变性腰椎管峡狭窄并不稳。
3. 复发性椎间盘突出需内固定者。
4. 前路椎间融合后的后路辅助固定及融合。
5. 退变性腰椎不稳。

6. 腰椎失败综合征需固定者。

（三）禁忌证

1. 手术切除棘突者。
2. 小关节保留太少而无法有效固定者，或小关节发育不良而无法获得有效固定者。
3. 超过Ⅰ度退变性腰椎前滑脱。
4. 峡部裂。
5. 前柱结构性缺损。
6. 严重骨质疏松。

（四）手术操作

1. 椎管内麻醉或气管内插管全麻。俯卧位。

2. 取固定节段相应的后正中切口。骨膜下剥离显露出棘突、椎板、小关节及横突。透视确定节段正确。

3. 根据需要进行椎管及神经根减压，保留大部分棘突、椎板及小关节。

4. 咬除小关节囊及增生的骨赘，显露出关节间隙，将棘突用巾钳牵引，更好显露关节间隙，刮除关节软骨，关节间隙内植入松质骨。

5. 螺钉植入　在棘突根部确定进钉点，用导针自一侧棘突根部，经对侧椎板，穿过小关节中部，在下一节段的横突基底穿出（图 7–2–42）。用平的探针检查椎板下，确定导针在椎板内，未进入椎管后，测量螺钉长度，攻丝后拧入相应长度的空心螺钉。以同样的方式完成对侧螺钉的固定（图 7–2–43）。在腰骶关节，螺钉穿过小关节进入骶骨翼内。在导针进入的过程中用透视监视。

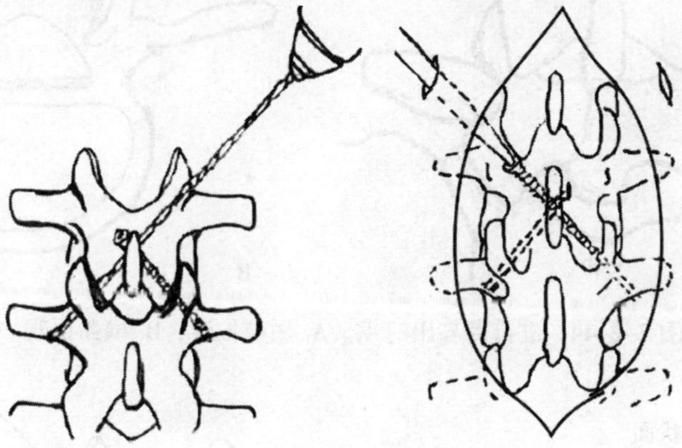

A　　B

图 7–2–42　导针钻入方向。A. 导针钻孔；B. 拧入螺钉。

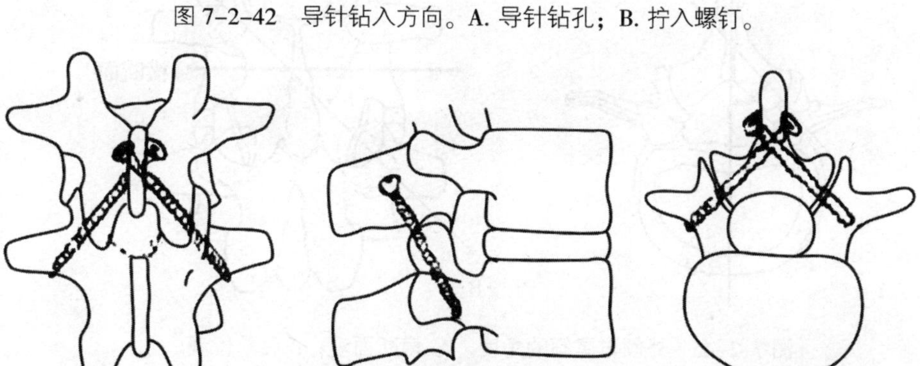

A　　B　　C

图 7–2–43　经椎板关节突关节固定完成。A. 后前位观；B. 侧位观；C. 横断面观。

6. 确定螺钉位置正确后，可同时行后外侧植骨。

7. 冲洗并关闭切口。

（五）手术难点与注意事项

手术难点是导针的正确植入。在选择第 1 个进针点时，应选在棘突根部的近端或远端，如在棘突的中部，会阻挡第 2 枚螺钉的植入。第 2 枚螺钉的进入点在棘突根部的中央。导针的方向是向下、向外、向前倾斜以便垂直穿过关节突关节，平行椎板进入。在打入导针的过程中注意导针的方向，为棘突根部至下一横突基底的连线上（图 7-2-44）。切口皮肤可能阻挡导针的进入，常需另做一小皮肤切口。为使导针能准确地在椎板内通过，可先用手钻的方法通过椎板后再用电钻钻透关节突，即在进针点取皮质后用 2.5mm 探子，缓缓在椎板内钻入，这样不容易穿透椎板皮质，也能确定导针的理想方向，穿过椎板后再改用导针，用电钻钻入。

螺钉应选用直径 4.5mm，长度在 L_1~L_5 节段为 40~50mm，在 L_5~S_1 节段为 60mm 的皮质骨螺钉，插入方向：在 L_1~L_5 节段向外侧倾斜 40°~50°，向尾侧倾斜 45°~60°，在 L_5~S_1 向外侧倾斜 50°~55°，向尾侧倾斜 35°~40°（图 7-2-45）。术前根据 CT 或 MRI 水平扫描测量螺钉外倾角度，根据 X 线片可判断螺钉尾侧倾斜的角度。

原则上要求保持后柱骨性结构（主要是椎板和关节突关节）的完整性。若手术中必须行椎板切除减压，则应保留大部分椎板才能使用该方法。

在打入导针的过程中应复位任何的移位，并保持复位，直到螺钉植入完成。

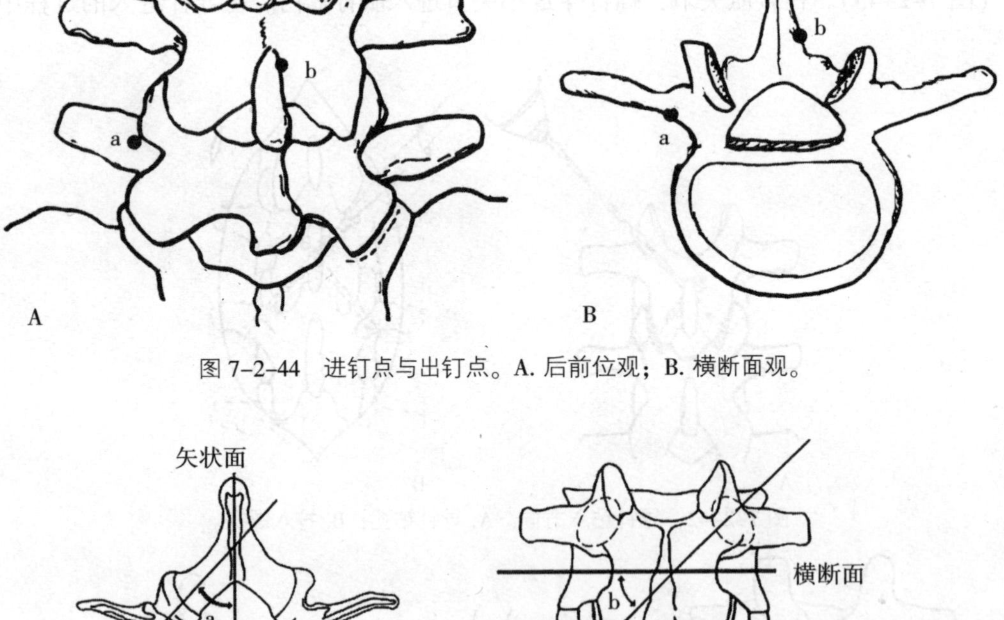

图 7-2-44　进钉点与出钉点。A. 后前位观；B. 横断面观。

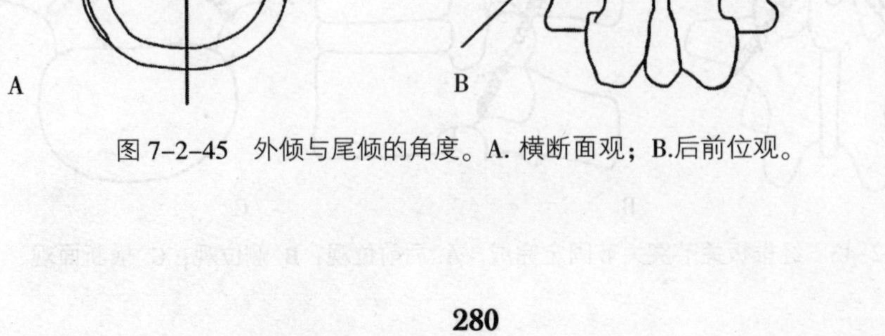

图 7-2-45　外倾与尾倾的角度。A. 横断面观；B.后前位观。

（六）术后处理

术后3~5天卧床，1周后开始下床行走（支具保护），并进行腰背肌锻炼，术后6个月基本恢复正常活动。一般在术后1年可达坚固融合。

（七）临床结果

经椎板关节突关节螺钉固定术的临床报道很多，大部分取得了良好的临床效果。适应证选择得当，假关节的发生率较低，Marchesi 等报道为2.5%，Jacobs 等报道为9%。Humke 等在1998年报道一组173例患者，疾病种类包括退变性疾患、腰椎失败综合征、节段性不稳等。单节段固定为57%，双节段为40%，三节段为2%。平均随访5年，融合率为94%，3%出现螺钉松动，2例出现螺钉断裂，但无不稳迹象。99例患者临床结果优良，70例满意，4例效果差。没有神经并发症。

（八）并发症

据报道不融合率达2%~10%，与不同的适应证和腰椎不稳定程度有关。其他并发症包括螺钉松动、螺钉断裂、穿透椎板或椎板骨折、浅深部感染、血肿、神经损伤、硬脊膜撕裂、脑脊液漏、尿道感染、深静脉血栓形成等。

（九）评价

目前腰椎后路使用最多的内固定器械是椎弓根螺钉系统。随着椎弓根螺钉系统的广泛应用和随访观察，其手术并发症日益引起重视。关节突关节螺钉固定是腰椎后路固定的另一选择。关节突关节作为脊柱椎间唯一的真正活动关节，起导向和抗压缩、剪力、旋转和抗张力作用，承轴向载荷力仅为总量的10%~20%，主要起抗旋转和剪力作用，直接固定关节突关节是提高非创伤性疾病脊柱融合的合理方法。生物力学表明正常脊柱经椎板小关节螺钉固定后各向强度均明显优于正常脊柱。有生物力学研究比较经椎板关节突关节螺钉固定和短节段椎弓根螺钉的结果显示，两者的抗屈伸、侧屈能力并无差别。总之，经椎板关节突关节固定能达到固定要求。

与椎弓根螺钉相比，经椎板关节突关节螺钉的优点是手术操作简便，术中对脊柱后方结构破坏少；手术时间短、出血少；也可以采用微创技术经皮置入螺钉；由于几乎是在直视下置入螺钉，神经根损伤的风险很低；费用低廉；特别在腰骶关节，关节突关节螺钉应用具有独特的优势。

经椎板关节突关节螺钉固定也有缺点，它不能用于需切除关节突减压及广泛椎板切除的病例；不能将后方结构的应力通过椎弓根峡部和椎弓根传至椎体和前部结构，不具备对腰椎滑移进行提拉复位的功能；也没有对前柱椎间隙进行撑开的作用。

因此，只要适应证选择得当，经椎板关节突关节螺钉固定能取得很好的临床效果。其既可单独用于腰椎的后路固定，也可作为前路椎间融合的辅助手术，增加节段的稳定，从而提高融合率。结合前路手术，经椎板关节突关节固定可经皮穿刺下完成，使手术创伤更小。

（彭新生）

十三、人工髓核置换术

（一）设计思路

椎间盘髓核摘除术常常会导致椎间隙高度逐渐下降，并改变残余椎间盘的生物力学特性。椎间盘的纤维环由内、外两层组成，正常情况下均向外膨胀，完全去除髓核后表现出一种松散的脱节运动：外层纤维环在轴向负荷下仍然向外膨隆，而内层却向椎间盘中心膨隆。部分切除髓核后，常导致椎间盘不能承受压应力，增加纤维环的剪切应力，这样将会加快椎间盘的退变，进一步减少纤维环承受剪切应力的功能，同时使小关节的应力增加并加速其退变。

多年以来，脊柱融合术的适应证范围不断扩展，其中也包括椎间盘源性腰痛。融合的必然后果是融合节段的运动丧失，自然增加邻近节段的应力并加速其退变，可能引起小关节增生、椎管狭窄和退变性滑脱。长期的随访发现，此类病人约44%会出现腰痛，15%需要再次手术。邻近节段的椎管狭窄发生率约为42%，15%有症状。

因此，人们试图寻找融合术的他选之法，去除盘内的致痛因素代以保持活动的假体。理论上讲，这个假体将会稳定运动节段，减轻后部小关节应力，维持纤维环张力以减小对窦椎神经的进一步刺激，而且可以通过较小的入路完成。人工髓核置换术是选择之一，它可以保持节段的稳定，增加椎间隙高度，解除或减少纤维环、小关节的剪切应力，并使周围韧带结构稳定。

PDN 就是基于这种理念而设计。聚乙烯外衣包裹一个水凝胶球，可以吸收其质量的 80%的水分，使其自然膨胀，恢复椎间隙高度。从后路将引起临床症状的髓核切除，从纤维环切口将 PDN 植入椎间隙内，保持节段的稳定，增加椎间隙高度，解除或减少纤维环、小关节的剪切应力，并使周围韧带结构稳定。

（二）适应证

年满 18 岁，L_2~S_1 单节段椎间盘早期退行性病变，且以盘源性腰腿痛为主要症状，经过 6 个月以上保守治疗不能缓解，经影像学特别是椎间盘造影证实与椎间盘源性异常的症状和体征一致的患者都适合人工髓核置换。

（三）禁忌证

1. 有严重症状的椎管、椎间孔或侧隐窝狭窄，椎间隙高度下降超过 50%。
2. 腰椎滑脱超过Ⅱ度或峡部不连。
3. 关节突关节有退变或骨折，关节炎。
4. 严重骨质疏松或骨软化、Schmorl 结节形成，Modic 反应。
5. 纤维环不完整及多节段退行性病变。
6. 手术部位或附近肿瘤、感染、畸形等。
7. 肥胖患者体重指数>30 或病变位于 L_5/S_1 而体重>90kg。

（四）手术操作

人工髓核置换有后侧、外侧、前侧以及腹腔镜侧方 4 种入路，所经解剖结构和技术不同，原理相似，常采用后入路，故以此为例介绍。

1. 体位　患者麻醉后取俯卧位。

2. 切口　手术显露操作过程与常规后路椎板开窗、髓核摘除术相同。去除椎板骨组织，建立一至少达 12mm 宽的工作通道，通路切口尽可能与软骨终板平行，避免损伤关节突关节面。将硬膜牵向内侧（图 7-2-46）。

3. 髓核摘除　如神经根被椎间盘突出物压迫时，仔细解除压迫。用尖刀尽可能小地横行切开纤维环，用纤维环撑开器扩大纤维环切口，髓核钳彻底摘除退变髓核组织，不能采用刮除术，避免破坏软骨终板（图 7-2-47）。用探钩检查髓核是否完全摘除，必要时作术中椎间盘造影以了解全部髓核组织是否完全切除、软骨终板是否完整和纤维环是否破坏。

4. 假体植入　髓核去除后，将椎板撑开器置于椎板边缘，轻柔用力可帮助撑开椎间盘并保持纤维环的张力。从小号假体试模开始试模，以轻轻掌击可将试模推进椎间隙内为准，不能暴

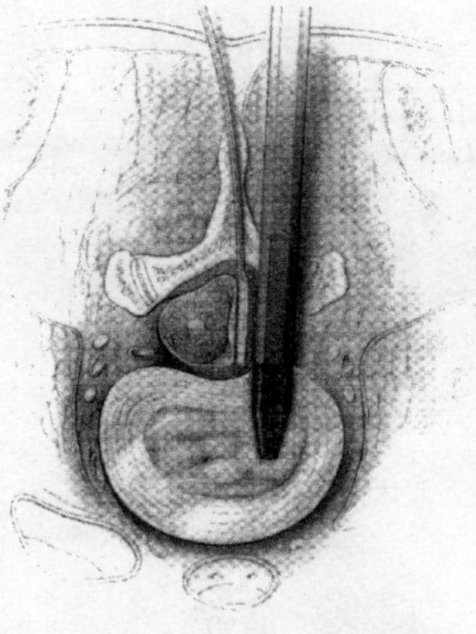

图 7-2-46　纤维环撑开器

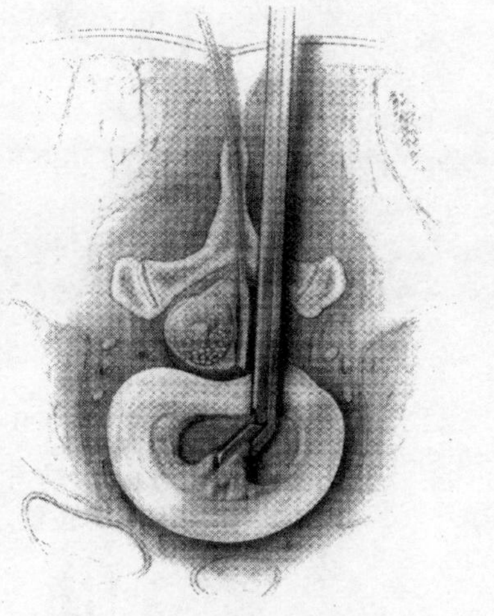

图 7-2-47　髓核钳清除髓核

力强行打入（图 7-2-48）。根据术中试模型号和术前测量确定假体规格和形状。一般情况下，如果髓核腔前宽后窄时选楔形假体，髓核腔上下平行时选用矩形假体。将植入引导器根据 MRI 图像中纤维环的形状预弯，经椎间盘侧部切口进入纤维环内侧面，顺纤维环前进，顶端到达对侧纤维环前部。辨认假体的方向，厚的一侧应置于椎间隙前方。在假体一端的翼上穿一足够强韧的缝线，另一端以 Allis 钳夹持，掌击夹持钳将假体送入椎间隙内约 2/3，同时助手提拉缝线以调整假体位置，使之由前后位转变为横向位。再用圆头推进器及弯头定位器将假体调整至合适位置，并用探钩检查假体位置。植入单枚假体时，理想位置是正位时假体位于椎间隙中央，左右对称，侧位时假体位于椎间隙前、中 1/3 部，左右标记物互相重叠。植入两个 PDN 时，前部 PDN 植入后，松开椎板撑开器，有利于前部 PDN 的定位。用 Raymedica 带足的推进器（Raymedica footed impactor），轻压前部 PDN，使之位于髓核腔前方的深部。再次使用椎板撑开器以易于后部 PDN 插入。植入引导器插入髓核腔并紧靠前部 PDN 的后缘（图 7-2-49，图 7-2-50，图 7-2-51）。用 Allis 钳夹住 PDN 外衣插入髓核腔，插入过程中注意缝线不要与前部 PDN 缠绕。使用推进器把后部 PDN 推入正确位置，同时注意推进器不要损伤缝线。若 PDN 位置欠佳需要取出调整，应用 PDN 取出器。PDN 取出器在不得不取出 PDN 时使用，由于其特殊的齿形设计，有可能损伤 PDN 外衣，因此只用于 PDN 的取出。步骤如下：①进入髓核腔。②用取出器嘴钳住 PDN 外衣的边。③取出器嘴闭合和退出，在退出中，保持取出器和 PDN 于一条直线上。④注意：使用中避免旋转用力，以免损坏取出器嘴尖的齿。C 型臂 X 线机确认假体位置，探钩压住假体，抽出缝线，注入冰冻生理盐水，充分水化假体。纤维环切口可不必缝合。留置引流管，闭合手术切口。

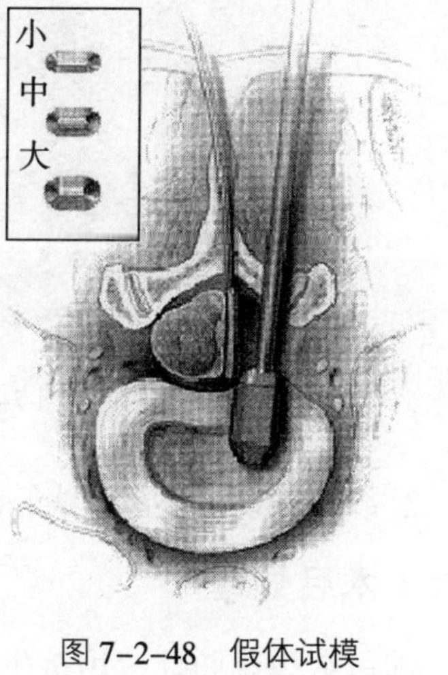

图 7-2-48　假体试模

（五）手术难点和注意事项

1. 尽量将髓核切除干净。
2. 假体的位置必须正确。

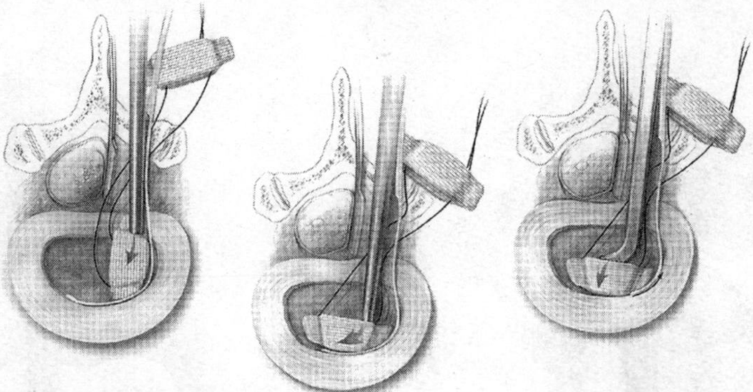

A　　B　　C

图 7-2-49　前方 PDN 植入。A. 植入假体；B，C. 提拉缝线以调整假体位置。

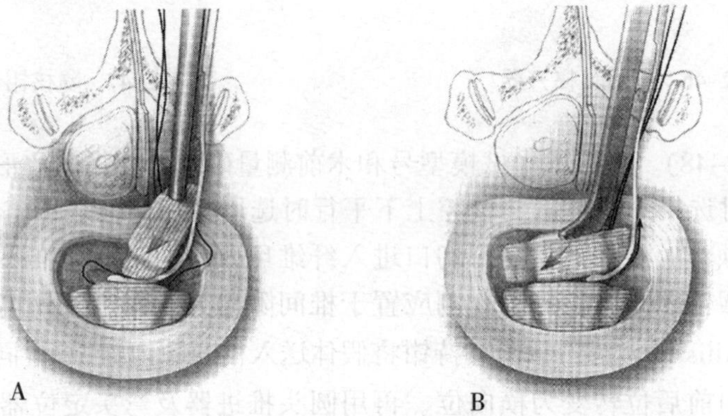

A　　B

图 7-2-50　后方 PDN 植入。A. 植入后方假体；B. 调整方向。

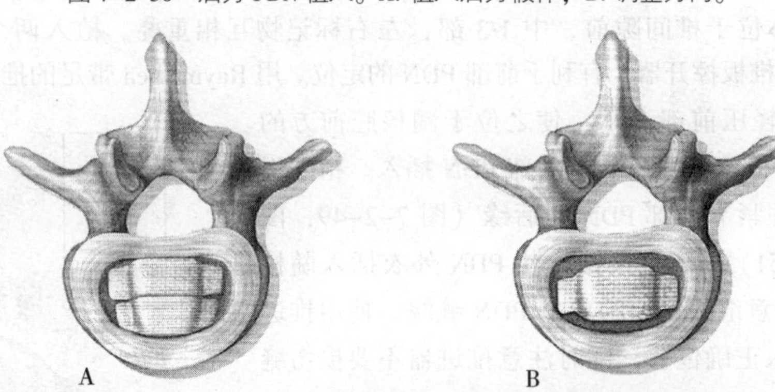

A　　B

图 7-2-51　假体正确位置。A. 双假体；B. 单假体。

3. 纤维环切口不能过大，如有可能，尽量修补或将其缩小。

（六）术后处理

术后常规预防性应用抗生素 2~3 天。卧床 5~7 天，使髓核假体充分水化，个别病人会出现腰痛复发，多为髓核水化膨胀刺激所致，口服非甾体类药物数天即可。腰椎的体位限制因手术入路而异，前路手术患者应避免过度后伸，后路手术患者应避免过度前屈，以免影响纤维环愈合。48h 拔除引流管，7~10 天切口拆线。在 6 周内，如果需要驾驶或静坐，时间应不超过 45min。45min 之后，至少要站起休息 5min。

（七）临床结果

经后方椎板入路植入 PDN 假体，手术操作简单，临床疗效较好，患者可以较快出院恢复自主生活工作。我院自2000年开展髓核置换术以来，共进行30例人工髓核置换术，患者年龄17~56岁，术前均有不同程度的腰腿痛，VAS评分平均7分，经后路或后外侧入路（2例）植入PDN，27例单节段，3例双节段，4例放置2枚PDN，其余均为单枚，其中1例与人工全椎间盘置换合用。术后主诉症状明显缓解，VAS评分3分，只有3例缓解不明显，1例经后外侧入路手术患者术后出现明显的神经症状，可能与神经根损伤有关。随访发现4例假体移位（2例双枚，2例单枚），其中2例突入椎管而需再次手术（1例取出PDN，1例重新放置）。Schonmayr报告10例经后路髓核置换病例，随访至少2年后发现这种假体对维持正常节段活动度和椎间隙高度效果明显，8例疗效优，3例假体发生移位，但只有1例需要再次手术。Bertagnoli采用后外侧经腰大肌入路给8例患者施行人工髓核置换术，每个节段植入2枚PDN。最初的5例手术有4例发生一过性腰大肌运动障碍，经验成熟后再未发生。2例发生假体向前移位，但没有症状，主要原因是术前忽略了纤维环前方的破裂口所致。总体效果良好。有人认为双枚PDN的植入是发生假体移位的主要原因，国内金大地教授2002年采用改进的单枚PDN施行髓核置换，54例患者的术前症状明显消失，而且没有假体移位等并发症。

（八）临床举例

病例：男，38岁，反复腰腿痛2年。体检见腰椎前屈受限，背部肌肉紧张，直腿抬高试验(+)，伴足底皮肤感觉减退，跟腱反射减弱。X线显示L_5/S_1椎间隙狭窄，CT扫描见椎间盘突出。行人工髓核置换术后症状缓解，腰椎活动恢复，复查见假体位置正常（图7-2-52）。

（九）并发症

除了常规椎间盘髓核摘除术的并发症外，人工髓核置换术的主要并发症为假体移位，包括盘内移位和盘外移位，常发生于术后6个月内。假体过小、位置偏后、髓核清除不彻底致使假体摆放位置不良等均可引起假体移位，故手术时注意避免此类失误，严格按照手术步骤操作。只要不引起症状，轻微盘内移位是可以接受的，可不予处理，但需严密随访观察。引起明显症状的移位假体只能再手术，取出假体或更换合适的假体，必要时可以将节段融合。

（十）评价

PDN的生物相容性良好，生物力学研究表明它可以耐受5 000万次弯曲压力实验而保持原有特性，而且没有毒性、不引发肿瘤或基因毒性。尸体试验发现，切除5~6g髓核可以增加节段运动约38%~100%，而植入PDN后节段椎间隙高度和活动度恢复正常。经过较小的手术切口切除引起腰腿痛的病源，而PDN的植入可以维持脊柱运动节段的高度和活动度，体现髓核置换术的优异效果。然而，纤维环的小切口很难满足将退变髓核完全清除的要求，扩大纤维环切口又增加假体脱出的危险。因此，有学者在探寻修补纤维环切口的各种方法，到目前为止还未有进展。另外，此类假体植入后，即使充分膨胀，并不能完全占据髓核摘除后产生的空间，终板仍存在一个应力相对较为集中的区域，使之产生Modic反应，产生新的疼痛。改进假体设计可望减少这种并发症。

除了PDN，目前出现了其他设计。Aquarelle假体的主要成分为聚乙烯醇，动物实验显示无毒性，它含80%水分，使其保持弹性。经过4 000万个循环的试验无机械性损坏。这种假体和PDN一样可以通过后路或后外侧入路植入，而且不会突入椎管。Newcleus Spiral Implant假体植入椎间隙后会卷曲成团，在轴向压力下可以散开，产生震荡吸收的效果。5例接受此假体的病人，术后症状明显减轻，而且没有移位。NeuDisc假体呈圆盘状，在脱水状态下可以折叠，经小切口植入后吸收90%水分，膨胀后与正常椎间盘外形相似，将椎间隙撑开，保持运动节段的活动。这种假体目前正在进行生物力学实验。

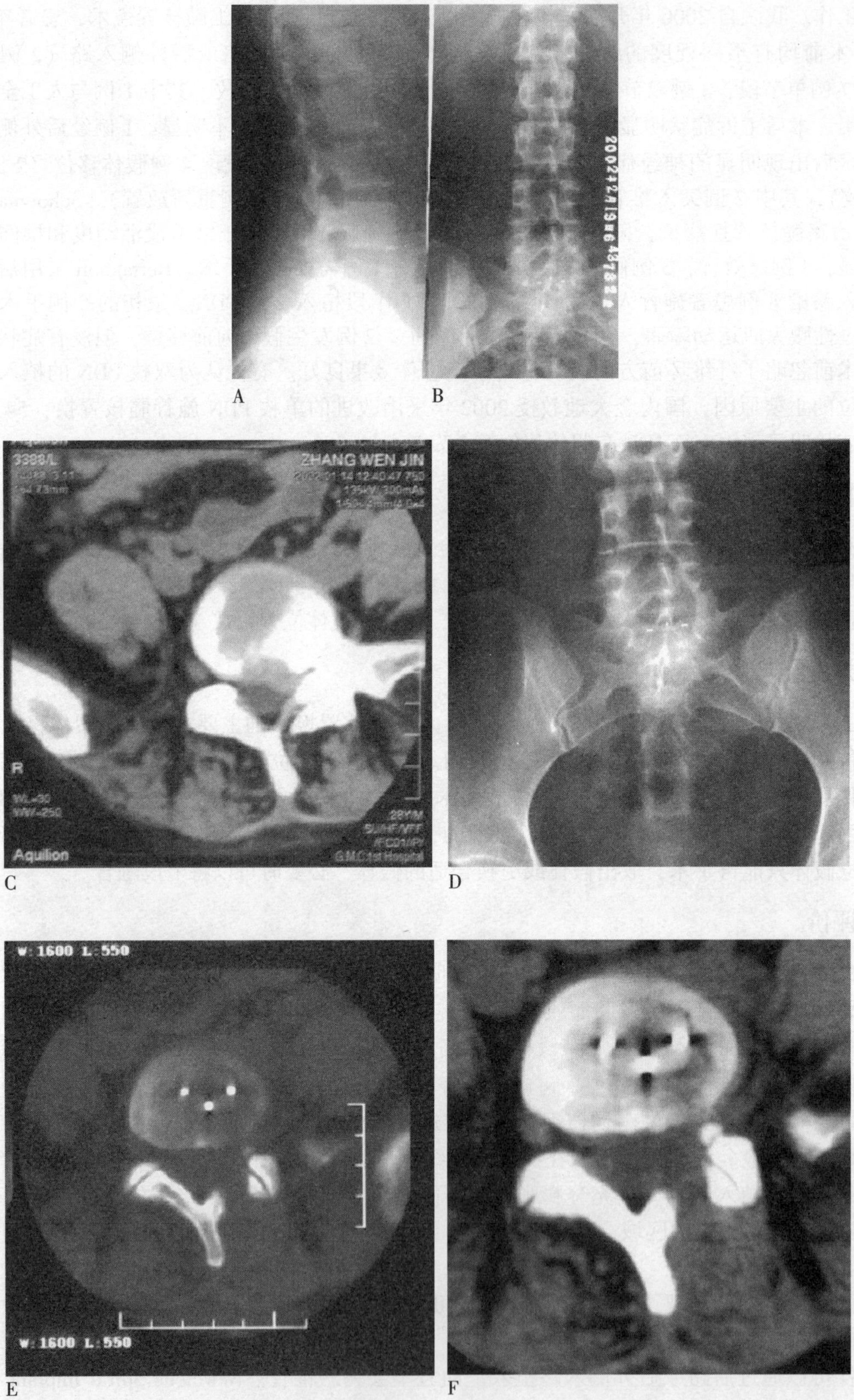

图 7-2-52　人工髓核置换术。A，B. 术前 X 线片，L_5/S_1 椎间隙狭窄；C. CT 扫描，椎间盘突出；D. 术后 X 线片，假体位置正常；E. 术后 CT，假体位置正常；F. 随访时 CT，假体位置正常。

尽管这项技术正在不断发展和应用，采用一种稳定的假体进行髓核置换仍处研究阶段。多种假体正处生物相容性、生物力学和生物稳定性的临床（前）试验。髓核置换与全椎间盘置换的不同之处即是较小的暴露切口。髓核置换后的生物力学更接近正常椎间盘，允许椎体移动和承受轴向应力。即使假体失败，翻修手术也更为简单。目前，髓核假体仍处试验阶段，尽管早期的小病例临床结果较好，但是否能够保持正常椎间盘的弹性功能仍无法肯定，需要假体不断改进，并进行前瞻性随机对照试验验证这种假体的功效和使用寿命。

（黄东生　梁安靖）

十四、椎间盘等离子消融术（冷消融术）

（一）设计思路

椎间盘退变是脊柱退行性疾病的基础病理改变。目前临床治疗的主要手段仍以融合为最终目的，但长期的随访资料显示了融合手术的弊端，且手术融合手段存在创伤大、术后恢复时间长、因手术技术等因素而导致的并发症等，同时临床上尚存在大量没有手术指征、药物疗效不良的病例。近年来脊柱微创外科发展迅速，其中经皮椎间盘穿刺减压技术以及微创开放手术获得了良好的临床效果，应用日渐广泛。

冷消融术（coblation）是近年来发展起来的微创外科辅助手段，其工作原理是通过100kHz的强射频电场使刀头电极周围的电解液转变为等离子状态，形成50~100μm的等离子体薄层，这些在强大磁场下获得足够动能的自由带电粒子，能打断组织中的有机分子键，这种分解作用造成组织气化消融，生成氧气、氮气等低分子量气体，在40°~50°低温下对靶组织形成切割和消融效果，因此该技术又称为等离子消融。当电场能量较低时，组织对射频的阻抗上升，导致热效应，在60°~70°的温度下达到组织收缩或止血效果，同时不破坏细胞活性。基于上述工作原理，冷融切技术在20世纪90年代首先在关节镜手术中得到广泛应用，并取得优良的临床效果。2000年底该技术通过美国FDA批准应用于腰椎髓核成形术，2002年9月颈椎专用刀头通过FDA批准应用于颈椎间盘突出的治疗。随着冷消融术的不断成熟，还逐渐出现各种型号的开放消融刀头，用于脊柱外科微创或开放手术。由于腰椎冷消融术与颈椎相同，在此一并叙述。

（二）适应证

1. 椎间盘源性下腰痛。
2. 腰椎间盘突出症（包容型）。
3. 颈椎病（交感型、椎动脉型、神经根型）。

（三）禁忌证

1. 腰椎患者，退变明显，椎间隙明显窄，超过60岁。
2. 巨大突出。
3. 腰管狭窄。
4. 脊髓型颈椎病。

（四）手术方法

1. 腰椎间盘消融术　俯卧位，正位透视下体外克氏针定位目的间隙并标志。2%利多卡因局麻后，X线引导下于患侧（有根性疼痛者）距中线8~10cm将穿刺针与皮肤成35°~45°刺入椎间盘（国人穿刺深度约10cm）（图7-2-53）。透视证实位置准确（正位针头位于椎弓根内侧缘，侧位于椎间隙后中1/3交界）（图7-2-54），拔出针芯，置入腰椎专用刀头（Perc-DLE刀头），透视下确定最深点及最近点，能量设置为3挡，踩消融键缓慢推进刀头到最深点（图7-2-55），再踩热凝键缓慢退回到最近点（5mm/s），完成一个方向的消融皱缩，同法将消融刀头分别在另 5 个方向进行消融皱缩。

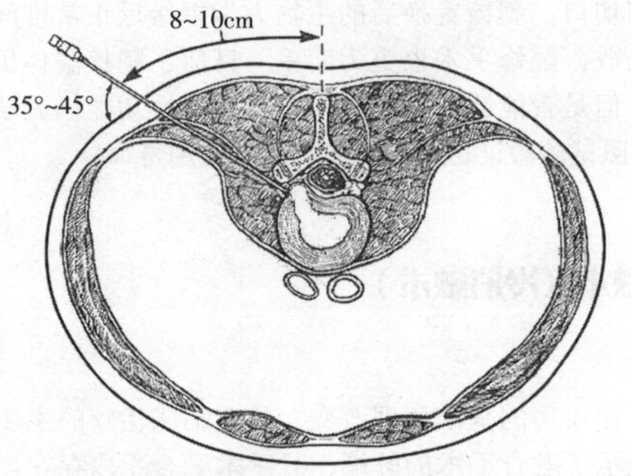

图 7-2-53　腰椎穿刺点及方向

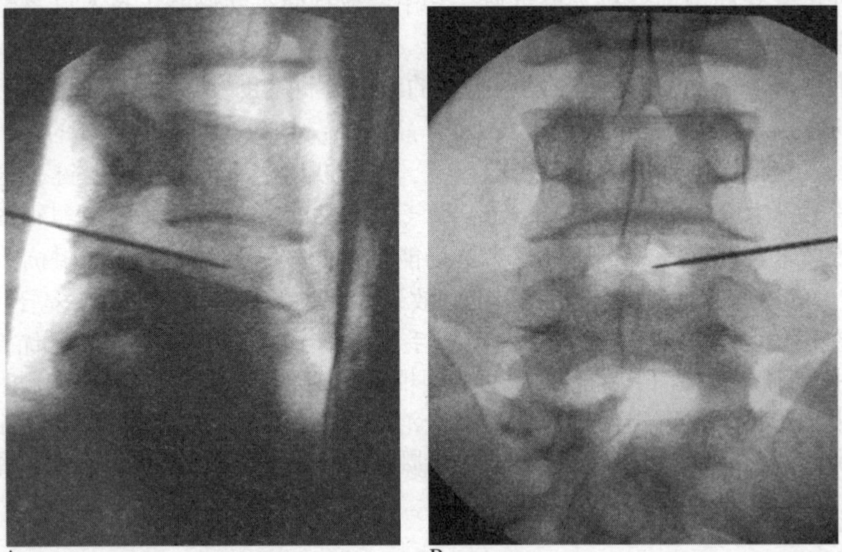

A　　B

图 7-2-54　正侧位透视证实穿刺针的正确位置。A. 侧位；B. 正位。

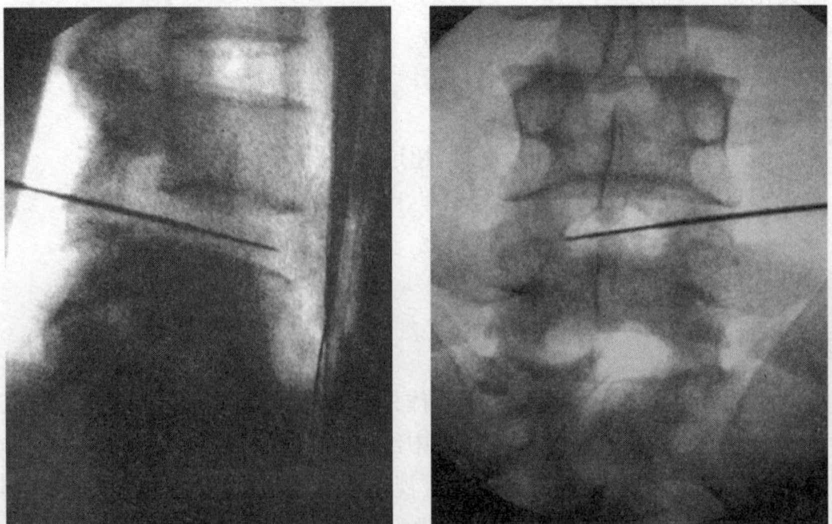

A　　B

图 7-2-55　消融至最深点。A. 侧位；B. 正位。

2. 颈椎消融术　仰卧位，侧位透视下体外克氏针定位目的间隙并标志。2%利多卡因局麻后，G 型臂（或 C 型臂）X 线机引导下于动脉鞘和内脏鞘之间进针穿刺到椎间盘正中，正位透视位于中点，侧位透视位于椎间盘后缘（图 7-2-56）。拔出穿刺针芯，X 线引导下置入已连接到消融主机的颈椎专用冷消融刀头（Perc-DC 刀头）。确定刀头位置准确（距椎间盘后缘约 2mm），设置能量为 3 挡，踩热凝键 0.5s，若有明显刺激症状，立即停止，重置刀头。再踩消融键 20~30s，同时正反各 180°缓慢转动刀头。将刀头连同套管针一起拔出 2mm，再次同法消融。拔出刀头、套管针，敷料覆盖。

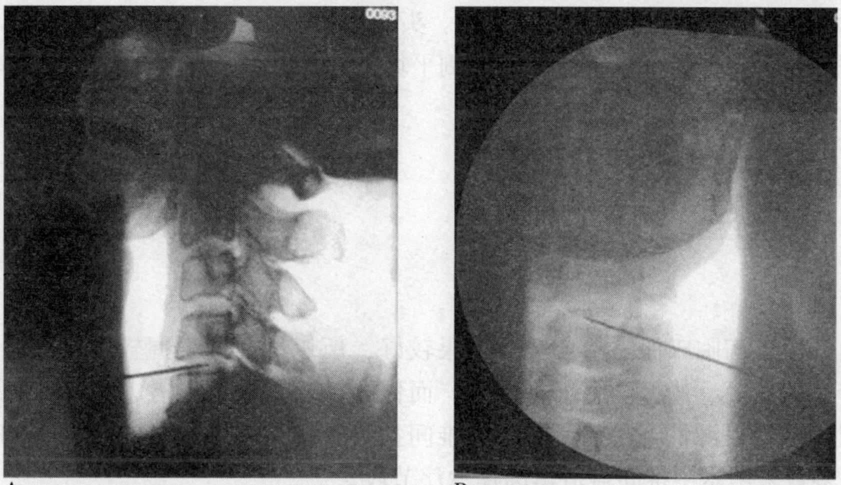

A　B

图 7-2-56　颈椎穿刺正确位置。A. 侧位；B. 正位。

（五）手术难点和注意事项

操作过程中，若患者出现剧烈疼痛或全身触电感，应立即停止操作，X 线透视下调整刀头位置，若患者仍出现前述症状，则应终止治疗。

腰椎消融时应从有症状下肢的对侧穿刺进针，神经根型颈椎病也建议从出现症状的对侧进针。

（六）术后处理

术后常规应用抗生素、地塞米松 2 天，颈椎术后颈托制动 1 周，当天进食。腰椎术后卧床 2 天，佩带腰围 1 周。

（七）临床结果

作者应用等离子消融术治疗颈椎 53 例 76 间隙，腰椎 33 例 16 间隙。

颈椎 53 例患者中，男性 21 例，女性 32 例，年龄 23~69 岁，41 例表现为颈肩痛伴单侧上肢酸痛或麻木感，其中有 16 例同时伴有头晕头痛，另有 12 例表现为单纯的眩晕头痛及轻微颈部酸胀感，病史 5 个月到 12 年，平均 3 年，均经过理疗、神经营养、消炎镇痛等保守治疗，其中有 1 例曾于半年前于他院行椎间盘抽吸术。术前均拍摄颈椎正侧位片，所有患者均经 MRI 证实有不同程度的颈椎间盘退变，18 例行 $C_{5/6}$ 消融，14 例行 $C_{4/5}$ 消融，3 例行 $C_{3/4}$ 消融，5 例行 $C_{6/7}$ 消融，5 例同时行 $C_{3/4}$、$C_{4/5}$ 消融，6 例同时行 $C_{4/5}$、$C_{5/6}$ 消融，1 例行 $C_{5/6}$、$C_{6/7}$ 消融，1 例行 $C_{3/4}$、$C_{6/7}$ 消融。

腰椎 33 例患者中，男性 18 例，女性 15 例，年龄 22~45 岁，19 例表现为椎间盘源性下腰痛，14 例为有根性症状者，术前直腿抬高试验 30°~60°。所有病例均经 MRI 证实存在椎间盘退变，部分合并突出，22 例行 $L_{4/5}$ 消融，9 例行 L_5/S_1 消融，2 例同时行 $L_{4/5}$、L_5/S_1 消融。

所有病例术前、术后以及随访均以 VAS 评分记录，随访时间 3 个月。

19 例椎间盘源性下腰痛中 15 例术后即刻得到改善，3 例 3 天后完全缓解，1 例 1 周后部分缓解。14 例根性痛患者 11 例术后第一天完全缓解，直腿抬高接近正常，3 例无效，1 周后改 MED 手术。平均 VAS 评分：术前 6.9 分，术后即刻 2.8 分，术后 1 周 2.9 分。术后 3 个月随访，19 例椎间盘源性下腰痛患者 17 例病情稳定，2 例再发，但症状较前轻微。11 例完全缓解的根性痛患者基本稳定。

53 例颈椎病患者，所有患者术后当天戴颈托下地活动，41 例有上肢症状者，37 例术后当天显著减轻，3 例术后 1 周改善，1 例无效。头晕、头痛症状多数术后即刻得到缓解，仅 3 例术后无改变。VAS 评分：术前平均 6.82 分，术后即刻平均 2.33 分，术后 3 个月平均 2.85 分。所有病例未出现手术相关并发症。

（八）并发症

未出现手术相关并发症。

（九）评价

由于腰椎退行性疾病临床保守治疗多数效果较好，所以适应证把握较严格。对于有根性痛症状者，多选择症状较轻、影像学突出不明显，而保守治疗效果欠佳者，根性疼痛患者应从患侧穿刺进针。对于椎间盘源性下腰痛，多选择椎间盘没有明显间隙狭窄的病例。MRI 显示多个椎间盘退变者，多数采用术中椎间盘造影选择治疗节段。

颈椎病患者由于临床上保守治疗多数效果不明显或症状反复，故适应证放得较宽，凡临床上有颈肩部不适伴上肢痛麻、或伴有头晕等症状者，经保守治疗 2 个月无效或效果不明显均建议选择本治疗。在实践中发现，对于头晕症状明显的患者，多选择 C_4、C_5 以上节段，上肢症状为主的患者，选择 C_4、C_5 以下节段进行消融，多能取得较好的临床效果。对于间隙明显狭窄的节段多数不予治疗，也应尽量避免多节段同时一次操作。

椎间盘等离子消融术的临床疗效及适应证仍存在争论，需更多的随机临床对照研究来证实其确切的效果。

（戎利民）

第三节　腰椎前后联合手术

一、前后联合入路全脊椎切除重建术

（一）设计思路

后路肿瘤椎全椎节切除术优点是手术创伤相对小，一个切口解决。但肿瘤与周围重要软组织粘连和侵蚀重要结构的情况下，单一后路途经可能难以彻底和安全地将病椎全部切除。另外，从技术角度而言，前后路联合手术降低了手术难度，全切肿瘤的可能性更大。对肿瘤大、侵犯广泛的患者，前后联合入路手术，可能更为安全和彻底，而前后联合手术又可分为一期或两期。

（二）适应证

预期肿瘤无潜在治愈可能的 3 节段以内原发性恶性脊椎肿瘤和转移瘤，脊椎前后均被肿瘤侵犯，伴或不伴并发脊髓受压出现脊髓功能障碍者；同时侵犯脊椎前后的良性肿瘤；周围软组织肿瘤侵蚀脊椎者。特别是肿瘤大，与周围重要软组织粘连和侵蚀重要结构者。

（三）禁忌证

患者不能耐受手术。相对禁忌证为超过 3 个脊椎病变或预期寿命少于半年。

（四）手术操作

1. 气管内插管全麻。

2. 后路椎弓切除术　取俯卧位，后正中切口，以病椎为中心上下各 2~3 个节段，椎旁肌向两侧分离显露达横突外，如果术前已活检，其通道应与四肢保肢手术一样处理，将其切除。牵开器牵开椎旁肌。可用骨刀、椎板咬骨钳等切除病椎棘突、椎板、上下关节突、椎弓根和横突（图 7–3–1）。

3. 后路固定　分别在切除椎体的上下椎打入椎弓根钉固定（图 7–3–2）。如一期手术，关闭切口，翻身取侧卧位行前路椎体切除。

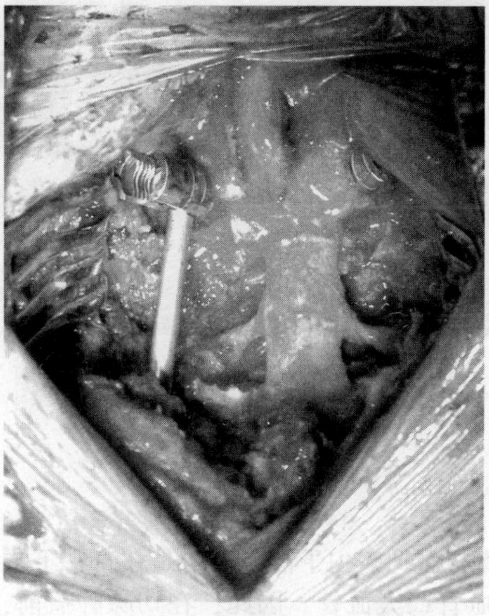

图 7–3–1　完全切除后弓

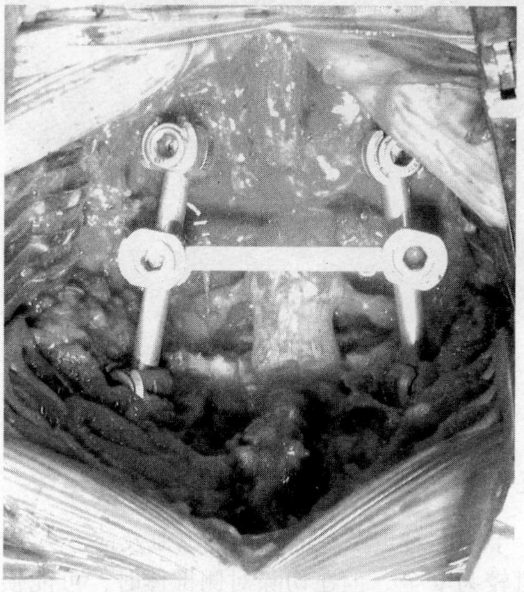

图 7–3–2　椎弓根钉固定

4. 椎体切除　侧卧位（如 L_5 的肿瘤，取斜卧位）。通常左侧在上，如肿瘤向外生长部分主要在右侧，为分离肿瘤方便及切除彻底，选右侧入路。根据肿瘤的节段，选择切口的高低，如 L_1 肿瘤，取切除第 11 肋胸膜外腹膜后入路。结扎肿瘤椎体和上下各一个节段的血管，将腰大肌分离牵向后方，可显露出后方截断的椎弓根断面，是椎管前缘的标志。将大血管自椎体前方分离。特别在分离对侧血管时要非常小心。分离完成后，牵开大血管。自椎间盘开始切除上下椎间盘大部分，接近椎体后缘。用骨刀大块切除椎体前 3/4，这样操作可减少出血。再逐渐向后方薄层切除椎体，直到椎管，接近椎体后缘时，应非常小心，以免损伤脊髓。也可用磨钻去除薄层的椎体后方骨质，进入椎管。找到脊髓平面后，用刮匙、椎板咬骨钳、骨刀等将椎体全部切除（图 7–3–3，图 7–3–4）。

5. 椎体重建与固定　根据肿瘤性质、患者情况选择椎体重建方式。对于手术的目标是治愈性的，用自体髂骨植骨、取下的肋骨作支撑植骨，或用异体皮质骨加自体骨，也可用钛网加自体骨做生物性重建；对姑息性手术，用骨水泥重建，方法是在上下椎体内放置斯氏针，再放入骨水泥（图 7–3–5，图 7–3–6），注意脊髓与骨水泥之间保留 0.5cm 间隙，在其聚合的过程中持续冲洗，防止热损伤脊髓。同时用钢板或钉棒系统固定。

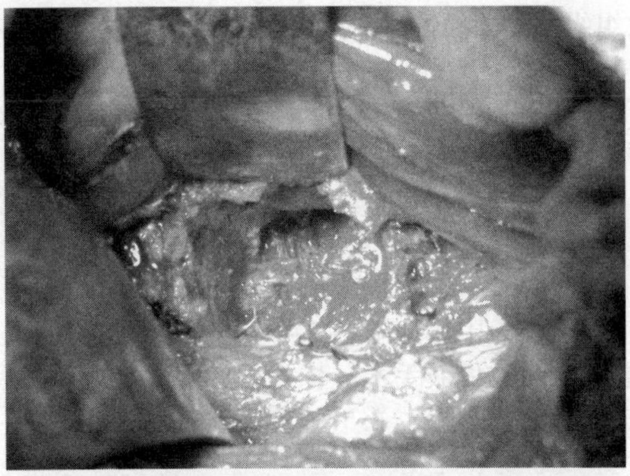
图 7–3–3　完全切除椎体

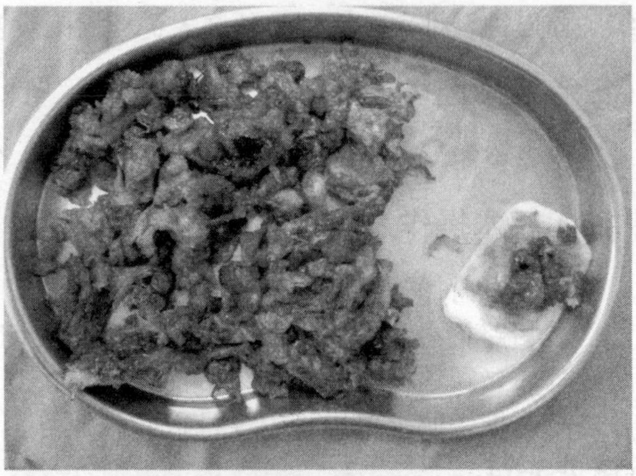
图 7–3–4　分块切除的椎节标本

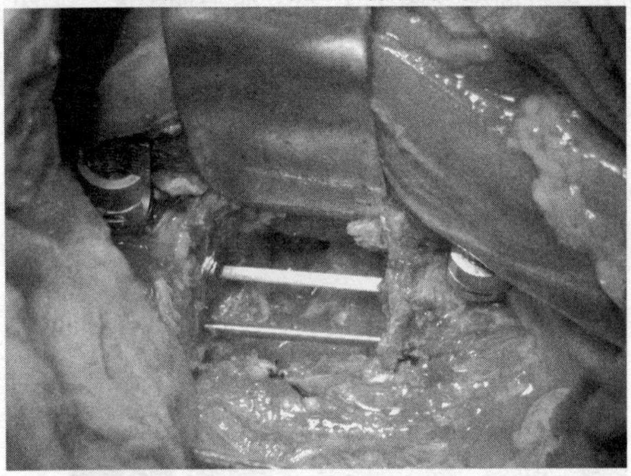
图 7–3–5　上下椎体内放置斯氏针

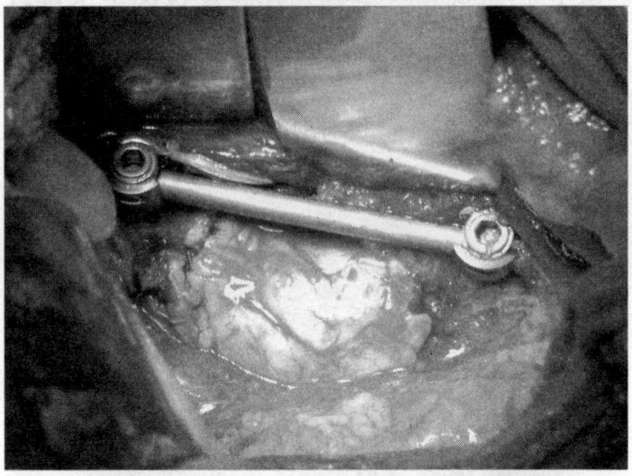
图 7–3–6　骨水泥重建椎体及前路固定

6. 放置引流，逐层缝合切口。

（五）手术难点和注意事项

手术的难点及关键是控制出血及前方大血管的分离与保护，由于前方操作是在直视下进行，相对较为安全。但在切除对侧椎体时，可能损伤节段血管或大血管。因此，在切除肿瘤前，应将大血管自肿瘤椎体分离并保护，防止损伤。可在后路手术时，由后向前将对侧椎体侧面分离显露，这样在前路分离对侧时较容易。也可将后路切口处消毒，术中拆除缝线，操作在前后两切口之间进行，容易分离显露椎体及保护大血管及硬膜。

（六）术后处理

监护病房观察 24h，常规应用抗生素，根据引流量拔除引流管，一般术后 48~72h 可拔除，卧床 2 周后带支具下地。继续佩带支具直到植骨基本愈合，一般为 3 个月。

（七）临床结果

笔者采用该术式治疗 2 例腰椎肿瘤患者，取得了较好的效果，1 例为 L_3 转移癌并双下肢不全瘫，1 例为 L_2 巨细胞瘤。转移癌患者术后成活 1 年，巨细胞瘤患者随访 1 年无复发。

（八）临床举例

病例：邓××，男，51 岁，腰痛 3 个月，伴双下肢麻木无力 1 个月入院。下肢神经功能 Frankel C 级，经 CT 引导下穿刺活检，诊断为 L_3 转移癌并不全瘫，全身各脏器检查未发现原发病灶。ECT 显示全身其他骨无转移。行前后联合入路全脊椎切除、骨水泥重建椎体、后路椎弓根钉固定、前路椎体单棒固定。神经功能在术后数日开始恢复。术后 1 个月能带腰围下地活动（图 7–3–7）。

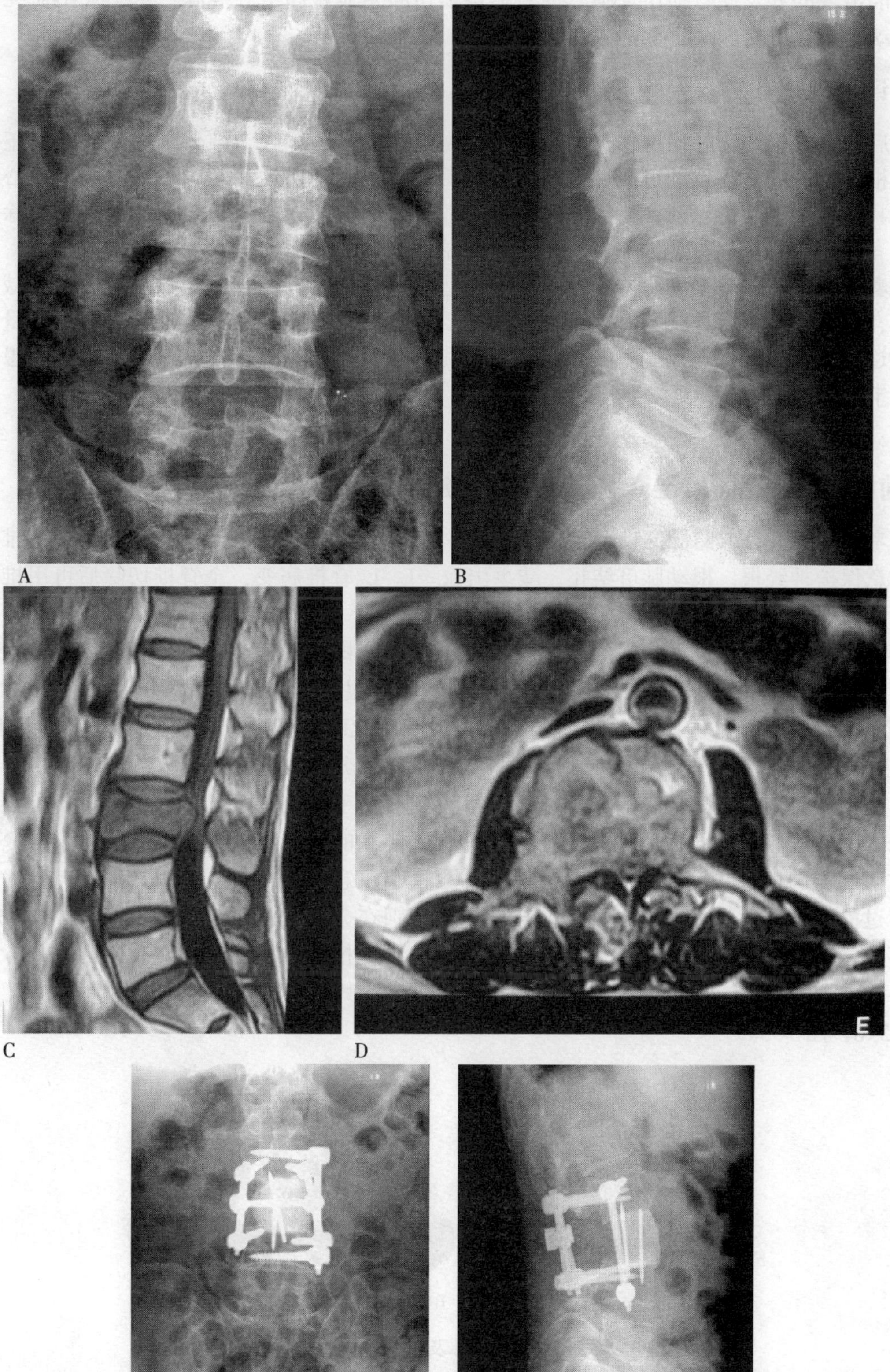

图 7–3–7　L_3 转移癌并不全瘫前后联合入路全脊椎切除重建。A，B，C，D. X 线片及 MRI 示 L_3 椎体破坏；肿瘤压迫硬膜；E，F. 术后肿瘤完全切除，椎体骨水泥重建，前后联合固定。

（九）并发症

可能出现的并发症有损伤脊髓、神经根；损伤腹主血管和下腔静脉；术中大出血死亡；内固定松动、植骨不融合；肿瘤复发。

（十）评价

与后路全脊椎切除肿瘤椎体一样，该术式是囊内手术，尽管为椎体全切，并非真正意义上的肿瘤根治术，肿瘤复发的可能性大。而且前后联合手术创伤大，耗时长，对高龄或心肺功能不良者具有较大风险；可能会增加肿瘤细胞播散种植的机会，尤其是分期进行肿瘤切除者；增加了患者的痛苦和负担，增大了术后感染等并发症的机会。因此，对肿瘤局限的患者，应尽可能采用囊外或广泛的整块切除。如技术上难以达到整块切除，全脊椎切除术也可显著减少局部复发率，是有效的手术方式。对病椎与周围重要软组织粘连和侵蚀不严重的患者，尽量采用单一后路途经，但对肿瘤与周围重要软组织粘连和侵蚀重要结构的患者，或肿瘤较大的患者，前后联合手术仍不失为一种更安全的选择。

（彭新生）

二、前后联合入路腰椎全脊椎整块切除重建术

参考“前后联合入路肿瘤椎全脊椎整块切除术”。手术中与胸椎不同的是：①后方椎间盘切除时注意保护神经根，根动脉可结扎，减少出血。L_1~L_3 脊椎病变，全脊椎切除后可用椎弓根钉系统固定上下各一个节段，因为前方可使用内固定加强；如为 L_4~L_5 病变，则需固定上下各 2 个节段，因为前方无法加强固定。如拟用生物性重建，则将相邻正常脊椎的小关节外与横突打成粗糙面后取髂骨行后外侧植骨。②前路椎体整块切除时根据病椎平面，做切除 11 肋、12 肋或肋下斜切口，常规胸膜外腹膜后入路，显露出腰大肌，此时打开后方切口，便于前方手术显露，结扎肿瘤椎体和上下各一个节段的血管，将腰大肌向后分离到达椎弓根平面，此时前方切口已与后方相通，并可见到后路手术放置于椎体后方的硅胶膜，如腰大肌被肿瘤侵犯，则将受侵犯的肌层及部分正常肌层与肿瘤一并切除，在这种情况下，应特别注意保护从腰大肌穿过的腰神经。将大血管自椎体前方分离，特别在分离对侧血管时要非常小心，前后切口同时进行分离比较容易。在椎体撬板的保护下，切断上下椎间盘，此时椎体已完全游离，将其整块取出（图 7-3-8，图 7-3-9）。

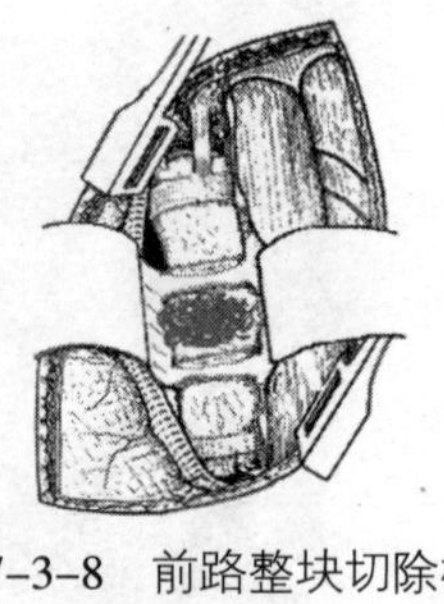

图 7-3-8　前路整块切除椎体

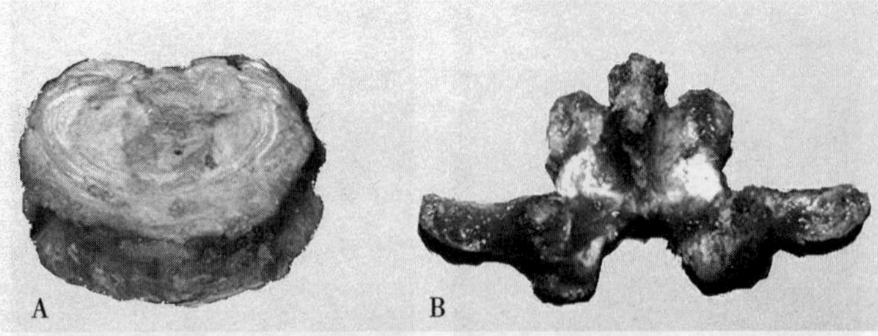

图 7-3-9 取出的整块椎体及后弓。A. 椎体；B. 后弓。

（彭新生）

参考文献

1 刘忠军，党耕町，马庆军，等. 脊柱肿瘤的全脊椎切除术及脊柱稳定性重建. 中华骨科杂志，2001，21 (11): 646~649

2 殷渠东，郑祖根. 经椎板关节突关节螺钉固定的研究近况. 中国矫形外科杂志，2001，8 (10):1017~1018

3 陈柏龄，刘少喻，李佛保，等. 后路内固定辅助复位加360°融合术治疗腰椎滑脱症. 中山大学学报 (医学版)，2003，24 (3)：285~287

4 Bhagia SM, Slipman CW, Nirschl M, et al. Side effects and complications after percutaneous disc decompression using coblation technology. Am J Phys Med Rehabil, 2006，85 (1)：6~13

5 Hukins DW. Disc structure and function. The biology of intervertebral disc. Vol. 1. Boca Raton, FL: CRC Press, 1988. 1~37

6 Estein NE. Different surgical approaches to far lateral lumbar disc herniations. J Spine Dis, 1995，8: 383~394

7 Meakin JR, Hukins DW. Effect of removing the nucleus pulposus on the deformation of the annulus fibrosus during compression of the intervertebral disc. J Biomech, 2000，33：575~580

8 Lehmann TR, Spratt KF, Tozzi JE, et al. Long-term follow-up of lower lumbar fusion patients. Spine, 1987，12：97~104

9 Lee CK. Accelerated degeneration of the segment adjacent to a lumbar fusion. Spine, 1988，13： 375~377

10 Bao QB, Yuan HA. New technologies in spine: nucleus pulposus replacement. Spine , 2002，27: 1245~1247

11 Nardi PV, Cabezas D, Cesaroni A. Percutaneous cervical nucleoplasty using coblation technology. Clinical results in fifty consecutive cases. Acta Neurochir Suppl, 2005，92：73~78

12 Bertagnoli R, Vazqueez RJ. The anterolateral transpsoatic approach: a new technique for implanting prosthetic disc nucleus devices. J Spinal Disord Tech, 2003，16：398~404

13 Dadi J, Dongbin Q, Liang Z, et al. Prosthetic disc nucleusreplacement for lumbar disc herniation. J Spinal Disord Tech, 2003，16：331~337

14 Korge A, Nydegger T, Polard JL, et al. Aspiral implant as nucleus prosthesis in the lumbar spine. Eur Spine J, 2002，11 (S2)：149~153

15 Cuisck JF. Symptomatic lumbar spinal stenosis. Surg Neurol, 1998，50：3~10

16 Mullin BB, Rea GL, Irsik R, et al. The effect of postlaminectomy spinal instability on the outcome of lumbar spinal stenosis. J Spinal Disord, 1996，9：107~116

17 Mayer TG, Vanharanta H, Gatchel RJ, et al. Comparison of CT scan muscle measurements and isokinetic trunk strength in postoperative patients. Spine, 1989，14：33~36

18 Katz JN, Lipson SJ, Chang LC, et al. Seven-10 year outcome of decompressive surgery for degenerative lumbar spinal stenosis. Spine, 1996，21：92~97

19 Brantigan JW, Staffee AD. A carbon fiber implant to aid interbody fusion: Two-year clinical results in the first 26 patients. Spine, 1993，18：2107

20 Abumi K, Panjabi MM, Kramer K, et al. Biomechanical evaluation of lumbar spine stability after graded facetectomies. Spine, 1990，15：1142~1147

21 Kawai S, Hattori S, Oda H, et al. Enlargement of lumbar vertebral canal in lumbar canal stenosis. Spine, 1981，6：381~387

22 Jun BY. Posterior lumbar interbody fusion with restoration of lamina and facet fusion. Spine, 2000，25 (8)：917~922

23 Hara M, Takayasu M, Takagi T, et al. En bloc laminoplasty performed with threadwire saw. Neurosurgery, 2001，48 (1)：235~239

24 Adachi K, Futami T, Ebihara A, et al. Spinal canal enlargement procedure by restorative laminoplasty for the treatment of lumbar canal stenosis. Spine J, 2003，3 (6)：471~478

25 Ko M, Takashi Y, Atsushi S. Spinal stenosis in grade I degenerative lumbar spondylolisthesis: a comparative study of outcomes following laminoplasty and laminectomy with instrumented spinal fusion. J Orthopaedic Science, 2005，10

(3): 270~276

26 Ito Y, Oda H, Taguchi T, et al. Results of surgical treatment for lumbar canal stenosis due to degenerative spondylolisthesis: enlargement of the lumbar spinal canal. J Ortho Science, 2003, 8: 648~656

27 Buck JE. Direct repair of the defect in spondylolisthesis. JBJS, 1970, 52-B: 432~438

28 Bradford DS. Repair of the defect in spondylolysis or minimal degrees of spondylolisthesis by segmental wire fixation and bone grafting. Spine, 1985, 10: 673~679

29 Magerl F. Stabililation of the lowerthoracic and lumbar spine with exernal skeletal fixation. Clin Orthop, 1984, 189: 125~141

30 Gillet P, Petit M. Direct repair of spondylolysis without spondylolisthesis, using a rod-screw construct and bone grafting of the pars defect. Spine, 1999, 24: 1252~1256

31 Debnath UK, Freeman BJC, Gregory P, et al. Clinical outcome and return to sport after the surgical treatment of spondylolysis in young athletes. JBJS, 2003, 85-B: 244~249

32 Humke T, Grob D, Dvorak J, et al. Translaminar screw fixation of the lumbar and lumbosacral spine. A 5-year follow-up. Spine, 1998, 23 (10): 1180~1184

33 Gillet, P. and M. Petit. Direct repair of spondylolysis without spondylolisthesis, using a rod-screw construct and bone grafting of the pars defect. Spine, 1999, 24 (12): 1252~1256

34 Moller H, Hedlund R. Surgery versus conservative management in adult isthmic spondylisthesis a prospective randomized study: part Ⅰ. Spine, 2000, 25: 1711~1715

35 Lowe TG, Tahernia AD, O'Brien MF, et al. Unilateral transforaminal posterior lumbar interbody fusion (TLIF): indication, technique and 2-year results. J Spinal Disord Tech, 2002, 15: 31~38

36 Muggleton JM, Kondracki, Allen R. Spinal fusion for lumbar instability: does it have a scientific basis? J Spinal Disord, 2000, 13: 200~204

37 Kai Y, Oyama M, Morooka M. Posterior lumbar interbody fusion using local facet joint autograft and pedicle screw fixation. Spine, 2003, 29 (1): 41~46

38 Lowe TG, Tahernia AD. Unilateral transforaminal posterior lumbar interbody fusion. Clin Orthop, 2002, (394): 64~72

39 Lowe TG, Tahernia AD, O'Brien MF, et al. Unilateral transforaminal posterior lumbar interbody fusion (TLIF): indications, technique, and 2-year results. J Spinal Disord Tech, 2002, 15 (1): 31~38

40 Potter BK, Freedman BA, Verwiebe EG. Transforaminal lumbar interbody fusion: clinical and radiographic results and complications in 100 consecutive patients. J Spinal Disord Tech, 2005, 18 (4): 337~346

41 Hackenberg L, Halm H, Bullmann V, et al. Transforaminal lumbar interbody fusion: a safe technique with satisfactory three to five year results. Eur Spine J, 2005, 14 (6): 551~558

42 Madan SS, Harley JM, Boeree NR. Circumferential and posterolateral fusion for lumbar disc disease. Clin Orthop Relat Res, 2003, 409: 114~123

43 Helenius I, Lamberg T, Osterman K, et al. Posterolateral, anterior, or circumferential fusion in situ for high-grade spondylolisthesis in young patients: a long-term evaluation using the scoliosis research society questionnaire. Spine, 2006, 31 (2): 190~196

44 Madan S, Boeree NR. Outcome of posterior lumbar interbody fusion versus posterolateral fusion for spondylolytic spondylolisthesis. Spine, 2002, 27 (14): 1536~1542

45 Gertzbein SD, Hollopeter MR, Hall S. Pseudarthrosis of the lumbar spine. Outcome after circumferential fusion. Spine, 1998, 23 (21): 2352~2357

46 Gibson JN, Waddell G. Surgery for degenerative lumbar spondylosis: updated cochrane review. Spine, 2005, 30 (20): 2312~2320

47 Fischgrund JS, Mackay M, Herkowitz HN. Degenerative lumbar spondylolisthesis with spinal stenosis: a prospective, randomized study comparing decompressive laminectomy and arthrodesis with and without spinal instrumentation. Spine, 1997, 22: 2807~2812

48 Katz JN, Lipson SJ, Lew RA. Lumber laminectomy alone or with instrumented or noninstrumented arthrodesis in

degenerative lumber spinal stenosis. Patient selection, costs, and surgical outcomes. Spine, 1997, 22：1123~1131

49 Kinoshita T, Ohki I, Roth KR, et al. Results of degenerative spondylolisthesis treated with posterior decompression alone via a new surgical approach. J Neurosurg, 2001, 95（S1）：11~16

50 Eule JM, Breeze R, Kindt GW. Bilateral partial laminectomy: a treatment for lumbar spinal stenosis and midline disc herniation. Surg Neurol, 1999, 52（4）：329~338

51 Sihvonen T, Herno A, Paljarva L, et al. Local denervation atrophy of paraspinal muscles in postoperative failed back syndrome. Spine, 1993, 18：575~581

52 Pointillart V, Broc G, Senegas J. A novel paraspinal surgical approach for lumbar lateral extraforaminal root entrapment. Eur Spine J, 1997, 6：102~105

53 Porchet F, Chollet-Bornand A, Tribolet N. Long-term follow up of patients surgically treated by the far-lateral approach for foraminal and extraforaminal lumbar disc herniations. J Neurosurg（S1）, 1999, 90：59~66

54 Rajasekaran S, Naresh-Babu J. Translaminar facetal screw（Magerl's） fixation. Neurol India, 2005, 53（4）：520~524

55 Thomas J, Lowman A, Marcolongo M. Novel associated hydrogels for nucleus pulposus replacement. J Biomed Mater Res（Part A）, 2003, 4：1329~1337

56 Tokuhashi Y, Matsuzaki H. Repair of the defects in spondylolysis by segmental pedicular screw hook fixation, a preliminary report. Spine, 1996, 21：2041~2045

57 Ray CD. The PDN prosthetic disc-nucleus device. Eur Spine J, 2002, 11（S2）：137~142

58 Schomayr R, Busch C, Lotz C, et al. Prosthetic disc nucleus implants: the Wiesbaden feasibility study. 2 years follow-up in ten patients. Riv Neuroradiol, 1999, 12（S1）：157~162

59 Spruit M, van Jonbergen JP, de Kleuver M. A concise follow-up of a previous report: posterior reduction and anterior lumbar interbody fusion in symptomatic low-grade adult isthmic spondylolisthesis. Eur Spine J, 2005, 14（9）：828~832

60 Yucesoy K, Ozer E. Inverse laminoplasty for the treatment of lumbar spinal stenosis. Spine, 2002, 27（13）：316~320

61 Weber BR, Grob D, Dvorak J. Posterior surgical approach to the lumbar spine and its effect on the multifidus muscle. Spine, 1997, 22：1765~1772

62 Weiner BK, Fraser RD, Peterson M. Spinous process osteotomies to facilitate lumbar decompressive surgery. Spine, 1999, 24（1）：62~66

63 Wang Q P, Lee N S, Zhang Y. Intertransverse approach for extraforaminal herniations. Spine, 1997, 22（6）：701~705

64 Pellisé F, Puig O, Rivas A, et al. Low fusion rate after L_5~S_1 laparoscopic anterior lumbar interbody fusion using twin stand-alone carbon fiber cages. Spine, 2002,（15）：1665~1669

65 Sasso RC, Kenneth Burkus J, LeHuec JC. Retrograde ejaculation after anterior lumbar interbody fusion: transperitoneal versus retroperitoneal exposure. Spine, 2003, 28（10）：1023~1026

66 Zdeblick TA, David SM. A prospective comparison of surgical approach for anterior L_4~L_5 fusion: laparoscopic versus mini anterior lumbar interbody fusion. Spine, 2000, 25：2682~2687

67 Klara PM, Ray CD. Artificial nucleus replacement: clinical experience. Spine, 2002, 27：1374~1377

68 Meyers M, Weinandt B. Understanding end plate changes associated with disc surgery. Spine J, 2002, 2：112~113

69 Bao QB, Yuan HA. New technologies in spine: nucleus replacement. Spine, 2002, 27：1245~1247

70 Kotani Y, Abumi K, Shikinami Y, et al. Artificial intervertebral disc replacement using bioactive three-dimensional fabric: design, development and preliminary animal study. Spine, 2002, 27: 929~935

71 Cunningham B, Gordon J, Dmitriev A, et al. Biomechanical evaluation of total disc arthroplasty: an in-vitro human cadaveric model. Spine J, 2002, 2：104

72 Wigfield C, Gill S, Nelson R, et al. Influence of an artificial cervical joint compared with fusion on adjacent-level motion in the treatment of degenerative cervical disc disease. J Neurosurg, 2002, 96：17~21

73 Goffin J, Casey A, Kehr P, et al. Preliminary clinical experience with the Bryan cervical disc prosthesis. Neurosurgery,

2002, 51: 840~847

74 McAfee PC, Cunningham BW, Shimamoto N, et al. General principles of porous ingrowth total disc replacement arthroplasty compared with diarthrodial total joint arthroplasty: a nonhuman primate model. Spine J, 2002, 2: 22

75 Lemaire JP, Carrier H, Sariali el-H, et al. Clinical and radiological outcomes with the Charite artificial disc: a 10-year minimum follow-up. J Spinal Disord Tech, 2005, 18 (4): 353~359

第八章　骶椎手术

第一节　骶椎后路手术

一、后正中入路单侧椎弓根螺钉固定骶髂关节融合术

（一）设计思路

骶髂关节在脊柱与骨盆之间充当力的传导作用，在生理状态下，其承受着巨大的载荷。当单侧骶髂关节结核、良性或低度恶性肿瘤、各种关节炎或强直性脊柱炎致骶髂关节疼痛或不稳，严重影响生活质量，需行骶髂关节病灶清除融合术。骶髂关节融合术的方法很多，早期治疗方法为以经臀后内侧弧形切口骶髂关节病灶清除植骨融合术。该切口需较广泛剥离臀部肌肉，出血较多，容易损伤臀部神经血管。术后需较长时间卧床甚至睡石膏床为主。以后发展至使用钢板螺钉固定，如前路腹膜外骶髂关节融合钉板固定术，后路经髂骨翼棒固定术、眼镜蛇形钢板固定术、张力带钢板固定（重建钢板固定）术及拉力螺钉固定术等。上述每一种技术都有其成功的治疗结果报道，且有各自的适应证。但到目前为止，还没有一种标准的、被广泛接受的骶髂关节融合固定方法。2001 年 Belanger 等报道一种简便有效的骶髂关节融合固定术式，取得良好的效果。

（二）适应证

各种单侧骶髂关节结核、肿瘤刮除术后，骶髂关节炎或外伤所致单侧骶髂关节不稳引起疼痛需行植骨融合术者。

（三）禁忌证

骶髂关节严重脱位未能良好复位者，双侧骶髂关节受损害需行双侧同时牢固固定者，骶髂关节完全破坏高度不稳者。

（四）操作步骤

1. 腰硬联合麻醉或气管插管全麻后取俯卧位。

2. 切口　取 L_4~S_3 之间的后正中切口，切开皮肤（图 8-1-1）。

3. 骶髂关节显露　皮下分离显露腰背筋膜向外至髂嵴（图 8-1-2），自 L_5~S_2 棘突上纵向下，再于 S_2~S_3 水平横外后，反折向上呈 U 形，切断筋肌膜及竖棘肌，骨膜下剥离使形成竖棘肌瓣缝线上翻，臀大肌外翻（图 8-1-3）。显露髂骨翼外板。

4. 髂骨截骨、关节面病灶显露　髂后上棘位置凿一足够大长方形三面皮质骨块以显露骶髂关节病灶部位并作为植骨块保留。行病灶刮除及关节软骨刮除以利植骨（图 8-1-4），注意避免穿破关节前方软组织进入盆腔损坏盆腔脏器。此过程注意双极电凝将骶后孔出来的静脉止血，同时确认 U 形切口在坐骨大孔上方以防臀部神经血管及坐骨神经损伤。

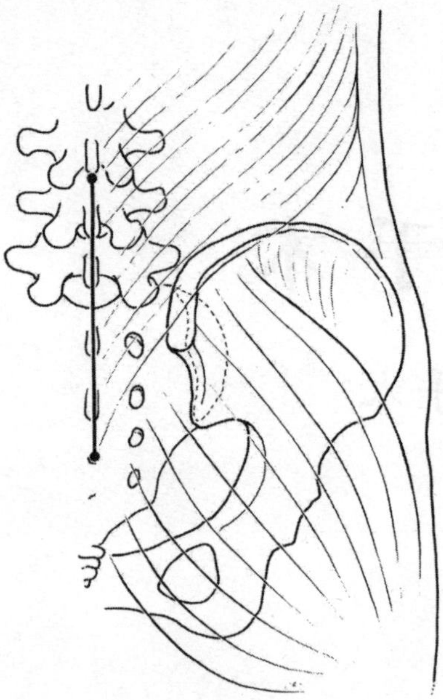

图 8-1-1 取 L_4~S_3 之间的后正中切口

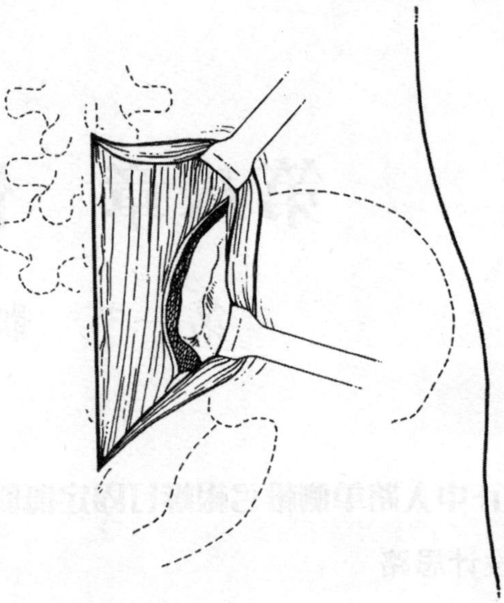

图 8-1-2 胸腰筋膜与竖棘肌膜间自中线向外分离直至髂嵴

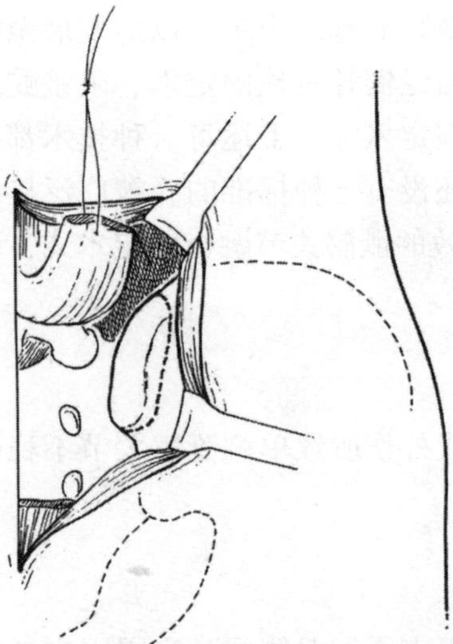

图 8-1-3 竖棘肌瓣自下向上分离掀起。截骨范围包括髂后上嵴及足够髂骨以显露骶髂关节

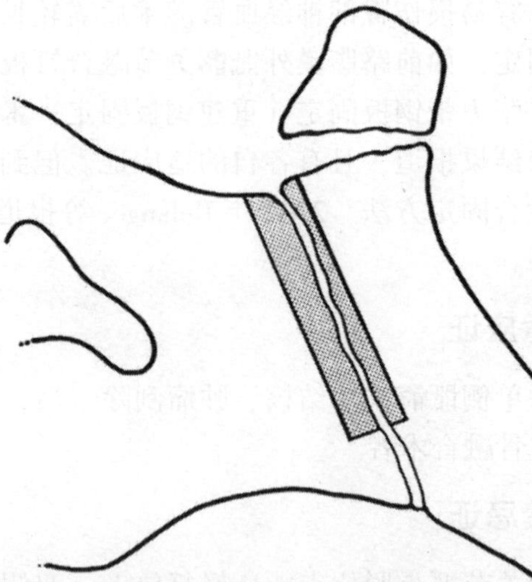

图 8-1-4 截除一三面皮质髂骨块，直达骶髂关节面。刮除暴露的关节面软骨

5. 植入螺钉及植骨　手术侧 S_1 植入椎弓根螺钉，自髂骨后上方内外板间松质骨内朝外下方向植入一 7.5mm×（55~65mm）椎弓根螺钉。注意方向朝坐骨大切迹上方，勿正对该切迹。为安全起见，螺钉长度以达坐骨大切迹上方近侧为妥。将髂骨块剪成长小条形填塞紧骶髂关节间隙。有必要时可在髂嵴后缘取骨植骨。置入棒适度加压情况下旋紧螺母，植骨固定完成（图 8-1-5，图 8-1-6）。

6. 冲洗手术腔，放置引流管后将上翻的竖棘肌瓣翻下及臀大肌肌膜原位对缝合好，手术完毕。

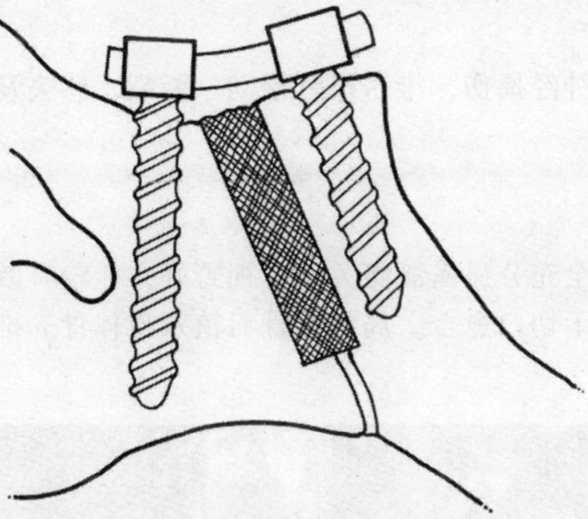

图 8-1-5　骶髂关节内植骨，S_1 椎弓根螺钉及髂骨内外板间螺钉固定

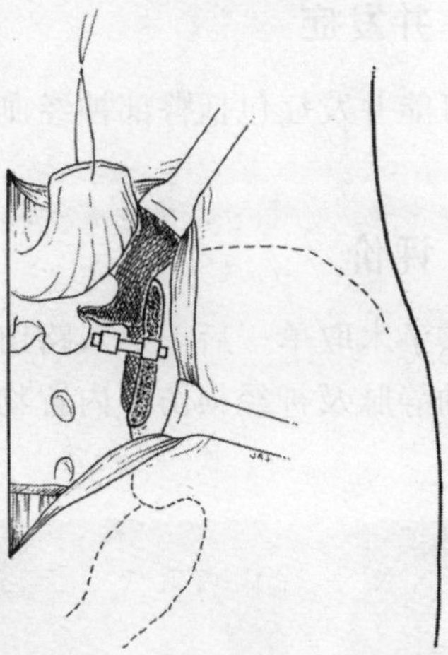

图 8-1-6　连棒于两螺钉间，靠紧骶髂关节

（五）手术难点和注意事项

1. 上翻竖棘肌瓣时，注意原位保留部分竖棘肌及骶骨后正中部分筋膜，以利于关闭切口时原位缝合竖棘肌瓣。

2. 分离外翻臀大肌时，注意操作轻柔，避免过度外翻，以免损伤臀部神经血管，造成难以止住的大出血及神经损伤并发症。

3. 髂骨块凿除及病灶清除时，保留骶髂关节前方软组织，同时避免过分向下分离至坐骨大切迹伤及坐骨神经。

4. 术前准确测量椎弓根直径及到骶骨岬部长度后置入 S_1 椎弓根螺钉，术中在 C 型臂机引导下入钉。确保在内外板间松质骨内置入髂骨板椎弓根钉，方向、长度要合适，避免伤及坐骨神经。

（六）术后处理

24~48h 拔除引流管。抗生素使用至体温正常、血常规检查白细胞正常。卧床、坐轮椅及扶拐免负重 2~3 个月。术后及 3 个月后均复查 X 线片及 CT 扫描，骨融合后方可正常活动及工作。

（七）临床结果

2001 年 Belanger 等报道自 1989 年来 10 年内运用该方法治疗 4 例病人，分别为骶髂关节结核、类风湿关节炎致骶髂关节分离及骶髂关节疼痛疾病。4 例病人均明显疼痛缓解，活动能力得到改善，部分或完全恢复工作。作者运用该方法治疗 2 例患者，取得了较好的疗效。

（八）临床举例

病例：雷××，男，24 岁，左骶髂部疼痛半年就诊。查体：左骶髂部明显压扣痛，骨盆挤压试验及根斯伦氏征（Gaenslen’s sign）均阳性；血沉 60mm/h，X 线片及 CT 均提示溶骨性破坏死骨形成。诊断为左骶髂关节结核。经抗结核治疗后，在腰硬麻下行后正中入路结核病灶清除，单侧椎弓根螺钉固定骶髂关节融合术。术中固定牢靠。术后第 3 天始床上翻身即骶髂疼痛明显较术前改善，术后 7 天床上翻身活动局部疼痛完全消失，术后 2 周坐轮椅。术后 3 个月能正常行走，4 个月恢复术前工作。术后 10 个月复查，疼痛消失，X 线片提示螺钉固定牢靠，植骨融合（图 8-1-7）。

（九）并发症

可能并发症包括臀部神经血管损伤，坐骨神经损伤，椎弓根钉松动、断裂，感染及植骨不融合。

（十）评价

该手术取单一后正中入路切口，较容易安全充分显露骶髂关节，视野好，能较有效避免臀上下动静脉及神经损伤。内置物偏离切口有利于切口愈合。局部截骨后植入自体骨。椎弓根螺

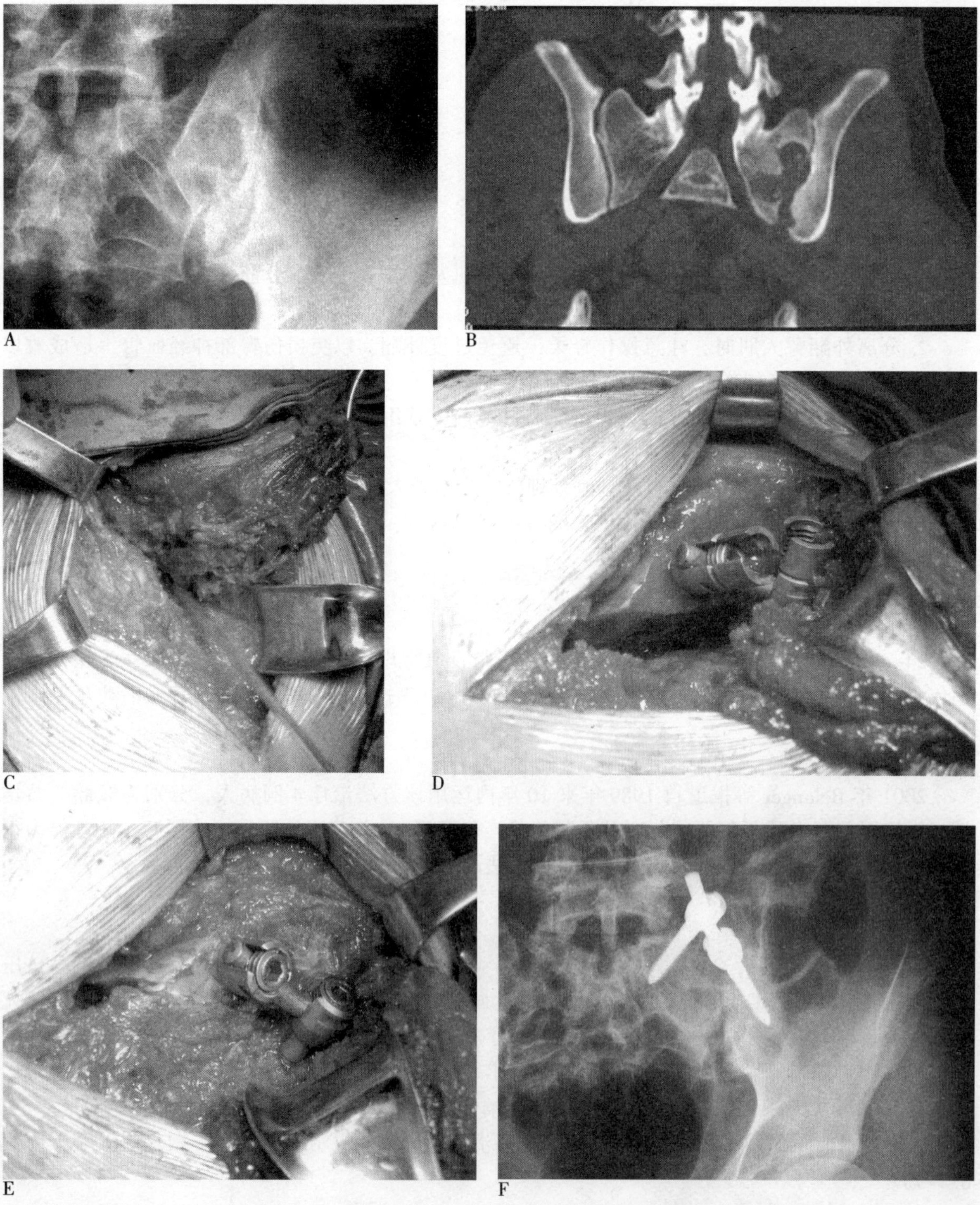

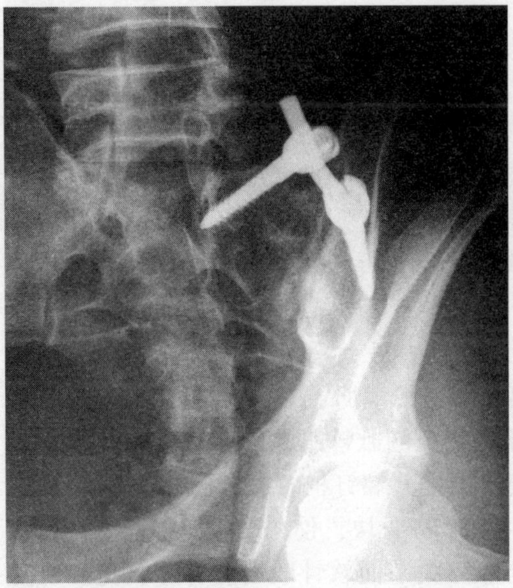

G

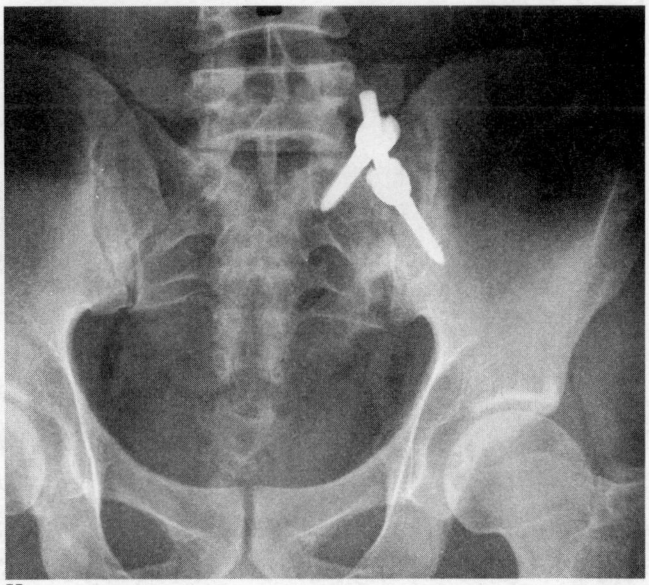

H

图 8-1-7 骶髂关节结核，病灶清除融合固定术。A. 术前正位片；B. 术前 CT 示左骶髂关节破坏；C. 术中翻起肌瓣；D. 骶髂关节病灶清除干净，已固定；E. 骶髂关节植骨；F. 术后正位片；G. 术后 10 个月骶髂关节斜位片，已融合；H. 术后 10 个月正位片。

钉提供坚强内固定有利于植骨融合。

手术者应熟练掌握骶椎椎弓根置入技术及髂骨的臀部解剖。术中需 C 型臂 X 线机透视。当骶髂关节外伤后完全脱位，该方法固定尚欠牢靠。

（王建云　陈立言）

二、骶髂关节骨折脱位双侧 S_1 椎弓根钉加 Galveston 技术复位固定术

（一）设计思路

骶髂关节骨折脱位在骨盆骨折分型中为 Tile C 型骨折，常合并耻骨或坐骨或耻骨联合骨折分离。存在旋转及垂直方向的不稳定型骨折，绝大多数需手术复位固定。早期固定应用拉力螺钉、重建钢板或骶骨棒等。这些固定方法存在复位不理想、固定稳定性差及神经损伤等各种弊端。1977 年，Galveston 技术问世,早期 Galveston 技术是为解决高位截瘫或麻痹性腰瘫所致的脊柱侧弯或腰前突，病人不用支具能维持坐姿而设计的腰椎与骨盆融合技术。后来发展应用于各种钉棒板等多种内固定系统，把这些将腰椎与骨盆髂骨板融合固定技术统称为 Galveston 技术。1992 年 Va Savage 等报道应用 Galveston 技术治疗骶髂关节脱位效果良好。2000 年 Abumi 等采用 Galveston 技术结合 ISOLA 系统治疗骶髂关节脱位取得成功，认为此方法优于其他内固定技术。但他将 ISOLA 棒插入髂骨内外板之间，易引起松动且抗提拉力小。2004 年校佰平等应用骶骨钉加髂骨钉治疗骶髂关节骨折脱位，取得满意效果。

（二）适应证

各种外伤所致的骶髂关节复合体的骨折脱位需复位固定者，肿瘤切除后造成骶髂关节明显不稳或分离者。

（三）禁忌证

全身脏器功能极差难以耐受麻醉或手术者。

（四）手术操作

1. 该手术应在充分做好术前准备的前提下进行，包括骨折脱位严重者应入院后即予以股骨下段牵引或 Ganz C 型钳固定骨盆，约 5~7 天后全身状况好转后手术。行气管插管全麻或腰硬联合麻，取俯卧位（合并有耻骨联合分离>1cm、耻骨支或坐骨支骨折者则先仰卧位切开复位重建钢板内固定）。

2. 切口　取经过 S_1 棘突的横行直切口切开皮肤，止于伤侧髂后上嵴上外侧。

3. 骶骨及骶髂关节显露　骶棘肌内外侧骨膜下剥离，悬空骶棘肌，寻找确定 S_1 椎弓根钉植入点以及显露髂骨肌骶髂关节后部，若显露不清则横行切断两侧骶棘肌并向上方反转；将臀大肌的髂嵴附着部剥离开，显露髂骨翼的后侧部分，以便于确定其螺钉植入的方向；于 S_1 椎弓根螺钉植入点外下方之髂后上嵴上方部髂嵴切除一宽、深各 1.5cm 骨块，使之形成一骨槽以便植入髂骨板间螺钉，同时骨块留作植骨用，清除骨折脱位的骶髂关节面软骨取出碎骨片以免影响复位。

4. 螺钉及棒的植入　S_1 椎体按常规技术放入椎弓根螺钉，向内侧倾斜至骶骨岬，正侧位透视以确定其方向位置的准确性，两侧 S_1 各植入一枚螺钉。显露髂骨外板，探测其方向以确定螺钉的方向，一般位于坐骨大孔上前方，于髂骨翼内外板间依此方向用椎弓根开路器作一孔道并植入 7.5mm×（7~8cm）螺钉（图 8-1-8）。将棒预弯，根据需要弯成适合的角度。髂骨螺钉与骶骨螺钉的连接也可用连接器，方便连接。

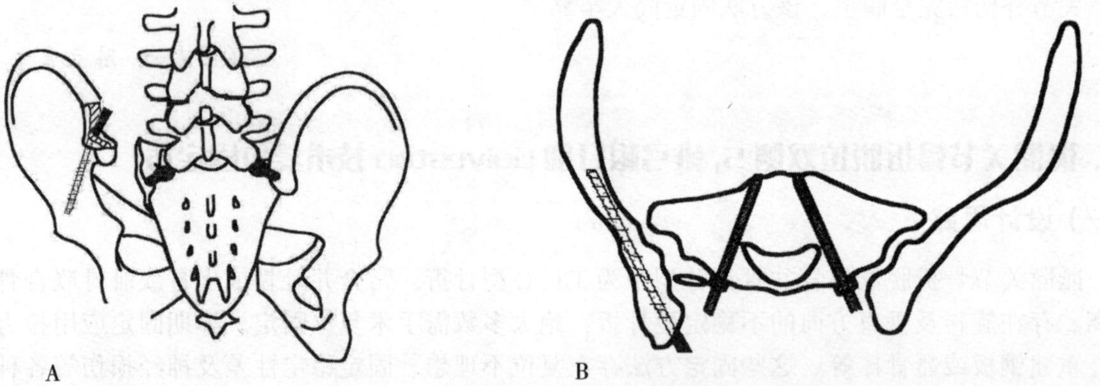

图 8-1-8　植入骶骨与髂骨螺钉。A. 后前位观；B. 横断面观。

5. 复位、固定　利用骨盆骨折及骶髂关节复位器予以牵拉、撬拨、挤压等方法复位骶髂关节的垂直及旋转移位。还可利用棒的力量来帮助骶髂关节复位（图 8-1-9），维持复位并用螺钉连接器将棒与螺钉连接，类似于 Galveston 技术。对于单侧骶髂关节骨折脱位，用 3 枚螺钉连接棒固定一侧骶髂关节（图 8-1-10），双侧则用 4 枚螺钉连接棒固定双侧骶髂关节。如果骶髂关节间隙较大，则于 2 个椎弓根螺钉与髂骨板螺钉间施加压力以使其闭合。

6. 将切取的髂骨块植入骶髂关节缝隙及骨槽中，缝合切断的脊柱侧方肌肉，放置引流管，常规关闭切口。

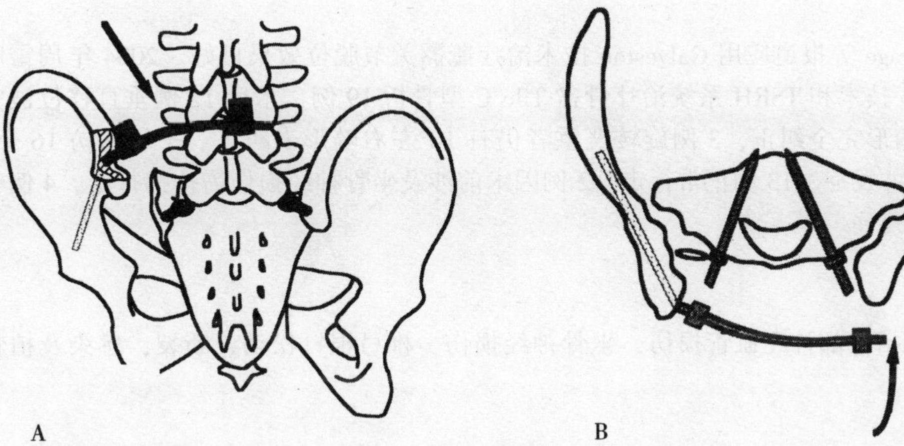

图 8–1–9　利用棒的力量复位骶髂关节。A. 后前位观；B. 横断面观。

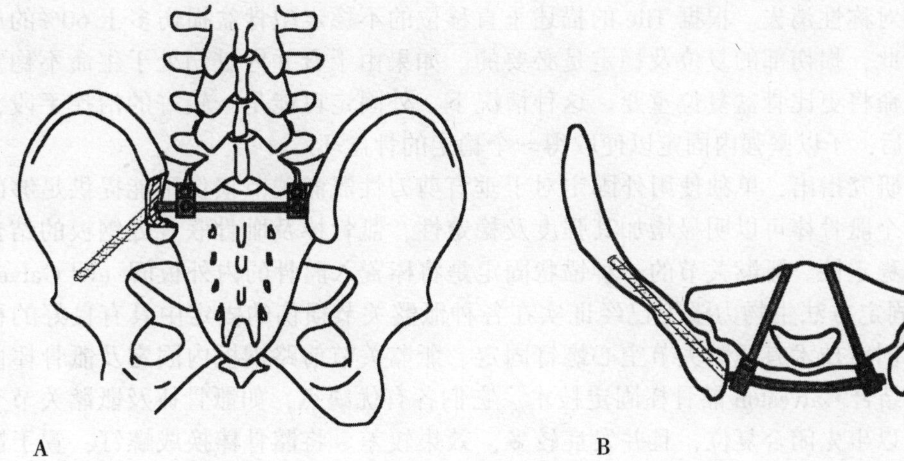

图 8–1–10　骶髂关节复位固定后。A. 后前位观；B. 横断面观。

（五）手术难点和注意事项

1. 合并有耻骨联合分离>1cm、耻骨支或坐骨支骨折者必须注意先仰卧位切开复位重建钢板内固定后再行后路手术。

2. 分离外翻臀大肌时注意操作轻柔，避免过度外翻，以免损伤臀部神经、血管造成难以止住的大出血及神经损伤并发症。

3. 髂骨块凿除时保留骶髂关节前方软组织，同时避免过分向下分离至坐骨大切迹伤及坐骨神经。

4. 术前准确测量椎弓根直径及到骶骨岬部长度后置入 S_1 椎弓根螺钉，术中在 C 型臂 X 线机引导下入钉。确保在内外板间松质骨内置入髂骨板椎弓根钉，且方向、长度合适，避免伤及坐骨神经。

（六）术后处理

24~48h 拔除引流管。抗生素使用至体温正常，血常规检查白细胞正常。卧床、坐轮椅或扶拐免负重 2~3 个月。术后行骨盆正位、入口位、出口位 X 线摄片观察评估复位情况。3 个月复查 X 线片甚至 CT 扫描检查复位维持及骨融合情况，骨融合后方可正常活动及工作。

（七）临床结果

1992年 Va Savage 等报道应用 Galveston 技术治疗骶髂关节脱位效果良好。2004 年周雷明等报道联合 Galveston 技术和 TSRH 系统治疗骨盆 Tile C 型骨折 19 例，术后 12 例垂直移位被完全复位，15 例旋转畸形完全纠正，3 例旋转严重者仍有 10°左右畸形未纠正。平均随访 16 个月，无任何与手术有关并发症。13 例正常行走，2 例因术前涉及坐骨神经损伤需扶拐行走，4 例行走或负重手术区轻度疼痛。

（八）并发症

可能并发症包括臀部神经血管损伤，坐骨神经损伤，椎弓根钉松动、断裂，感染及植骨不融合。

（九）评价

骨盆是一个环形结构，不断接受日常生活活动的刺激而获得一个较好的机械强度。各种骨盆环损伤中，骶髂关节骨折脱位是最不稳定的。在此损伤类型中，骨盆垂直及旋转不稳定通常存在着骨盆环两侧对称性消失。根据 Tile 的描述垂直移位的不稳定型骨盆损伤多于 60%的患者有持续性疼痛。因此，损伤部的复位及稳定是必要的。如果由于合并内脏伤处于生命不稳定的状态，那么抢救生命将更比骨盆复位重要。这种情况下，外固定可能是一较好的治疗手段，当患者生命体征平稳后，予以坚强内固定以便取得一个稳定的骨盆环。

许多生物力学研究指出，单独使用外固定对于垂直剪刀性骶髂关节损伤不能提供足够的稳定性，如果增加一个骶骨棒可以明显增加其强度及稳定性，骶骨棒及耻骨联合处钢板的结合使用同样可以增加其稳定性。骶髂关节的一种锚状固定是将棒置入髂骨的内外板间（即 Galveston 技术），这一锚状固定方法生物力学上已经证实在各种骶髂关节损伤的固定中具有良好的稳定性。目前常用的内固定技术有骶髂关节空心螺钉固定、骶髂关节前路钢板内固定及骶骨棒内固定、S_1 椎弓根螺钉结合 Galveston 髂骨棒固定技术。它们各有优缺点，如骶骨棒及骶髂关节空心螺钉固定，必须予以事先闭合复位，且并发症较多，效果较差。将髂骨棒换成螺钉，置于髂骨内外板之间，具有以下优势：①螺钉抗拔出力大于髂骨棒；②螺钉在髂骨内的稳定性较髂骨棒好；③螺钉的置入及与骶骨椎弓根螺钉的连接远较髂骨棒灵活方便；④脱位之骶髂关节更易于利用器械进行充分的复位；⑤远期效果的维持好于髂骨棒。

但要强调的是这一手术必须有手术前骨牵引下基本的复位并予以牵引维持。同时这一内固定组合在合并垂直及旋转移位的骶髂关节脱位治疗中是非常有价值的。有关髂骨螺钉在固定中的生物力学及手术后骶髂关节的稳定性尚需进一步研究。

（王建云　陈立言）

第二节　骶椎前后路联合手术

前后路联合入路全骶椎切除重建术

（一）设计思路

当脊柱肿瘤的病变主要位于脊柱的前中柱结构，病灶清除后，前中柱的稳定性丧失，前路病灶清除植骨并一期前路钢板内固定可恢复椎体间高度和脊柱解剖序列，稳定脊柱，促进植骨早日融合，为骶椎以上肿瘤手术的首选术式。

骶骨肿瘤的手术却具有特殊性。首先，骶骨肿瘤特别是涉及第一骶椎的肿瘤，过去由于重建骶髂关节困难以及过于强调避免骶神经损伤所导致的大小便功能障碍，常采用保留第一骶椎的肿瘤囊内刮除或边缘性手术，肿瘤难以清除彻底，出现反复肿瘤局部多处复发，最终仍出现下肢和大小便功能障碍以及难以清除的复发肿瘤。全骶椎切除可以达到肿瘤边缘切除或较广泛切除的效果，减少复发的机会。其次，骶椎与两侧髂骨形成的特殊解剖结构——骶髂关节，是体重传导下肢的转折点，而且骨结构连接特殊，前路行单侧钢板内固定难以达到承重传导的力学要求及前路椎体钢板的安装要求。因此，需采用经后路双侧钉棒内固定系统，固定第 4、第 5 腰椎及髂骨。最后，骶骨肿瘤常突出于盆腔，血供丰富，邻近前方的输尿管及髂血管。前后路联合入路提高手术切除的彻底性及安全性，同时重建了脊柱的稳定性。

（二）适应证

①原发的骨肿瘤破坏骶骨大部分特别涉及第 1 骶骨，如脊索瘤、神经纤维瘤、骨巨细胞瘤等低度恶性和良性肿瘤；②恶性骨肿瘤如尤文肉瘤、恶性淋巴瘤、高分化软骨肉瘤等恶性骨肿瘤需经过放疗及化疗，病情控制后酌情手术；③单发的骶骨转移癌可先行肿瘤边缘切除，术后及时进行放疗与化疗。

（三）禁忌证

肝、肾功能衰竭及心功能不能耐受手术者；全身多处转移伴恶液质。

（四）手术步骤

1. 麻醉与体位　气管内插管全身麻醉。建立颈内静脉通道以备快速补液。开放 2 个上肢静脉，连接加压输血器者应使用粗套管针、静脉切开或锁骨下静脉穿刺。有条件者可行中心静脉压及血氧饱和度监测。患者侧卧位，破坏严重的一侧在上（图 8-2-1）。若肿瘤巨大突向前方，需行膀胱镜下输尿管导管插管。

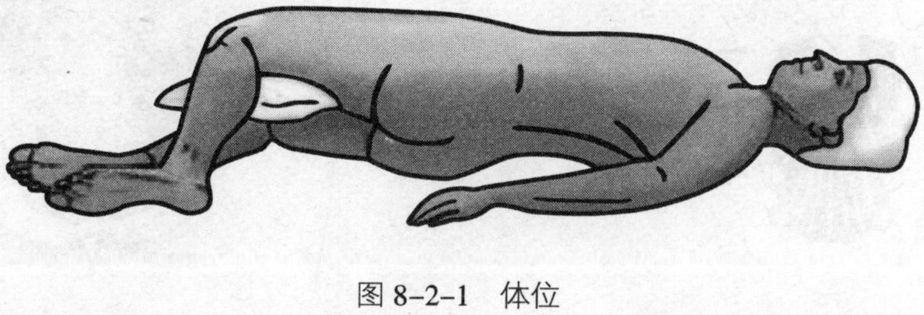

图 8-2-1　体位

2. 切口　前方大麦氏切口，起自肋缘外方，向内下，经麦氏点止于耻骨结节外上方。后方“工”形切口，S_1~S_5 后正中纵切口，从 S_1 棘突向两侧髂嵴做横切口，从 S_5 沿臀大肌纤维向两侧做切口（图 8-2-2）。

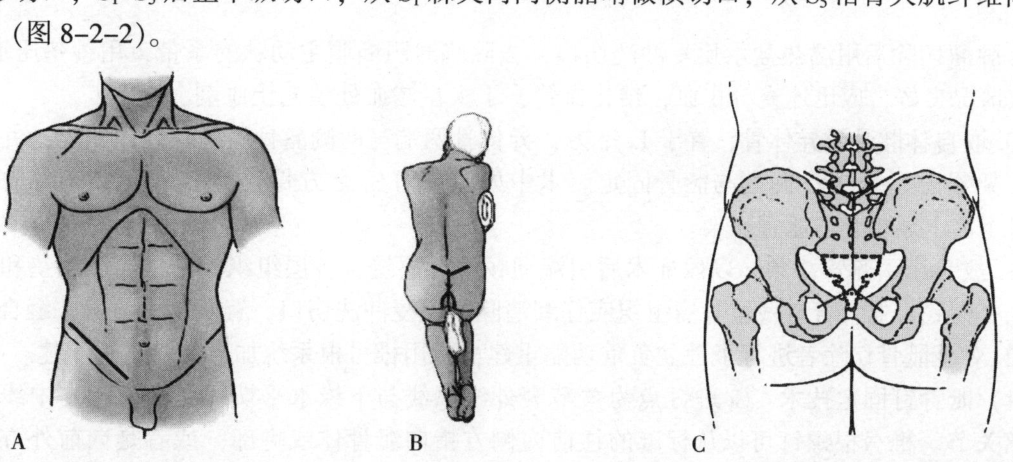

图 8-2-2　切口。A. 前路切口；B，C. 后路切口。

3. 从前方切口进入，切开腹壁 3 层肌肉，推开腹主动脉、下腔静脉、髂总动静脉、髂内、外动静脉，在牵开的腹膜侧到输尿管予以保护。通过前方切口可探查肿瘤前方，结扎同侧髂内动脉；暂时阻断腹主动脉。每小时开放一次；如肿瘤与动脉粘连紧密，则进行分离，并用纱布填塞止血及与肿瘤隔开，以防在后方切取肿瘤时损伤血管造成大出血。

4. 在后方“工”形切口切开皮肤、皮下组织，向两侧翻开臀大肌肌皮瓣，显露髂后上下嵴及骶髂关节髂骨的外侧面和骶棘肌。沿骶部“工”字形切开分离附着于骶尾骨的肌肉和韧带，暴露肿瘤后壁。沿 L_5 至末节尾椎作后路纵形切口，逐层切开皮肤及皮下组织、臀大肌、梨状肌、骶骨结节韧带，从瘤体两侧向前钝性剥离至骶前，暴露瘤体，然后打开椎管，游离马尾和骶神经根。

5. 切开骶棘肌在 S_3~S_4 背侧和髂骨翼后部的止点，向上翻起骶棘肌显露上部骶骨与肿瘤的背侧面。

6. 在切口的下方找到尾骨，切断其两侧和向下的韧带，游离肿瘤下方，钝性分离肿瘤前方并填入纱布止血，分别切断两侧的骶结节韧带、骶棘韧带和梨状肌。在骶髂关节的下缘、梨状肌的上缘内前方可触及一条索，为 S_3 神经，应予保护。

7. 根据需要用骨刀切除两侧骶髂关节的下部髂骨，显露骶骨耳状面或肿瘤的外侧。

8. 打开骶管，找到脊膜囊和骶神经根，游离 S_1~S_3 神经（图 8–2–3），清除神经周围的肿瘤组织，尽力保护 S_1~S_3 神经的连续性。再由尾骨向上，沿骶尾骨两侧及前面分离至肿瘤下缘与腹部切口填塞的纱布会合。肿瘤完全游离后在相应平面截断骶骨，连同肿瘤与骶骨一并切除（图 8–2–4）。

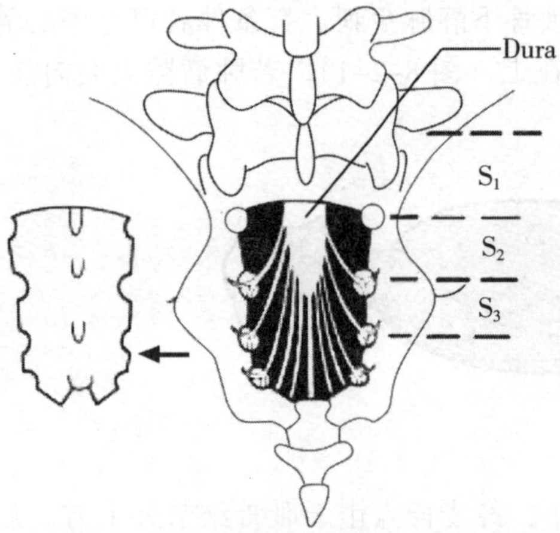

图 8–2–3　打开骶管，游离 S_1~S_3 神经

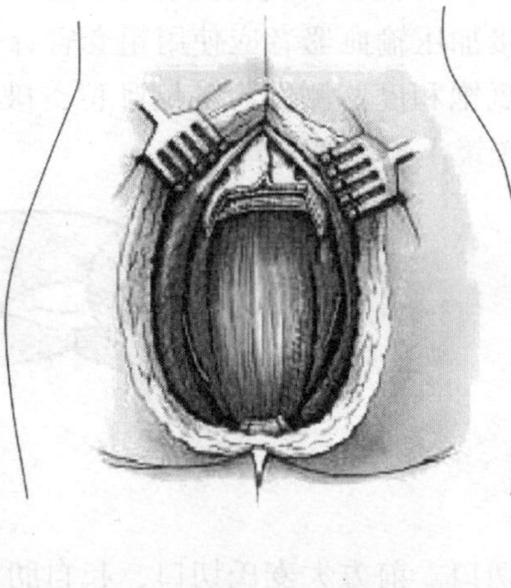
图 8–2–4　连同肿瘤与骶骨一并切除

9. 肿瘤切除后用温热盐水反复冲洗伤口，去除临时阻断腹主动脉的系带，用纱垫压迫伤口，若病人情况良好，应迅速充分止血，结扎血管，于大量渗血处填充止血剂。

10. 取自体髂骨或异体骨，置于 L_5 下方，异体骨两端与两侧髂骨用螺丝钉内固定，并用金属骶骨支架置于 L_5 下方，两端与髂骨固定。术中如能保留 S_1 上方骨壳及 L_5 和两侧髂骨的韧带连接，可不需上述植骨与骶骨支架。

11. 放负压引流管 2 条，以保证术后引流通畅，逐层缝合各层组织，用纱布、棉垫和腹带加压包扎。彻底止血，若有残留肿瘤组织应仔细清除，反复冲洗伤口，置负压引流管，缝合切口。

12. 对全骶骨切除者进行了骨盆负重功能重建，应用椎弓根系统加异体骨进行重建。

(1) 骶骨钉固定技术　S_1 进钉点为关节突外缘纵线与下缘水平切线交点，指向中线或平行于骶髂关节。椎弓根螺钉可以从标准的往前内侧方指向骶骨体或岬部，或者是向前外方进入骶骨翼。Edwards 发现骶骨螺钉在 S_1 处的植入角度在前内侧 25°，或者在骶骨翼外侧成角 35°具有最大的拔出力量。Mirkovic 使用椎弓根螺钉通过骶骨前后两面骨皮质以增强固定时，判定 S_1 螺钉放置有 2 个安全区域，其中前内侧最为安全。

（2）下腰椎固定钉技术　按 Weinstein 法确定进钉点，采用小刮匙或钝头椎弓根探针在定位针刺穿骨皮质后轻轻旋转刮入约 2.5cm 后检查四壁为骨皮质，再用椎弓根探针按照测定的内倾角和尾倾角钻入，并在 CT 和 MRI 片上测定椎弓根钉的直径和长度，椎弓根探针轻轻探入，不能穿破骨皮质，在通过椎弓根基底部时较狭窄，要用钝头探针或小刮匙慢慢通过进入椎体后有突破感，然后用细探针探查底部为实性即进入椎体，这时要调整内倾角和尾倾角。每个椎体的定位方法都有其特殊性，有时需几种方法互相检验，在 L_4~L_5 则选择在"人"字凹的顶点进入。其次，根据在正位 X 线片上两侧椎弓根的卵圆形投影与横突及小关节突之间的关系，进一步确定椎弓根的位置。

（五）手术难点及注意事项

1. 手术成功的要点　①充分的肠道准备。②备血 3 000~5 000mL，尽可能用新鲜血。③合理的麻醉，必要时控制性低血压，全面的麻醉监测。④建立锁骨下静脉或颈内静脉输液通道。⑤对于可能大出血的病例，术前行动脉栓塞，或术中双侧髂内动脉结扎，骶中动脉缝扎，必要时临时阻断腹主动脉以减少出血。⑥在肿瘤尚未充分游离之前，不要贸然切开肿瘤进入肿瘤内，以避免肿瘤扩散污染周围组织及减少出血。⑦减少术中出血，特别是注意盆腔壁血管及骶前静脉丛出血，避免损伤髂部血管和输尿管，同时要保持腰髂韧带、长短骶髂韧带完整，避免损伤腹膜及臀上血管和神经。⑧尽量保留 S_1~S_2 神经以便保留正常的大小便功能。⑨对全骶骨切除者进行了骨盆负重功能重建，应用椎弓根系统加植骨进行重建。⑩术后加强生命体征和血氧饱和度等监测，平稳后多采取侧卧位防止皮肤坏死。⑪保持水、电解质及酸碱平衡，给予抗生素、止血剂及全身支持等治疗。

2. 手术难点

（1）骶前区空间小，显露困难，加之局部解剖不清或分离困难、肿瘤较大、侵犯或粘连紧密等因素，术中分离时易造成骶前静脉丛出血、直肠损伤及输尿管损伤，需特别注意，一旦发生需要妥善处理。

骶前静脉丛出血，切忌盲目钳夹。为避免其发生，分离骶前时应在直肠固有筋膜与骶前筋膜间分离，视野清楚时行锐性分离，后下方以手指分离，不可强行撕断，有粘连不易分离时宜钳夹切断结扎。

（2）骶神经分离及保留　切除骶骨椎板，解剖出双侧 S_1~S_3 神经根，再向瘤体进行分离，对于被推压至包膜边缘的神经行锐性分离，而被肿瘤包裹的神经确定难以分离才能切断，但至少保留双侧 S_1 及单侧 S_2 神经才可保留正常的大小便功能。

（3）钉棒系统的固定　髂骨钉固定及下腰椎固定钉技术中，进钉点选择、进钉方向及钉的长度粗细是稳固固定的关键。

（4）植骨融合　取自体髂骨或异体骨，置于 L_5 下方与两侧髂骨固定，以达到最终骨性融合稳定。

（六）术后处理

①手术前 2h 静脉输入有效抗生素，可大大减少术后减染。术后继续给予大量抗生素并密切观察体温、血常规和伤口情况。②根据中心静脉压、血红蛋白、血细胞比容、伤口引流量决定术后输血与输液量。加强营养支持。③术后病人仰卧位，定时监测血压、脉搏、呼吸或使用心电监测仪。待血压、脉搏、呼吸平稳后改为侧卧位，以防伤口边缘坏死。一般术后卧床 2 周。④监测血氧饱和度、血气分析、二氧化碳结合力和肾功能，定时吸氧和维持酸碱平衡。⑤根据

每天检测的钾、钠、氯结果，补充电解质。大量失血输血的病人，术后钾离子不一定增高，有时降低，必须及时补充。⑥术后 2 周拆线，S_1 大部完整未破坏者术后 10~14 天开始下地活动。骶骨全切或次全切除者术后 4~6 周下床活动。加强功能锻炼。⑦定期复查。

(七) 临床结果

Wuisman 等对 9 例患者的肿瘤研究和功能预后进行了回顾分析。9 例患者年龄为 17~70 岁，均接受了全骶骨切除术（3 例通过 L_5，6 例通过 L_5~S_1）。9 例中，组织学诊断骨肉瘤（1 例）、巨细胞瘤（2 例）、软骨肉瘤（2 例）、脊索瘤（4 例）。2 例行病损内切除（巨细胞瘤），1 例行边缘切除，6 例病人行广泛切除（1 例术中污染）。2 例用聚甲基丙二酸盐行重建术，1 例用螺丝和夹板固定，1 例用定制仪器固定。5 例没有进行重建术。5 例出现伤口并发症（45.5%），其中 1 例伤口裂开，2 例深部感染；该 5 例均行二次手术治疗。另外，1 例出现腹部疝，1 例出现背部疝；仅腹部疝修补成功。1 例出现深静脉栓塞，经抗凝剂治疗。3 例分别在术后 14 个月、18 个月和 50 个月死亡。1 例因肺癌及广泛转移死亡，2 例因局部复发和转移死亡。1 例骨巨细胞瘤患者单侧肺转移，病灶切除后 90 个月无复发。平均随访 73 个月（30~120 个月），6 例未出现症状。

(八) 临床举例

病例 1：何某，女，35 岁，排大便困难一年，骶骨疼痛 10 个月入院。查体：骶尾部扣痛，直肠指检发现骶前肿物，压痛。X 线及 MRI 显示侵及 S_1 的肿瘤。穿刺病理活检是脊索瘤。手术行全骶椎脊索瘤切除、L_5 椎弓根钉及髂骨钉固定（图 8-2-5）。

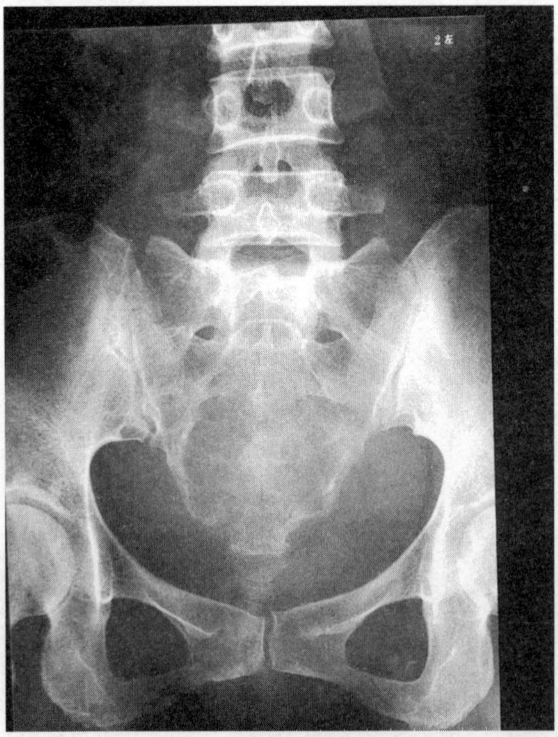

A

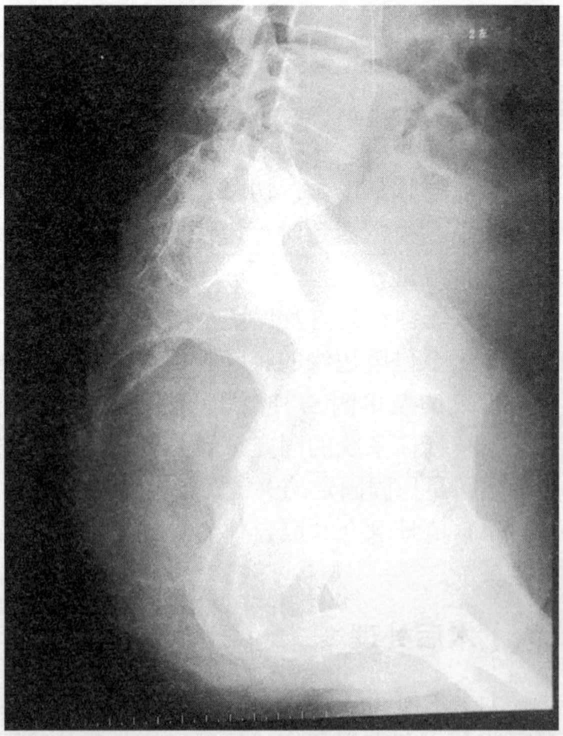

B

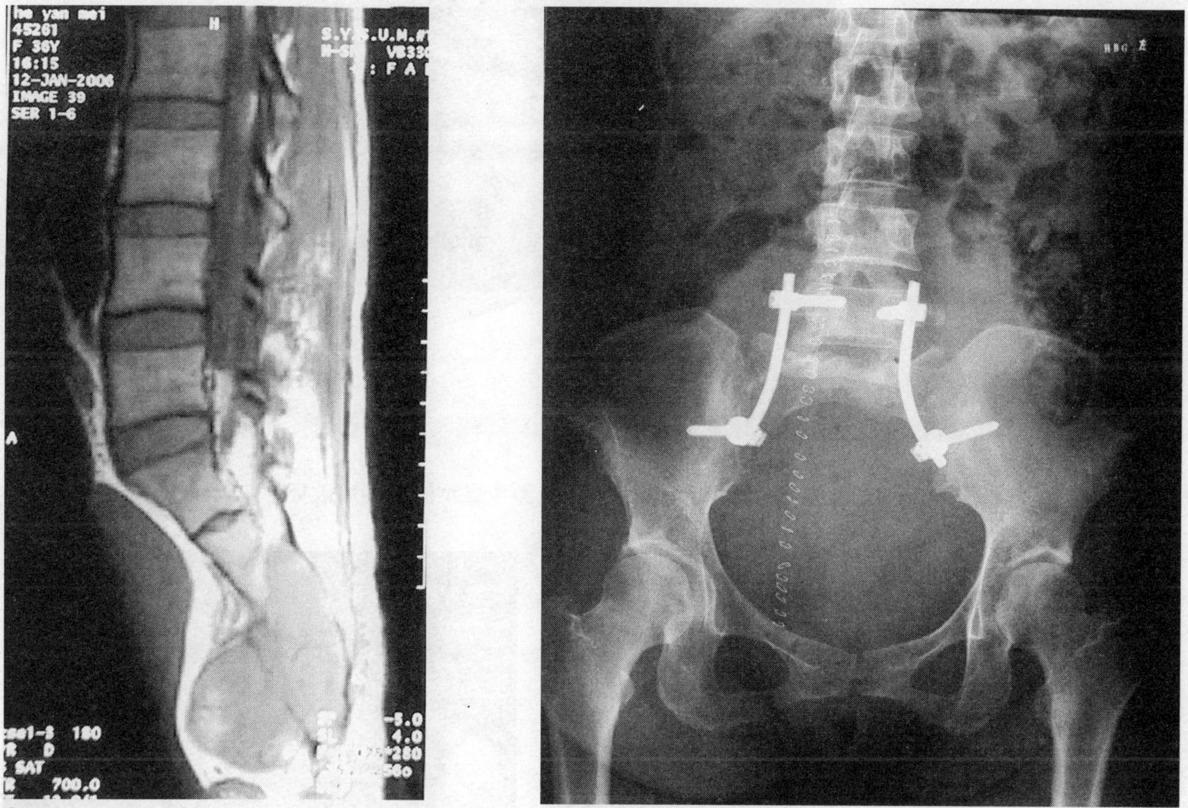

C　D

图 8-2-5　前后路联合全骶骨肿瘤切除重建。A，B，C. 术前影像显示骶椎肿瘤破坏；D. 术中骶椎全切除与重建。

病例 2：梁某，女，19 岁，腰骶部肿痛伴右下肢疼痛无力 3 个月入院。查体：右骶前 10cm×10cm 肿物，质硬，边界不清，固定，压痛，右足背以下感觉减退，右下肢肌力Ⅳ级，右膝踝反射减弱。穿刺病理结果：骨巨细胞瘤（Ⅰ级）。手术行前后路联合全骶骨肿瘤切除术+L_4~L_5 椎弓根钉及髂骨钉固定（图 8-2-6）。

病例 3：陈某，男，15 岁，骶尾部疼痛活动受限 11 天。11 天前不慎跌倒后，骶尾部疼痛并下肢放射痛，入院前疼痛剧烈，行走不便及大小便失禁，当地医院 CT 检查示骶尾部肿瘤。查体：骶尾部稍肿，压痛明显，右下肢肌力Ⅳ级，感觉存在，病理反射未引出，鞍区麻木。穿刺病理结果示神经鞘瘤。手术行后入路全骶骨及肿瘤切除，L_4~L_5 椎弓根钉及髂骨钉固定（图 8-2-7）。

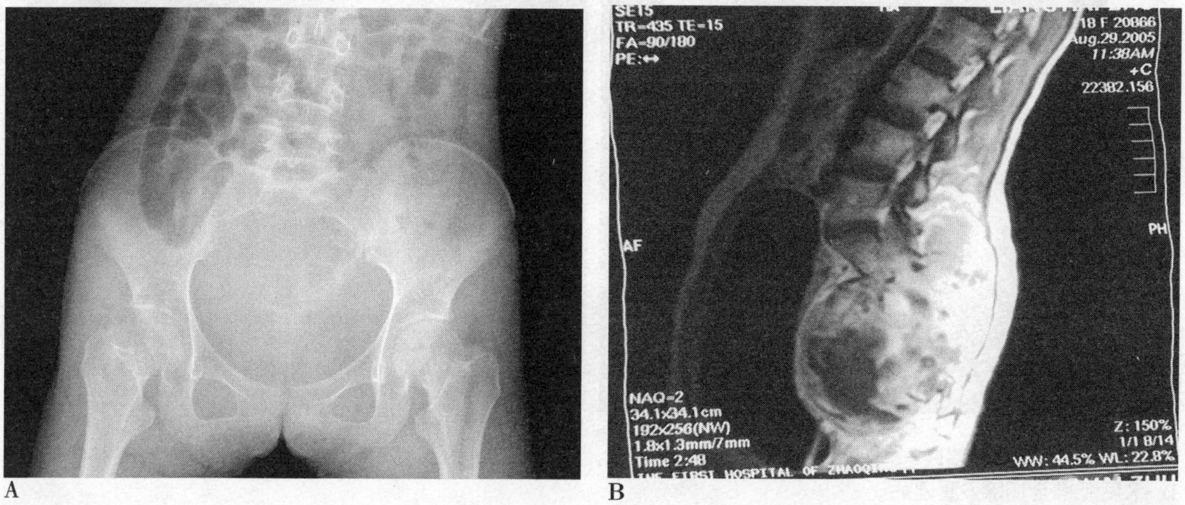

A　B

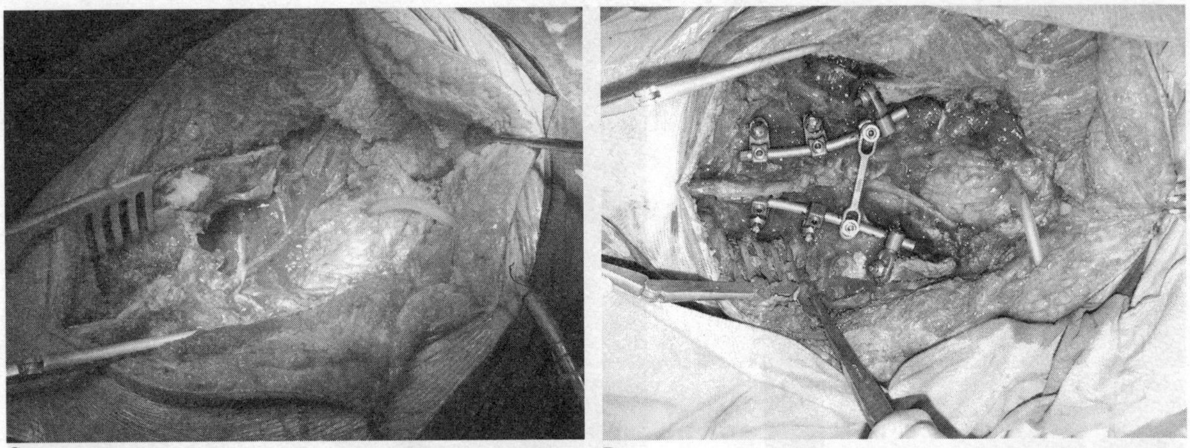

C D

图 8-2-6　前后路联合全骶骨肿瘤切除重建。A~B. 术前影像显示骶椎肿瘤破坏；C. 术中骶椎全切除后；D. 重建后。

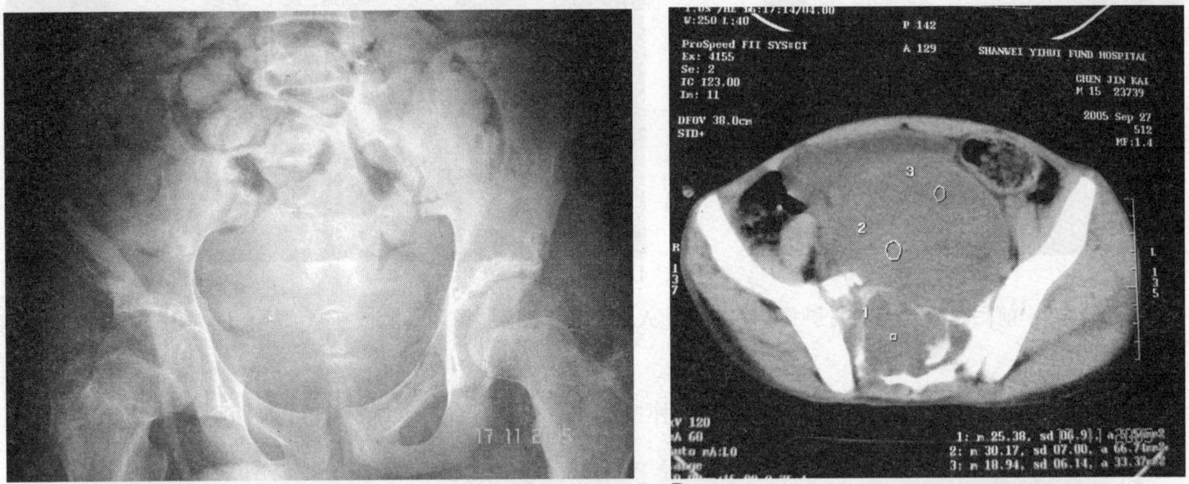

A B

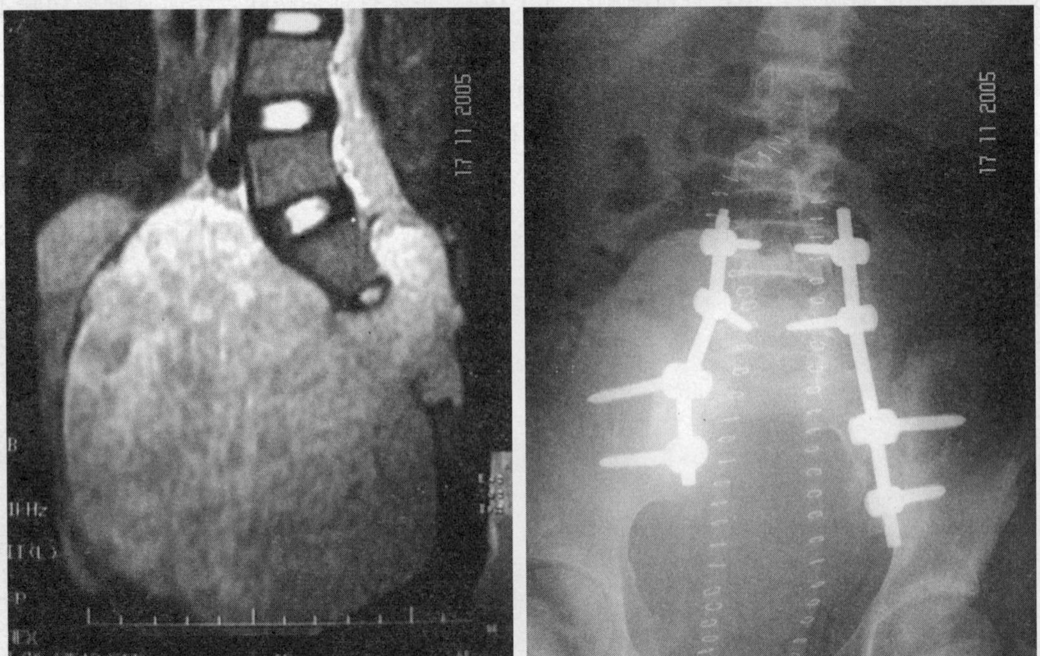

C D

图 8-2-7　前后路联合全骶骨肿瘤切除重建。A，B，C. 术前影像（X 线片、CT、MRI）；显示骶椎肿瘤破坏；D. 术后骶椎全切除及重建后。

（九）并发症

1. 切口皮缘坏死和皮下血肿。

2. 骶前静脉丛出血　骶前区空间小，显露困难，加之局部解剖不清或分离困难、肿瘤较大、侵犯或粘连紧密等因素，术中分离时易造成骶前静脉丛出血。出现骶前静脉丛出血时，应用油纱条堵塞压迫出血，术后第 3 天起逐日取出油纱条，到第 7 天全部拉出油纱条，可以取得满意止血效果。骶前静脉丛出血，切忌盲目钳夹。为避免其发生，分离骶前时应在直肠固有筋膜与骶前筋膜间分离，视野清楚时行锐性分离，后下方以手指分离，有粘连不易分离时宜钳夹切断结扎。

3. 脑脊液漏。

4. 直肠损伤　2%~5%的此类手术出现直肠损伤，均及时缝合修补，故术前需行肠道准备。

5. 输尿管损伤　术中需注意输尿管损伤，一旦发现应予吻合或修补。经骶尾路径可同时切除尾骨及 S_4~S_5，可以较好地显露中下直肠、骶前下部及会阴，手术空间较大，便于直视下操作，在切除 S_4~S_5 时，应注意避免损伤骶丛神经以减少术后可能出现的顽固性尿潴留。Samson 等指出，如术中保留两侧 S_2 神经，50%患者仅可部分恢复括约肌功能，不需导尿,不会出现尿失禁；如果再保留一侧 S_3 神经，多数患者可有控制大小便功能。手术时，在瘤体中仔细分离 S_2、S_3 神经并保留之，经随访多数患者于术后 3~6 个月基本恢复大小便功能。

6. 肿瘤复发或转移　手术入路能增加术野显露，对减少损伤及完整切除肿瘤十分重要。根据肿块的位置、大小和恶性程度可选择入路切除。对于原发性良性肿瘤复发率很低（1.8%~9.6%），可再次手术；恶性肿瘤 5 年内复发率 56.8%。

7. 滑脱。

8. 伤口愈合不良。

（十）评价

1. 肿瘤切除的彻底性　国内学者对于侵及 S_1 肿瘤的手术，多采用囊内刮除以部分保存 S_1 及骶神经，这虽可保留大小便和双下肢的功能，但骶骨肿瘤多为脊索瘤与骨巨细胞瘤等中度恶性肿瘤，囊内手术复发率高，若首次切除不彻底，难免出现多次复发，而且最终出现难以再手术的局面，病者生活质量差，心理及经济负担重，常在数年内面临多次手术的打击，结局仍出现大小便失禁及双下肢行走障碍。全骶椎切除能达到边缘切除的效果，符合骨肿瘤手术的原则。

2. 骶神经的保留与术后功能　从骶骨穿出的骶尾神经与 L_4~L_5 干构成骶丛，支配着盆腔脏器和双下肢，手术保留了 S_1~S_3 神经，术后双下肢可获得正常感觉和运动。膀胱与肛门括约肌由 S_2~S_4 神经发出的阴部神经和骶部的交感、副交感神经共同支配，保留 S_1~S_2 神经，有 50%病人出现大小便失禁。我们的经验是保留 S_1~S_2 神经有 90%以上的病人获得正常大小便功能；保留 S_1 神经的病人不会出现大小便失禁，但可能出现小便费力及大便稍困难；S_4~S_5 神经丧失会引起会阴部感觉障碍，部分男性病人有暂时的性功能障碍。

3. 后路钉棒系统固定及植骨能保证稳定的骨盆与椎体支撑，并通过瘢痕组织加强腰骶部的长期稳定性，术后下肢行走基本正常。

4. 全骶骨肿瘤的切除术是一个须仔细筹划及准备的手术。骶骨肿瘤位于腰椎和两髂骨之间，血运极丰富，外科切除因手术大、显露难、出血多、危险性大、并发症多、死亡率高，过去常被视为禁区。近年来经国内同行的不断探索及手术技术和内固定器械的改良得以逐渐开展。设法减少术中出血、及时输血是渡过手术危险的关键。减少出血的方法有：①结扎患侧髂内动脉，暂时阻断腹主动脉；②使用电刀、电凝，缩短手术时间；③先做出血少的步骤，如游离肿瘤四周；后做出血多的步骤，如分块切除肿瘤；④手术开始出血较少可输入适量液体，扩充血容量，分块切除肿瘤游离神经时出血多则快速输血，出现严重休克时，用加压输血器快速加压 10 min 可以输入 100mL 血。

总之，前后路联合入路全骶椎切除重建术治疗骶椎肿瘤疗效确切，具有优越性。

（黄 纲 靳 松）

参考文献

1 校佰平，徐荣明，马维虎，等. 骶椎弓根钉结合髂骨板间螺钉固定技术治疗骶髂关节骨折脱位的临床探索. 枢法模之友，2005，3（7）：32~36

2 Belanger TD，Dall BE. Sacroiliac arthrodesis using a posterior midline fascial splitting approach and pedicle screw instrumentation: a new technique. J spinal disord，2001，14（2）：118~124

3 Cecil ML， Rollins JR，Ebraheim NA，et al. Projection of the S_2 pedicle onto the posterolateral surface of the ilium. A technique for lag screw fixation of sacral fractures of sacroiliac joint dislocations. Spine，1996，21（7）：875~878

4 Tile M. Pelvic ring fracture: should they be fixed? J Bone Joint Surg （Br），1998，70：1

5 Va Savage JG, Dahuers LE, Reuner JB, et al. Fracture-dislocation of the lumbosacral spine, case report and review of the literature. J Trauma, 1992，33：779

6 Abumi K, Saito M, Lida T, et al. Reduction and fixation of sacroiliac joint dislocation by the combined use of S_1 pedicle screw and the Galveston technique. Spine, 2000，25：1977

7 Wuisman P, Lieshout O, Sugihara S, et al. Total sacrectomy and reconstruction: oncologic and functional outcome. Clin Orthop, 2000,（381）：192~203